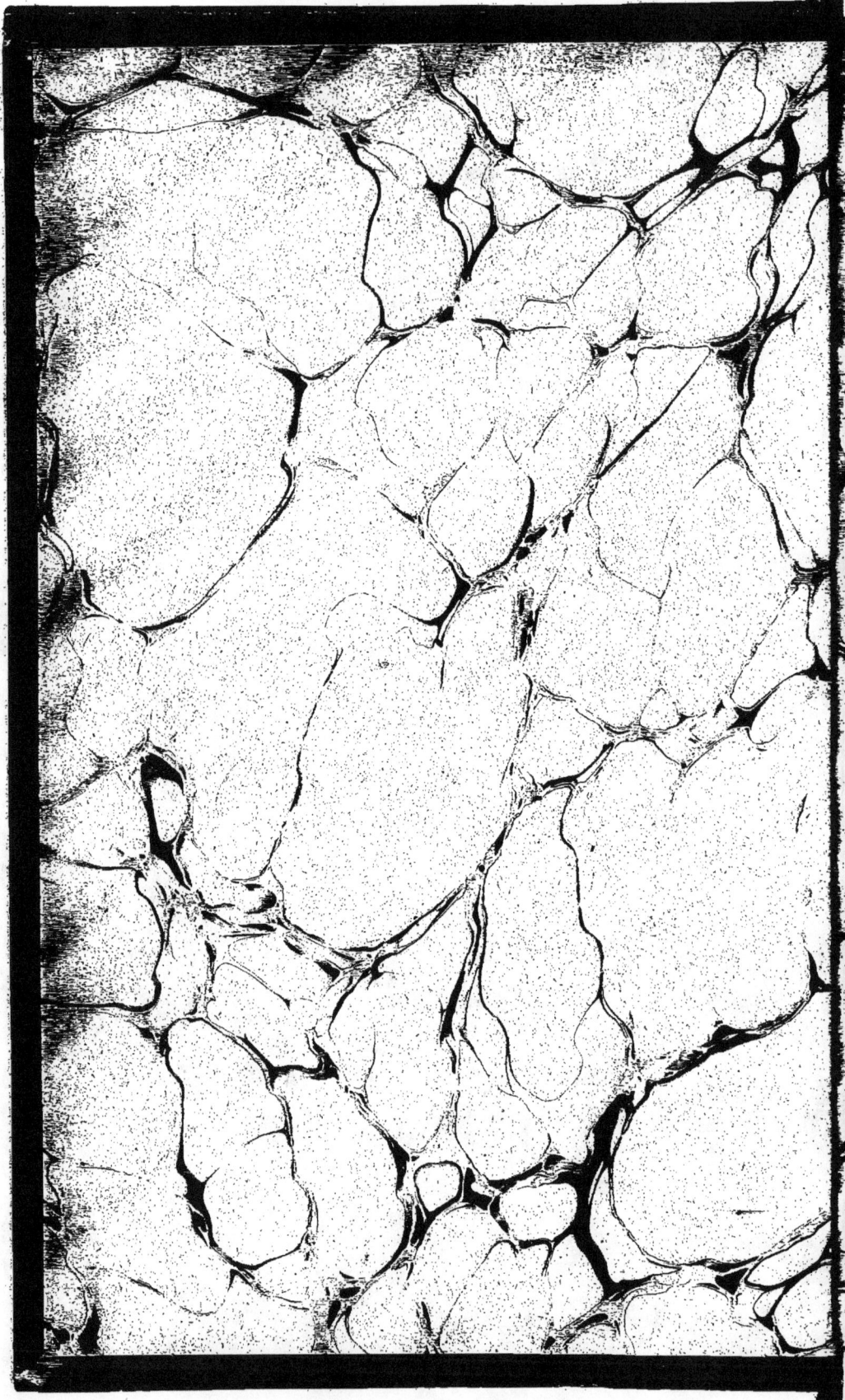

MANUEL DU LABORATOIRE

DE

PHYSIOLOGIE

PAR

J. BURDON SANDERSON

Membre de la Société royale de Londres,
Professeur de Physiologie à l'Université de Londres.

MICHAEL FOSTER   ET   LAUDUR BRUNTON

Membre de la Société royale de Londres.
Professeur de Physiologie
à l'Université de Cambridge.

Professeur de Matière médicale
à l'hôpital Saint-Barthélémy
à Londres.

TRADUIT DE L'ANGLAIS

PAR

G. MOQUIN-TANDON

Professeur à la Faculté des sciences et à l'École de médecine de Besançon.

Avec 184 Figures dans le texte.

PARIS

ANCIENNE LIBRAIRIE GERMER BAILLIÈRE ET Cie

FÉLIX ALCAN, ÉDITEUR

108, BOULEVARD SAINT-GERMAIN

1884

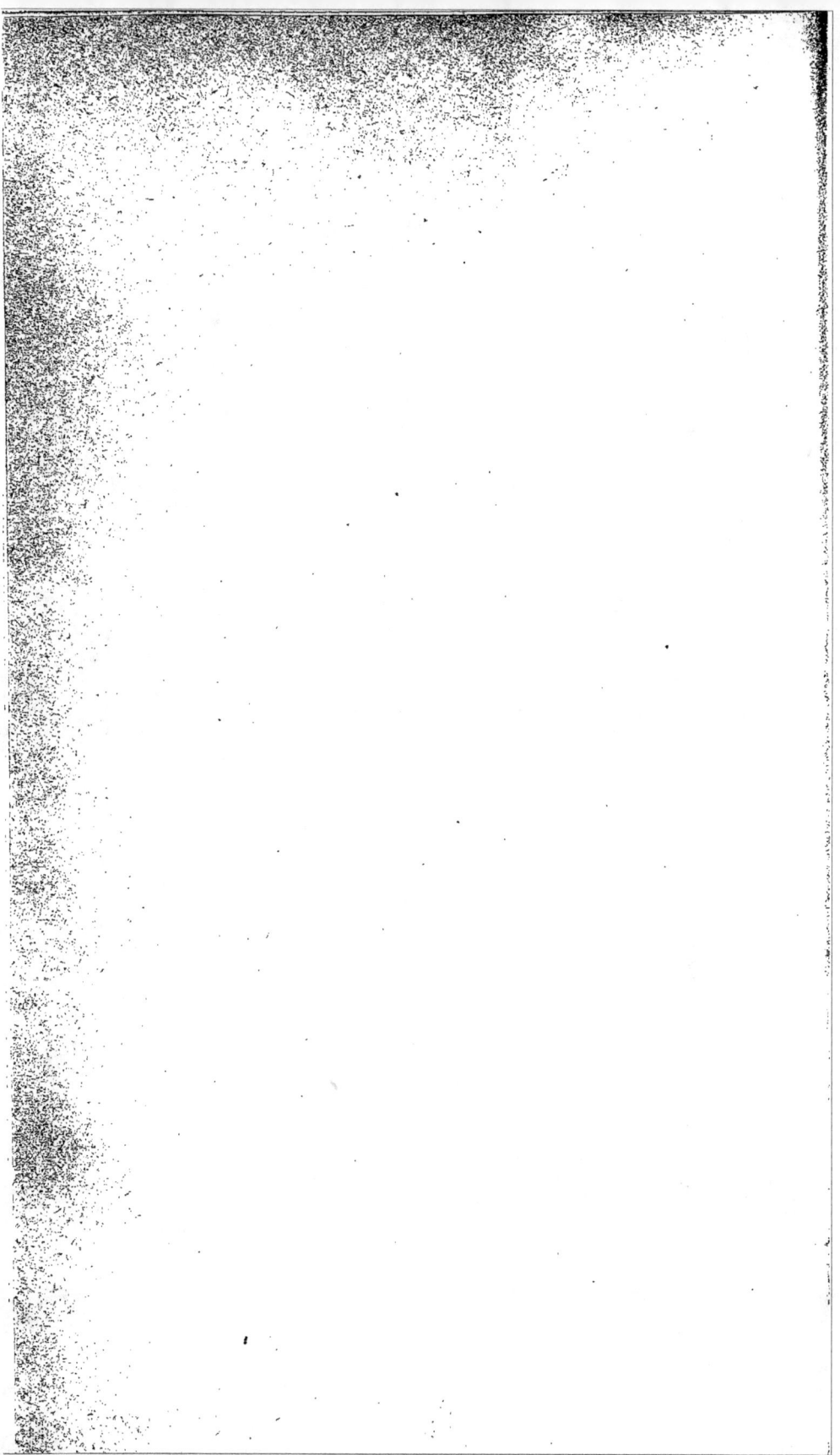

MANUEL

DU

LABORATOIRE DE PHYSIOLOGIE

LIBRAIRIE FÉLIX ALCAN

OUVRAGES D'ANATOMIE ET DE PHYSIOLOGIE

ALAVOINE. **Tableaux du système nerveux**, deux grands tableaux avec figures. 5 fr.

BAIN (Al.) **Les sens et l'intelligence**, traduit de l'anglais par M. Cazelles, 1 fort vol. in-8. 10 fr.

BASTIAN (Charlton). **Le cerveau, organe de la pensée**, chez l'homme et chez les animaux, 2 vol in-8, avec 184 figures dans le texte. 12 fr.

BÉRAUD (B. J.) et ROBIN. **Manuel de physiologie de l'homme et des principaux vertébrés**. 2 vol. gr. in-18, 2e édition, entièrement refondue. 12 fr.

BÉRAUD (B. J.) et VELPEAU. **Manuel d'anatomie chirurgicale générale et topographique**. 2e édit., 1 vol. in-8 de 622 p. 7 fr.

BERNARD (Claude). **Leçons sur les propriétés des tissus vivants**, avec 94 fig. dans le texte. 1 vol. in-8. 8 fr.

CORNIL et RANVIER. **Manuel d'histologie pathologique**. 2e édit. 2 vol. in-8 avec de nombreuses figures dans le texte.

    Tome I. 1 fort volume in-8. 14 fr.

    Tome II. 1 fort vol. in-8. 14 fr.

FAU. **Anatomie des formes du corps humain**. 1 vol. in-8 avec atlas in-folio de 25 planches. Prix : fig. noires, 20 fr. — Fig. coloriées. 35 fr.

FERRIER. **Les fonctions du cerveau**. 1 vol. in-8, traduit de l'anglais par M. H. C. de Varigny, avec 68 fig. dans le texte. 10 fr.

JAMAIN. **Nouveau traité élémentaire d'anatomie descriptive et de préparations anatomiques**. 3e édit., 1 vol. grand in-18 de 900 pages avec 223 fig. intercalées dans le texte. 12 fr.

    Avec figures coloriées. 40 fr.

LEYDIG. **Traité d'histologie comparée de l'homme et des animaux**, traduit de l'allemand par le docteur Lahillonne. 1 fort vol. in-8 avec 200 figures dans le texte. 15 fr.

LONGET. **Traité de physiologie**. 3e édit., 3 vol. gr. in-8 avec figures 36 fr.

LUYS. **Le cerveau, ses fonctions**. 1 vol. in-8 de la *Bibliothèque scientifique internationale*, 5e édit. avec fig. Cart. 6 fr.

MAREY. **Du mouvement dans les fonctions de la vie**. 1 vol. in-8 avec 200 figures dans le texte. 10 fr.

MAREY. **La machine animale**. 3e édit. 1 vol. in-8 de la *Bibliothèque scient. internat.* Cartonné. 6 fr.

PETTIGREW. **La locomotion chez les animaux**, marche, natation, 1 vol. in-8 de la *Bibliothèque scient. internat.*, avec figures. 6 fr.

ROSENTHAL. **Les nerfs et les muscles**. 1 vol. in-8 de la *Bibliothèque scient. internat.* avec 75 figures, 2e édit. 6 fr.

VULPIAN. **Leçons de physiologie générale et comparée du système nerveux**, faites au Muséum d'histoire naturelle, recueillies et rédigées par M. Ernest Brémond, 1 vol. in-8. 10 fr.

VULPIAN. **Leçons sur l'appareil vaso-moteur** (physiologie et pathologie), recueillies par le Dr H. Carville, 2 vol. in-8. 18 fr.

EVREUX, IMPRIMERIE DE CHARLES HÉRISSEY.

MANUEL DU LABORATOIRE

DE

PHYSIOLOGIE

PAR

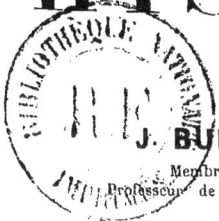

J. BURDON SANDERSON

Membre de la Société royale de Londres,
Professeur de Physiologie à l'Université de Londres.

MICHAEL FOSTER   ET   LAUDUR BRUNTON

Membre de la Société royale de Londres.
Professeur de Physiologie
à l'Université de Cambridge.

Professeur de Matière médicale
à l'hôpital Saint-Barthélémy
à Londres.

TRADUIT DE L'ANGLAIS

PAR

G. MOQUIN-TANDON

Professeur à la Faculté des sciences et à l'Ecole de médecine de Besançon.

Avec 184 Figures dans le texte.

PARIS

ANCIENNE LIBRAIRIE GERMER BAILLIÈRE ET Cie

FÉLIX ALCAN, ÉDITEUR

108, BOULEVARD SAINT-GERMAIN

1884

TABLE DES MATIÈRES

TABLE DES MATIÈRES

DEUXIÈME PARTIE
FONCTIONS DES MUSCLES ET DES NERFS

TROISIÈME PARTIE
DIGESTION ET SÉCRÉTION AVEC DES NOTIONS PRÉLIMINAIRES SUR LES SUBSTANCES ALBUMINOÏDES ET LA CHIMIE DES TISSUS

CHAPITRE I. — SUBSTANCES ALBUMINOÏDES.

APPENDICE

PRÉFACE DU TRADUCTEUR

L'ouvrage dont nous offrons aujourd'hui la traduction est, avant tout, un livre pratique. Son but, comme l'indique le titre, est de servir de guide aux personnes qui, par nécessité ou par goût, veulent s'initier à l'expérimentation physiologique et répéter par elles-mêmes les principales expériences sur lesquelles repose la physiologie. Sa place est dans le laboratoire au même titre que celle d'un manuel de dissection dans l'amphithéâtre.

Les auteurs, professeurs à l'université de Londres et à l'université de Cambridge, ont mis à profit leur longue expérience de l'enseignement dans le choix et l'arrangement des matières. Ils ont à dessein laissé de côté un certain nombre de questions qui forment des chapitres importants dans les traités de physiologie, soit parce que ces questions ne sont pas susceptibles d'être démontrées expérimentalement, soit parce que les expériences qu'elles exigent sont trop compliquées et trop délicates pour être exécutées par des débutants. Ils se sont attachés à ne décrire que des méthodes qu'ils ont expérimentées eux-mêmes et qu'ils ont reconnues être les plus sures et les plus démonstratives.

Leur part dans la rédaction de ce manuel est distincte. M. Burdon Sanderson a rédigé les chapitres relatifs au sang, à la circulation, à la respiration et à la chaleur animale ; M. Foster les chapitres relatifs aux fonctions des muscles et des nerfs ; M. Lauder Brunton s'est réservé la digestion et les sécrétions, auxquelles il a joint des notions préliminaires sur les substances albuminoïdes et sur la chimie des tissus. Enfin le même auteur a rédigé également des notes pratiques sur les manipulations chimiques.

Cette traduction diffère en bien des points de l'édition anglaise. La plupart des chapitres ont été remaniés ; quelques-uns notablement augmentés. M. Burdon Sanderson a bien voulu revoir les deux premières parties et M. Lauder Brunton la troisième. En outre de nouvelles gravures ont été ajoutées à l'ouvrage.

En traduisant ce livre en français nous nous sommes proposé de combler une lacune dans notre littérature scientifique, et de doter nos étudiants d'un manuel qui pût les guider efficacement dans l'art si difficile, au début surtout, de l'expérimentation. La clarté, le choix judicieux des méthodes, le caractère éminemment pratique qui le distinguent lui assureront sans aucun doute chez nous le succès qu'il a obtenu depuis longtemps en Angleterre.

G. Moquin-Tandon.

Octobre 1883.

PREMIÈRE PARTIE

SANG, CIRCULATION, RESPIRATION
ET CHALEUR ANIMALE

CHAPITRE I
SANG

SECTION 1. — PLASMA

Le sang n'est pas un liquide dans le sens strict du mot ; il est constitué en effet par le plasma, qui tient en suspension des globules rouges et des globules blancs. Pour examiner le plasma, il est nécessaire d'en séparer les globules par des méthodes mécaniques, c'est-à-dire par décantation après repos préalable ou par filtration. Mais comme il n'est pas possible, dans les circonstances ordinaires, de conserver du sang en dehors de l'organisme, sans qu'il subisse le phénomène remarquable que l'on désigne sous le nom de coagulation, aucune de ces deux méthodes ne peut lui être appliquée, à moins que l'on ne puisse, par un moyen quelconque, le maintenir à l'état liquide pendant la filtration. Le premier procédé, indiqué pour arriver à ce but, est celui de Jean Müller. Il consiste à recueillir le sang d'une grenouille dans une solution de sucre (à un 1/2 p. 100) et à filtrer rapidement le mélange. Les globules volumineux du sang de grenouille restent sur le filtre et il passe un liquide transparent. Au bout de quelque temps se forme un caillot gélatineux, qui plus tard se contracte et devient filamenteux. Cette expérience a été pendant longtemps la seule preuve de l'existence, dans le sang, d'un liquide possédant les propriétés du plasma, c'est-à-dire se solidifiant, quand il est abandonné à lui-même et tout à fait indépendamment des globules. Mais elle ne nous permet pas d'étudier complètement les propriétés de ce liquide, car après la filtration il est mêlé avec la solution de sucre.

1. FILTRATION DU SANG DE GRENOUILLE. — On prend trois éprouvettes capables de contenir chacune environ quatre grammes de liquide (fig. 1). Dans le n° 1, on verse une solution de

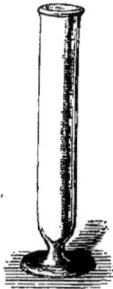

sulfate de sodium obtenue en mêlant un volume de solution saturée avec un volume d'eau distillée, de façon à remplir seulement le cinquième de sa capacité; le n° 2 contient un gramme d'une solution de sucre à un 1/2 p. 100; le n° 3 un gramme d'une solution de chlorure de sodium à un 1/2 p. 100. On choisit alors plusieurs grenouilles, et après avoir mis à nu et divisé le péricarde, on incise le ventricule avec des ciseaux fins. Il faut avoir soin, avant

Fig. 1.
Éprouvette à pied.

de faire la première incision, d'essuyer les téguments avec du papier à filtre. On laisse couler dans l'éprouvette n° 1 une quantité de sang égale à quatre fois la quantité de liquide qui y est déjà contenue. Au liquide des deux autres éprouvettes on ajoute un égal volume de sang. On agite ensuite le contenu de chaque éprouvette et on filtre. Dans les trois cas, il passe un liquide clair et incolore ; toute la partie colorée du sang, c'est-à-dire les globules, reste sur le filtre ; mais ce liquide présente des caractères différents. C'est ainsi que la solution n° 1 reste toujours fluide ; la solution n° 2 se coagule immédiatement ; quant à la troisième, elle se coagule plus ou moins tard, suivant la température à laquelle elle est soumise. Dans le mélange filtré de sang et de sulfate de sodium, on n'aperçoit jamais de caillot apparent. Il n'en est pas moins certain cependant que ce mélange contient réellement les principes immédiats de la fibrine, qui constitue la masse gélatineuse que l'on voit dans les autres éprouvettes. C'est ce que l'on peut démontrer en diluant le mélange avec de l'eau distillée. Si la solution de sulfate de sodium employée avait été saturée, il aurait fallu ajouter de l'eau pendant longtemps avant de produire aucun changement apparent ; mais dans le cas actuel la solution contient volumes égaux de solution saturée et d'eau, et il suffirait d'ajouter au mélange un cinquième de son volume d'eau pour le rendre coagulable, tandis qu'il aurait fallu six ou sept volumes si la solution avait été concentrée. Comme la solution saturée de sulfate de sodium renferme 50 p. 100 de sel cristallisé, il en résulte que pour empêcher la coagulation il faut en mêler au sang une quantité qui ne doit pas être inférieure à 5 p. 100.

Ces expériences montrent : 1° que les globules rouges du sang de grenouille sont trop gros pour passer à travers du papier à filtre à grain serré ; 2° que dans le liquide filtré, même lorsqu'il est dilué avec son volume d'une solution de sucre, le caillot se forme instantanément à la température ordinaire, et 3° que le phénomène de la coagulation est empêché par certains sels neutres et particulièrement par le sulfate de sodium. Une action semblable est exercée par le sulfate de magnésium, le nitrate de sodium, le borax et quelques autres sels neutres.

Filtration du sang de mammifère. — Le sang des mammifères, qui est directement recueilli des vaisseaux de l'animal vivant, dans un vase rempli jusqu'au tiers de sa hauteur avec une solution saturée de sulfate de sodium ou de magnésium, ne se coagule pas. Si l'on introduit le mélange dans l'appareil représenté dans la figure (fig. 2) et si, à l'aide de la pompe à mercure, on fait le vide dans le vase poreux, on obtient un liquide incolore, qui se coagule spontanément, lorsqu'on le dilue avec de l'eau.

2. SÉPARATION DU PLASMA ET DES GLOBULES DU SANG DES MAMMIFÈRES PAR DÉPÔT ET DÉCANTATION. — Le meilleur moyen de se procurer le plasma du sang des mammifères, consiste à laisser reposer ce dernier à une température à peine supérieure à **0°**, jusqu'à ce que les globules se soient déposés au fond du récipient qui le contient. Dans ce but, il est préférable d'employer le sang de cheval, parce que chez cet animal la différence entre le poids spécifique des globules et celui du plasma sanguin est plus considérable que dans toute autre espèce, et qu'en outre le sang paraît se coaguler plus lentement.

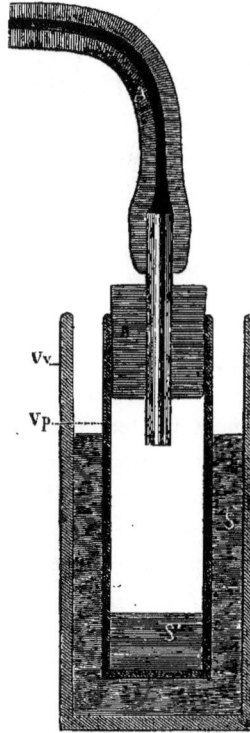

Fig. 2. — Appareil à filtrer le sang. — *Vv*, vase de verre renfermant un mélange de sang et de solution de sulfate de sodium (S); *Vp*, vase poreux, dans lequel se rassemble le sang quand on a fait le vide (*S'*); *B*, bouchon en caoutchouc; *A*, tube de caoutchouc.

Si l'on recueille séparément dans deux vases semblables, du sang de bœuf et du sang de cheval, au bout d'une ou de deux heures, la coagulation sera complète. Dans le vase renfermant le sang de bœuf, le caillot est uniformément de la même couleur; dans l'autre vase il est divisé par une ligne horizontale assez nettement tranchée en deux couches; la couche supérieure, incolore, a une épaisseur égale à un peu plus de la moitié de l'épaisseur de la couche inférieure colorée en rouge foncé. Dans le dernier cas les globules ont eu le temps de traverser la couche supérieure avant qu'elle ne se solidifie, tandis que dans l'autre cas la coagulation est survenue avant qu'ils n'aient pu effectuer leur mouvement de descente. Chez le cheval, ce phénomène a toujours lieu, lorsqu'on laisse reposer le sang dès qu'il sort du vaisseau. Chez d'autres animaux, chez l'homme en particulier, on ne l'observe que dans des circonstances anormales (phlegmasies). Le caillot porte alors le nom de couenne inflammatoire.

Dans l'expérience, qui vient d'être décrite, nous n'avons pas atteint le but que nous nous proposions. Les globules se sont déposés plus ou moins complètement, mais le plasma n'existe plus ; il s'est dédoublé en caillot et en sérum. Pour prévenir ce dédoublement, il ne faut pas seulement retarder la coagulation, mais encore l'empêcher ; le seul moyen convenable pour arriver à ce résultat, c'est d'employer le froid. A la température de la glace fondante le phénomène de la coagulation est indéfiniment suspendu. Le sang doit donc être, dès sa sortie de la veine, soumis à cette température et conservé sous son influence protectrice. On se sert dans ce but d'un vase cylindrique de fer-blanc ayant la forme représentée fig. 3. Ce vase est non seulement entouré à l'extérieur de glace, mais contient encore un autre cylindre fermé à son extrémité inférieure et renfermant également de la glace. Entre la face externe du petit cylindre et la face interne du grand se trouve un espace annulaire, dont la largeur ne doit pas dépasser un demi-pouce (12^{mm} et demi), de façon que tout le liquide qui l'occupe puisse être maintenu à la température de la glace. Au bout de deux heures au plus, le sang s'est séparé en deux couches, dont l'inférieure contient tous les globules. La couche supérieure est entièrement formée par du plasma ; ce liquide, par

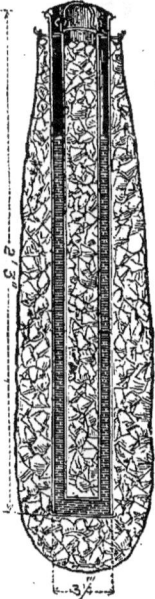

Fig. 3. — Vase en fer-blanc pour recueillir le sang et le conserver à 0°.

son aspect général, ressemble d'ordinaire au sérum, sauf qu'il est un peu moins transparent. Sa propriété la plus apparente, en même temps que la plus importante, c'est de se coaguler. Aussi longtemps qu'on le maintient à 0° il reste fluide, mais si l'on élève la température de quelques degrés, la masse tout entière se transforme en un caillot gélatineux.

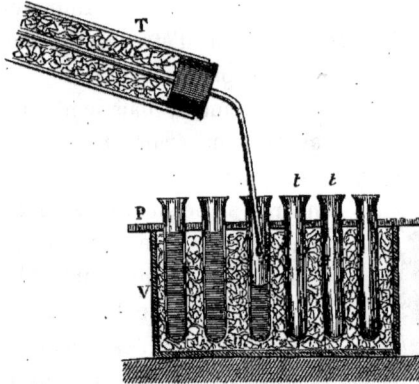

Fig. 4. — Appareil pour recueillir le sang et le maintenir à l'état liquide. — *T*, condensateur de Liebig ; *V*, vase renfermant de la glace ; *P*, planchette perforée de trous ; *t, t,* tubes à essai.

Lorsque, pour une cause ou pour une autre, l'on ne veut pas employer le sang de cheval, on peut retirer du sang du chat une quantité suffisante de plasma par la méthode suivante : on remplit de glace pilée le tube externe d'un condensateur ordinaire de Liebig, dont le tube interne est surmonté d'un entonnoir ; en même temps on plonge dans un long récipient en verre également rempli de glace pilée, huit ou dix tubes à essai, en les disposant de telle sorte que chacun d'eux puisse être rapidement porté sous l'extrémité du tube interne du condensateur, comme l'indique la figure 4. Enfin une canule munie d'un tube en caoutchouc fermé par une pince à pression continue est introduite dans la carotide de l'animal. Lorsque tout est prêt la pince est enlevée et le sang artériel coule dans l'entonnoir ; il se refroidit rapidement en traversant le condensateur et il est recueilli dans les tubes à essai disposés pour le recevoir. Dès que les globules se sont déposés, on recueille le plasma à l'aide d'une pipette, dont la température a été au préalable abaissée à 0°.

3. Expériences démontrant les propriétés du plasma et de la fibrine. — 1. Portez à l'aide de la pipette refroidie une petite quantité de plasma dans un petit tube à essai étroit, placé dans un vase et entouré d'un mélange de glace et d'eau. A mesure que la glace fond, le liquide devient gélatineux. Dans ces circonstances, la séparation du plasma en caillot et en sérum est souvent retardée, par l'adhérence de la masse au verre, qui empêche pendant longtemps la contraction de celle-ci.

2. Laissez coaguler une autre quantité de plasma dans un large vase. D'abord le phénomène semble se produire de la même manière, et pendant quelque temps la masse adhère aux parois du vase. Mais plus tard, lorsqu'elle se contracte, des gouttes de sérum se rassemblent d'abord à la surface, puis entre le caillot et les parois du verre. Bientôt le caillot se détache complètement du vase, en même temps qu'il diminue de volume ; finalement il constitue une masse blanche opaque, qui a pris la forme du vase et qui flotte dans un liquide clair (sérum). Par suite de l'adhérence du coagulum aux parois, la contraction a été moins facile dans le sens horizontal que dans le sens vertical, aussi la face supérieure est-elle toujours plus ou moins concave.

3. *Préparation de la fibrine.* — *a.* Le caillot, obtenu dans l'expérience précédente est séparé du sérum, divisé en petits fragments et lavé à l'eau jusqu'à ce qu'il soit complètement incolore. Dans cet état il diffère d'une manière frappante de la masse gélatineuse semi-transparente, qui s'est formée dans la première expérience. Il est dense, fibreux, opaque et extrêmement élastique. — *b.* Une petite quantité de plasma frais est vivement battue avec une baguette de baleine. Dans ce cas la fibrine est obtenue sous forme de filaments qui, après lavage, sont blancs. En *a* la fibrine a passé par un premier état, pendant lequel elle était gélatineuse; en *b* elle prend directement la forme fibrillaire.

4. Un volume de plasma est dilué avec cent volumes d'eau à

la température de 0° ou d'une solution de sel à trois pour quatre cents, et est laissée reposer. Au bout de vingt-quatre heures, on aperçoit des filaments de fibrine longs et grêles traversant toute la masse du liquide dans toutes les directions et s'étendant de l'une des faces à la face opposée du vase qui le contient. Ces filaments, dont les extrémités adhérent aux parois de verre, sont extrêmement élastiques. Si on les sépare de leurs points d'attache, ils se contractent en petites masses. Si on étire ces petites masses, dès qu'on les laisse, elles reprennent leur première forme aussi complètement que le ferait un petit morceau de gomme élastique.

5. La fibrine, préparée dans l'expérience n° 3, est mêlée avec de l'eau contenant un millième d'acide chlorhydrique; elle se gonfle d'abord en une grosse masse transparente. Placée dans une étuve et maintenue à une température de 40° à 60°, elle disparaît avec une rapidité qui varie avec la température. En se dissolvant la fibrine s'est transformée en un autre corps albuminoïde, la syntonine ou albumine acide. Si l'on neutralise avec soin la liqueur, la syntonine précipite, mais le précipité se redissout dans un léger excès d'alcali ou de carbonate alcalin.

6. Une autre proportion de la même fibrine est plongée dans de l'eau oxygénée, puis elle est portée sur une feuille de papier à filtre, qui a été trempée au préalable dans la teinture de gaïac. Elle s'entoure bientôt d'une bordure bleue résultant de l'oxydation du gaïac. Une seconde méthode consiste à tremper un fragment de fibrine dans l'alcool, puis dans la teinture de gaïac et enfin dans l'eau oxygénée; la fibrine prend également une teinte bleue. Le même phénomène a lieu, si l'on emploie un mélange de teinture de gaïac et d'eau oxygénée. Cette réaction montre simplement que la fibrine décompose l'eau oxygénée; elle n'indique nullement la présence de l'ozone.

4. GLOBULINES DU SANG ET DES AUTRES HUMEURS. — Les globulines sont caractérisées par leur insolubilité dans les solutions concentrées de sels neutres, particulièrement le NaCL et de MgSO^4, et dans l'eau distillée et par leur solubilité dans les

solutions faibles, pourvu qu'elles ne soient pas acides. Elles se coagulent par la chaleur, mais passent à l'état solide à des températures différentes.

1. *Globulines du sang.* — Le sang, pris sur l'animal vivant, est reçu directement dans un vase rempli jusqu'au tiers d'une solution saturée de sulfate de sodium. Après avoir remué avec précaution le mélange, on le laisse reposer à une basse température pendant vingt-quatre heures ; pendant ce laps de temps il ne se produit pas de coagulation. On enlève alors, à l'aide d'une pipette capillaire, le liquide clair, qui s'est séparé des globules accumulés au fond du vase, puis on le traite jusqu'à saturation avec du chlorure de sodium en poudre, qui précipite une grande partie de la globuline. Le précipité est recueilli sur un filtre, soigneusement lavé dans une solution saturée de NaCl et dissous dans de l'eau distillée. Cette dissolution se coagule spontanément.

2. *Globulines du sérum.* — Lorsqu'on ajoute graduellement à du sérum, placé dans une atmosphère dont la température est à 15 à 20 degrés, du sulfate de magnésium jusqu'à saturation, toute la globuline qu'il contient se sépare, l'albumine restant en dissolution. Pour avoir la globuline pure, il faut laver le précipité dans une solution saturée de $MgSo^4$, et soumettre ensuite à la dialyse. Le corps ainsi obtenu est appelé paraglobuline. Il est soluble dans une solution de NaCl à un pour cent, d'où on peut le précipiter en faisant passer un courant d'acide carbonique, ou en ajoutant avec précaution de l'acide acétique dilué. La paraglobuline existe dans tous les liquides albumineux du corps. Ses solutions ne se coagulent pas spontanément, mais sont coagulées par la chaleur. On peut également la préparer en faisant passer un courant d'acide carbonique dans du sérum, auquel on a ajouté cinq ou six fois son volume d'eau, ou bien encore en ajoutant de l'acide acétique dans la proportion d'environ une goutte (diluée au préalable) pour dix centimètres cubes de sérum. La quantité de paraglobuline obtenue par cette dernière méthode est relativement plus petite.

3. *Globulines du liquide de l'hydrocèle.* — Le liquide de l'hydrocèle ne se coagule pas spontanément, mais se coagule ordinaire-

ment après addition d'une très petite quantité de sang ou de sérum. Il paraît devoir cette propriété à la présence d'une globuline (fibrinogène) qui se coagule à 55° ; mais outre ce corps il contient en bien plus grande proportion de la paraglobuline qui précipite par $MgSO^4$ et se coagule à 73°. La substance fibrinogène peut être isolée du liquide de l'hydrocèle en saturant ce dernier avec NaCl, comme il a été dit dans l'expérience n° 1.

4. *Globulines du liquide du péricarde du cheval ou du bœuf.* — Le liquide du péricarde se coagule d'ordinaire si on le recueille immédiatement après la mort. Si on ne le recueille qu'un jour après, il se coagule rarement de lui-même, mais se coagule promptement si l'on ajoute une des trois substances suivantes : —A. Un fragment de caillot de sang lavé et dilué dans huit ou dix fois son volume d'eau, c'est-à-dire le produit que l'on obtient en laissant coaguler un semblable mélange, en le pressant à travers un morceau de calicot et en lavant à plusieurs reprises le résidu qui reste sur le filtre[1] ;

B. Une petite quantité de la solution fermentescible de Al. Schmidt obtenue de la façon suivante: un volume de sérum ou de sang est versé dans vingt volumes d'alcool fort, puis laissé en repos pendant deux à trois semaines ; le précipité abondant qui s'est formé, est séparé de l'alcool, séché à 35°, puis traité par l'eau distillée. Cette solution contient à peine quelques traces de corps albumineux ;

C. Du sérum ou une solution de paraglobuline provenant du sérum.

5. On peut obtenir un liquide, qui ressemble au liquide du péricarde, en versant dans un mélange d'une solution de Na^2So^4 et de sang six à huit fois son volume d'eau. Ce mélange ne se coagule pas spontanément, s'il n'est pas étendu d'eau, mais se coagule, si l'on ajoute l'un des trois liquides A, B, C.

---

[1] Cette expérience a été faite pour la première fois par le professeur Buchanan, de Glascow, en 1845. En 1831, il démontra que l'addition du sérum au liquide de l'hydrocèle produit la coagulation. M. Buchanan concluait de ses observations que la faculté que possède le sang de se coaguler, réside principalement dans les globules incolores. (Proc of the Glasgow Phil. Soc. 19 fév. 1845.)

Tous les liquides séreux, coagulables ou non, contiennent de la paraglobuline en grande quantité.

5. RÔLE DES GLOBULES DU SANG DANS LE PHÉNOMÈNE DE LA COAGULATION. — Les propriétés du plasma sanguin, que nous ont fait connaître les expériences précédentes, nous amènent à admettre que ce liquide est la source exclusive de la fibrine formée dans la coagulation du sang. Cependant il y a des raisons de croire qu'une quantité très considérable de la substance qui produit la fibrine est contenue, quand le sang circule dans les vaisseaux, dans les globules rouges ou les globules blancs ; on peut en effet démontrer que si, dans une quantité donnée de sang, l'on sépare ces éléments anatomiques aussi complètement que possible, en laissant reposer le liquide et en décantant, si on en vient à les ajouter à une égale quantité de sérum, ce sérum acquiert la propriété de se coaguler. La quantité de fibrine, produite dans ce cas, représente une proportion très considérable de la masse totale que le sang aurait fournie.

L'expérience suivante, dont les résultats concordent avec ceux du professeur Heynsius, a été faite en 1871 dans mon laboratoire par M. Gerstl. Cinquante centimètres cubes de sang de cheval ou d'âne sont directement recueillis dans un tube gradué, entouré de glace. Immédiatement après, le sang est versé dans un cylindre de verre long et étroit, contenant déjà un demi-litre d'une solution de sel commun à deux pour cent, au préalable refroidie dans de la glace. On laisse le mélange dans ce récipient jusqu'à ce que les globules se soient déposés, après quoi on enlève le liquide avec une pipette capillaire ou un siphon. Le restant est mêlé avec une quantité égale de solution saline, entouré de glace et abandonné à lui-même, puis on recommence la même opération. On ajoute ensuite cinquante centimètres cubes de sérum de sang de bœuf aux globules, qui restent au fond du récipient, et on place le mélange dans de l'eau maintenue à la température de 40°. Au bout de deux ou trois minutes, la coagulation a lieu. Le caillot est recueilli, lavé, séché et pesé. On détermine en même temps la quantité de fibrine produite par une égale quantité de sang. La comparaison du poids montre, comme cela a été établi plus haut, que le coagulum obtenu par le mélange du sérum et des globules est presque égal à celui qui est obtenu par le sang tout entier (globules et plasma). Heynsius a démontré en outre que, si l'on recueille du sang dans une solution de sel commun à 0°, la quantité de fibrine fournie par le plasma est, pour ainsi dire, moindre qu'elle ne devrait être, c'est-à-dire, moindre que celle obtenue par une égale quantité de sang abandonné à lui-même. Ce fait, rapproché de notre expérience, nous conduit à penser que le plasma est moins riche en substances productrices de la fibrine dans le sang qui circule dans les vaisseaux, que dans le sang immédiatement après sa sortie de l'organisme. Si cette conclusion est exacte, il n'est guère douteux que le sang, quittant les vaisseaux de l'animal vivant, n'acquière de façon ou d'autre une nouvelle propriété de se coaguler due à des éléments figurés. Heynsius pense que les globules rouges sont seuls la cause de cette nouvelle propriété, et l'attribue à ce qu'ils abandonnent au plasma certaines de leurs parties constituantes. Mais les résultats, auxquels il est arrivé, s'expliquent tout aussi bien, si l'on admet que se sont les globules blancs qui jouent le principal rôle; hypothèse qui a plusieurs faits en sa faveur. C'est ainsi que le vaccin et le liquide des vésicatoires sont tous les deux coagulables, et cependant ils renferment toujours de nombreux globules blancs et jamais de globules rouges. En observant sous le microscope le phénomène de la coagulation dans l'un de ces deux liquides, on voit non seulement qu'il procède de ces éléments anatomiques, mais encore qu'il n'apparaît jamais en dehors de leur présence. De même, si l'on fait passer une ligature à *travers* une veine chez un animal vivant, par exemple à travers la jugulaire externe d'un lapin ou d'un cochon d'Inde, et qu'on l'enlève au bout d'un certain temps, l'examen microscopique montre que les fils sont recouverts de globules blancs et que leur surface en est comme incrustée. Ces éléments anatomiques sont retenus ensemble par la fibrine qui semble se développer de leur surface vers le courant sanguin [1].

[1] Depuis que ces lignes ont été écrites, l'idée que les leucocytes sont une des principales causes de la propriété que possède le sang de se coaguler est devenue encore plus certaine. Voici les expériences les plus démonstratives

SECTION II. — CIRCONSTANCES QUI INFLUENT
SUR LA COAGULATION DU SANG

Bien que le sang, quand il circule dans les vaisseaux, contienne, soit dans les globules colorés, soit dans le plasma, les deux facteurs de la fibrine, c'est-à-dire les principes immédiats indispensables pour que la coagulation se produise, cependant il ne se coagule pas. En d'autres termes, aussi longtemps qu'il fait partie de l'organisme vivant, le sang ne renferme pas de fibrine. Ce fait remarquable dépend des phénomènes chimiques qui se passent dans les globules et qui constituent leur vitalité. Et comme ces phénomènes ne peuvent point s'accomplir en dehors des conditions physico-chimiques auxquelles le sang est soumis tant qu'il est contenu dans les vaisseaux à l'état normal, tout dérangement dans ces conditions amène la formation d'un caillot. On peut prouver expérimentalement : 1º que le sang ne se coagule pas dans le cœur vivant ou dans un vaisseau vivant, même lorsque la circulation est arrêtée; 2º que, bien que le sang normal se coagule ordinairement aussitôt qu'il est sorti de l'appareil circulatoire, dans certaines circonstances le phéno-

à ce sujet : (*a*) Lorsque du sang de cheval est recueilli, comme il a été dit ci-dessus, dans une solution de sel commun maintenue à 0º, et qu'on laisse pendant quelques heures le mélange à la température de la glace, le plasma se divise en deux couches : l'une, inférieure, renferme de nombreux leucocytes, tandis que l'autre supérieure, en contient à peine quelques-uns. Si l'on sépare les liquides des deux couches, l'on observe que, bien que, la couche supérieure se coagule faiblement, comme nous l'avons montré plus haut, il se forme cependant bientôt un caillot ferme dans la couche des globules. — (*b*) Du plasma étendu de douze fois son volume d'eau à 0º ne se coagule pas tant que la température reste aux environs de 0º. Ce même plasma, débarrassé des globules par filtration, n'est plus susceptible de se coaguler. Si on traite par l'eau les globules ainsi séparées, la liqueur filtrée détermine la coagulation dans le liquide du péricarde, ou dans du plasma dilué dans Na^2So^4, tout comme le ferment de Schmidt. — (*c*) Si dans la préparation de la solution de Schmidt, on substitue au sérum ou au sang coagulé, du sang directement pris sur l'animal vivant, le produit obtenu est sans action. D'où il résulte que le sang n'acquiert ses pouvoirs fibrinoplastiques qu'après avoir été coagulé. — (*d*) Dans la grenouille on peut montrer qu'une quantité considérable de substance productrice de la fibrine est contenue dans les globules rouges. Les globules, séparés aussi complètement que possible du sang par décantation, et traités par l'eau, donnent un liquide qui se coagule spontanément.

mène de la coagulation n'a pas lieu, ou s'accomplit d'une manière si imparfaite que c'est à peine si l'on peut reconnaître l'existence du caillot.

6. — L'expérience suivante, imaginée par le Dr Durante, est une modification d'une expérience de Brücke. Sur un lapin on pratique deux petites incisions transversales sur le trajet de la jugulaire externe, l'une près de la clavicule, l'autre près de l'origine de la veine, en prenant grand soin de ne pas aller plus profondément qu'il n'est nécessaire pour apercevoir le vaisseau à travers l'aponévrose. Dans l'incision la plus rapprochée du cœur on place transversalement deux petites aiguilles, l'une au-dessous de la veine, l'autre au-dessus, et on les attache solidement l'une à l'autre par des ligatures posées à leurs extrémités; de la sorte la circulation du sang est interrompue, sans que les tuniques de la veine soient altérées en quoique ce soit. On enferme et on assujettit de la même façon une deuxième paire d'aiguilles dans la seconde incision; et on isole ainsi du torrent circulatoire le sang qui est venu distendre la veine après que la première ligature a été posée. Au bout de deux jours, on met à nu un point quelconque de la portion de la veine comprise entre les deux ligatures, on le ponctionne avec une pipette de verre et on en retire par aspiration le sang, qui est resté parfaitement liquide. Si l'on vient à enlever les aiguilles, la circulation se rétablit à l'instant. Ce résultat ne peut être obtenu que si l'on a opéré avec grand soin, de manière à éviter de blesser les tuniques de la veine. C'est ce que l'on peut prouver en répétant d'une autre façon cette expérience, qui, au point de vue pratique, est très importante. Si, au lieu de se servir d'aiguilles, on pose des ligatures aux points indiqués, il se forme un coagulum. Le sang ne coule pas lorsque on ouvre la veine et on voit que celle-ci est occupée par deux caillots (thrombus); chacun d'eux est plus épais, plus ferme près de la ligature, plus mince et plus mou vers le milieu de la portion du vaisseau liée. Le docteur Durante a montré, dans ces expériences, que l'absence de coagulation provient de ce que l'endothélium est resté intact. Partout où l'endothélium d'une veine est irrité au point de proliférer, apparaît un caillot, qui s'agrandit à mesure que s'étend l'altération de la surface endothéliale.

7. — Les gros troncs artériels, qui partent du cœur d'une grenouille ou d'une tortue sont liés, puis, aussitôt que le cœur est distendu par le liquide sanguin, on en fait autant au cœur veineux. Le cœur rempli de sang est séparé de l'organisme et suspendu dans un vase par une des ligatures. On laisse le tout au repos, tant que les pulsations continuent; si, avant qu'elles n'aient entièrement cessé, on enlève les ligatures des artères, le sang reste liquide, s'écoule au dehors, et se coagule dès qu'il n'est plus en contact avec les parois du cœur. Cette expérience est également due à Brücke.

8. Expériences de Recklinghausen. — On fait chauffer un petit creuset de porcelaine au rouge, puis on le laisse refroidir sans enlever le couvercle. On met ensuite à nu le péricarde d'une grenouille, on le divise, et à l'aide de ciseaux parfaitement propres on fait une incision à la base du ventricule, en tenant la grenouille dans une position telle, que le sang, qui coule de la blessure, tombe directement dans le creuset *sans avoir aucun contact avec la surface extérieure du corps*. La quantité de sang ne doit pas excéder dix gouttes. Le creuset (sans son couvercle) est posé sur un plateau de verre rodé, et recouvert par une grande cloche en verre, dont les bords sont également rodés de façon à s'appliquer exactement sur le plateau. Le sang se coagule immédiatement, mais au bout de vingt-quatre heures *il semble* redevenir liquide. Si l'expérience a été faite avec soin, le sang se conserve sans altération pendant plusieurs jours (ses globules blancs gardent toute leur vitalité); il est cependant nécessaire de renouveler l'air contenu dans la cloche, en la soulevant avec précaution de temps à autre. Cette expérience peut être aussi faite avec du sang de mammifère, pourvu que l'on opère à une température égale à celle du corps; Recklinghausen se sert dans ce but d'une étuve munie d'un régulateur de Bunsen. La capsule est chauffée au rouge, parce que, sans cela, la matière organique adhérente à la surface de la porcelaine déterminerait dans le sang des changements qui seraient fatals à la vitalité de ses éléments; pour la même raison, il faut prendre toutes les précautions possibles pour éviter les altérations qui pourraient être produites par le contact avec l'air, les instruments, etc. La liquéfaction du coagulum dans l'expérience précédente n'est qu'apparente. Pour le prouver, il faut observer le phénomène au microscope dans des conditions semblables. La

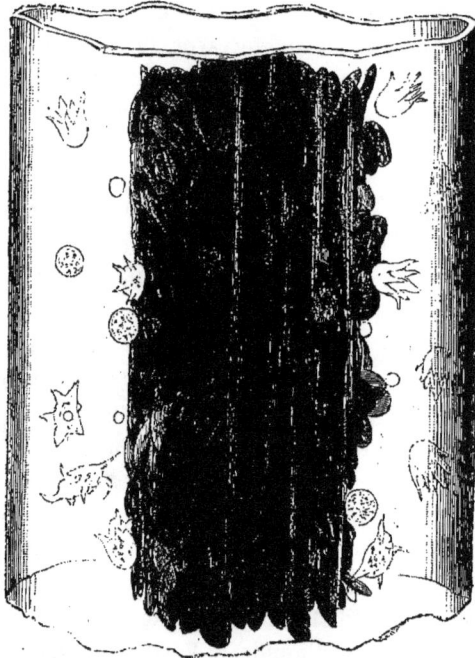

Fig. 5. — Coagulation du sang de grenouille dans un tube capillaire (Obj, 9, Ocul. 3. Hartnack).

méthode suivante a été suggérée au professeur Schäfer par certaines expériences de Schlarewski, dont ce dernier ne semble pas, du reste, avoir compris la signification. Plusieurs tubes capillaires, à parois très minces, n'ayant pas plus de un quart de millimètre de diamètre, sont remplis de sang pris directement sur une artère de grenouille et examinés de suite avec l'objectif à immersion n° 9 de Hartnack. Le contenu des tubes se voit très distinctement. Au début les globules rouges remplissent tout le tube. Au bout de quelques minutes, on voit que la coagulation s'est effectuée et que la masse cylindrique, dans laquelle sont emprisonnés les globules, est séparée du verre par un bord transparent, qui ne renferment aucun globule. Puis les globules blancs commencent à sortir du coagulum et nagent dans le sérum (fig. 5). En voyant l'activité des mouvements amiboïdes de ces globules, on serait tenté de leur attribuer la sortie de ces éléments anatomiques hors du caillot; mais ce n'est là qu'une fausse apparence, comme le démontre ce qui suit. Peu de temps après (d'ordinaire environ quarante-cinq minutes après le début de l'observation), les globules rouges commencent à présenter le même phénomène, ils s'échappent des bords toujours très nets du caillot en si grand nombre, que le liquide en est bientôt rempli et que l'examen microscopique n'est plus possible. Si l'on enlève maintenant le tube de dessus la platine du microscope et qu'on la place verticalement, on voit au bout de quelque temps les globules se déposer au fond, en laissant au-dessus d'eux un espace clair rempli de sérum. Voici donc un phénomène que nous serions disposés, à première vue, à considérer comme une dissolution du coagulum ; mais l'apparence est trompeuse, car, si l'on verse le contenu du tube dans un verre de montre, et qu'on l'observe à un faible grossissement, on aperçoit facilement le caillot sous la forme d'un mince cordon de fibrine flottant dans le liquide. En résumé, la migration des globules et la liquéfaction du caillot sont le résultat de la contraction d'un réticulum de fibrine dont les mailles sont tellement lâches qu'elles ne peuvent pas retenir les globules.

9. — Les deux expériences que nous venons de décrire, montrent que, dans certaines conditions, le sang de grenouille ne se coagule que très imparfaitement, même en dehors de l'organisme; et par conséquent l'opinion de Brücke, que le sang qui circule dans le corps est préservé de la coagulation par l'influence de la paroi des vaisseaux vivants, n'est plus admissible. C'est ce que prouve encore plus complètement l'expérience sui-

vante, imaginée par le professeur Schäfer, et qui a été répétée
un grand nombre de fois dans le laboratoire de University College.
Un tube de verre long de **8** à **10** centimètres, est enfoncé par une
de ses extrémités dans une canule artérielle de la forme ordinaire et d'une grandeur convenable. Une grenouille est disposée
de la manière habituelle sur le dos (voy. § **48**); le cœur est mis à
nu et l'aorte droite liée ; en même temps on place une pince sur
l'aorte gauche à son origine
dans le bulbe. On fixe alors la
canule (fig. 6) dans l'aorte gauche et l'on maintient le tube

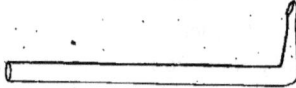

Fig. 6. — Canule pour l'expérience
de Schäfer.

verticalement au moyen d'un
support. Cela fait, et après avoir
retiré la pince, on laisse couler le sang dans le tube. La colonne
sanguine s'élève à une hauteur variable suivant la vigueur de
l'animal, et elle oscille à chaque battement du cœur. Si maintenant on abandonne le tube à lui-même, on n'observe aucune
trace de coagulation. Au bout de quelques minutes les globules commencent à se déposer, laissant au-dessus d'eux une
couche d'un liquide clair, dont l'épaisseur augmente graduellement. Si on enlève une portion de ce liquide avec une pipette
et qu'on le soumette à l'examen, on trouve qu'il possède toutes
les propriétés caractéristiques du plasma. Il contient à peine
quelques globules rouges, mais en revanche un nombre considérable de globules blancs.

SECTION III. — MATIÈRE COLORANTE DU SANG

10. MÉTHODES POUR RENDRE LE SANG TRANSPARENT. — On sait
depuis longtemps que, lorsque de l'eau est ajoutée en grande
quantité au sang, les globules paraissent être dissous dans le
plasma dilué. Cette dissolution n'est cependant que partielle;
car, si l'on examine le liquide au microscope, on voit que chaque
globule est représenté par un résidu sphérique incolore. Aujour-
d'hui on ne considère plus ce résidu comme la membrane du

globule, mais pour ainsi dire comme son squelette, comme un stroma, qui, bien que privé des neuf-dixièmes de la substance solide qu'il contenait à l'origine, n'en conserve pas moins sa forme discoïde primitive.

Il existe plusieurs autres méthodes pour séparer la matière colorante du stroma sans changer la densité du sérum. En 1851, le professeur de Chaumont découvrit que la vapeur de chloroforme possède cette propriété. La vapeur d'éther a une action semblable, mais moins rapide. Plus récemment Rollett a montré que la congélation, les décharges électriques et les courants induits ont les mêmes effets. Dans tous ces cas, le sang subit un changement remarquable dans son aspect. A l'état naturel, le sang, même en couche très mince, est opaque. C'est ce dont on peut s'assurer en le regardant par transparence, par exemple, dans un tube capillaire très mince, ou à la lumière réfléchie, étendu en couche peu épaisse dans une capsule de porcelaine. Dans le premier cas, le sang semble former une bande solide, occupant l'axe d'une baguette de verre ; dans le second cas, il constitue une large tache écarlate, cachant complètement la surface blanche de la porcelaine et absorbant les rayons lumineux, qui auraient été réfléchis par celle-ci. Si le sang a été soumis à l'un des traitements énumérés plus haut, l'apparence qu'il présente dans les deux cas n'est plus la même. Le sang du tube est brillant, parce qu'il est transparent; celui de la capsule de porcelaine est aussi foncé que s'il était veineux, parce que les globules sont maintenant à peine plus réfringents que le liquide dans lequel ils sont en suspension. En d'autres termes, le sang, à son état naturel, a le caractère d'un pigment opaque, tel que le vermillon, tandis que lorsqu'il est altéré, il a l'aspect de la laque, fait que Rollett, auquel on doit une étude très exacte de ces phénomènes, exprime par les mots de *deckfarbig*, dans le premier cas et de *lackfarbig* dans le second. Le sang peut être rendu transparent ou semblable à la laque, quand on l'expose à un froid extrême ou a une température un peu supérieure à 60°, quand on le soumet à l'action des courants induits ou à des décharges électriques. Un effet semblable se produit, comme il a déjà été dit, lorsqu'on ajoute de l'eau ou d'autres réactifs liquides, tels que l'éther, le chlo-

roforme et les solutions des acides de la bile combinés avec des
bases alcalines[1].

11. ACTION DU FROID. — Une capsule de platine, renfermant

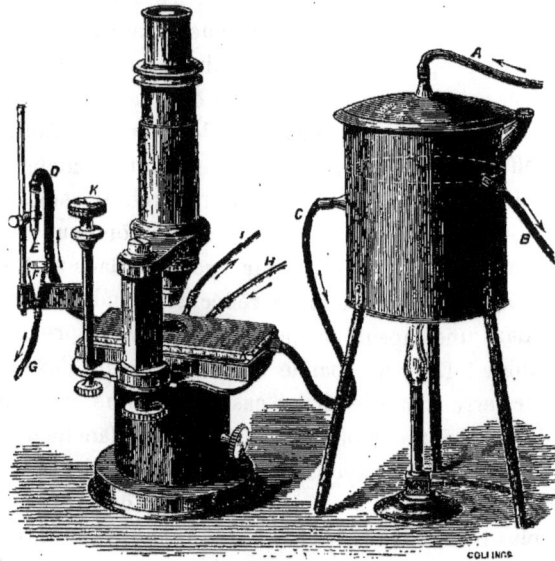

Fig. 7. — Platine chauffante de Stricker. — Dans le récipient *A*, *B*, *C*, l'eau
est maintenue à un niveau constant, indiqué par la ligne ponctuée, et à
la température de l'ébullition; *A*, tube d'entrée de l'eau; *B*, tube de sortie;
C, tube conduisant à la platine; *D*, tube par lequel l'eau sort de la platine; *F*, entonnoir, dans lequel sont recueillies les gouttes d'eau qui tombent de *E*. La rapidité du courant varie suivant que l'on fixe *E* à un
niveau plus ou moins élevé au moyen de la vis de pression. La tige sur
laquelle se meut la vis de pression est solidement fixée sur la platine du
microscope.

deux centimètres cubes de sang défibriné, est exposée à une
température de 6° à 10° que l'on obtient en plaçant la capsule
dans un vase rempli de couches de glace pilée et de sel alternant

---

[1] L'effet des basses températures, obtenu par l'action d'un mélange réfrigérant sur le sang, a été étudié pour la première fois par Hewson. Son
expérience était identique à celle décrite dans le texte. Son but était de
montrer que le froid n'est pas la cause de la coagulation. Il ignorait que le
sang gelé perd son opacité.

entre elles, et en la laissant en contact avec ce mélange réfrigérant jusqu'à ce que son contenu soit congelé. La masse solide de sang est alors seulement dégelée et versée dans une soucoupe suffisamment grande pour que le sang y forme une couche qui ne dépasse pas un demi-pouce d'épaisseur (0,021). Si l'on a employé du sang qui cristallise facilement, tel, par exemple, que celui du cochon d'Inde, il se forme un dépôt de cristaux. On observe tout d'abord que la congélation a complètement changé l'aspect du sang. Sa couleur est devenue plus foncée; mais si l'on en verse une certaine quantité sur une surface blanche portant un dessin, le dessin est plus ou moins distinctement visible à travers la couche sanguine, tandis qu'il aurait été complètement invisible, si l'on avait employé du sang ordinaire. Il est à peine nécessaire d'ajouter que la cristallisation dépend de la dissolution de l'hémoglobine des globules dans le plasma sanguin.

12. ACTION DE LA CHALEUR. — (Méthode de Max Schultze.) Cette méthode n'est applicable qu'à de petites quantités de sang. Dans ses expériences avec la platine chauffante, Max Schultze trouva que, lorsque le sang est porté à une température variant entre 60° et 64°, les globules se dissolvent dans le plasma (fig. 7). Le même effet se produit quand une petite quantité de sang est soumise à cette température dans une étuve munie du régulateur de Page. Dans ce cas, comme dans le précédent, on obtient des cristaux, si le sang, dont on s'est servi, est un de ceux dont l'hémoglobine cristallise facilement.

13. ACTION DES COURANTS INDUITS. — Pour l'étudier convenablement, il faut employer le microscope. On se sert dans ce but d'un porte-objet, dont la face supérieure est recouverte de deux lames d'étain ayant la forme qu'indique la figure 8. Entre les pointes de ces deux lames on place une goutte de sang, qu'on recouvre d'une lamelle mince. Chaque lame d'étain communique avec l'une des extrémités de la bobine secondaire d'un appareil d'induction disposé de façon à faire passer dans la goutte de sang un courant d'ouverture. Dans le sang de grenouille les globules se rident, perdent leur couleur et parfois leur noyau. Dans le sang de mammifère ils conservent d'abord leur couleur, devien-

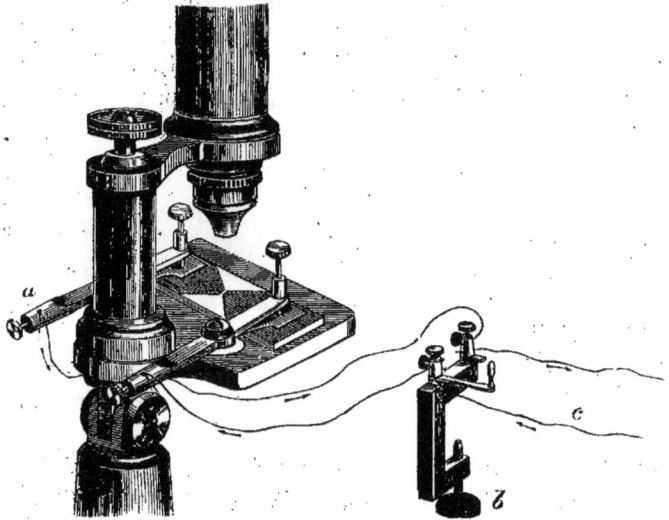

Fig. 8. — Platine du microscope, sur laquelle le porte-objet est fixé par les électrodes de Stricker. Chaque électrode est isolé par le bouton d'ivoire qui le fixe au microscope. Les électrodes sont mis en communication par l'intermédiaire d'un levier-clef avec les extrémités de la bobine secondaire d'un appareil à induction de Dubois-Reymond.

nent crénelés, en forme de rosette ou de framboise, parfois même sphériques et incolores. Les effets les plus marqués se pro-

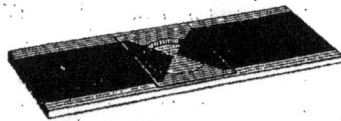

Fig. 9. — Porte-objet disposé pour étudier l'action des courants induits sur le sang. La goutte de sang est placée entre les pointes des deux lames d'étain à la face inférieure d'un verre mince qui est fixé sur le porte-objet. La chambre humide est close par un second porte-objet que l'on place sur le premier du côté opposé au verre mince.

duisent lorsque le courant se rapproche le plus possible par ses caractères d'une décharge d'électricité statique; c'est pour cette raison que le courant induit direct, qui accompagne l'ouverture du courant primaire, est plus puissant que le courant inverse. Dans les résultats observés il est important de distinguer entre l'action directe de la commotion sur les globules et l'action de l'électrolyse, indiquée par le dégagement de gaz à la pointe des lames d'étain (fig. 9). Les résultats de l'électrolyse doivent être attribués en partie au développement des réactions acides au pôle positif, par suite de la décomposition des sels du sang. Il faut aussi faire une distinction entre les effets qui se produisent dans les globules vivants et ceux qui se manifestent dans le sang mort. La séparation de la matière des globules est un phénomène qui rentre dans cette dernière catégorie, mais il y a d'autres effets, qui apparaissent seulement, lorsque le sang employé conserve encore ses propriété vitales.

14. ACTION DE L'EAU. — L'action de l'eau doit être également étudiée au microscope. Les globules rouges des grenouilles, après avoir été traités par l'eau, présentent une couleur pâle, un contour circulaire, un noyau ovale très distinct, qui a souvent l'aspect d'une masse jaunâtre, et envoie des prolongements vers la périphérie. Chez les mammifères, les globules pâlissent, se gonflent légèrement et parfois même deviennent invisibles. Ils contiennent toujours de la globuline, comme on peut le démontrer en les soumettant à un courant d'acide carbonique, qui les rend granuleux.

15. ACTION DE LA BILE CRISTALLISÉE DE BŒUF. — Lorsqu'on ajoute à du sang une solution diluée de cristaux de la bile, c'est-à-dire de cristaux de sels formés par du sodium uni aux acides de la bile, un grand nombre de globules se dissolvent de telle sorte que le sang prend distinctement la couleur de la laque, et s'il n'est pas trop dilué, la matière colorante cristallise. C'est sur ce fait qu'est fondée une des nombreuses méthodes que l'on a imaginées pour isoler l'hémoglobine. Pour la manière d'obtenir les cristaux de la bile, nous renverrons au chapitre II de la troisième partie.

16. PRÉPARATION DE L'HÉMOGLOBINE. — Toute méthode qui amène la séparation de la matière colorante des globules, sans lui faire subir de modification chimique, ou en d'autres termes qui rend le sang transparent ou lui donne la couleur de la laque, peut être employée pour obtenir l'hémoglobine cristallisée. Plusieurs de ces méthodes donnent cette substance très rapidement, pourvu que le sang ait été pris sur un des animaux chez lesquels l'hémoglobine cristallise facilement. C'est ainsi que l'on peut se procurer de très beaux cristaux avec le sang du cochon d'Inde ou du chien par le procédé suivant, dû au docteur Gscheidlen : on remplit complètement plusieurs tubes de verre, dont les extrémités ont été étirées, avec du sang qui est resté exposé à l'air pendant un jour, et on les ferme à la lampe. On les place ensuite dans un vase rempli d'eau à 37° et on les y laisse quelques jours. Du sang, ainsi traité, versé dans un verre de montre, après une légère évaporation, laisse déposer de très gros cristaux. (*Einfache Methode Blutkrystalle zu erzeugen*. Pflüger's Arch. Vol. XVI, p. **421**.)

Le sang de ces mêmes animaux donne facilement aussi des cristaux, lorsque par la congélation il a pris l'aspect de la laque. Dans ce but, un centimètre cube environ de sang défibriné est étendu d'une quantité d'eau suffisante pour le rendre transparent ; on y ajoute le quart de son volume d'alcool, et on verse le tout dans une capsule de platine plongée dans un mélange de glace pilée et de sel. Il se produit de nombreux cristaux. La simple congélation du sang suivie de son dégel, d'après le procédé indiqué au § **11**, donne aussi des résultats satisfaisants. Une troisième méthode consiste à faire passer de la vapeur de chloroforme à travers du sang, ce qui a toujours pour effet de lui donner l'aspect de la laque, et chez certains animaux amène la cristallisation.

Lorsqu'on se propose de préparer de grandes quantités d'hémoglobine pure, il vaut mieux employer l'eau comme dissolvant et déterminer ensuite la cristallisation en ajoutant de l'alcool en quantité strictement suffisante pour permettre à la matière colorante de rester en dissolution dans le mélange. Pour assurer le succès de l'opération, il faut savoir que la matière colorante cristallise à l'état d'oxyhémoglobine (voy. § **17**), que la cristallisation est très retardée par la présence de composés organiques non cristallisables, principalement de l'albumine, et que l'hémoglobine a une tendance à subir des changements lorsqu'elle est exposée en solution à des températures supérieures à 0°. Pour que l'oxydation soit complète, le sang doit être exposé à l'air libre. Pour empêcher l'action de l'albumine, il faut retirer la matière colorante, non pas de la masse totale du sang, mais autant que possible des globules seuls. Pour écarter la possibilité des changements chimiques, c'est-à-dire la possibilité du dédoublement de l'hémoglobine en d'autres produits, les liquides devront être maintenus, autant qu'on le pourra, à une basse température pendant toute la durée de l'expérience. La méthode suivante, due à Preyer, remplit toutes ces conditions. Elle donne de bons résultats lorsque la température est basse et lorsque l'on se sert de sang dont la matière colorante est relativement insoluble dans l'eau à 0°, c'est-à-dire de sang de chien ou de chat. L'hémoglobine du sang de cheval, par contre, est très soluble à toutes les températures, aussi ne peut-elle pas être préparée par ce procédé. Le sang, que l'on veut employer, artériel ou veineux, doit être directement recueilli dans une capsule de porcelaine ; on le porte de suite dans une cave froide, où on le laisse se coaguler. Le jour suivant, la plus grande partie du sérum est décantée et le reste est enlevé avec une pipette. Le caillot est alors divisé en petits fragments et placé sur un linge fin, où il est lavé à plusieurs reprises avec de l'eau distillée à 0°, jusqu'à ce que l'eau de lavage ne donne plus que des traces de précipité avec une solution de sublimé corrosif (ce qui indique que le caillot est presque complètement débarrassé de l'albumine du sérum). L'eau doit être à la température de la glace parce que l'hémoglobine est à peine soluble à la température du point de congélation. Cela fait, on traite le caillot, toujours sur le filtre, avec de l'eau distillée à environ 35° que l'on verse avec précaution, de façon que la liqueur qui filtre tombe goutte à goutte dans une éprouvette graduée refroidie dans la glace. Il est très important que cette partie de l'opération soit faite aussi rapidement que possible. J'ai trouvé qu'il était avantageux d'enfermer le caillot dans le linge, et de le presser à plusieurs reprises dans de petites quantités d'eau chaude contenues dans une capsule, d'où elles passent dans le récipient refroidi. On en porte ensuite avec une pipette une petite quantité (**10 centimètres cubes**) dans un tube à essai et on y verse de l'alcool goutte à goutte. Le précipité, formé par les premières gouttes d'alcool, se redissout en agitant le tube ; une nouvelle quantité d'alcool le rend insoluble. (De cette façon, on détermine la proportion d'alcool nécessaire pour diminuer suffisamment la solubilité du liquide et le rendre capable de cristalliser.) On ajoute alors à toute la masse du liquide de l'alcool en quantité un peu inférieure à celle qu'il faudrait pour produire un précipité permanent. La solution claire, entourée de glace et abandonnée à elle-même, ne tarde pas à cristalliser. Les cristaux sont séparés par filtration et lavés sur le filtre avec de l'eau à 0°, renfermant une petite proportion d'alcool, et finalement avec de l'eau à 0° seule.

Le procédé suivant, dû au professeur Hoppe-Seyler, donne aussi d'excellents résultats. Du sang défibriné est mélangé avec dix fois son volume d'une solution de chlorure de sodium à 2 pour cent, et le mélange est abandonné à lui-même dans un endroit frais jusqu'à ce que les globules se soient déposés. On sépare ces derniers par décantation et on les introduit en même temps qu'une petite quantité d'eau dans un ballon, on y verse un volume égal d'éther et on agite le tout. On décante ensuite l'éther, on filtre rapidement à travers un filtre plissé et, après avoir refroidi à 0° le liquide qui a filtré, on y ajoute le *quart de son volume* d'alcool également à 0° ; finalement on l'entoure pendant quelques jours d'un mélange réfrigérant. S'il s'est formé des cristaux après l'addition de l'éther, ils restent sur le filtre. Dans ce cas on les fait dissoudre dans une petite quantité d'eau, au bain-marie à 35°. La solution est ensuite refroidie aussi rapidement que possible et soumise au traitement déjà indiqué.

Pour obtenir les cristaux desséchés, le seul moyen est de les presser entre deux feuilles de papier à filtre à une température au-dessous de 0°. Ils forment une poudre rouge vermillon.

Le Dr Gamgee recommande la méthode suivante, qui lui a été communiquée récemment par le professeur Kühne et qu'il a employée avec succès à plusieurs reprises. Cinq centimètres cubes de sang défibriné de chien sont introduits dans un matras avec 31 centimètres cubes d'éther pur, et agités à des intervalles de quelques minutes, pendant une heure et demie ou deux heures.

Le mélange est ensuite placé dans une cave pendant vingt-quatre ou trente-six heures. Le liquide a pris l'aspect de la laque. Le matras est ensuite entouré de glace (seule), et au bout de douze heures son contenu s'est transformé en un magma de cristaux d'hémoglobine. La grande difficulté de séparer par filtration la partie cristalline du mélange, de la partie visqueuse, est, suivant le Dr Gamgee, la seule objection que l'on puisse faire à cette méthode. Dans les laboratoires, où existe un appareil centrifuge, on peut soumettre le magma, placé dans des tubes, à une rotation très rapide pendant trois ou quatre heures. Au bout de ce temps, l'hémoglobine forme un gâteau mou et le sérum se laisse décanter. Quand on n'a pas d'appareil centrifuge à sa disposition, on dilue le magma avec son volume d'un mélange formé d'une partie d'alcool à 90° et de quatre parties d'eau distillée, on filtre sur un linge, et on débarrasse la masse molle d'hémoglobine de la plus grande partie de l'eau et de l'alcool qu'elle retient, en la plaçant sur une brique poreuse, exposée à un courant d'air. Quelle que soit la méthode employée pour séparer les cristaux, il faut les faire recristalliser pour les avoir à l'état de pureté.

17. Propriétés chimiques de l'hémoglobine. — *Solubilité.* — La solubilité de l'hémoglobine dans l'eau varie avec l'espèce animale, d'où on l'a retirée. Ainsi la matière colorante provenant du chien et du chat est très soluble à 40°, et à peine soluble à 0°. Celle du cochon d'Inde ou du rat se dissout assez facilement à toutes les températures et cristallise bien plus aisément que celle de n'importe quel autre animal. Toutes les espèces d'hémoglobines sont plus solubles dans l'eau chaude que dans l'eau froide.

Coagulabilité. — Les solutions aqueuses d'hémoglobine se coa-

gulent, lorsqu'on les chauffe, de la même façon que l'albumine et
à peu près à la même température (60°).

Diffusibilité. — L'hémoglobine, bien que cristallisable, n'est
pas diffusible. On le démontre facilement en plaçant une solution
de sang ou d'hémoglobine dans un dialyseur, dont le fond est
formé de papier parcheminé [1].

Précipitation par l'alcool. — De petites quantités d'alcool peuvent être ajoutées à une solution de sang ou d'hémoglobine sans
exercer une action appréciable. Si l'on augmente la proportion,
il se forme un précipité qui se redissout, quand on agite le liquide,
puis un précipité insoluble.

Action de l'oxygène. — L'hémoglobine en solution, exposée à
l'air libre, se combine toujours avec l'oxygène (oxyhémoglobine).
Par conséquent, chaque fois que l'on parle d'hémoglobine, il va
de soi que c'est d'oxyhémoglobine qu'il s'agit. Cette combinaison
est si peu stable, que l'oxygène commence à se séparer dès que
la pression de l'oxygène de l'air environnant devient inférieure
à **35** ou **30** millimètres de mercure, suivant les estimations
récentes de Worm Muller. De sorte que, lorsque le sang est
soumis à l'action de la pompe à mercure, l'hémoglobine qu'il renferme commence à se séparer de son oxygène aussitôt que la
pression est réduite au sixième environ d'une atmosphère. C'est
ce que l'on exprime en disant que la tension de l'oxygène du
sang est de **35** millimètres de mercure. L'hémoglobine en solution
peut-être aussi privée de son oxygène par certains agents réducteurs (voy. § **18**). Chez les animaux complètement soustraits à
l'action de l'air, l'hémoglobine du sang perd tout son oxygène
en moins d'une minute (voy. § **111**); ce qui est probablement dû
à la rapide accumulation dans le sang de produits oxydables.
Lorsque le sang, ou une solution d'hémoglobine, est soumis au
vide barométrique, il se débarrasse complètement de son oxygène (voy. *Gaz du sang*). L'hémoglobine a la propriété d'oxyder
la teinture de gaïac. Si on laisse tomber une goutte d'une solution

---

[1] Voyez pour la manière de préparer et d'éprouver les dialyseurs, le chapitre qui traite des méthodes chimiques.

d'hémoglobine sur du papier à filtre récemment imprégné de teinture de gaïac, la tache brune s'entoure d'une auréole bleu foncé. Cette réaction ne doit pas être confondue avec celle que l'on observe, lorsque de la fibrine est trempée dans de l'eau oxygénée. Dans ce dernier cas la fibrine se borne à décomposer l'eau oxygénée, dans le premier la réaction prouve la présence d'oxygène à l'état naissant.

Action de l'acide carbonique. — Le sang, saturé d'oxyde de carbone, est complètement privé de son oxygène, qui est remplacé par un volume égal d'oxyde de carbone. C'est sur ce fait qu'est basé l'excellent procédé de Claude Bernard pour l'analyse des gaz du sang (voy. § 32). L'oxyde de carbone se combine à l'hémoglobine de la même manière que l'oxygène.

Action du protoxyde d'azote. — Lorsqu'on fait passer un courant de protoxyde d'azote dans une solution de sang, placée pendant toute la durée de l'opération dans une atmosphère d'hydrogène, la couleur du liquide, de foncé qu'il était, devient rutilante. Ici, comme dans le cas de l'oxyde de carbone, il s'est formé avec l'hémoglobine un nouveau composé, qui présente la même forme cristalline que l'oxyhémoglobine. La solution, par contre, ne subit pas de changement quand on la soumet à l'action d'agents réducteurs.

Action des azotites. — Le Dr Gamgee a montré que le sang des animaux empoisonnés avec des azotites, par exemple l'azotite d'amyle, prend une couleur chocolat. Cette couleur se manifeste d'une manière très marquée, lorsqu'on verse quelques gouttes de ce corps dans une solution d'hémoglobine. Cette dernière devient presque instantanément brune. Si l'on traite ensuite la solution ainsi modifiée par des agents réducteurs, on obtient de l'hémoglobine réduite (voy. § 18). La nature de la réaction est encore inconnue.

18. PROPRIÉTÉS OPTIQUES DE L'HÉMOGLOBINE. — *Hémoglobine cristallisée.* — Les cristaux d'hémoglobine sont biréfringents, c'est-à-dire qu'ils sont lumineux lorsqu'on les examine au

microscope entre deux prismes de Nicol placés en croix. Lorsqu'ils se forment dans des liquides placés dans l'air, ou dans une
atmosphère d'oxygène, leur couleur est celle du sang artériel, mais ils ont la singulière propriété de prendre une teinte
foncée, sans altération de forme, si on les met dans le vide à

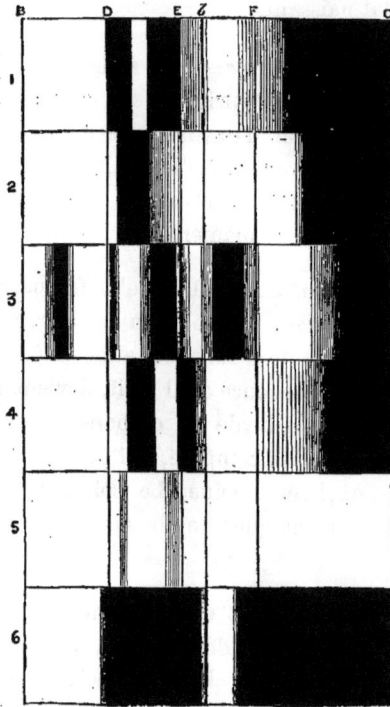

Fig. 10. — Spectres d'absorption : 1º d'une solution à 0,4 pour 100 d'une
solution d'hémoglobine ; 2º de l'hémoglobine réduite ; 3º de l'hématoïne ;
4º de l'hématine réduite ; 5º d'une solution à 0,06 pour 100 d'hémoglobine ;
6º d'une solution à 0,7 pour cent d'hémoglobine.

une basse température. Ils montrent alors une double coloration,
coloration verte sur leurs arêtes, rouge pourpre partout ailleurs.
La couleur primitive réapparaît si on les remet en contact avec
de l'air ou avec de l'oxygène. Des cristaux fixés sur une lame de
verre, que l'on place devant la fente d'un spectroscope, détermi-

nent deux bandes caractéristiques d'absorption (Hoppe-Seyler) dans le jaune, entre les raies D et E de Frauenhofer (voy. fig. **10,1**).

Hémoglobine en solution. — Les bandes d'absorption, que nous venons de mentionner, se voient aussi lorsqu'on soumet une solution d'hémoglobine ou de globules sanguins à l'analyse spectrale ; on peut les apercevoir encore, même quand les solutions ne renferment qu'un dix-millième de matière colorante. Les bandes varient de caractère, suivant que la solution est plus ou moins étendue. D'après les expériences de Preyer, des solutions, variant de 1 à 5 pour **10,000**, manifestent faiblement les deux bandes ; dans une solution à **6** pour **10,000** on peut voir que la bande placée près de la ligne **D** est la plus foncée, et que la seconde est plus large (voy. fig. **10,5**) ; dans une solution à **30** pour **10,000**, le violet est complètement absorbé et le bleu l'est partiellement. A mesure que la concentration augmente, les deux bandes se rapprochent et finissent (dans une solution à **70** pour **10,000**) par se confondre en une seule ; en même temps, tous les rayons les plus réfrangibles sont absorbés, de sorte que le spectre ne s'étend pas au delà du vert (voy. fig. **10, 6**).

En **1862**, Stokes découvrit que l'hémoglobine existe dans le sang sous deux états différents par la couleur et par les spectres d'absorption, que l'hémoglobine oxygénée, ou oxyhémoglobine, est débarrassée de son oxygène par les agents réducteurs, et que lorsqu'elle a été ainsi réduite, on peut la faire revenir à son premier état en l'agitant dans l'air. La cause du changement de couleur est expliquée par deux faits que l'on peut observer au spectroscope. Premièrement, quand des solutions d'hémoglobine ou de sang sont privées d'oxygène, soit par l'action du vide, soit par l'addition d'agents réducteurs, les rayons les plus réfrangibles (bleu et violet) sont beaucoup moins absorbés qu'ils ne l'étaient auparavant, tandis que le vert l'est davantage. Secondement, dans les solutions assez concentrées pour que la plus grande partie du spectre soit absorbée, la seule couleur qui ne soit pas interceptée est le rouge orangé si le sang est artériel, le rouge s'il est veineux. On peut exprimer ces faits en

disant que la couleur du sang artériel est le rouge orangé *plus*
le vert, celle du sang veineux le rouge *plus* le bleu.

Ces différences ne sont pas les seules, ni les plus remarquables
que l'on puisse observer par comparaison au spectroscope, dans
les solutions de sang oxygéné et réduit. Le changement le plus
frappant, produit par la réduction, se manifeste dans les deux
bandes d'absorption de la partie jaune du spectre. Il est très facile
à apercevoir, lorsqu'on suit exactement les indications données
par Stokes dans son mémoire original. Une solution de protosulfate de fer, à laquelle on a ajouté une quantité suffisante
d'acide tartrique pour l'empêcher de précipiter par les alcalis,
est rendue alcaline par de l'ammoniaque et est introduite dans une
solution de sang. « La couleur se change presque instantanément
en une teinte d'un rouge plus pourpre, si l'on examine une
couche très mince du mélange, et en un rouge bien plus foncé,
si l'on examine une couche épaisse. Le changement de coloration, qui rappelle la différence entre le sang artériel et le sang
veineux, est très marqué, mais le changement dans le spectre
d'absorption est bien plus frappant encore. Les deux bandes
obscures, si caractéristiques, sont maintenant remplacées par
une seule bande, un peu plus large et moins bien nettement
limitée sur ses bords que chacune des deux premières, et occupant à peu près l'espace brillant qui s'étendait entre elles (voy.
fig. 10, 2). Le liquide est plus transparent pour le bleu que précédemment et l'est moins pour le vert. Si l'on augmente l'épaisseur de la couche, jusqu'à ce que toute la partie du spectre plus
réfrangible que le rouge soit sur le point de disparaître, la dernière partie qui persiste est le vert un peu au delà de la ligne
fixe x, si la solution de sang n'a pas été modifiée, et le bleu un
peu au delà de F avec la solution mélangée de protosulfate de
fer. Lorsque la solution pourpre est exposée à l'air dans un vase
peu profond, elle revient rapidement à son état primitif et manifeste les mêmes deux raies caractéristiques que précédemment.
Ce changement est immédiat quand on agite la solution à l'air,
pourvu que l'on n'ait employé qu'une petite quantité d'agent réducteur. Si l'on ajoute une nouvelle quantité du réactif, le
même effet se produit comme au début, et l'on peut ainsi repro-

duire plusieurs fois le même phénomène ». (Stokes. *On the Re-duction and Oxydation of the Colouring Matter of the blood. Pro-ceed. of the Roy. Soc.* vol. XIII. p. 355). On peut démontrer ces mêmes faits aussi nettement, et peut-être plus facilement, en

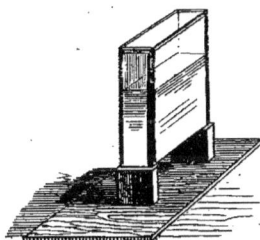

Fig. 11. – Cuvette de verre à parois verticales parallèles, pour l'analyse spectroscopique.

substituant une solution de sulfhydrate d'ammoniaque à la solu-tion de sulfate de fer employée par Stokes. L'action n'est cepen-dant pas si rapide ; on l'accélère en soumettant le liquide à une température de 40°.

Pour examiner au spectroscope des solutions de sang ou d'hé-moglobine, on emploie de petites cuvettes en verre, dont les faces

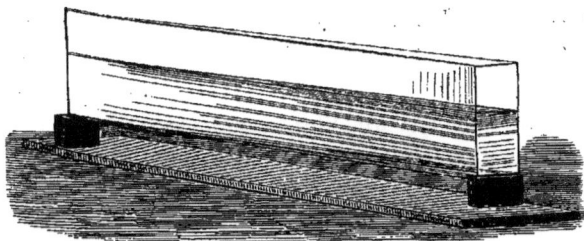

Fig. 12. — Cuvette de verre à parois verticales non parallèles, pour l'analyse spectroscopique.

parallèles sont distantes d'un centimètre (fig. 11). Cette disposi-tion est nécessaire, lorsqu'on veut doser l'hémoglobine dissoute dans un liquide, par le degré d'absorption qu'un faisceau lumineux, d'intensité connue, subit en passant à travers une couche de la

solution d'épaisseur également connue. Une autre forme de cuvette encore plus commode est représentée dans la figure 12. Ses
faces au lieu d'être parallèles, sont convergentes, de sorte que
la distance qui les sépare varie de 0 à 1 centimètre. Si on remplit
cette cuvette d'une solution d'hémoglobine à 1 pour cent, suivant qu'on place devant la fente du spectroscope l'extrémité où
la couche liquide est la plus épaisse, ou au contraire l'extrémité
où elle est la plus mince, tout le spectre est absorbé à l'exception
du rouge et d'une bande de vert, ou bien le spectre est continu
à l'exception des deux bandes obscures placées entre D et E. Le
spectroscope le meilleur marché et le plus pratique pour les
recherches habituelles est le spectroscope à vision directe de
Browning. La partie essentielle de cet instrument est un prisme
formé de deux prismes de flint associés avec trois prismes de
crown. La lumière décomposée, mais non déviée en passant à
travers le prisme composé, est perçue par l'œil directement, c'est-
à-dire comme s'il elle provenait de la source lumineuse. M. Hartnack, opticien à Paris, construit un microscope pourvu d'un
prisme de ce genre (microspectroscope) qui est d'un usage très
commode.

19. Méthémoglobine. — Quand on abandonne à la température
ambiante une solution d'hémoglobine pure, sa couleur perd graduellement son éclat. L'examen au spectroscope révèle la présence
d'une nouvelle bande d'absorption dans l'orangé, dans le point
qui est précisément le plus brillant dans le spectre du sang ordinaire. Cette bande est produite par une nouvelle matière colorante,
appelée par Hoppe-Seyler la méthémoglobine, et dont la constitution ainsi que les affinités sont inconnues. L'analyse spectrale
montre sa présence dans toutes les collections sanguines extra-
vasées depuis quelque temps, c'est-à-dire dans les thrombus,
dans les liquides de transsudations sanguinolentes, etc.

20. Préparation des matières colorantes cristallines résultant de la décomposition de l'hémoglobine et démonstration
de leur spectre d'absorption. — Hémine. — Lorsqu'on chauffe,
à la température du corps, du sang desséché en présence d'a-

cide acétique cristallisable, il se dépose dans la solution des cristaux d'une nouvelle matière colorante, douée de propriétés remarquables, et à laquelle on a donné le nom d'hémine. Ces cristaux ont une forme extrêmement variable ; tantôt ce sont des plaques rhomboédriques, tantôt des aiguilles entrecroisées sous différents angles. Aucun liquide, sauf l'acide chlorhydrique, ne les dissout sans les décomposer. Ils sont très stables, au point qu'on peut les conserver plusieurs années dans une atmosphère humide, sans qu'ils éprouvent aucune modification chimique. L'hémine diffère de l'hématine (§ 21), en ce qu'elle contient un équivalent d'acide chlorhydrique, ce qui fait qu'on lui a aussi donné le nom de chlorhydrate d'hématine.

Le procédé que l'on emploie pour se procurer des cristaux d'hémine (cristaux de Teichmann), lorsqu'il s'agit d'étudier leur forme cristalline au microscope, est le suivant. On broie une très petite quantité de sang desséché sur une lame de verre, on recouvre d'une lamelle mince et on laisse pénétrer par capillarité une goutte d'acide acétique cristallisable. On chauffe légèrement la préparation au-dessus d'une lampe alcool, jusqu'à ce qu'il commence à se former des bulles de gaz ; on la laisse alors refroidir et on la porte sous le microscope. Il n'est pas nécessaire d'ajouter, comme on le recommande ordinairement, un cristal de chlorure de sodium. On peut retirer du sang de grandes quantités d'hémine, mais l'opération présente de grandes difficultés, aussi manque-t-elle souvent. Voici comment on procède : on dilue du sang défibriné dans une fois et demie son volume d'eau distillée et on traite la liqueur avec de l'acétate neutre de plomb pour séparer l'albumine, en ayant soin de n'employer autant que possible que la quantité du réactif juste nécessaire. Le liquide est séparé de l'excès de plomb par une solution concentrée de carbonate de sodium, filtré et évaporé à siccité, soit à l'air, soit dans le vide. Le résidu est desséché et réduit en poudre fine et mélangé dans la proportion de 1 pour cinquante en poids avec de l'acide acétique cristallisable renfermant des traces de chlorure de sodium. La liqueur brune, ainsi obtenue, est introduite dans un ballon et chauffée au bain-marie jusqu'à ce que la dissolution soit complète. On y ajoute alors cinq volumes d'eau

distillée et on la laisse reposer pendant quelques jours à l'abri
de l'évaporation. Les cristaux se rassemblent au fond du récipient. On peut facilement les purifier en les traitant à plusieurs
reprises par l'eau distillée ; on laisse reposer et on décante la
liqueur. Comme l'hémine contient du chlore, on ne peut la
préparer avec de l'hématine qu'en présence de chlorures. Lorsqu'on emploie du sang, la quantité de chlorure de sodium qu'il
contient suffit. La solution d'hémine dans l'acide chlorhydrique
ne donne aucun spectre caractéristique.

21. HÉMATINE. — On ne peut obtenir l'hématine parfaitement pure qu'en se servant de cristaux d'hémine, dont nous
venons justement d'indiquer la préparation. Le procédé est très
simple : des cristaux d'hématine sont dissous, c'est-à-dire décomposés, dans de l'ammoniaque. La liqueur est évaporée à siccité ;
le résidu, traité par l'eau, qui enlève le chlorure d'ammonium,
et desséché, est de l'hématine pure. L'hématine est insoluble
dans l'eau, l'alcool et l'éther ; elle est soluble dans les alcalis et les
carbonates alcalins, mais ne se dissout pas, sans se décomposer,
dans les acides.

L'hématine impure peut-être préparée de plusieurs manières.
Elle se forme graduellement à la température ordinaire dans des
solutions de sang ou d'hémoglobine franchement alcalines soit
par la présence de la potasse, de la soude, ou de l'ammoniaque,
soit par la présence de leurs carbonates. Cinq centimètres cubes
de sang étendus de vingt centimètres cubes d'eau, auxquels on
ajoute une goutte de KHO et chauffés avec précaution, manifestent un changement de couleur remarquable. Soumis à
l'analyse spectrale, le liquide ainsi obtenu donne un spectre, dans
lequel le bleu est moins brillant que dans le spectre du sang
ordinaire, et les bandes caractéristiques de l'hémoglobine sont
remplacées par une bande dans l'orangé (bande d'absorption de
l'hématine alcaline).

Lorsqu'on traite cette solution alcaline d'hématine par des
agents réducteurs, tels que le sulfure d'ammonium ou le protosulfate de fer, et qu'on l'examine au spectroscope, on aperçoit
deux bandes beaucoup plus distinctes (fig. 10, 4), dont l'une est

exactement placée dans l'espace brillant qui sépare les deux bandes de l'hémoglobine, et l'autre tout contre la ligne E de Frauenhofer, c'est-à-dire plus près du bleu que la plus large des deux bandes d'hémoglobine. Si la solution est récente et étendue et si la quantité de l'agent réducteur est petite, en l'agitant à l'air, on fait disparaître ces bandes, qui sont alors remplacées par la bande déjà décrite de l'oxyhématine.

22. Hématoïne ou Hématine acide. — Lorsqu'on ajoute de l'acide acétique à du sang, le fer de l'hémoglobine se sépare sous la forme d'un protosel et il reste en dissolution une nouvelle matière colorante, dont le spectre a été décrit pour la première fois par le professeur Stokes. On l'appelle souvent « hématine à quatre bandes », parce qu'elle présente quatre bandes d'absorption. Pour constater ses propriétés spectroscopiques, le meilleur procédé est celui qui a été indiqué par Stokes. Il consiste à traiter du sang défibriné d'abord par de l'acide acétique, puis par de l'éther. Le spectre de cette solution éthérée montre quatre bandes d'absorption. De ces quatre bandes, trois seulement sont facilement reconnaissables, l'une dans l'orangé, plus près du rouge que la bande de l'hématine réduite, une légèrement plus large dans le vert, et une troisième étroite mais très nette dans le bleu (fig. 10, 3).

23. Analyse quantitative des globules, du sérum, de la fibrine, de l'hémoglobine, de l'albumine et des sels contenus dans le sang. — Un exposé succinct de l'ordre à suivre dans l'analyse du sang suffira pour guider ceux qui sont déjà familiers avec les méthodes quantitatives. Quant à ceux qui n'ont point acquis l'habileté pratique nécessaire par la fréquentation des laboratoires de chimie, il est est inutile qu'ils essaient de déterminer la composition quantitative du sang, non seulement parce que les opérations sont très compliquées, mais surtout parce qu'ils seraient incapables de découvrir les erreurs qu'ils pourraient commettre.

Le sang à analyser est recueilli dans quatre vases, et soumis dans chacun d'eux au traitement suivant :

1. Dix ou douze centimètres cubes de sang, provenant directement des vaisseaux de l'animal vivant, sont introduits dans une capsule de porcelaine pesée à l'avance et recouverte d'un verre de montre, dont le poids est également connu. Après avoir été pesé, le sang est évaporé au bain-marie et desséché dans une étuve à la température de 120°. Le résidu sert à doser tous les corps albuminoïdes, les graisses et les sels. On le laisse refroidir sous la cloche à acide sulfurique, puis on le pèse. Le poids déduit de celui de la capsule et du verre de montre, donne le poids de tous les corps solides. Ce résidu desséché, est alors pulvérisé dans un mortier de verre ou de porcelaine avec de l'alcool ordinaire (poids spécifique 0,890), puis versé dans une petite capsule, dans laquelle on ajoute également l'alcool qui a servi à laver soigneusement le mortier. Cela fait, on porte le contenu de la capsule à l'ébullition, puis on jette le liquide alcoolique ainsi obtenu sur un petit filtre pesé d'avance. Ce qui reste dans la capsule est traité de la même façon par une nouvelle quantité d'alcool et versé ensuite sur le même filtre. Après avoir lavé le filtre avec de l'alcool bouillant, la liqueur réunie avec l'alcool de lavage est évaporée au bain-marie, desséchée à 110°, puis refroidie sous la cloche à acide sulfurique et pesée. Le poids obtenu est celui des *substances solubles dans l'alcool*. . . . . *a.*

Le résidu, non dissous par l'alcool, est traité par l'eau distillée et chauffé au bain-marie. La solution aqueuse est versée sur le même filtre, dont on s'est déjà servi, recueillie dans une capsule d'un poids connu recouverte d'un verre de montre, évaporée au bain-marie, desséchée à 110°, refroidie sous la cloche à acide sulfurique et pesée. Le poids obtenu, diminué du poids de la capsule, représente celui des *substances solides solubles dans l'eau*. . . *b.*

Les matières restées sur le filtre sont desséchées à 110°, puis portées sous la cloche à acide sulfurique et pesées à plusieurs reprises jusqu'à ce que leur poids reste constant. Dans ce but, on les place dans deux verres de montre maintenus l'un contre l'autre. Le poids obtenu, diminué de celui du verre de montre, du filtre, etc., est égal au poids des *substances solides insolubles. c.*

Les matières grasses du sang sont contenues dans *a*, d'où on les extrait en traitant à plusieurs reprises par l'éther et en évaporant la liqueur éthérée. Le résidu est calciné dans une petite capsule de platine.

b. est incinéré dans la capsule où on l'a pesé ; *c* est également incinéré avec le filtre qui le contient dans une autre capsule. Les cendres de *a* et de *b* représentent les sels solubles du sang,

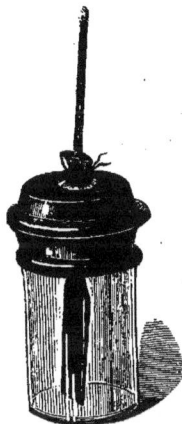

Fig. 13. — Flacon de Hoppe-Seyler pour la préparation de la fibrine.

c'est-à-dire le chlorure de sodium (cinq sixièmes de la masse), le phosphate, le sulfate et le carbonate de sodium, le chlorure et le sulfate de potassium. Les cendres de *c* sont formées de phosphate de calcium et de magnésium[1].

***

[1] Quand on incinère, il est important de prendre une capsule ou un creuset suffisamment grand pour pouvoir contenir quatre ou cinq fois le volume de la matière employée. Les vases de platine sont les plus convenables. Si la substance contient beaucoup de matière organique et en même temps beaucoup de sels solubles, tels que des chlorures, il est nécessaire de diviser l'opération, c'est-à-dire qu'on carbonise d'abord la substance, puis on traite les cendres par l'eau bouillante et on recueille dans un filtre la partie insoluble débarrassée de cendres ou en contenant un poids connu. Le filtre, après avoir été soigneusement lavé, est desséché à 110°; la température est graduellement portée au blanc jusqu'à disparition complète du charbon. La presque totalité des sels solubles est contenue dans la solution aqueuse. De la sorte on évite la décomposition des carbonates alcalins et des chlorures, qui a lieu à une haute température. Lorsqu'on incinère la masse totale des corps solides du sang, cette manière de procéder est avantageuse, quand ça ne serait qu'à cause de l'extrême difficulté de se débarrasser du carbone en présence d'une aussi grande quantité de sels alcalins. Si l'on suit la méthode

2. Une deuxième quantité de sang (35 cent. cubes) sert à doser la fibrine. On emploie dans ce but un flacon recouvert d'un capuchon en caoutchouc, dans lequel s'engage un batteur en baleine élargi par le bas (fig. 13). On introduit le sang dans le flacon, on recouvre ce dernier du capuchon en caoutchouc et on agite vivement. Grâce à la disposition de l'appareil, on évite toute perte de poids due à l'évaporation. Aussitôt que la coagulation est complète, on pèse le flacon avec son contenu. La quantité de sang employée est égale au poids obtenu, moins le poids du flacon. de son capuchon et du batteur. On agite et on laisse reposer, puis on décante le liquide et on traite de nouveau la fibrine avec une nouvelle quantité d'eau, également additionnée de sel. La fibrine est ensuite recueillie sur un filtre pesé à l'avance et lavée avec de l'eau distillée, jusqu'à ce que le liquide passe incolore. La fibrine légèrement rosée, ainsi obtenue, est finalement lavée sur le filtre avec de l'alcool bouillant, desséchée au bain-marie et sous la cloche à acide sulfurique et pesée.

3. Une troisième quantité de sang est introduite dans un appareil semblable et après avoir été défibrinée, filtrée à travers un linge et pesée. La liqueur est mélangée dans un grand vase avec dix volumes d'une solution de chlorure de sodium composée de neuf volumes d'eau et d'un volume de solution saturée. Au bout d'un jour les globules se sont déposés, le liquide est alors décanté et replacé dans la même quantité de solution saline. On laisse encore reposer, on décante, on lave à l'eau le résidu dans une capsule de porcelaine, on évapore au bain-marie, on dessèche, on pulvérise avec de l'alcool et l'on procède, pour séparer les corps albuminoïdes des matières solubles, comme on a déjà fait avec la première quantité de sang. Le poids du résidu insoluble (c), moins le poids de ses sels, est égal au poids de l'albumine et de l'hémoglobine de la masse sanguine totale.

4. Une quatrième portion de sang est soumise à la coagulation

---

décrite dans le texte, ces difficultés sont évitées d'une autre façon. D'une part, en effet, les liqueurs alcoolisées et aqueuses contiennent très peu de matières organiques. D'autre part, le résidu insoluble (c) est complètement débarrassé des sels alcalins.

dans une capsule. On décante le sérum et on détermine, d'après la méthode qui vient d'être décrite, le poids de l'albumine contenue dans ce liquide.

En résumé, par ces quatre opérations, nous avons déterminé : la proportion d'albumine et d'hémoglobine contenue dans les globules d'un poids connu de sang (3°), la proportion d'albumine et d'hémoglobine contenue dans les globules et le plasma (1°), et par conséquent en retranchant le premier résultat du second le poids de l'albumine du plasma seul, la proportion d'albumine du sérum et par suite aussi le poids du sérum (4°), le poids du plasma qui est égal au poids de la fibrine (2°) plus le poids du sérum, et finalement le poids des globules humides en retranchant le poids du plasma du poids du sang total.

24. Dosage de l'hémoglobine du sang. — Il est souvent très important de pouvoir déterminer la proportion d'hémoglobine contenue dans une petite quantité de sang, telle que celle que l'on obtient dans la scarification. On y arrive en faisant une solution dans l'eau d'une quantité mesurée ou pesée de sang, et en cherchant au spectroscope quel est le degré de dilution nécessaire pour que les rayons soient seuls transmis (voy. § **18**). Preyer a montré que le degré de dilution, qui correspond à l'absorption complète du vert, est assez constant pour qu'on puisse s'en servir dans le dosage de l'hémoglobine.

La détermination du titre de la solution normale de l'hémoglobine nécessaire dans le procédé d'analyse spectroscopique, se fait en introduisant une solution concentrée d'un poids connu de cristaux d'hémoglobine pure dans une cuvette de verre représentée figure **11**. La cuvette, éclairée par la lumière d'une lampe à pétrole, est placée devant la fente du spectroscope. On y verse avec précaution, à l'aide d'une burette divisée en centièmes de centimètre cube, de l'eau distillée jusqu'à ce que tout le spectre soit absorbé à l'exception du rouge. Le commencement de l'apparition du vert indique le moment où il faut arrêter l'opération. On note le volume de la solution diluée, la distance de la cuvette de verre à la lampe, ainsi que la largeur de la

fente du spectroscope. La proportion d'hémoglobine contenue
dans cent parties de la solution est celle qui correspond, dans les
conditions données, à l'absorption totale du vert. On peut la
désigner par la lettre k.

Pour déterminer la proportion centésimale d'hémoglobine
contenue dans un spécimen quelconque de sang, il suffit de répéter la même opération. Une petite quantité de sang frais,
agité dans l'air et défibriné, est introduite dans une petite pipette
graduée; on en verse un centimètre cube dans la cuvette de verre
placée devant le spectroscope et on y ajoute de l'eau (que l'on
mélange soigneusement) jusqu'à ce que le vert commence à apparaître. A ce moment la solution contient une quantité d'hémoglobine égale à k. Désignons par e le volume d'eau distillée
ajoutée au sang, par b le volume du liquide sanguin. La richesse
du sang en hémoglobine sera donnée par l'équation suivante :

$$\frac{x}{k} = \frac{b+c}{b}$$

d'où on tire $$x = k \frac{(b+c)}{b}.$$

et si la quantité de sang employée est égale, comme nous l'avons
supposé, à un centimètre cube, on a $x = k (1 + c)$.

25. Dosage de l'hémoglobine du sang par l'analyse quantitative du fer qu'elle contient. — L'hémoglobine renferme 0,42
pour 100 de fer. Si l'on suppose que tout le fer du sang est combiné avec la matière colorante, il est évident qu'en dosant le
fer contenu dans une quantité donnée de sang, on pourra
facilement calculer la proportion d'hémoglobine. Bien que ce
procédé présente des désavantages comparé au précédent, à
cause du temps qu'il réclame et de ses résultats moins précis,
cependant nous le donnerons, parce que dans bien des circonstances (par exemple, lorsque le sang n'est plus parfaitement
frais), il est le seul applicable. Pour déterminer la proportion du
sang on incinère une certaine quantité de ce liquide, après l'avoir
pesée soigneusement. On dissout les cendres dans de l'acide chlorhydrique pur étendu et l'on opère le dosage volumétrique du
fer au moyen de l'hypermanganate de potasse.

La liqueur titrée d'hypermanganate de potasse se prépare en
dissolvant des cristaux de ce sel dans de l'eau distillée, dans la

proportion de $3^{gr}16$ pour un litre d'eau; de la sorte $17^{c.c},05$ correspondent approximativement à $\frac{1}{10}$ de gramme de fer métallique. Il est nécessaire, avant de se servir de ce réactif, de déterminer exactement son titre, au moyen d'une solution d'un poids donné de sulfate double de fer et d'ammonium $(SO^4 Fe NH^4 3 H^2)$. La préparation de ce sel se trouve indiquée dans tous les traités d'analyse chimique à l'aide des liqueurs titrées. Il renferme exactement $\frac{1}{7}$ de son poids de fer, de sorte que $0^{gr},7$ représente $0^{gr},1$ de fer. Voici la manière de l'employer :

On dissout $0^{gr},7$ de sel dans de l'eau distillée et on ajoute 5 à 6 cent. cubes d'acide sulfurique faible (1 pour 5). Cela fait, on laisse couler goutte à goutte la solution d'hypermanganate de potasse contenue dans une buvette graduée, munie d'un robinet de verre, jusqu'à ce que la coloration rose ne disparaisse plus en agitant la liqueur. Comme la solution d'hypermanganate doit être versée légèrement en excès pour produire une coloration bien visible, il faut corriger le résultat en tenant compte de cet excès de la liqueur titrée, qu'on détermine expérimentalement. Le nombre de centimètres cubes de solution que l'on a employés pour $0^{gr},7$ de sulfate double (c'est-à-dire pour $0^{gr},1$ de fer métallique) est marquée sur la burette. Cette méthode d'analyse étant basée sur l'oxydation du fer aux dépens de l'hypermanganate, il faut naturellement que tout le fer du liquide, sur lequel on opère, soit à l'état de sel ferreux ; c'est pour cela qu'on commence par traiter les cendres par l'acide chlorhydrique afin de réduire le fer. On chauffe la solution dans un ballon avec un peu de zinc, jusqu'à ce que le métal soit complètement dissous et que le liquide soit incolore. On laisse refroidir, on ajoute une quantité d'eau suffisante pour arriver à 50 centimètres cubes, après quoi, on verse la solution d'hypermanganate renfermée dans une burette, avec les précautions déjà indiquées, jusqu'à ce que la couleur rose reste persistante. Chaque centimètre cube de solution d'hypermanganate employée pour arriver à ce résultat correspond à $0^{gr},0056$ de fer.

26. NUMÉRATION DES GLOBULES ROUGES.—Il est important, aussi bien pour la physiologie que pour la clinique, de déterminer le nombre des globules contenus dans un spécimen donné de sang. Plusieurs méthodes ont été proposées pour arriver à ce but. Les meilleures sont celles de Malassez et Hayem. D'après la méthode de Hayem, le sang dilué avec un volume connu d'une solution sans action sur les globules est introduit par capillarité entre deux lames de verre parallèles distantes d'une quantité connue. On examine au microscope avec un objectif faible la couche de liquide ainsi préparée, et l'on compte le nombre des globules, ce qui est facile parce que la lame de verre inférieure est un micromètre quadrillé.

Les instruments nécessaires sont : 1° une pipette pour mesurer la solution, 2° un tube capillaire pour mesurer la quantité de sang employée, 3° un vase de verre dans lequel on fait le mélange, et 4° une cellule de verre dans laquelle on le place pour compter les globules.

Le docteur Gower a donné une forme plus perfectionnée à l'appareil. Les parois de la cellule sont distantes l'une de l'autre de $\frac{1}{5}$ de millimètre, et chacun des carrés tracés sur la paroi inférieure ont $\frac{2}{100}$ de millimètre carré ; par conséquent le volume du mélange sanguin, dont on compte les globules, est de $\frac{1}{250}$ de millimètre cube. La capacité de la pipette étant de 995 millimètres cubes, et celle du tube capillaire de 5 millimètres cubes, il en résulte que le sang est dilué dans la proportion de 1 pour 200. Et comme un millimètre cube de sang normal renferme cinq millions de globules rouges, $\frac{1}{250}$ de millimètre cube d'une solution de ce sang à 1 pour 200 contient cent globules. Pour avoir une approximation suffisante, il est nécessaire de répéter l'observation plusieurs fois ; la moyenne des résultats exprime sans aucun calcul en centièmes la proportion des globules contenus dans le sang examiné comparée à celle du sang normal [1].

---

[1] Les instruments perfectionnés par le Dr Gower sont construits par M. Hawksley, 300, Oxford street, Londres.

SECTION IV. — GAZ DU SANG

1. Les gaz du sang sont : l'oxygène, l'acide carbonique et l'azote.

2. En chiffres ronds, 100 volumes de sang artériel abandonnent dans le vide environ 20 volumes d'oxygène (rapportés à la pression de 760 millimètres et à la température de 0°), 100 volumes de sang veineux environ 12 volumes. La plus grande partie de l'oxygène ainsi extrait est combinée à l'hémoglobine. La quantité d'oxygène libre dans le sang est si petite, que ce gaz est absorbé dans toute atmosphère où il est contenu à une tension supérieure à 30 ou 38 millimètres, ou, en d'autres termes, dans tout espace où il existe en proportion supérieure au huitième de la quantité normale de l'atmosphère. Par conséquent, en soumettant le sang à l'action d'une pompe à gaz, il ne se dégage pas d'oxygène tant que la pression ne descend pas à environ 125 millimètres (c'est-à-dire au sixième environ d'une atmosphère), tandis que dans d'autres liquides, l'oxygène ainsi que les autres gaz en dissolution se dégagent, suivant la loi de Dalton, en quantités proportionnelles à l'abaissement de la pression. On exprime ces faits en disant : 1° que l'absorption de l'oxygène par le sang est indépendante de la loi de Dalton, et 2° que la tension de l'oxygène dans le sang est égale à une colonne mercurielle de 30 à 35 millimètres.

3. Lorsque le sang est soumis à l'action du vide, le dégagement de l'oxygène est complet. Le sang devient écumeux et prend rapidement une couleur foncée. Cet aspect du sang est dû en partie à la sortie de la matière colorante des globules, en partie à la réduction complète de l'hémoglobine, phénomène qui accompagne la disparition de l'oxygène libre du plasma.

4. Lorsque le sang est placé dans une atmosphère dépourvue d'oxygène, le dégagement de ce gaz est exactement le même que s'il avait lieu dans le vide. C'est particulièrement le cas, si le

gaz employé jouit de la propriété de s'unir à l'hémoglobine.
L'acide carbonique possède cette propriété au plus haut degré.
Le sang placé dans une atmosphère de ce gaz abandonne son
oxygène libre ou combiné, qui est remplacé par de l'acide carbonique, et la matière colorante du sang combinée avec ce corps
acquiert des caractères optiques, qui ressemblent d'une manière
frappante à ceux de l'oxyhémoglobine.

5. L'acide carbonique peut être extrait du sang artériel dans
la proportion de 35 à 40 volumes pour 100 volumes de sang
(rapportés à la pression de 760 millimètres et à la température
de 0°). Le sang veineux en donne 43 volumes, le sang d'un animal mort par asphyxie 50 volumes. Une portion très variable
est simplement dissoute, le reste est sous la forme de bicarbonate sodique ou à l'état de combinaison très instable avec les
protéides du plasma ou des globules.

6. Lorsqu'un acide fixe, par exemple l'acide tartrique, est
ajouté dans le vide à du sang, auquel on a déjà enlevé son acide
carbonique libre ou combiné, on peut encore obtenir une nouvelle quantité de ce gaz, qui existe dans le sang à l'état de carbonate neutre, principalement si tout le carbonate n'est pas
seulement du carbonate sodique.

27. Méthode d'extraction des gaz du sang. — Tout appareil
destiné à extraire les gaz du sang, se compose de deux parties,
une pompe à mercure et un récipient. La forme et la disposition
de ce dernier dépendent naturellement de celles de la première.
Les principales pompes, sont celles du Dr Geissler et d'autres
semblables que l'on emploie en Allemagne, et celle d'Alvergniat à Paris. En Angleterre Getti a construit, sous la direction du professeur Frankland, une pompe de Sprengel destinée
à l'extraction des gaz de l'eau, qui peut également servir avec
avantage pour l'extraction des gaz du sang.

Le sang doit être soumis à l'action du vide, dès qu'il sort des
vaisseaux de l'animal vivant, c'est-à-dire avant qu'il ne se soit
coagulé, ou bien doit être d'abord défibriné. Dans le premier
cas, on obtient des résultats bien plus satisfaisants que dans le

second. Quelle que soit celle de ces deux méthodes que l'on suive, il faut se servir d'une pompe à mercure, parce que la machine pneumatique ordinaire ne produit pas assez complètement le vide.

De toutes les formes de pompes à mercure en usage, une des plus simples et des plus connues est celle d'Alvergniat (fig. 14),

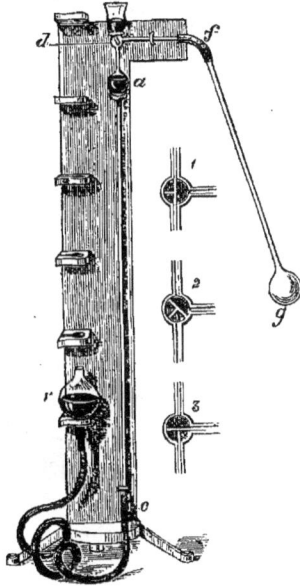

Fig. 14. — Pompe à mercure d'Alvergniat. — 1, 2, 3. Différentes positions du robinet *d*.

dont voici la description : Un long tube barométrique *ac*, dont l'échelle est divisée en millimètres, est fixé sur une planche verticale qui lui sert de support. A son extrémité supérieure ce tube présente une dilatation en forme d'ampoule *a* et se divise au-dessous de cette ampoule en deux branches, l'une verticale surmontée par un entonnoir, l'autre horizontale, à laquelle s'adapte au moyen d'un anneau de caoutchouc *f* un tube de verre terminé par un ballon *g*. Un robinet à trois voies *d* est placé à la jonction du tube barométrique avec ses deux branches.

A son extrémité inférieure le tube barométrique communique par un tube en caoutchouc à parois épaisses avec une cuvette remplie de mercure. La planche verticale présente à des distances égales des anneaux perforés destinés à porter la cuvette.

Quand on veut se servir de l'instrument, on commence par remplir de mercure la cuvette v. Le métal passe à travers le tube en caoutchouc et s'élève dans le tube $a\,c$ à la même hauteur qu'en v. Si l'on change la position que la cuvette occupe dans la figure et qu'on la porte au même niveau que l'entonnoir, après avoir disposé le robinet à trois voies, de façon que le tube barométrique communique avec l'air extérieur, mais ne communique point avec le tube $f\,g$ (position 1), le mercure occupera le tube vertical dans toute sa hauteur. On tourne alors le robinet dans la position 3, de manière à établir la communication seulement entre $f\,g$ et $a\,c$, et on remet la cuvette v dans la position primitive. Le résultat de cette première opération, c'est que l'air contenu dans le ballon s'est répandu dans l'espace vide au-dessus du mercure dans le tube barométrique et par conséquent sa tension a diminué en raison inverse du volume occupé. Pour recommencer la manœuvre on tourne le robinet de façon à interrompre toute communication (position 2); puis la cuvette est reportée au sommet de la planche verticale, le robinet est replacé dans la position 1. L'air contenu dans $a\,c$ s'échappe au dehors; on établit alors la communication entre g et $a.\,c$ et on abaisse la cuvette. L'air du ballon se répand de nouveau dans la chambre baromérique. Si la capacité du tube barométrique, y compris son réservoir supérieur, est égale à celle du ballon et de son tube, chaque manœuvre de la pompe aura naturellement pour effet de diminuer de moitié la tension de l'air du ballon, et par conséquent après dix manœuvres semblables la tension de l'air (en supposant que cet air soit sec et que sa tension primitive soit de 760 millimètres) sera égale à $760 \times \left(\frac{1}{2}\right)^{10} = 0^{mm},74.$

On peut abréger l'opération en remplissant le tube et le ballon qui lui fait suite, avant de les attacher à l'appareil, avec de l'eau privée de ses gaz par ébullition. Dès que le mercure baisse dans le tube barométrique, l'eau le suit et on s'en débarrasse en élevant la cuvette à mercure et en établissant la communication avec l'atmosphère au moyen du robinet à trois voies. Dans les pompes récemment construites par Alvergniat, la cuvette à mercure est placée sur un support mobile et mise en mouvement au moyen de roues dentées, que commande une manivelle.

28. POMPE DE PFLÜGER ET DE GEISSLER. — Les pompes les plus parfaites qui aient été construites jusqu'ici, pour l'extraction des

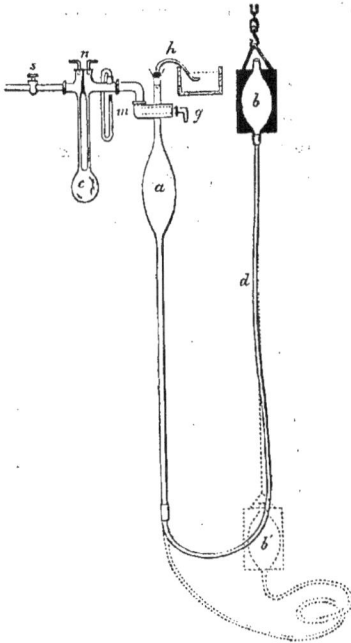

Fig. 15. — Pompe à mercure de Geissler.

gaz du sang, sont celles du Dr Geissler (de Bonn), connues aussi sous le nom de pompes de Pflüger, parce que ce physiologiste s'en est servi dans ses recherches. La pompe de Pflüger (fig. 15) ressemble beaucoup à celle d'Alvergniat. Elle consiste en un tube vertical fixe *a*, long à peu près d'un mètre, portant une chambre barométrique près de son sommet, et communi-

quant à la partie inférieure par un tube de caoutchouc à parois
épaisses avec un réservoir *b*, qui peut être élevé ou abaissé
au moyen d'une manivelle. A l'extrémité du tube se trouve un
robinet *g*, construit de façon à empêcher toute communication
avec la chambre barométrique, ou à pouvoir la faire communiquer, soit avec l'atmosphère, soit avec le récipient dans lequel
il s'agit de faire le vide. Cette pompe est manœuvrée de la même
manière que celle d'Alvergniat. Elle diffère de celle-ci en
deux points principaux : **1°** la chambre barométrique est beaucoup plus grande, elle a une capacité de plus de deux litres ;
2° elle est pourvue d'un appareil de dessiccation. Cet appareil
est formé d'un tube en U, dont la courbure *c*, dilatée en
ampoule, renferme de l'acide sulfurique. Les deux branches,
fermées par des robinets *n*, *n*, sont remplies de pierre ponce im-
bibée du même acide. Un troisième robinet *s* met à volonté la
pompe en communication avec le récipient dans lequel on doit
faire le vide.

Les pompes du Dr Geissler sont remarquables par leur construction irréprochable et par la perfection de leurs nombreux robinets. Mais cette perfection même est dans la pratique une source
d'inconvénients et de difficultés, car elles sont très sujettes à se
déranger et difficiles à réparer. Pour cette raison, j'ai fait construire, il y a quelques années, une pompe basée sur le même
principe que celle de Geissler et ayant la même forme, mais
qui en diffère en ce que les robinets sont placés sous le mercure.
Une semblable pompe est bien meilleur marché, parce qu'elle
n'exige pas une main d'œuvre aussi soignée.

29. Manière de recueillir et de mesurer le sang pour en
extraire les gaz. — La méthode varie suivant qu'on se propose
d'employer du sang défibriné, ou d'introduire le sang dans le
vide à un état aussi peu différent que possible de celui qu'il présente quand il circule dans l'animal vivant.

Tous les physiologistes français qui se sont occupés des gaz
du sang, se sont servis d'une seringue de cuivre faite avec soin,
munie d'une canule flexible d'une épaisseur et d'une longueur
suffisantes pour pouvoir être introduite dans une veine, une

artère ou une des cavités du cœur. Avec une seringue de ce genre on peut transporter une quantité mesurée de sang dans le vide rapidement et à l'abri de l'air.

La méthode suivante, que j'ai employée nombre de fois, me paraît avoir sur celle de Claude Bernard l'avantage de la simplicité et de la précision.

Après avoir immobilisé l'animal, une canule munie d'un tube de caoutchouc, sur lequel est placé une pince, est insérée dans un vaisseau. Pour recevoir le sang au sortir de la veine ou de l'artère, on se sert d'un tube de verre droit d'une capacité connue, pourvu à l'une de ses extrémités d'un robinet et effilé à l'autre extrémité, de manière à ce que l'orifice puisse complètement être fermé avec le doigt. On remplit ensuite une cuve de mercure, complètement débarrassé d'air par son passage dans la pompe, et on y plonge l'extrémité inférieure du tube. On laisse monter le métal par aspiration jusqu'au robinet, que l'on ferme. Après s'être assuré que le tube est exactement rempli, on le place dans une position inclinée, de telle façon que l'extrémité munie du robinet soit tournée en bas et que l'autre extrémité ouverte soit à une distance assez rapprochée de la canule pour qu'on puisse l'y adapter au moment voulu. Cela fait, et l'autre extrémité du tube étant munie d'un caoutchouc d'une longueur suffisante pour recueillir le mercure dans un récipient disposé à cet effet, tout est prêt pour recevoir le sang. On enlève la pince placée sur la canule et on laisse couler librement le sang pendant quelques minutes, en même temps que l'on saisit le tube plein de mercure. La chaleur de la main détermine la dilatation du mercure, dont une portion s'échappe par l'extrémité ouverte du tube. En ce moment on enferme cette extrémité dans le tube en caoutchouc de la canule et on établit ainsi la communication sans risquer de laisser pénétrer la plus minime quantité d'air. On ouvre le robinet sans perdre de temps ; le sang remplace le mercure. On referme, on sépare le tube en caoutchouc et on bouche avec le doigt l'extrémité ouverte du tube de verre. On redresse ce dernier verticalement, on le plonge complètement, l'extrémité ouverte tournée vers le bas, dans la cuve à mercure, et on le met en communication (sous le mercure) avec la branche horizontale, pourvue d'un robinet, du récipient de la pompe. L'assemblage doit être fait soit avec un caoutchouc, soit mieux avec un raccord de verre rodé à l'émeri.

Une méthode encore meilleure, si l'on en juge par la quantité de gaz extraits, mais souvent impraticable, est celle de Pflüger. Le sang passe directement de l'appareil circulatoire dans le vide sec. Le grand désavantage de cette méthode, c'est que le sang n'est pas mesuré au passage. La disposition de l'appareil est très simple. Une canule d'acier est fixée dans l'artère ou la veine, d'où l'on veut tirer du sang, et réunie par un tube en caoutchouc avec un tube de verre pourvu d'un robinet, aboutissant au récipient. La canule et toute la portion du tube de verre placée au-dessus du robinet sont préalablement remplies d'eau bouillie. La quantité de sang recueillie est mesurée dans le récipient à la fin de l'expérience. La capacité du récipient jusqu'à un point de repère étant connue, la quantité de sang qu'il renferme se trouve déterminée, en mesurant à l'aide d'une burette graduée la quantité d'eau nécessaire pour arriver jusqu'au repère. Le chiffre obtenu, déduit de celui de la capacité totale du récipient, donne le volume cherché. Le résultat doit être corrigé par l'addition du volume d'eau correspondant à l'accroissement de poids de l'appareil d'absorption.

Dans la méthode suivie par Mathieu et Urbain, le sang passe directement aussi dans le vide, mais aucune disposition n'est prise pour que celui-ci reste sec. Dans l'appareil de ces physiologistes, le récipient n'est pas, comme dans toutes les autres pompes, un vase clos, mais un tube vertical, dont la partie supérieure se dilate en ampoule, et communique avec la pompe, tandis que l'extrémité inférieure est plongée dans le mercure. Quand la pompe est mise en jeu, le mercure s'élève dans le tube et remplit l'ampoule. Le sang passe du tube qui termine la canule dans le tube vertical par l'extrémité inférieure de celui-ci.

Récipient. — Quelque soit le vase dans lequel l'on introduit le sang, dont on se propose d'extraire les gaz, il est nécessaire que sa capacité soit considérable. Le récipient de Pflüger a la forme d'un sablier et une contenance de plus de deux litres. Ceux que j'emploie sont cylindriques et mesurent **1,800** cent. cubes. Dans tous les cas, il est désirable que la forme du récipient permette de l'entourer, immédiatement après l'introduction du sang, d'eau à la température (30° à 60°) qui est la plus favorable pour l'extraction des gaz.

Quand on désire défibriner le sang avant d'extraire les gaz, il faut le recueillir sur le mercure. Dans ce cas, le récipient de Ludwig est excellent. Il consiste en un tube fermé à l'une de ses extrémités et muni d'un robinet de Geissler à voie très large. Le tube est renversé sur le mercure, le robinet ouvert, et on y laisse passer directement le sang jusqu'à ce qu'il soit presque plein. On le ferme avec la main, on défibrine le sang en secouant vigoureusement avec le mercure et on le replace sur la cuvette à mercure. On ferme le robinet et on met le tube en communication au moyen d'un tube en caoutchouc avec le réservoir de la pompe.

30. Méthode d'analyse. — En France, la plupart des analyses publiées par Claude Bernard et ses élèves ont été faites d'après une méthode rapide, mais dont les résultats ne sont pas très exacts. En Allemagne, les analyses de Ludwig et de ses élèves, ainsi que celles de Pflüger, ont été faites à l'aide des méthodes précises employées pour la première fois par Bunsen et qui portent généralement son nom. La méthode de Claude Bernard est mise en pratique au laboratoire de physiologie du Muséum d'histoire naturelle. L'analyse se fait dans une cuvette au centre de laquelle est un réservoir profond de 40 centimètres et assez large pour contenir six kilos de mercure. Les gaz, extraits à l'aide de la pompe, sont transvasés dans un eudiomètre complètement immergé dans le mercure afin que le contenu gazeux prenne la température du métal. L'eudiomètre est ensuite soulevé à l'aide d'un support de bois jusqu'à ce que le mercure ait le même niveau en dehors et en dedans de l'instrument. Après avoir alors mesuré le volume du gaz, on introduit un fragment de potasse caustique qui se dissout rapidement dans les quelques gouttes d'eau flottant toujours à la surface du mercure. On agite avec précaution la colonne

mercurielle, en élevant et en abaissant alternativement l'eudiomètre, et, une fois l'absorption de l'acide carbonique

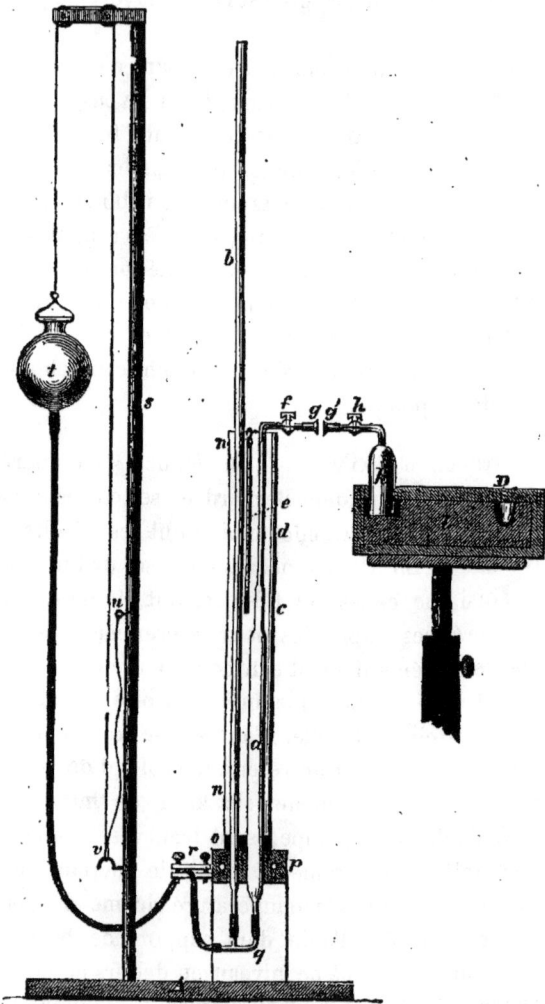

Fig. 16. — Appareil de Frankland pour l'analyse des gaz par absorption.

complète, on le replonge dans le mercure. On mesure de nouveau le volume gazeux, on introduit environ un centimètre cube

d'une solution concentrée d'acide pyrogallique avec une pipette à bec recourbé et on recommence à agiter l'instrument. Aussitôt que l'absorption de l'oxygène est achevée, l'eudiomètre est transporté dans une cuve contenant de l'eau; on laisse couler le mercure avec le pyrogallate de potasse, et on détermine, d'après le nombre des divisions de l'eudiomètre placées au-dessus de l'eau, le volume du résidu, qui est l'azote. Cette méthode rapide, mais quelque peu sommaire, donne des résultats nécessairement inexacts. On l'emploie cependant avec avantage, lorsqu'il importe (dans certains cas pathologiques, par exemple) d'avoir des analyses plus nombreuses qu'exactes. On doit lui donner également la préférence pour les expériences de cours où il s'agit de démontrer la nature des gaz du sang.

Lorsqu'on veut des résultats plus exacts, il faut avoir recours à la méthode perfectionnée dans ces dernières années par Frankland, Russell et autres. Dans le but d'analyser les gaz de l'eau potable, Frankland s'est servi d'un appareil, dont le diagramme, représenté figure 16, fera facilement comprendre le mécanisme. Il se compose de deux parties, le tube laboratoire k, dans lequel est introduit le gaz à analyser, et l'appareil mesureur, qui sert à déterminer le volume de la masse gazeuse avant et après chaque absorption.

L'appareil mesureur est formé de deux tubes parallèles a et b fixés verticalement sur un support, et entourés d'un manchon de verre cylindrique n contenant de l'eau. Inférieurement les deux tubes communiquent l'un avec l'autre, ainsi qu'avec un réservoir à mercure t, analogue à celui de la pompe d'Alvergniat, à l'aide d'un long tube flexible; a (tube mesureur) peut être réuni au tube laboratoire par l'intermédiaire de la branche g; b (tube de pression) est ouvert à son sommet. Tous les deux portent une échelle graduée, divisée en millimètres, dont le zéro est situé au même niveau en o.

Pour remplir l'appareil de mercure, on ouvre le robinet f, et on porte le réservoir t à une hauteur telle, que la surface du mercure qu'il contient, ne soit élevé que de quelques millimètres au-dessus du robinet. Aussitôt que le mercure s'écoule en g, on ferme le robinet. On remplit également de mercure le labora-

toire *k*; à cet effet, on le renverse entièrement sur la cuve *l*; à
l'aide d'une pipette terminée par un bout de caoutchouc que
l'on applique sur la tubulure *g*, on enlève la plus grande partie
de l'air, et on ferme le robinet *h*, dès que le mercure s'est élevé.
On achève l'expulsion de l'air en mettant en communication *g*
et *g'*, et en forçant l'air, encore contenu dans le premier, de
passer dans le second par l'abaissement du réservoir *t*. Pour
chasser cet air de *a*, on interrompt la communication après avoir
fermé le robinet *h* et on élève le réservoir. Cela fait *g* et *g'* sont
soigneusement adaptés l'un sur l'autre et l'appareil est alors
plein de mercure et prêt à fonctionner.

Avant d'aller plus loin il faut jauger le mesureur, qui, comme
on l'a vu, porte une échelle divisée en millimètres, c'est-à-dire
qu'il faut déterminer le volume d'air ou d'eau contenu dans le
tube, quand la surface convexe du mercure affleure successivement au niveau de chacune des divisions principales de l'échelle.
Dans ce but, on met le tube *a* en communication à l'aide d'un
tube en caoutchouc avec un réservoir renfermant de l'eau
distillée et on laisse descendre la colonne mercurielle jusqu'à ce
qu'elle corresponde exactement au zéro de l'échelle. Cela fait,
on placé un cristallisoir d'un poids connu au-dessous de *a*; on fait
monter la colonne de mercure à une hauteur de cinquante millimètres, une portion de l'eau s'écoule dans le cristallisoir et on
en détermine le poids. On pèse de la même manière la quantité
d'eau écoulée, correspondant à l'élévation du mercure de
50 millimètres à 100 millimètres de hauteur, et on continue de la
sorte jusqu'à ce que l'on ait achevé de jauger la capacité du
tube de 50 en 50 millimètres. Pour plus de précision, on répète
plusieurs fois ces mesures. Si les résultats obtenus, après avoir
subi la correction relative à la différence de température, concordent entre eux, la moyenne peut être considérée comme exprimant la capacité de différentes parties du tube *a*. Dans la partie
supérieure du tube les divisions jaugées doivent être plus petites.
Dans ces diverses opérations les mesures des hauteurs de la
colonne de mercure s'effectuent à l'aide d'un cathétomètre,
c'est-à-dire à l'aide d'une lunette horizontale, mobile le long
d'une colonne verticale. La température est donnée par un ther-

momètre plongé dans l'eau du manchon qui entoure le tube barométrique et le mesureur.

31. INTRODUCTION DANS L'APPAREIL DES GAZ A ANALYSER. — Les deux tubulures g et g' étant adaptées l'une à l'autre, et l'appareil étant rempli de mercure, on fait passer le gaz à analyser, du tube dans lequel il a été recueilli dans le laboratoire, puis dans le tube mesureur en abaissant le réservoir t, jusqu'à ce que le mercure du laboratoire arrive en g'. Cela fait on ferme le robinet f, et on place t dans une position telle que le niveau de la colonne de mercure affleure exactement à une des divisions que l'on a établies dans le jaugeage du mesureur. La température est observée ainsi que la pression, qui est égale à la pression atmosphérique, donnée par un baromètre ordinaire, augmentée de la différence de hauteur entre le niveau du mercure dans le mesureur et le tube b. On introduit quelques gouttes d'une solution de potasse caustique dans le laboratoire et on y fait revenir la masse gazeuse. L'absorption se fait rapidement ; on l'accélère en agitant légèrement la cuve à mercure et en laissant couler du mercure dans le tube k à la suite du gaz. On procède de nouveau et de la même manière à la détermination du volume du gaz, quand l'absorption a eu lieu. On introduit environ un demi-centimètre cube d'une solution concentrée d'acide pyrogallique dans le laboratoire et on y ramène le gaz. Après absorption de l'oxygène, ce qui reste est de l'azote. Dans l'analyse des gaz du sang la proportion d'azote reste presque constante ; elle est d'environ 2,5 volumes pour **100** volumes de sang. Si cette quantité vient à augmenter, c'est la preuve que de l'air a pénétré dans l'appareil.

Quelle que soit la méthode d'analyse que l'on emploie, les résultats doivent être rapportés à la température de 0° et à la pression de **760** millimètres, c'est-à-dire qu'ils doivent être ramenés à ce qu'ils seraient si les mesures avaient été faites dans ces conditions. Il faut également tenir compte dans chacune de ces déterminations de la vapeur d'eau que contient le gaz (le mesureur étant toujours humide). Cette correction est obtenue à l'aide de la formule

$$V = \frac{V'}{1 \times t\,0{,}00367} \times \frac{H' - f}{760}.$$

dans laquelle V est le volume corrigé, V' le volume observé à la température t et sous la pression H', f la tension maximum de la vapeur d'eau à la température t et 0,00367 le coefficient de dilatation cubique des gaz.

L'exemple suivant achèvera de faire comprendre l'application de la méthode à l'analyse des gaz du sang.

ANALYSE DES GAZ DU SANG ARTÉRIEL DE CHIEN

	PREMIÈRE DÉTERMINATION de la masse gazeuse donnant la quantité totale des gaz extraits	DEUXIÈME DÉTERMINATION de la masse gazeuse après absorption de l'acide carbonique	TROISIÈME DÉTERMINATION de la masse gazeuse après absorption de l'oxygène
Hauteur de la colonne mercurielle dans le tube mesureur	230,0	270,0	450,0
Hauteur de la colonne mercurielle dans le tube de pression. . . .	312,8	369,0	320,0
Différence.	82,8	99,0	— 130,0
Pression atmosphérique.	764,0	764,0	764,0
H' =	846,8	863,0	634,0
Température = 19°8 = t. Tension de la vapeur d'eau donnée par les tables f =	17,2	17,2	17,2
H' − f =	829,6	845,8	626,8
Volume du gaz mesuré en centimètres cubes V =	11,822	3,865	0,562

$1 + t\ 0.00367$ (d'après les tables) = 1,0725

La première détermination donne :

$$V = \frac{11,1822}{1,0725} \times \frac{829,6}{760} = 12,030$$

La deuxième détermination donne :

$$V = \frac{3,865}{1,0725} \times \frac{845,8}{760} = 4,010$$

Et enfin la troisième :

$$V = \frac{0,502}{1,0725} \times \frac{626,8}{760} = 0,432$$

Ainsi le volume total des gaz rapporté à 0° et à la pression de 760 millimètres est 12,030 centimètres cubes ; le volume de l'acide carbonique dans les mêmes conditions est 12,030 — 4,010 = 8,02 cent. cubes ; celui de l'oxygène 4,010 — 0,432 = 3,578 cent. cubes, et celui de l'azote 0,432 cent. cubes.

La quantité de sang employée étant 20,266 cent. cubes, le résultat final est donc le suivant :

Pour 100 volumes de sang :

Acide carbonique. . .	39,585 vols.	$\left(= \frac{8,020}{0,20266} \text{ vols.}\right)$
Oxygène	17,652 — . . .	$\left(= \frac{3,578}{0,20266} \text{ vols.}\right)$
Azote.	2,138 — . . .	$\left(= \frac{0,432}{0,20266} \text{ vols.}\right)$
Total.	59,375 — . . .	$\left(= \frac{12,030}{0,20266} \text{ vols.}\right)$

Dans l'exemple précédent on a négligé les variations de température et de pression qui peuvent survenir pendant le cours de l'analyse. Les degrés de température et de pression ont été notés immédiatement après l'absorption de l'acide carbonique. Comme le temps écoulé depuis le début de l'opération jusqu'à ce moment est très court, l'erreur provenant de ces variations est très légère. Quant à l'absorption de l'oxygène, l'erreur pourrait être plus importante, si la quantité d'azote n'était pas si petite ; mais, dans ces conditions, on peut facilement démontrer qu'il faudrait une variation de pression de trois millimètres et une variation de température de un degré pour commettre une erreur de un centième dans la détermination du volume de l'azote ou de l'oxygène. Dans ces limites l'erreur est négligeable.

Bien que le dosage de l'oxygène par l'absorption avec l'acide pyrogallique ne soit pas à l'abri de toute objection, cependant les résultats obtenus sont suffisamment exacts pour le but qu'on se propose dans la plupart des recherches physiologiques, car ces petites erreurs sont pratiquement négligeables, si on les compare aux variations dans la proportion d'oxygène contenue dans le sang analysé suivant le procédé que l'on emploie pour le recueillir.

Si l'on veut avoir recours à la combinaison de l'oxygène avec
l'hydrogène au moyen de l'étincelle électrique, le meilleur appareil, bien qu'un peu plus compliqué, est celui qui a été inventé,
il y a quelques années, par le professeur Macleod, et qui a été
souvent employé avec avantage dans mon laboratoire. La description suivante en fera facilement comprendre la construction.
L'appareil se compose de deux parties correspondant au tube
laboratoire et au mesureur. La manière de remplir de mercure
ces deux tubes, d'introduire le gaz à analyser et d'en mesurer
le volume est identique. Le mode de communication de ces tubes
avec le réservoir à mercure est également semblable. La modification la plus importante consiste en ce que, dans le premier
appareil, le tube de pression est ouvert à son sommet, de sorte
que, quand de l'air est contenu dans le mesureur et que le robinet qui établit la communication avec le laboratoire est fermé,
la différence entre les hauteurs des deux colonnes indique
la différence de tension du gaz dans le mesureur et dans l'atmosphère, tandis que dans le nouvel appareil le tube est clos et constitue un baromètre, de sorte que la différence de hauteur exprime
la tension du gaz en centimètres de mercure. Cette disposition a
deux avantages principaux : 1° le gaz à analyser peut occuper
un espace aussi considérable qu'on le croit avantageux pour le
soumettre à l'étincelle électrique, et 2°, si, comme cela est d'ordinaire possible, chacune des masses gazeuses à mesurer pendant
le cours d'une analyse *occupe* dans le mesureur *le même volume,
à la même température,* la pression pour chacune d'elles sera
proportionnelle à la quantité de gaz introduite. De la sorte, si le
volume total du mélange gazeux à analyser est connu, les autres
volumes peuvent être facilement calculés par une simple lecture
du baromètre, sans être obligé de recourir à la pression atmosphérique. On enflamme le mélange gazeux en faisant passer une
étincelle électrique entre les deux extrémités de deux fils de
platine disposés à la partie supérieure du mesureur comme dans
l'eudiomètre de Bunsen. Pour plus de détails à ce sujet, nous renverrons à l'ouvrage bien connu de Bunsen.

32. MÉTHODE DE CLAUDE BERNARD POUR DÉTERMINER LA PROPORTION D'OXYGÈNE COMBINÉE A LA MATIÈRE COLORANTE DU SANG PAR DÉPLACEMENT AVEC L'OXYDE DE CARBONE. — La propriété, que possède l'oxyde de carbone, de déplacer l'oxygène combiné avec la matière colorante du sang, a été employée, comme nous l'avons indiqué plus haut, par Claude Bernard à la place du vide pour déterminer la proportion d'oxygène libre et combiné contenue dans le sang. La méthode consiste à agiter le sang à analyser dans un tube à moitié rempli d'oxyde de carbone parfaitement pur. La cornue tubulée, dans laquelle on introduit l'acide oxalique et l'acide sulfurique, est débarrassée de l'air atmosphérique par un courant d'acide carbonique, avant que l'on ne chauffe. On recueille le gaz dans des flacons renfermant une solution de potasse. Par cette méthode on obtient deux résultats : premièrement, l'oxygène de l'hémoglobine est remplacé par l'oxyde de carbone, et secondement l'atmosphère de ce gaz qui entoure le sang agit sur lui comme le ferait le vide, l'oxygène déplacé et d'autres gaz le traversant jusqu'à ce que l'équilibre soit établi. Comme la proportion d'oxygène absorbée est très faible comparée à celle qui est combinée avec l'hémoglobine, il en résulte que si l'on détermine la quantité de ce gaz contenue dans le mélange gazeux qui a remplacé l'atmosphère d'oxyde de carbone pur, le nombre auquel on arrive est à peine inférieur à celui que l'on obtient en employant le vide. Le reste du mélange renferme, outre l'excès d'oxyde de carbone, de l'azote et de l'acide carbonique provenant du sang, mais en proportion très variable. Quant à l'oxygène, la méthode a donné dans les mains de Claude Bernard des résultats de la plus haute valeur. Elle a l'immense avantage de ne point exiger de pompe à mercure, et pour les recherches pathologiques elle est suffisamment précise.

CHAPITRE II

CIRCULATION DU SANG

En commençant l'étude de la circulation du sang, il est bon de diriger d'abord notre attention sur cette partie de l'appareil circulatoire où le phénomène se présente sous sa forme la plus simple. Dans les traités de physiologie on débute d'ordinaire par la description du cœur ; mais, si l'on considère que le cœur est un organe d'une structure tres complexe, qu'il est constamment influencé par l'état toujours variable des vaisseaux d'une part, et des centres nerveux d'autre part, on comprendra qu'il y a tout avantage à commencer par le système artériel.

I

LES ARTÈRES

Au début de la période de relâchement du cœur, c'est-à-dire de la période qui s'écoule entre deux contractions successives, le mouvement de progression du sang dans l'aorte devient presque nul. A ce moment et pendant tout le temps qui précède l'ouverture brusque des valvules aortiques, la pression exercée par les parois du vaisseau est la seule cause de la progression du sang. Pendant chaque systole ventriculaire, la pression de l'aorte est renforcée par le mouvement que communique au sang la contraction du ventricule. Par conséquent, si, pour faciliter l'intelligence du phénomène, nous considérons le cœur comme une pompe simple fonctionnant régulièrement et expulsant à chaque coup de piston une quantité de liquide invariablement la même, la force qui détermine la circulation du sang à un moment donné est exprimée par la tension des artères et varie avec elle, ou si nous supposons que la tension du système artériel reste constante, la quantité de travail effectué varie avec la vitesse moyenne du courant sanguin au commencement de l'aorte, en d'autres termes varie avec la quantité de sang chassée du cœur par minute.

Le travail effectué par le cœur se manifeste dans l'aorte de deux façons, par la *tension* et par la *progression* du sang. Ces deux phénomènes n'ont cependant pas les mêmes relations avec l'agent qui les produit. Le premier est plutôt la cause efficiente du second; aussi longtemps en effet que la pression artérielle se maintient, c'est-à-dire aussi longtemps que la pression dans l'aorte est plus grande que dans les veines caves, le sang continue à se mouvoir; il s'arrête au contraire dès que l'équilibre est établi. La mort générale survient par suite de l'abaissement de la pression du sang dans l'aorte; cet abaissement peut avoir lieu rapidement comme dans la syncope, mais d'ordinaire, même dans le cas de mort violente, il est très graduel; dans la mort à la suite de maladie, il peut se continuer pendant des jours, des semaines et même des mois.

SECTION 1. — PRESSION ARTÉRIELLE.

33. — La pression artérielle, remarquablement constante en moyenne, presque aussi constante que la température du corps, est cependant sujette à des augmentations et à des diminutions qui alternent régulièrement et qui sont de trois ordres différents. Les unes sont dues à la poussée rhythmique du sang dans les artères par les contractions du cœur, d'autres à l'influence que les mouvements respiratoires exercent sur la circulation; les autres enfin à la variation dans la tonicité des artères causée par le système nerveux, variation qui amène des changements continuels dans le calibre de ces vaisseaux.

Pour mesurer la pression artérielle, il faut donc résoudre deux

problèmes distincts : premièrement, déterminer la pression
moyenne, et en second lieu distinguer les variations dues à l'action du cœur, à la respiration ou à la contractibilité artérielle.

La détermination de la pression artérielle moyenne, ainsi que
celle des variations qui rentrent dans la deuxième et la troisième
classe s'effectue de préférence avec le manomètre à mercure
ordinaire, dont une des branches communique avec uue artère,
tandis que l'autre reste ouverte. Cet instrument constitue ce que
Poiseuille a appelé l'hémodynamomètre (fig. 17). On l'a employé

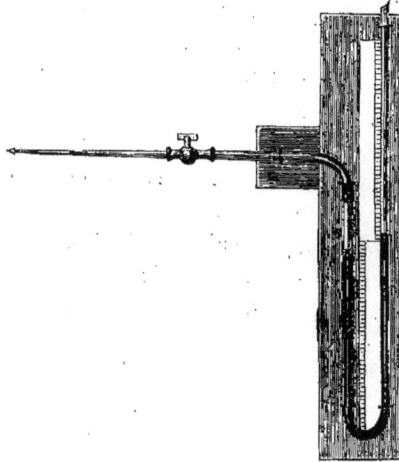

Fig. 17. — Hémodynamomètre de Poiseuille.

sous cette forme simple jusqu'en 1848, époque à laquelle
Ludwig, par l'invention du kymographe, posa les bases des méthodes plus exactes aujourd'hui en usage (fig. 18). La méthode de
Poiseuille se trouve en germe dans les expériences plus grossières
de l'anglais Hales; de même le principe du kymographe a été,
dit-on, suggéré par un appareil de Watt, destiné à enregistrer
la pression dans les machines à vapeur.

Le kymographe est un instrument qui sert à inscrire sur une
feuille de papier, animée d'un mouvement horizontal uniforme
par un mécanisme d'horlogerie, les mouvements d'abaissement
et d'élévation de la colonne mercurielle dans la branche ouverte

d'un manomètre. A cet effet une tige métallique verticale, reposant sur le mercure au moyen d'un disque flotteur, porte à son sommet un crayon horizontal, dont la pointe appuie sur la feuille

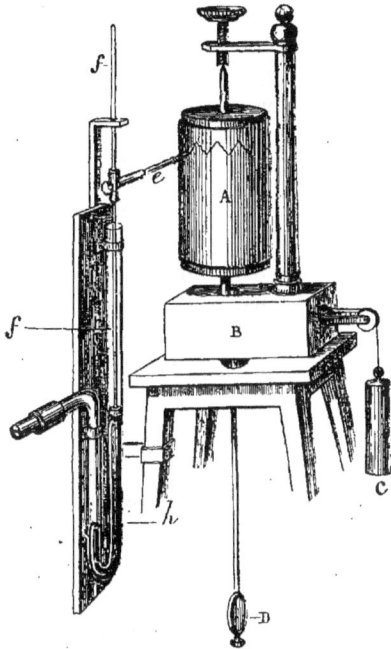

Fig. 18. — Kymographe enregistreur de Ludwig.

de papier. Le principe sur lequel est basé le kymographe a donné naissance à la méthode généralement connue sous le nom de méthode graphique.

34. DESCRIPTION DU KYMOGRAPHE EN USAGE AU LABORATOIRE DE UNIVERSITY COLLEGE. — **1.** La canule artérielle est un tube de verre en T ayant exactement la forme et les dimensions représentées dans la figure (fig. 19). La branche verticale du T communique avec le manomètre; des deux branches horizontales, l'une a le même diamètre que la branche verticale et se continue avec un tube court en caoutchouc fermé par une pince d'acier à pression continue, l'autre est étirée et taillée en biseau de la

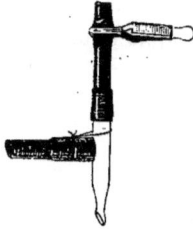

Fig. 19. — Canule arté-
rielle en T; la branche
horizontale communique
avec le kymographe.

manière suivante : le tube dont on veut faire une canule est ramolli à la flamme d'un chalumeau à gaz, puis légèrement étiré. Quand il est refroidi, on applique de nouveau la flamme à une petite distance de l'étranglement produit en x et on étire de nouveau de façon à ce qu'il prenne la forme représentée dans la figure (fig. **20**). Avec une lime triangulaire on marque un trait oblique dans la direction de la ligne ponctuée, et on sépare le tube en deux en tirant fortement chacune des deux extrémités, en sens opposé. Il ne reste plus qu'à user les bords de l'extrémité coupée, soit avec la lime, soit avec de la poudre d'émeri et à les passer légèrement à la flamme. Un tube ainsi disposé peut être très aisément introduit dans une artère d'un diamètre bien plus petit. On doit toujours préférer les canules de verre aux canules d'argent, non seulement parce qu'elles pénètrent plus facilement, mais encore par ce qu'une surface de verre est moins susceptible qu'une surface de métal de déterminer les coagulations du sang avec lequel elle est en contact.

Fig. 20. — Forme qu'il faut
donner à un tube pour
fabriquer une canule ar-
térielle.

2. Le manomètre est réuni à la canule à l'aide d'un tube de plomb *c* fixé à cette dernière par un caoutchouc (fig. **21**). On évite ainsi une cause d'erreur appréciable, les parois rigides du tube de plomb ne cédant pas sous la pression de l'ondée sanguine, comme le feraient les parois élastiques d'un tube de caoutchouc.

3. L'une des branches du manomètre est mise en communication à son sommet au moyen d'un long tube flexible *b*, fermé par une pince, avec un réservoir rempli d'une solution de carbonate de sodium, que l'on abaisse ou que l'on élève de façon à obtenir

une pression plus ou moins considérable[1]; un peu plus bas aboutit le tube en plomb *c*, dont il a été déjà parlé.

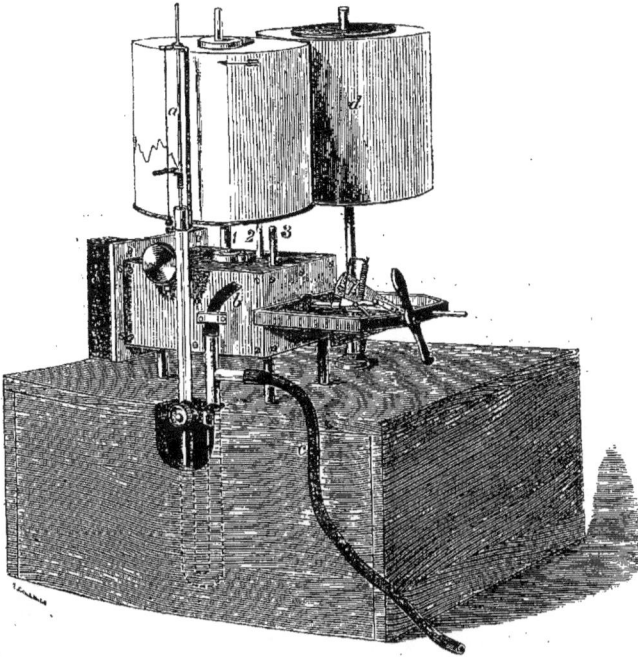

Fig. 21. — Kymographe à mercure. -- *a*. Tige en caoutchouc durci qui surmonte le flotteur ; *b*, tube de communication avec le flacon de pression *c*, tube de communication avec l'artère ; *d*, cylindre moteur; 1, 2, 3, axes faisant un tour complet en une minute, en dix secondes et en une seconde et demie.

4. Le manomètre est fixé au bord de la petite table d'acajou, sur laquelle est placé l'appareil enregistreur, au moyen d'un collier de cuivre qui permet de l'élever ou de l'abaisser à volonté.

---

[1] Depuis plusieurs années je me sers, au lieu de cet appareil, d'un flacon de Wolff dont les trois tubulures portent des bouchons de caoutchouc traversés par des tubes de verre. De ces trois tubes, l'un est court et aboutit à une pompe de compression; le second, qui arrive jusqu'au fond du flacon, communique avec le manomètre, et le troisième sert à remplir le flacon d'une solution saturée de bicarbonate de sodium. Cette disposition est plus commode; car on a souvent besoin de se servir de l'appareil, alors qu'il est impossible de fixer une poulie à une hauteur suffisante.

Le disque flotteur et la tige qui le surmonte sont en caoutchouc durci. Le disque a la forme d'une coupe renversée, dont la concavité repose sur la surface convexe de la colonne mercurielle. La tige est quadrangulaire; elle est guidée dans son mouvement, de façon à être toujours maintenue verticalement, par une pièce métallique placée à environ quinze ou vingt centimètres au-dessus de l'extrémité du tube du manomètre. Le diamètre interne du tube est de 4 à 5 millimètres, celui du disque est un peu moindre. Un fil de fer mince, horizontal, d'un tiers de pouce de longueur, s'enroule par un de ses bouts autour d'un petit pinceau en poils de martre et par l'autre sur la tige. Le pinceau suit de la sorte les mouvements de la tige et les inscrit sur l'appareil enregistreur. La pièce métallique, qui sert de guide, supporte, au moyen d'un petit bras horizontal, un fil de soie tendu par un poids et disposé de façon à appuyer sur la branche horizontale du fil de fer. Grâce à cette disposition, la pointe du style est toujours maintenue en contact avec le papier, sans que la pression exercée soit trop grande.

5. L'appareil enregistreur se compose d'un mouvement d'horlogerie mu par un ressort puissant et muni d'un régulateur de Foucault, qui permet d'obtenir une vitesse constante. Un de ses axes prolongés porte un cylindre qui fait un tour par minute. A droite du cylindre, comme le montre le dessin, se voit une bobine de laiton de même diamètre, sur laquelle est étroitement enroulée une bande de papier suffisamment longue pour servir à plusieurs centaines d'expériences. La bande de papier, appliquée sur le cylindre par un ressort muni de roues de frottement en ivoire, est tendue lorsque le cylindre tourne.

35. RÈGLES A SUIVRE DANS LES OBSERVATIONS FAITES AVEC LE KYMOGRAPHE. — Avant de commencer une observation, il est indispensable de vérifier si le manomètre est en bon état. Le mercure dans la branche ouverte doit être propre et sec, et le pinceau humide et débarrassé de toute trace d'encre. Pour être sûr que cette dernière condition soit toujours remplie, il est bon, après chaque observation, de tremper le pinceau dans l'eau.

Il faut ensuite remplir le système de tubes intermédiaires entre l'artère et le manomètre d'une solution de bicarbonate de sodium de la manière suivante : —. le tube artériel étant fermé par une pince à pression continue, on introduit la solution avec une pipette dans la partie supérieure de la branche libre du manomètre, que l'on ferme également avec une pince. Cela fait, à l'aide du réservoir que l'on élève à une certaine hauteur, on pousse le liquide dans le tube *b* de façon à le remplir complètement, après quoi on le fixe au manomètre. Si l'on a laissé entrer quelques bulles d'air, on s'en débarrasse facilement en ouvrant le tube artériel. Le mercure s'élève dans l'autre branche du manomètre à une hauteur qui varie avec la pression employée. On dispose le réservoir de façon à ce que la différence entre les niveaux des deux colonnes mercurielles soit *un peu moins grande* que la colonne correspondant à la pression artérielle probable de l'animal que l'on veut mettre en expérience. On interrompt la *communication entre le manomètre et le réservoir*, et l'appareil est alors prêt pour faire une observation.

Les seules artères sur lesquelles on observe la pression artérielle, sont la carotide et la crurale. Cette dernière est préférable, car on ne peut pas mettre à nu la carotide sans risquer de léser le nerf vague. Sur le lapin on prépare la carotide de la manière suivante : — L'animal ayant été fixé sur *l'appareil à contention de Czermak* et le poil coupé avec des ciseaux, on saisit la peau entre le pouce et les autres doigts au niveau de l'extrémité supérieure de la trachée ; le pli horizontal ainsi formé est incisé verticalement par un aide. Aussitôt que la légère hémorrhagie causée par l'incision a cessé, la blessure est essuyée avec une éponge humectée d'une solution saline, l'aponévrose qui s'étend entre la ligne médiane et le bord du sterno-mastoïdien est soulevée avec une *pince à mors mousses* et fendue avec le *scalpel* ou les *ciseaux*. La fente est élargie avec l'aide d'une autre pince à bords mousses, le sterno-mastoïdien légèrement écarté en dehors, de façon à laisser voir l'artère avec les trois nerfs qui l'accompagnent, le pneumogastrique, le nerf dépresseur et le sympathique. La gaîne est ouverte, l'artère soulevée avec un crochet mousse et facilement isolée sur une étendue d'environ deux centimètres de chaque côté. On lie l'extrémité supérieure de la partie ainsi isolée

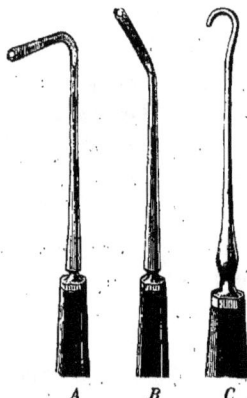

Fig. 22. — A et B. Aiguilles servant à faire passer des ligatures au-dessous des vaisseaux ou des nerfs. — C. Crochet à pointe mousse de Brücke.

et on ferme avec une pince à pression continue l'extrémité proximale. Un morceau de bois ou un fragment de carte à jouer est glissé sous l'artère près de la ligature d'attente placée en ce point. Enfin, à l'aide de ciseaux à pointes bien tranchantes, on fait une incision en forme de V, on introduit la canule et on serre la ligature d'attente autour de l'étranglement annulaire

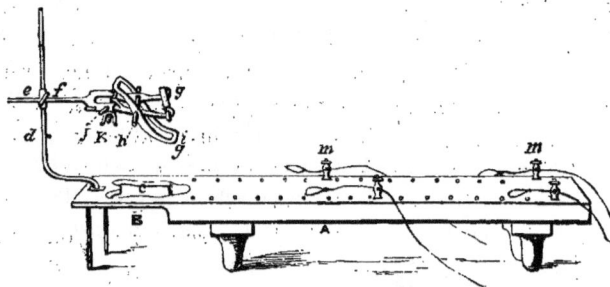

Fig. 23. — Appareil de Czermak pour le lapin.

qu'elle présente. L'opération tout entière peut être terminée en trois minutes; il est bon d'être assisté d'un aide. Les instruments nécessaires sont représentés dans la figure **22**, *a*, *b*, *c*, Ils doivent être étalés sur la table du kymographe, afin qu'on les ait facilement sous la main.

L'appareil de Czermak (fig. **23**) se compose d'une forte planche rectangulaire A, mesurant environ **20** centimètres de large sur **60** de long. A une extrémité de cette planche s'élève verticalement un support en fer *d*. Le long du support peut se mouvoir un bloc de laiton *e*, dans lequel glisse une tige de fer horizontale *f*. Près de sa base le support se recourbe deux fois à angle droit, de telle sorte que la partie supérieure, qui porte le bloc de laiton, n'est pas dans le prolongement de la partie inférieure. Il résulte de cette disposition que la tige, tout en restant horizontale, peut se mouvoir de quatre façons différentes : elle peut être raccourcie ou allongée, élevée ou abaissée ; elle peut tourner autour de son axe ou autour du support, ou se porter d'un côté à l'autre. Elle se termine par une sorte de pince dont les mâchoires *g*, *g*, serrées par une vis de pression *k*, saisissent la tête du chat ou du lapin, de façon à la maintenir sans lui faire subir la moindre lésion. On assure l'immobilité en introduisant le mors *h* derrière les incisives de l'animal. Son cou repose sur un coussin cylindrique recouvert d'une enveloppe imperméable et le reste du corps sur un matelas. Les bords de la planche portent de petits appareils spéciaux destinés à fixer les membres.

La préparation de l'artère crurale chez le lapin est encore plus simple que celle de la carotide. La peau est divisée suivant une ligne droite s'étendant du milieu du ligament de Poupart à la face interne du genou, par le procédé indiqué plus haut ; on sent alors avec le doigt les pulsations de l'artère dans le creux placé entre les muscles adducteurs et ceux qui recouvrent le fémur. On met à nu la gaîne des vaisseaux à partir du ligament de Poupart et on aperçoit l'artère placée un peu en arrière entre la veine et le nerf. On la saisit facilement, après avoir écarté la veine en dedans, et on la prépare depuis l'origine de l'artère profonde près du ligament de Poupart. L'inférieure des deux circonflexes qui naissent à peu de distance de l'artère profonde est divisée entre deux ligatures, car il est avantageux de placer la pince de pression le plus haut possible. L'opération est tout aussi simple sur le chien ou le chat, mais demande beaucoup plus de temps à cause de la grande abondance de tissu adipeux que présente cette région dans ces animaux.

Après avoir introduit la canule, il faut mettre l'artère en communication avec le manomètre. On laisse la pince sur l'artère et on desserre pendant quelques secondes celle qui est placée sur la branche verticale de la canule. Immédiatement la solution de soude remplit la canule et passe par sa branche ouverte. Il faut avoir grand soin dans cette opération de ne pas laisser couler la solution dans la plaie. Les bulles d'air, s'il en existe, sont enlevées en introduisant une mince tige de baleine dans la canule que l'on ferme alors en plaçant une pince sur sa branche libre. Tout étant alors prêt on enlève la pince placée sur la branche de la canule réunie au manomètre (branche verticale du T), ainsi que celle qui est placée sur l'artère. La colonne de mercure commence par osciller, mais il faut attendre une ou deux minutes avant d'enregistrer ces oscillations, car il arrive souvent qu'une petite quantité de solution de soude pénètre dans l'artère et produit un léger trouble dans la circulation. Aucun effet de ce genre ne serait à craindre, si la pression dans le tube artériel, avant qu'il ne soit mis en communication avec l'artère, était un peu moindre que celle du sang; mais, comme nous n'avons aucun moyen de connaître d'avance la pression artérielle d'un individu quelconque, d'ordinaire il est impossible de l'éviter.

Les observations au kymographe peuvent durer quelques minutes ou plusieurs heures, suivant le but qu'on se propose. Dans ce dernier cas on n'enregistre les mouvements de la colonne mercurielle que de temps en temps. Il faut toujours être deux, l'un fait l'expérience, l'autre dirige l'appareil enregistreur et note sur la bande de papier à l'aide d'un crayon mou les phénomènes au fur et à mesure qu'ils se présentent, ainsi que le début de chaque tracé. De la sorte le rouleau de papier est lui-même un procès-verbal plus exact que tous ceux que l'on pourrait faire de n'importe quelle autre manière.

36. Mesure de la pression artérielle absolue a un moment quelconque de l'observation. — Pour mesurer la pression

artérielle absolue à un moment quelconque pendant la durée
de l'observation, il est nécessaire de tracer l'abcisse de la courbe
de pression; c'est-à-dire la ligne horizontale que le style du
manomètre aurait marquée sur le papier, si la pression artérielle avait été égale à celle de l'atmosphère. C'est ce que l'on
fait dès que l'expérience est achevée en fermant avec une pince
la branche de la canule communiquant avec le manomètre,
séparant ensuite celle-ci de l'artère et la plongeant dans une
capsule contenant une solution de soude placée au même
niveau que l'artère. On retire alors la pince et on met en mouvement le cylindre enregistreur; la ligne droite horizontale
tracée par le style est l'abcisse demandée. On enfonce un
poinçon sur un point quelconque de cette ligne, de manière
à traverser bien horizontalement les différentes portions du
papier enroulées autour du cylindre. Cela fait, si on enlève
le rouleau de papier de dessus le cylindre et si l'on réunit les
différents trous percés par le poinçon, on obtient une ligne droite
horizontale qui s'étend sur toute la longueur du graphique. Si
maintenant on élève sur un point de cette abscisse une ordonnée,
si l'on mesure sa longueur en millimètres et si l'on double le
résultat, on obtient la pression artérielle absolue correspondante exprimée en millimètres de mercure.

La *pression artérielle moyenne* s'obtient en traçant des ordonnées à des intervalles égaux et en mesurant chacune d'elles.
La moyenne de toutes les longueurs des ordonnées correspondant
à une longueur donnée d'abscisse, c'est-à-dire à un espace de
temps donné multiplié par deux est la pression moyenne demandée[1]. Dans tous les graphiques normaux on reconnaît que les
pulsations artérielles dues à la contraction du ventricule gauche
diffèrent beaucoup de forme, et que ces différences dépendent de
la fréquence des pulsations (voy. fig. 24). Lorsqu'elles sont très
fréquentes, les courbes sont de simples ondulations; lorsqu'au
contraire elles sont plus lentes, les courbes offrent des formes,
qui ont, comme nous le verrons plus tard, une relation déterminée

---

[1] Je ne me sers jamais de papier quadrillé; outre qu'il est coûteux, j'ai
trouvé par expérience qu'il ne fournissait pas des résultats très exacts.

avec les changements de tension qui se passent dans le sang pendant chaque période cardiaque. On remarque, en outre, qu'il y a de grandes ondes correspondant, non pas aux battements du cœur, mais aux mouvements respiratoires ; la concavité et la

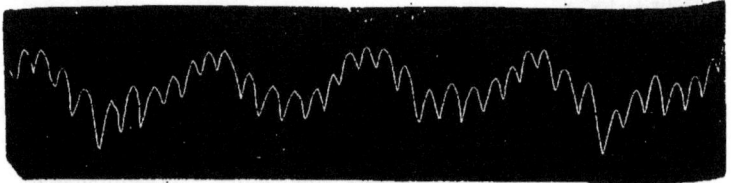

Fig. 24. — Tracé normal de la pression artérielle, obtenu avec le kymographe à mercure (lapin).

branche ascendante de chacune de ces grandes ondes correspondent à une inspiration, le sommet et la branche descendante à l'expiration et au temps de repos. Nous reviendrons du reste sur ces détails dans les sections suivantes.

SECTION II. — OBSERVATION DES CHANGEMENTS SUCCESSIFS DE LA PRESSION ARTÉRIELLE PENDANT UNE RÉVOLUTION DU COEUR.

En étudiant les graphiques obtenus à l'aide du kymographe à mercure, il est essentiel de se rappeler que la ligne tracée sur le cylindre enregistreur n'est point le graphique des mouvements véritables de l'artère, mais celui des oscillations de la colonne de mercure. Il est vrai que celles-ci sont les résultats immédiats de ceux-là, et que l'élévation de la colonne produite par chaque battement artériel dépend de l'accroissement de la pression latérale, dont le battement est l'expression ; mais la courbe tracée n'est pas celle de l'artère, c'est celle du manomètre. L'artère bat brusquement, le mercure s'élève bien plus lentement, de sorte que, au moment où son mouvement ascensionnel atteint son apogée, l'artère est déjà revenue sur elle-même. Par conséquent, si l'intervalle entre deux pulsations consécutives est très court, l'étendue de l'oscillation ou, comme on l'appelle d'ordinaire, de l'excursion du manomètre, est trop petite ; et réciproquement, si l'intervalle est très long, l'excursion est relativement trop grande. L'abaissement de la colonne de mercure est presque entièrement indépendante du mouvement de retrait de l'artère. En s'abaissant, le mercure décrit une courbe qui a les mêmes caractères, comme on peut s'en assurer facilement, que la courbe décrite par le levier pour retourner à sa position primitive, quelle que soit la cause qui ait momentanément troublé l'équilibre du manomètre.

S'il en est ainsi, il est facile de comprendre que l'on ne peut tirer aucune conclusion des observations faites avec le manomètre à mercure, soit quant à la durée de l'effet produit par chaque contraction du cœur, soit quant à la durée relative des périodes de dilatation et de retrait des parois artérielles. L'usage de l'instrument est limité à la détermination de la pression moyenne ou de ces variétés de pression, dont les oscillations sont suffisamment espacées pour empêcher qu'elles ne se confondent dans les *oscillations propres* de l'instrument.

37. KYMOGRAPHE A RESSORT. — Si l'on désire obtenir un tracé de la succession compliquée des variations de la pression artérielle qui constitue une pulsation, montrant très exactement l'ordre, la durée et l'amplitude de ces variations, ou un tracé indiquant avec précision l'intervalle de temps qui s'écoule entre la fin d'un battement artériel et le début du suivant, l'instrument dont il faut se servir doit être construit de telle sorte qu'il transmette les renseignements qui lui sont communiqués, sans leur faire subir aucune modification. Le plus connu des instruments qui remplissent cette indication est le kymographe à ressort du professeur Fick (fig. 25). Il se compose essentiellement d'un ressort creux très mince, courbé en forme de C. La cavité du ressort est remplie d'esprit de vin et communique avec l'artère au moyen d'un tube contenant du bicarbonate de sodium. A mesure que la pression s'accroît le tube tend à se redresser, il tend au contraire à se recourber

si elle vient à diminuer. Par conséquent si l'une de ses extrémités est fixée, l'autre décrira des mouvements qui suivront
exactement les variations de la pression artérielle. Ces mouvements sont très petits, mais il sont si exacts, qu'ils rendent fidèlement les variations les plus légères et les plus fugitives.
Avant de les enregistrer sur le cylindre, on les amplifie à l'aide
d'un système de leviers C, D, E, F.

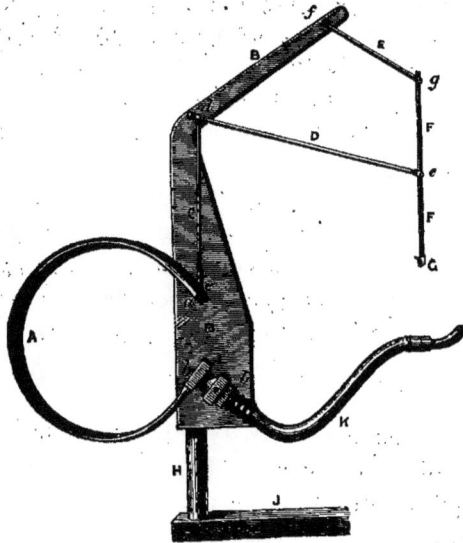

Fig. 25. – Kymographe à ressort de Fick. — A. Ressort en C ; B,B, support ; C, tige qui communique les mouvements du ressort au levier D, et
par suite au style inscrivant G. H, tube de plomb, qui met en communication la cavité du ressort avec l'artère.

Il n'y a pas lieu de décrire la manière de mettre le kymographe à ressort en communication avec l'artère, le *modus
operandi* étant le même que celui qui a été donné § **35**. Il est à
noter cependant que si l'on se propose de se servir du graphique
obtenu pour déterminer la pression artérielle absolue, il faut
auparavant graduer l'instrument par comparaison avec un
manomètre à mercure de la façon suivante : Le kymographe
étant disposé comme si l'on voulait faire une observation, on

réunit son tube artériel avec la branche artérielle du manomètre, après l'avoir mis en communication par une ouverture latérale avec un réservoir destiné à produire à volonté des variations de pression. On baisse le réservoir jusqu'à ce que le liquide qu'il contient soit au même niveau que le mercure dans la branche artérielle du manomètre, on fait mouvoir le cylindre enregistreur, la ligne droite obtenue est la ligne des abcisses. Le réservoir est ensuite élevé jusqu'à ce que la colonne mercurielle dans la branche ouverte soit plus élevée de 10 millimètres que dans la seconde branche du manomètre, et on prend un second tracé. On fait de même pour chaque accroissement de 10 millimètres de pression, jusqu'à 150 millimètres ou plus. En mesurant verticalement les distances, évaluées en millimètres, qui séparent les lignes horizontales ainsi tracées et la ligne des abcisses, on obtient une série de résultats qui expriment en millimètres de mercure la valeur des ordonnées du graphique.

Dans les tracés obtenus avec le kymographe à ressort, on voit que le mouvement d'ascension du levier, correspondant à la dilatation des parois artérielles sous l'action de la contraction du ventricule, est représenté par une ligne abrupte, presque verticale,

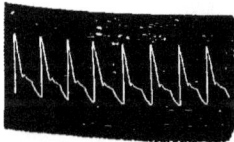

Fig. 26. — Tracé artériel normal obtenu avec le kymographe à ressort (chien curarisé).

et qu'arrivée près du sommet cette ligne change de direction et approche graduellement d'une ligne horizontale tangente à son point *le plus élevé*. On voit aussi que la ligne descendante, plus oblique que la première, se termine de la même façon ; elle s'approche graduellement d'une ligne horizontale tangente au point *le plus bas* de la courbe (fig.26).

38. SPHYGMOTONOMÈTRE. — On désigne sous ce nom un appareil récemment inventé par le Dr Roy, qui enregistre les variations de la pression artérielle, dont l'ensemble constitue le pouls, encore plus exactement que le manomètre à ressort. L'appareil se compose de deux parties, un manomètre enregistreur d'une disposition spéciale et une chambre cylindrique dans laquelle est introduite l'artère. Le manomètre (fig. 27) est un tube vertical

rempli d'huile, dont l'extrêmité inférieure communique avec le
tube artériel, tandis que l'extrémité supérieure *a* est fermée par
une membrane très mince et très flexible *b* découpée dans un
péritoine de veau. Sur la membrane repose un piston léger en
aluminium *d* (vu en coupe sur la figure), dont le diamètre a
1^{mm},5 de moins que le diamètre interne du tube. La tige verticale

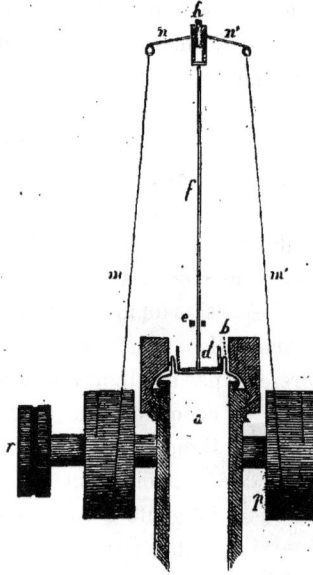

Fig. 27. — Sphygmotonomètre de Roy. — *a*. Tube communiquant avec
l'artère, rempli d'huile et fermé par une membrane très-flexible *b*; *d*, piston
d'aluminium reposant sur *b*; *f*, tige du piston guidée dans sa course par *e*;
h. coupe du lévier enregistreur mis en mouvement par *f*; *m*, *m*, fils de
caoutchouc fixés par une extrémité au sommet de la tige du piston et
s'enroulant par l'autre extrémité autour des poulies *p*, *p*; *r*, bouton servant
à faire mouvoir les poulies; *n*, *n*', fil de fer traversant le levier enregistreur et aux extrémités duquel s'attachent les fils de caoutchouc.

du piston *f*, maintenue par un guide *e*, porte à sa partie supérieure, en *h*, un levier qui enregistre sur le cylindre ses mouvements. Le piston est mis en mouvement avec une facilité tellement grande, que le plus petit changement de volume du liquide
qui remplit l'espace *a*, est aussitôt indiqué par un mouvement

vertical de la tige *f*. Le cylindre artériel est un tube droit ayant une longueur de 5 centimètres et un diamètre interne de un demi-centimètre. La portion de l'artère, sur laquelle doit porter l'expérience, est isolée et liée sur deux points situés près de son extrémité périphérique et divisée entre les deux ligatures; puis, à l'aide d'un fil attaché au bout central, on l'introduit dans le tube. La cavité de ce dernier est fermée par une valvule annulaire membraneuse (formée par une portion d'un intestin de grenouille), placée entre le vaisseau et l'extrémité du tube. L'espace qui entoure l'artère est mis en communication, au moyen d'un tube à parois flexibles, mais inextensibles, avec le manomètre et rempli d'huile d'olive. Il communique en outre par un tube muni d'un robinet avec un appareil qui fournit la pression dont on a besoin. Quand on emploie une pression convenable, c'est-à-dire une pression moindre que celle du système artériel (40 à 50 millimètres quand l'animal en expérience est un lapin), le levier enregistreur trace des courbes qui expriment probablement avec une exactitude presque parfaite les changements successifs de volume de l'artère ; reste à savoir naturellement jusqu'à quel point ces variations peuvent être modifiées par les conditions dans lesquelles se trouve placée l'artère. Il est à peine besoin d'ajouter que le piston doit être appliqué sur la membrane avec une force égale à la pression moyenne du manomètre. Des fils de caoutchouc *m*, *m'* réunissent l'extrémité supérieure du piston au sommet du tube du manomètre ; ils peuvent être tendus ou relâchés au moyen des tambours *p*, *p*, sur lesquels ils s'enroulent, de façon à ce que la pression exercée par le piston contrebalance celle du liquide contenu dans le tube *a* ¹.

39. Observation des mouvements de dilatation qui accompagnent les changements successifs de la pression artérielle. — Quand une artère est mise à nu sur un animal vivant, on observe deux sortes de mouvements. La portion de l'artère

¹ C. S. Roy, *The forms of the pulse-wave.* Journal of the Physiology. vol. II, p. 66.

qui est isolée s'allonge, et son diamètre augmente visiblement à chaque contraction du cœur. De ces deux phènomènes, le premier, est ce que l'on appelle communément la locomotion de l'artère, parce que certaines artères superficielles du corps (principalement quand elles s'élargissent dans un âge avancé), en s'allongeant sont forcées de s'infléchir d'un côté ou de l'autre et par conséquent changent visiblement de place chaque fois qu'elles sont distendues. Le second phénomène, c'est-à-dire le mouvement d'élargissement, porte le nom de *pulsation*; il a une grande importance pratique, parce que c'est le seul phénomène de la circulation artérielle que l'on peut observer sans être obligé de mettre l'artère à nu, et qu'il constitue par conséquent le seul moyen que nous ayons de connaître ses variations chez l'homme.

Les artères étant élastiques, les variations de leur diamètre indiquent les changements de pression correspondants exercés par leur contenu liquide (non élastique) sur leur paroi interne. Par conséquent, lorsqu'on mesure et qu'on enregistre les mouvements de dilatation d'une artère mise à nu, le graphique obtenu est identique au graphique de la pression sanguine donnée par le sphygmotonomètre ou le kymographe de Fick. Car, de même que dans ce dernier instrument, les variations de la pression sont transformées dans le ressort en C en mouvements presque rectilignes, de même l'artère se dilate chaque fois que la pression exercée sur sa surface interne augmente et revient sur elle-même chaque fois que la pression diminue, de telle sorte qu'un point quelconque de sa surface accomplit constamment des mouvements rectilignes par rapport à l'axe, se succédant règulièrement dans des directions opposées.

Dans les deux cas, avec le ressort et l'artère, la *dilatation* et la *pression* qui la produit varient dans le même sens pendant le même laps de temps, mais *non pas dans le même degré*. Avec le ressort on peut facilement déterminer la relation qui existe entre la dilatation et la pression par la méthode de graduation décrite dans un précédent paragraphe, et par conséquent la première sert d'expression à la dernière. Avec l'artère, une semblable graduation empirique est impossible. La dilatation d'une artère ou de tout autre tube élastique, due à un accroissement quelconque de pression exercée sur sa face interne, dépend du degré d'élargissement que présente le tube au début du phénomène de dilatation. Plus cet élargissement initial est grand, et moins l'effet produit sera considérable ; de sorte que le mouvement de dilatation d'une artère est le plus étendu, lorsque ses parois, pendant les périodes de moindre dilatation, sont dans un état voisin d'équilibre élastique. Un moment de réflexion nous montre que deux conditions déterminent le minimun de pression dans les artères : en premier lieu la diminution de la pression moyenne, et en second lieu la prolongation de l'intervalle entre deux dilatations successives. Il résulte de là que moins les contractions du cœur sont fréquentes et moins la pression artérielle est élevée, plus la dilatation est considérable par rapport à la force qui la produit.

40. SPHYGMOGRAPHE.—Chez l'homme on ne peut mesurer directement la pression ou la dilatation d'aucune artère. On essaie d'y arriver en tâtant le pouls, et les résultats que l'on obtient, bien qu'on ne puisse les traduire par des chiffres, sont cependant suffisamment exacts, pour qu'on leur attribue une grande valeur dans la pratique. Le sphygmographe (fig. 28) est destiné à recueillir mécaniquement des informations analogues à celles que le médecin recueille par le *tactus eruditus*. Les avantages supposés des résultats fournis par l'instrument c'est qu'on peut les estimer en les me-

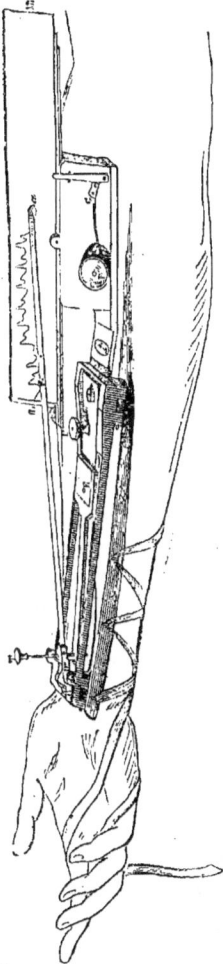

Fig. 28. — Sphygmographe de Marey appliqué au bras.

surant, et qu'ils sont indépendants de l'habileté et de la sensibilité tactile variable de l'observateur.

Le but du sphygmographe est de mesurer la succession compliquée des dilatations et des rétractions successives que subit
une artère, toutes les fois que le sang est poussé dans son intérieur
par les contractions du cœur, d'amplifier ces mouvements et de
les enregistrer sur une surface plane animée d'un mouvement
uniforme par un mécanisme_d'horlogerie.

Le sphygmographe est si connu qu'il est inutile d'en donner
une description détaillée. Il se compose essentiellement de trois
parties : un cadre métallique maintenu dans une position fixe
sur la face antérieure de l'avant-bras le long du bord interne, un
ressort d'acier reposant sur l'artère radiale et mis en mouvement

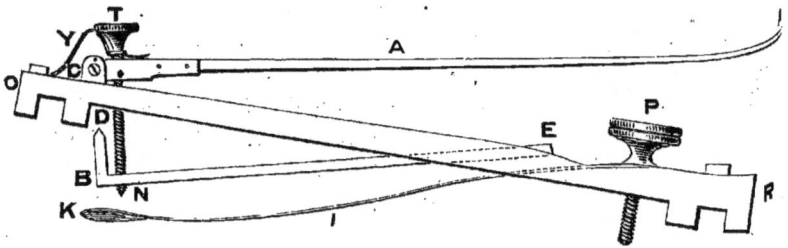

Fig. 29.— Arrangement mécanique du sphygmographe.

par les pulsations de ce vaisseau, et enfin un appareil destiné à
amplifier et à enregistrer ces pulsations. Ces résultats sont obtenus à l'aide d'un levier de bois du troisième genre, très léger,
A A' (fig. 29), supporté par des pointes d'acier C. Un second
levier du même genre B E a son point d'appui en E, près du
point où le ressort est fixé sur le cadre métallique ; il est traversé
par la vis T et porte à son extrémité un couteau vertical D.
Quand l'extrémité N de la vis appuie sur le bouton d'ivoire K
qui termine le ressort, chaque mouvement imprimé par l'artère
au bouton est transmis au levier B E et par l'intermédiaire du
couteau au levier de bois A, A'. La vis T sert à faire varier à
volonté la distance entre le levier de bois et la face supérieure
du ressort, sans rien changer au mécanisme transmetteur du mou-

vement. Comme la distance entre les pointes d'acier C et le couteau D est beaucoup moins grande que la longueur du levier, les oscillations du levier A' sont beaucoup plus étendues que les mouvements verticaux du levier. L'extrémité A' porte une pointe métallique qui frotte sur une plaque de verre recouverte de noir de fumée.

Quand l'instrument est appliqué d'une manière convenable sur le carpe, l'artère radiale est comprimée entre le radius et le ressort, et celui-ci exécute des mouvements correspondant plus ou moins exactement aux variations de diamètre de l'artère. Ses mouvements sont amplifiés et transmis sous une forme à peine altérée au levier. La durée relative et absolue de ces mouvements est exactement rendue par le levier ; mais quant à l'amplitude, cela n'est vrai qu'autant que le levier suit avec précision les oscillations du ressort et que la force du ressort, c'est-à-dire la pression qu'il exerce sur l'artère, est proportionnée à la pression antagoniste exercée par le courant sanguin sur la paroi interne du vaisseau et à l'amplitude des mouvements qu'il doit mesurer.

Le rapport entre la pression exercée par le ressort et l'effet qu'elle produit sur l'artère est très complexe. Nous n'en dirons ici que ce qui est nécessaire pour interpréter les résultats donnés par le sphygmographe. Pour faciliter l'exposition, nous appellerons position d'équilibre la position que prend le ressort quand il est abandonné à lui-même, plan d'expansion un plan parallèle à la surface de la peau et tangent à l'artère quand elle est à son maximum de dilatation, et plan de relâchement, le même plan quand l'artère est revenue sur elle-même. Pour simplifier le problème, nous supposerons également que l'artère n'est pas recouverte par la peau. Il est évident que, si le sphygmographe fonctionnait d'une manière parfaite, la surface inférieure du ressort coïnciderait avec un de ces plans au moment où la pulsation se produit et avec l'autre dans l'intervalle de deux pulsations. La question est de savoir comment doit être placé le ressort pour obtenir un mouvement qui se rapproche autant que possible de cette exactitude parfaite. Il est facile de répondre à cette question. Le ressort doit être placé de façon que dans

la position d'équilibre sa surface inférieure coïncide avec le
plan de relâchement. Car, s'il en était plus éloigné, il ne serait
mis en mouvement que pendant la période de dilatation artérielle
et serait immobile le reste du temps ; et si, d'un autre côté, il
en était plus rapproché, l'artère serait comprimée contre l'os
pendant la période de relâchement, de sorte que dans ce cas,
comme dans le précédent, le ressort resterait immobile pendant la diastole. Il en résulte donc, comme règle générale, que
le ressort doit être disposé de façon que la surface supérieure du bouton d'ivoire soit à une distance de la face opposée de
l'os, telle que l'artère soit en contact avec lui pendant toute la
durée de la période de dilatation, et sans que cependant les
parois de l'artère arrivent à se toucher même au moment du
relâchement complet. Dans ces limites, les variations de forme
du tracé, ou en d'autres termes les différences avec le tracé
réel, sont très minimes, de sorte que les observations faites sur
le même individu à différentes époques donnent des forme
assez exactement correspondantes. Mais, comme les résultats
obtenus avec une pression un peu forte sont moins sujets à des
erreurs accidentelles que ceux auxquels on arrive avec une pression plus faible, il vaut toujours mieux commencer par une
pression suffisante pour comprimer l'artère, et que l'on diminue
ensuite jusqu'à ce que les effets de l'excès de compression aient
disparu, c'est-à-dire lorsque l'on voit le levier continuer à descendre jusqu'à la fin de la diastole.

41. EMPLOI DU SPHYGMOGRAPHE POUR APPRÉCIER LES CHANGE-
MENTS DE LA PRESSION ARTÉRIELLE MOYENNE QUI SURVIENNENT
PENDANT LES MALADIES. — Nous avons déjà vu que le sphygmographe n'est pas un instrument qui puisse permettre de mesurer
la pression artérielle moyenne. Il est possible cependant, en
comparant les opérations faites à des périodes successives sur le
même individu de déterminer si la tension artérielle a changé et
dans quel sens ce changement a eu lieu. Nous avons vu que
lorsque le ressort comprime entièrement ou partiellement l'artère contre le radius, le levier cesse de se mouvoir. La pression,
que le ressort doit exercer pour arriver à ce résultat, varie avec la

pression du sang dans l'artère; de sorte que si la tension artérielle s'accroît sur un individu quelconque, la pression nécessaire pour comprimer le vaisseau est plus considérable qu'avant.
Avec le sphygmographe de Marey il n'est pas [possible de tenir
compte de ce principe, parce que l'instrument n'est pas gradué,
c'est-à-dire qu'il n'y a aucun moyen de déterminer la pression
exercée par le ressort. Pour y remédier je lui ai fait subir les
modifications suivantes (fig. 30) : — Le cadre métallique, au lieu
d'être fixé sur l'avant-bras au moyen d'un cordon, repose fortement sur les os du carpe (principalement sur le scaphoïde) par
une plaque de cuivre dont la face inférieure est recouverte de
caoutchouc durci. Au milieu de la face supérieure de cette plaque
est un trou dans lequel se meut facilement la pointe d'une vis

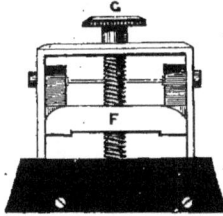

Fig. 30. — Cadre métallique du sphygmographe reposant sur les os du carpe,
vu de face, pour montrer la vis G, qui permet de faire varier la pression
exercée par le ressort sur l'artère.

à filets très rapprochés. A l'extrémité opposée la vis porte un
bouton G. La vis traverse d'abord un guide, fixé sur la plaque
de cuivre, puis l'extrémité du cadre métallique F du sphygmographe qu'elle élève ou abaisse à volonté.

La plupart des sphygmographes faits en Angleterre sont construits sur ce type. Dans ceux que M. Hawksley a construits sous ma
direction, l'échelle est fixée sur le cadre et graduée de telle sorte
qu'une simple lecture indique la pression annoncée par le ressort,
évaluée en grammes. Quand on fait usage d'un sphygmographe
de ce genre, il faut se rappeler que la pression évaluée est celle que
le ressort exerce sur la peau et non point celle qu'il exerce sur
l'artère, et secondement que la résistance de la peau et des tissus
sous-cutanés à la pression du ressort diffère avec les individus.

C'est donc là une cause d'incertitude dans les résultats des observations avec le sphygmographe, que nous n'avons jusqu'à présent aucun moyen d'éliminer.

Avec un sphygmographe ainsi construit il est à peine besoin
d'expliquer que la distance entre la surface de caoutchouc et le
cadre métallique varie suivant le sens dans lequel on tourne le
bouton de la vis, et que de la sorte on peut facilement modifier
la pression exercée sur l'artère. L'étendue des modifications
ainsi produites reste cependant toujours indéterminée, car celles-ci
varient suivant la forme du membre et la position relative du bras
et de l'avant-bras pendant l'observation. Pour les mesurer il faut
avoir recours à une autre méthode à la fois simple et exacte.
Il est évident que, tant que le ressort est solidement fixé à sa
place, la pression qu'il exerce sur un objet, qui est pressé contre
lui de bas en haut, peut être déterminée par la force qui fait aussi
effort sur sa face inférieure. Si, par exemple, on retourne l'ins-

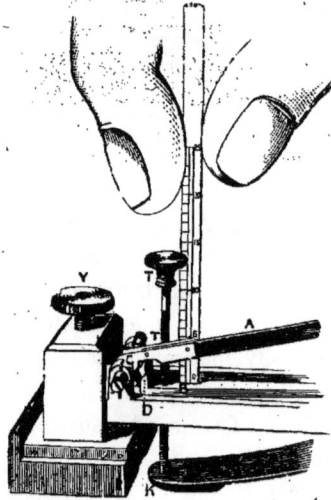

Fig. 34. — Manière de mesurer la pression.

trument et si l'on place un poids de 200 grammes sur la face inférieure, maintenant supérieure du ressort, on écarte celui-ci

d'une fraction de pouce en dehors de sa postion d'équilibre ; on constate que chaque fois que le ressort s'écarte d'une fraction semblable, la pression, qu'il exerce sur la surface qui lui est opposée, est de 200 grammes. En répétant l'expérience avec une série d'autres poids, on détermine de la même façon les écarts correspondants du ressort, et on peut, en combinant les résultats obtenus, établir une graduation qui permette de connaître toujours, par l'étendue de la déviation du ressort, la pression qu'il exerce. Le moyen le plus convenable de constater cette déviation consiste à mesurer la distance entre la tête de la vis d'acier (dont la pointe appuie sur le ressort) et la face supérieure du levier de cuivre à l'aide d'une échelle (fig. 31), ou encore mieux à employer une vis graduée.

42. ARTÈRE ARTIFICIELLE OU SCHÉMA ARTÉRIEL. — Le phénomène du pouls peut être étudié avec fruit sur un appareil construit avec soin et se composant d'un tube élastique dans lequel le sang est chassé par un cœur artificiel, c'est-à-dire par une pompe disposée de façon à chasser son contenu dans le tube et imitant aussi exactement que possible le mode suivant lequel le cœur pousse le sang dans les artères. On a proposé plusieurs appareils de ce genre, depuis le simple schéma de E. H. Weber jusqu'au cœur artificiel compliqué de Marey.

On peut dire d'une manière générale, que les schémas les plus instructifs sont ceux dont la construction est la plus simple, et comme le but qu'on se propose est de représenter le mode d'action d'une artère et non point sa forme, il est peu important que le schéma n'ait qu'une ressemblance superficielle avec les organes de la circulation qu'il représente. C'est même un désavantage qu'il représente trop fidèlement tous les détails de structure et de forme extérieure, car l'attention, au lieu de se porter sur les conditions fondamentales du phénomène, peut se fixer sur des particularités secondaires. Ce qu'il y a d'essentiel dans un schéma, c'est que la quantité de liquide expulsée à chaque coup de pompe, la durée du phénomène, les variations successives de la pression exercée sur la masse du liquide expulsée et la résistance opposée à son écoulement final en dehors du tube élastique

soient la représentation aussi exacte que possible de ce qui se
passe dans l'organisme.

La pompe représentée dans la figure 32, non seulement fonctionne mieux qu'aucune de celles que j'ai vues, mais a en outre
l'avantage de pouvoir être facilement construite et de se conserver longtemps sans se détériorer. Elle permet de régler avec
précision la fréquence des coups de piston et pour chaque coup
de piston la quantité de liquide chassée ainsi que la pression

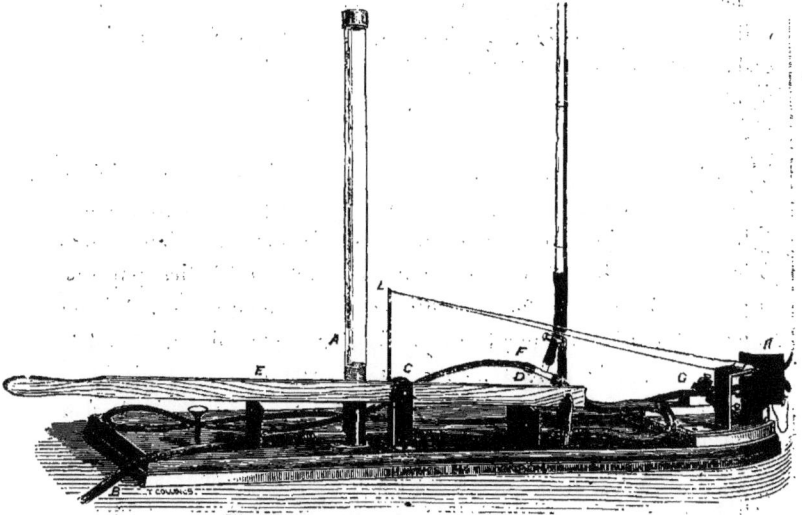

Fig. 32. — Schéma artériel destiné à démontrer les mouvements des artères.
— *A.* Tube de verre représentant le cœur; *B*, tube qui fait communiquer
A avec un réservoir d'eau placé à une hauteur de dix à douze pieds; *C*,
levier qui fait manœuvrer les deux valvules E et D. En F le tube communique avec un long tube vertical de verre, dont on ne voit dans le dessin
qu'une partie. Il est clos à son sommet et d'habitude séparé de F par
une pince à pression continue. En G, le tube passe sous le ressort du
sphygmographe. H, Surface noircie du sphygmographe. A gauche de celle-
ci on voit le cylindre avec son aiguille, destinée à enregistrer le temps qui
s'écoule entre l'ouverture et la fermeture de la valvule aortique D.

exercée. Cette pompe se compose d'un tube de verre A fermé à
son sommet et portant à son extrémité inférieure deux branches
communiquant, l'une avec un réservoir placé à 8 à 10 pieds au
dessus de la table, et l'autre avec le tube qui représente l'artère.

Des valvules E et D placées aux extrémités d'un levier horizontal sont disposées de telle sorte, que, quelle que soit la position du levier, l'une des branches de communication est fermée, tandis que l'autre reste ouverte ; l'une d'elles fonctionne par conséquent comme les valvules semi-lunaires, et la seconde comme les valvules auriculo-ventriculaires. Au moyen d'un ressort (placé dans la figure à droite de D), quand l'appareil ne fonctionne pas, c'est-à-dire pendant la période correspondante à la diastole, la première reste fermée et la seconde ouverte. Dans ces conditions l'eau s'élève dans le tube et comprime la colonne d'air qu'il contient dans une proportion qui est déterminée par la loi de Mariotte. Si par exemple, la pression est d'environ le tiers d'une atmosphère, le volume de l'air diminuera des deux tiers ; lorsqu'on vient à ouvrir la valvule aortique D en faisant mouvoir le levier, l'air comprimé se dilate brusquement et chasse l'eau contenue en A dans le tube qui représente l'aorte.

Ce tube artériel, en passant au-dessous de la valvule D, a une épaisseur d'environ quatre lignes. Il se divise bientôt en deux branches de plus petit diamètre, ayant chacune plusieurs mètres de long. L'une de ces branches passe sous le ressort d'un sphygmographe. Toutes les deux vont se déverser dans un trop-plein : sur leur parcours elles portent une pince à vis, avec laquelle on peut les comprimer à la distance que l'on veut de la pompe. Le but de cette bifurcation est de permettre de faire varier la quantité de liquide qui traverse en une minute le tube, dont on enregistre les mouvements de dilatation au sphygmographe, sans lui faire subir aucune modification. Pour se servir du schéma avec fruit, il faut confier à un aide la manœuvre du levier ; on a alors toute liberté pour surveiller l'effet des modifications de résistance, etc., sur la forme du tracé pendant que l'appareil fonctionne. A l'aide de cet appareil on peut démontrer les principaux faits de la circulation artérielle.

1. On observe que le pouls artificiel et le pouls naturel ont la plus grande ressemblance, chacun consistant en une succession de mouvements de dilatation et de retrait qui se présentent toujours dans le même ordre (fig. 33). En décrivant ces mouve-

ments, nous pouvons considérer comme une artère le tube qui
en joue le rôle, et l'élévation ainsi
que l'abaissement du levier du
sphygmographe comme correspondant aux mouvements de dilatation
et de retrait du tube. Ceci convenu,
le tracé montre que l'ouverture de
la valvule D coïncide avec une
brusque dilatation de l'artère ;

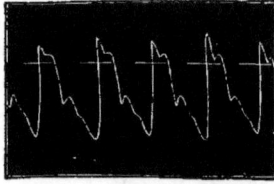

Fig. **33.** — Tracé obtenu avec
l'appareil précédent.

qu'aussi longtemps que le cœur
continue à agir le vaisseau reste plein, et que la cessation de
l'arrivée du liquide détermine un retrait des parois de l'artère
aussi brusque que l'avait été leur dilatation. Dès que l'artère est
revenue sur elle-même, commence un second mouvement de
dilatation inférieur au premier par son étendue et par sa rapidité ; puis l'artère se rétracte finalement et devient de plus en
plus petite, jusqu'à ce que la valvule aortique soit de nouveau
ouverte.

2. On peut observer ensuite que, de même que l'élévation du
levier est causée par l'ouverture de la valvule aortique, son
abaissement est de même déterminé, non point par la fermeture
de la valvule, mais par la cessation de l'envoi d'une nouvelle
ondée liquide par la pompe, qui correspond à la cessation de la
contraction du cœur ou systole. Dans ce but nous nous servons
d'un mécanisme qui enregistre sur la plaque du sphygmographe
la durée de l'ondée liquide. Il se compose d'un cylindre de buis
(fig. 32, H) traversé par un axe horizontal reposant sur des
montants et disposé de façon à exécuter son mouvement de rotation dans un plan perpendiculaire au plan suivant lequel se
meut la plaque du sphygmographe et à une petite distance
d'elle. Sur le cylindre fait saillie une aiguille d'acier qui trace
un trait sur la surface enfumée de la plaque, chaque fois que le
cylindre tourne. Enfin autour de lui passe un cordon de soie,
dont les deux extrémités viennent s'attacher au sommet d'un
bras vertical L, fixé sur le levier horizontal E C D. La moitié
supérieure du cordon est rendue élastique par l'interposition

sur son parcours d'un petit morceau de caoutchouc. Tant que la valvule est fermée, l'aiguille reste en contact avec la plaque, mais elle en est écartée au moment où la valvule est ouverte, et de la sorte on obtient sur la plaque du sphygmographe : premiè- rement une ligne horizontale supérieure, interrompue par des intervalles réguliers, correspondant au temps écoulé entre l'ou- verture et la fermeture de la valvule aortique, et secondement

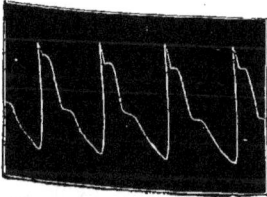

Fig. 34. — Tracé du pouls naturel.

un graphique du pouls (fig. 34). La coïncidence exacte entre le moment où la pompe cesse d'agir et celui où l'artère revient sur elle-même mon- tre, d'une manière évidente, que le retrait des parois du vaisseau dépend de ce que la pompe n'en- voie plus d'ondée liquide.

3. Enfin on peut montrer que le second mouvement de dila- tation n'est pas, comme on pourrait le supposer, lié à l'interrup- tion de la communication entre la pompe et le tube élastique (fermeture de la valvule), mais qu'il est la conséquence de la rupture d'équilibre produite dans le tube lui-même par le fait même de la dilatation. Pour cela il faut étudier le deuxième mouvement de dilatation dans des conditions variées, par exemple en modifiant le jeu de la pompe de façon que, après l'ouverture de la valvule D, l'action de la pompe sur le liquide continue pendant quelques secondes (les deux valvules restant ouvertes) ; le premier mouvement de dilatation est suivi d'un second, exactement comme auparavant. En répétant l'expérience avec le sphygmographe, on obtient un tracé dans lequel la ligne d'ascension due à l'ouverture de la valvule est suivie d'une ligne de descente, puis d'une seconde ligne d'ascension, le levier prenant une position correspondant à l'accroissement de pression produit par le courant continu qui traverse alors le tube.

Ces expériences nous apprennent que, bien que la commu- nication entre la pompe et le tube qui représente l'artère ne soit pas interrompue, il est évident que le second battement ne peut pas être considéré comme une conséquence de la fermeture de la

valvule. Elles nous apprennent également que dans l'artère artificielle le second battement est le résultat de la dilatation de son
extrémité centrale et ne dépend d'aucune action secondaire de
la pompe.

43. RETARD DU POULS. — On constate un intervalle sensible
entre le battement de la carotide et celui de la radiale. On
peut s'en rendre compte sur soi-même en plaçant le pouce et
l'indicateur de la main gauche sur sa propre carotide et en tâtant
le pouls de la radiale gauche avec les doigts de la main droite.
La cause de ce retard dans la transmission de la pression du
centre vers la périphérie est due à l'élasticité des artères. Supposons que A B C soit un tube représentant le système artériel,

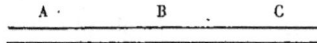

A · B . C

et que A soit l'extrémité centrale et B l'extrémité périphérique.
Au moment où le sang est brusquement poussé par la contraction
du cœur en A, les parois du tube cèdent à la pression exercée
sur leur face interne et se dilatent. Dans cette dilatation une
partie du mouvement sensible du sang disparaît momentanément, et par conséquent, tant que dure le phénomène, l'effet
produit sur les parois de B est peu considérable. Mais dès que A
est complètement dilaté, le mouvement perdu, ou, pour parler
plus exactement, transformé, redevient sensible et s'ajoute au
mouvement que la contraction du cœur communique encore. Et
comme B se comporte avec l'impulsion qu'il reçoit de A, de la
même façon que A s'est comporté avec l'impulsion qu'il reçoit
du cœur, C atteint son maximum de dilatation après B, de même
que B l'a atteint après A. Dès lors il est aisé de voir que le temps
qui s'écoule entre la manifestation du pouls en A et en C, ou
entre le pouls aortique et le pouls de la radiale, dépend de
l'extensibilité du tube qui réunit ces deux points. Si le tube est
absolument rigide, il n'y a aucun retard ; si, tout en étant élastique, il est distendu au moment du passage de l'ondée sanguine,
le retard est à peine appréciable; par contre, plus le tube ou une
fraction quelconque du tube met de temps à atteindre son
maximum de dilatation, plus le retard est considérable.

Ces faits peuvent se démontrer facilement avec le schéma. Mais il vaut mieux les observer directement sur les artères d'un homme vivant. On se sert dans ce but d'un appareil spécial qui permet de *transmettre à distance à un appareil enregistreur* les mouvements de la surface du corps, dus aux pulsations d'une artère ou du cœur, et qui est disposé de telle sorte que *deux mouvements puissent être enregistrés simultanément sur la même surface*, ce qui donne par conséquent le moyen de déterminer s'ils se produisent en même temps ou successivement. Chaque appareil de transmission se compose de deux capsules métalliques, sur l'ouverture de chacune desquelles se trouve tendue une membrane de caoutchouc qui la ferme complètement. L'une d'elles, le tambour récepteur, a la forme que représente la figure du cardiographe. Elle porte au centre de la membrane un bouton d'ivoire semblable à ceux dont on se sert dans les appareils télégraphiques. L'intérieur du tambour communique avec le tambour enregistreur au moyen d'un tube flexible. Ce second tambour est représenté figure 35. Il a été inventé, il y a plusieurs années, par le professeur Marey et a été employé depuis dans une foule de recherches physiologiques.

44. CAUSE DU SECOND BATTEMENT. — Les faits que nous venons d'étudier concernant le retard de la dilatation artérielle, nous permettent de comprendre le dicrotisme. En cherchant à leur aide à expliquer la production du second mouvement de dila-

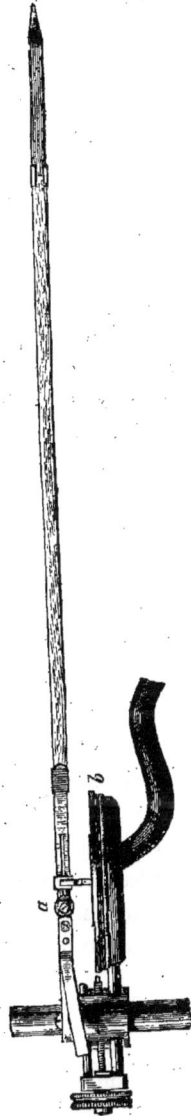

Fig. 35. — Tambour à levier de Marey.

tation des artères, telles que la radiale, qui sont rapprochées de la périphérie, il faut se rappeler deux faits : premièrement que ces artères sont plus extensibles à mesure qu'elles deviennent plus petites, et secondement que dans les capillaires mêmes la résistance à la progression du sang est bien plus considérable que celle qui se manifeste dans les artères. De même que la dilatation de l'aorte détermine celle de la radiale, de même la dilatation de cette dernière est suivie par celle des artérioles périphériques. Par conséquent, à un certain moment la radiale s'affaisse, tandis que les artérioles continuent à se gonfler, de sorte que, lorsque celles-ci ont obtenu leur maximum de dilatation, la pression est plus considérable à la périphérie que dans la radiale. De la résistance opposée à la progression du sang dans les capillaires, il résulte que, en arrière du point où s'exerce cette résistance, la pression s'accroît jusqu'à ce que le sang soit poussé dans les artérioles plus rapidement qu'il n'en sort. L'état de la circulation artérielle pendant la diastole cardiaque est donc le suivant : Le système artériel est fermé en arrière par la valvule aortique, il est virtuellement fermé en avant par la résistance opposée par les capillaires. Dans les plus grandes artères les parois commencent à revenir sur elles-mêmes, dans les plus petites la distension est arrivée au maximum, de sorte que, pendant un moment, la tension est plus grande dans celles-ci que dans les premières. Cet état de choses ne peut avoir qu'un effet possible. Le rétablissement de l'équilibre doit s'effectuer par accroissement de pression du côté du cœur, et diminution de pression vers la périphérie. C'est ce phénomène qui constitue le second battement. Il est plus ou moins sensible, suivant que les artères sont elles-mêmes plus ou moins extensibles. Lorsque, chez un individu bien portant, les artères sont distendues, il se manifeste seulement par un léger arrêt dans le mouvement de retrait des parois artérielles, par une interruption dans la ligne de descente du graphique. Dans la fièvre, quand les artères sont devenues plus extensibles, la seconde dilatation est précédée d'un retrait si sensible des parois artérielles, que l'on sent distinctement sous les doigts la pulsation artérielle se dédoubler. Pour achever de faire comprendre l'explication du phénomène, nous indiquons dans le tableau suivant les conditions correspondantes dans lesquelles se trouvent les artères centrales, périphériques et intermédiaires au même moment.

Artère carotide.	Artère radiale.	Artérioles périphériques.
Entièrement dilatée . .	Se dilatant.	Rétractées. . . . . .
Se rétractant	Dilatée.	Se dilatant. . . , . .
Se dilatant de nouveau.	Se rétractant.	Se dilatant. . , . . .
Stationnaire.	Se dilatant de nouveau.	Se rétractant légèrement.
Se rétractant.	Se rétractant	Se rétractant. . . . .

Par conséquent, comme le montrent les tracés obtenus avec le sphygmographe, le second mouvement de dilatation dure plus longtemps dans les grosses artères que dans les petites ; car, bien qu'il débute plus tôt dans les artères les plus rapprochées du cœur, le retrait des parois est simultané dans tout le système artériel.

45. Règles a suivre dans les observations avec le sphygmographe. — **1.** L'avant-bras doit être placé sur une table ou tout autre surface semblable, le dos du carpe reposant sur un coussin bien rembourré, de façon que la face dorsale de la main fasse un angle de 20° à 30° avec celle de l'avant-bras.

2. Le sphygmographe se place sur le carpe dans une direction parallèle à celle du radius, de manière que la plaque recouverte de caoutchouc repose sur le trapèze et le scaphoïde et que l'extrémité du ressort soit vis-à-vis l'apophyse styloïde du radius.

3. Avant de commencer l'observation, il faut disposer l'instrument de façon que la pression exercée par le ressort soit suffisante pour comprimer l'artère contre le radius ; puis on écarte au moyen de la vis le ressort jusqu'à ce que les effets de l'excès de compression aient disparu, c'est-à-dire jusqu'à ce que l'on remarque que le levier continue à descendre pendant toute la durée de la diastole. On note la pression nécessaire pour obtenir ce résultat, ainsi que la pression nécessaire pour comprimer l'artère et l'on enregistre les mouvements de l'artère sous ces deux pressions.

SECTION III. — PHÉNOMÈNES DE LA CIRCULATION DANS LES PETITES ARTÈRES

Les petites artères peuvent être étudiées pendant la vie, à l'aide du microscope, chez les poissons, les batraciens et les mammifères.

46. On se sert, pour l'étude microscopique de la circulation chez les poissons, d'un petit appareil proposé par le Dr Caton de Liverpool (fig. 36). Il se compose d'une boîte oblongue de gutta

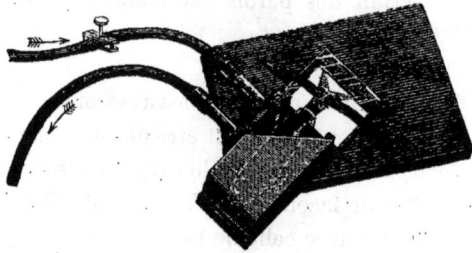

Fig. 36. — Appareil du docteur Caton pour l'étude microscopique de la circulation chez les poissons.

percha, ouverte à une de ses extrémités, fermée à l'autre, et suffisamment large pour contenir une épinoche ou un véron ; cette boîte repose sur une plaque de gutta-percha qui est fixée sur la platine d'un microscope de manière que la queue du poisson soit placée au-dessus d'un large orifice percé dans la plaque. La queue est maintenue par une ligature, et la nageoire, qui repose sur un carré de verre, est fixée par deux ressorts faibles. La boîte, qui renferme la tête et les branchies du poisson, contient de l'eau constamment renouvelée à l'aide de deux tubes, dont le supérieur, muni d'une pince à vis, communique avec un vase placé à une certaine hauteur ; l'autre tube entraîne l'eau à mesure qu'une nouvelle quantité arrive. Le grand avantage de cette méthode consiste en ceci : c'est que l'on peut observer l'animal aussi longtemps qu'on veut, sans avoir besoin d'employer un narcotique quelconque.

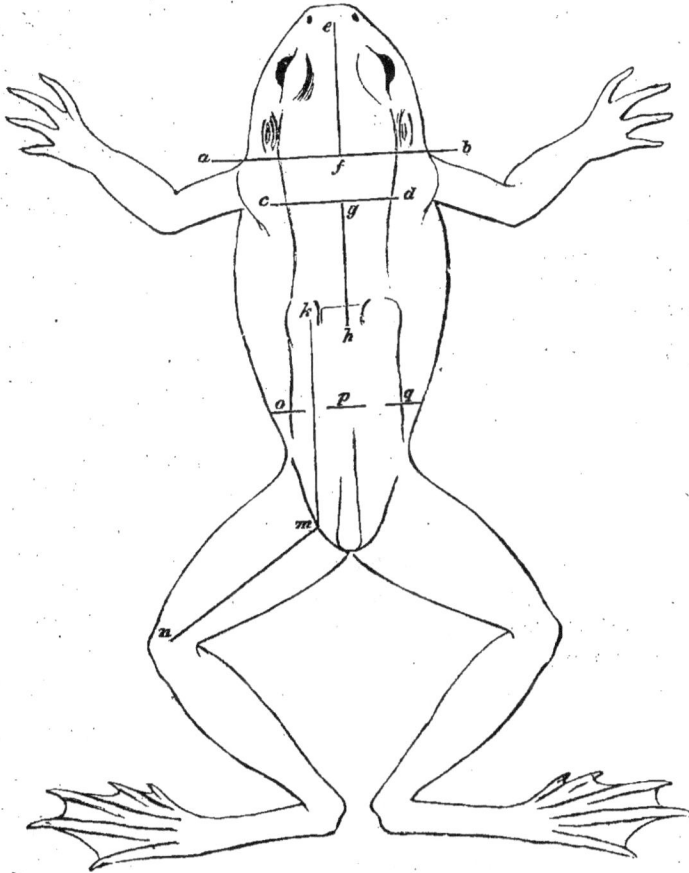

Fig. 37. — Diagramme d'une grenouille, vue par la face dorsale, pour montrer les lignes suivant lesquelles doivent être pratiquées les incisions dans les diverses opérations.

Dans le même but on se sert des grenouilles soit à l'état adulte, soit à l'état de larve. Quand on veut observer la circulation dans la queue du têtard, on place l'animal dans un solution de

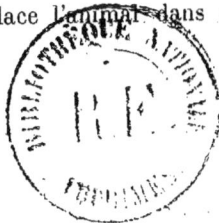

7

curare pas trop concentrée, en ayant bien soin de l'en retirer, avant qu'il ne soit complètement paralysé, c'est-à-dire au moment où ses mouvements deviennent plus lents. On peut aussi le fixer, sans avoir recours au *curare*, dans un appareil analogue à celui dont il a été question plus haut; cette méthode a l'avantage de laisser l'animal dans un état plus normal, car quelque précaution que l'on prenne dans l'emploi du *curare*, l'action du cœur est toujours affaiblie. Dans un grand nombre de cas la grenouille adulte est plus utile que le têtard, principalement quand on veut non seulement observer la circulation, mais encore étudier les modifications qu'elle subit sous l'influence d'excitations produites sur les vaisseaux sanguins par l'intermédiaire du système nerveux.

La grenouille présente trois régions transparentes, le mésentère, la membrane interdigitale et la langue, qui offrent chacune des avantages spéciaux pour l'étude de la circulation. Quand il s'agit de prendre une idée générale des rapports entre les artères, les capillaires, les veines et les vaisseaux lymphatiques, le mésentère doit être préféré aux deux autres. A moins qu'il ne s'agisse de recherches spéciales et exceptionnelles, il n'est pas besoin que la grenouille soit intacte. On peut employer une grenouille, dont on a enlevé les hémisphères cérébraux par une des méthodes indiquées dans la deuxième partie, ou encore une grenouille sur laquelle on place une ligature avec un fil métallique tout autour de la cavité crânienne, de façon que toute la partie de la tête située en avant de la ligne *a b* (fig. 37) soit physiologiquement séparée du reste du corps. Cette préparation (grenouille sans cerveau) doit être faite la veille du jour où l'on veut faire une observation, et, avant d'y procéder, il faut *curariser* l'animal; la quantité de *curare* à employer est pour la *rana temporaria* d'environ $\frac{1}{2,000}$ de grain et pour la *rana esculenta* le double. On prépare la solution chaque fois que l'on en a besoin, en mélangeant une goutte d'une solution de *curare* à 1 p. 100, avec 9 gouttes d'eau, mesurées avec la même pipette. On l'injecte sous la peau du dos avec une seringue à injections hypodermiques ordinaire; son action est le plus favorable lorsqu'elle ne commence à agir qu'au bout de quelque temps.

On prépare le mésentère de la manière suivante : — Après avoir fait subir à une grenouille mâle l'opération indiquée plus haut, on incise, longitudinalement la peau sur le côté droit de l'abdomen, puis on la soulève pour s'assurer de la position exacte des vaisseaux cutanés, et on agrandit l'incision en haut et en bas en ayant soin d'éviter toute hémorrhagie, que l'on peut du reste arrêter au moyen de pinces à pression continue. Les traces de sang sont essuyées avec du papier à filtre et les muscles divisés au fond de l'incision cutanée. Cela fait, l'intestin et le mésentère sont attirés au dehors avec précaution et étalés sur la face antérieure de l'abdomen. Il faut maintenant placer la préparation sur le porte-objet représenté dans la figure 38. Pour cela on pousse la grenouille tout contre la lame

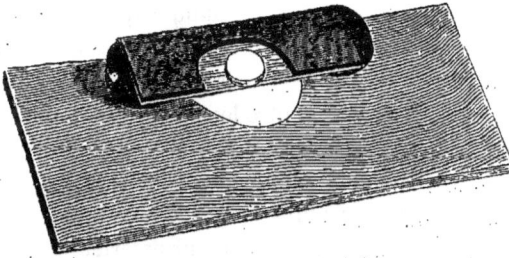

Fig. 38. — Platine pour l'examen du mésentère de la grenouille.

de verre, on retourne l'intestin de façon à ce qu'il repose sur l'espace annulaire qui s'étend entre le disque de verre et le liège qui l'entoure, et le mésentère se trouve de la sorte tendu sur le disque de verre sans faire de plis. On maintient la lame intestinale humide en y versant de temps à autre une solution saline à l'aide d'une pipette. Il faut toujours commencer l'observation avec un faible grossissement. On voit alors que les artères sont plus petites que les veines ; leur diamètre est plus petit d'environ un sixième ; on voit aussi que la rapidité du courant sanguin est plus grande dans les artères que dans les veines, qu'elle est sensiblement accélérée à chaque contraction cardiaque et qu'il existe tout contre les parois artérielles un espace entièrement dépourvu de globules. Le courant de sang artériel est si rapide

que l'on ne peut pas discerner la forme des globules. Dans les
veines au contraire on distingue les globules rouges et les globules blancs, et l'on remarque bientôt que, tandis que les premiers occupent l'axe de la colonne sanguine, les autres montrent
une tendance à se fixer contre la surface interne du vaisseau,
comme des cailloux arrondis dans un courant rapide, mais
peu profond. On peut continuer l'observation pendant plusieurs
heures sans apercevoir de changement appréciable, mais si
l'on mesure avec un micromètre le diamètre d'une artère à diverses reprises, on trouve qu'au bout d'un certain temps il a
augmenté. Cette dilatation des artères est suivie d'une dilatation
correspondante, mais moins marquée, des veines, et si l'attention a été fixée sur ces dernières, on remarque que la circulation, si active au début, éprouve un ralentissement notable et
presque subit. Ce ralentissement indique que la membrane, par
suite de son exposition à l'air, est le siège d'un commencement
d'inflammation ; en même temps, les globules blancs s'accumulent en grand nombre contre les parois des veines. De la sorte
le vaisseau se revêt d'une couche continue de globules, qui
restent presque immobiles, quoique le courant sanguin continue
à couler avec une rapidité cependant un peu diminuée. Si
l'on examine à ce moment le contour extérieur du vaisseau, on
voit s'élever de petits mamelons incolores qui deviennent sphériques, puis piriformes. Ces petits corps qui se sont frayés un
chemin à travers la paroi de la veine sont des globules blancs
amiboïdes ; bientôt en effet ils émettent à leur surface des prolongements de protoplasma transparent principalement dans la
direction d'où ils viennent.

Pour l'étude de la circulation dans la langue on doit préférer
le têtard à la grenouille. On le prépare de la même façon, mais
la dose de *curare* doit être quatre ou cinq fois plus considérable.
On place l'animal sur une lame de liège présentant à une de ses
extrémités une encoche ayant environ 8 millimètres de large et
bordée de chaque côté par une lamelle de liège haute de 3 millimètres. La langue est tendue au-dessus de l'encoche et fixée
par les bords au moyen de fines épingles sur les lamelles de
liège. Dans sa position naturelle dans la bouche, la langue est

repliée de façon que la surface couverte de papilles est tournée du côté du palais ; par conséquent lorsqu'elle est étendue en dehors de la bouche, l'animal reposant sur sa face dorsale, cette surface regarde en haut. Une fois que les bords de la langue ont été fixés sur le liège, on introduit la pointe de la canule d'acier d'une seringue hypodermique contenant une solution de sel dans le vaste sac lymphatique qui sépare la couche profonde de fibres musculaires longitudinales de la couche superficielle sous-jacente à la membrane muqueuse. De la sorte on peut facilement distendre le sac lymphatique. On divise ensuite avec des ciseaux sur la ligne médiane la membrane muqueuse et la couche musculaire superficielle de façon à mettre à nu le le plancher musculaire du sac lymphatique avec les vaisseaux qui rampent à sa surface. Ce mode de préparation permet d'étudier mieux que tout autre les changements qui surviennent dans les vaisseaux sanguins et les tissus à la suite de l'action de l'air ou de toute autre irritation. C'est ainsi que M. Dowdeswell a pu observer sans interruption ces changements sur la même préparation pendant sept jours.

47. CIRCULATION CAPILLAIRE CHEZ LES MAMMIFÈRES. — L'étude microscopique de la circulation capillaire chez les mammifères offre de grandes difficultés, d'abord parce que, sauf l'aile de la chauve-souris, aucune partie extérieure du corps de ces animaux n'est assez transparente pour permettre d'employer de forts grossissements, et secondement parce que, si l'on emploie un organe interne, l'opération qu'on est obligé de lui faire subir amène des désordres beaucoup plus graves que chez les batraciens. Pour surmonter ces difficultés il faut avoir recours à des appareils plus compliqués.

Le mésentère des petits rongeurs a été souvent employé pour démontrer la circulation capillaire des mammifères. Mais cet organe est loin de valoir comme objet d'étude le grand épiploon, particulièrement celui du cochon d'Inde. Il forme chez cet animal une expansion membraneuse délicate d'environ 12 à 15 centimètres carrés attachée par son bord supérieur à la grande courbure de l'estomac. Il diffère de l'épiploon de l'homme, en ce qu'il est constitué seulement par deux lames péritonéales, en ce que sa structure est plus délicate, et en ce qu'il renferme très peu de graisse. Par la simplicité de ses rapports anatomiques, particulièrement par ce fait qu'elle est attachée par un côté seulement à l'estomac, par sa transparence, sa grande vascularité et enfin par ce qu'elle contient non seulement des vaisseaux mais encore des cellules vivantes, cette membrane offre un excellent champ de recherches.

Les observations que l'on a faites jusqu'ici sur le mésentère des mammifères n'ont eu aucun résultat pratique par la raison qu'un tissu aussi délicat que celui du péritoine ne peut pas être exposé à l'air, même pendant quelques minutes, sans subir de désordres graves, de sorte que, quelques précautions que l'on prenne dans la démonstration, l'expérience échoue toujours. Pour remédier à cette difficulté, on doit s'arranger de manière que la membrane placée sous le microscope soit pendant tout le temps de l'observation plongée dans un liquide à la température du corps. Il est à peine besoin de dire que l'on ne doit pas employer l'eau, à cause de son action destructive sur les tissus. Le sérum serait probablement le meilleur liquide, si l'on pouvait toujours en avoir sous la main, mais dans la pratique une solution de sel de cuisine à $\frac{3}{4}$ pour cent remplit parfaitement le but. On maintient la température constante en plaçant le baquet de verre, dans lequel la membrane est étendue, sur une platine chauffante.

Voici du reste la manière de procéder : On fait une injection sous-cutanée de chloral dans un cochon d'Inde ; il faut environ 195 milligrammes de chloral pour un animal pesant onze livres. On le place ensuite sur un support, dont la surface est à la même hauteur que celle de la platine du microscope. On incise ensuite l'abdomen sur une longueur d'un pouce, en dehors du muscle droit gauche, un peu au-dessous du cartilage ensiforme ; les muscles sont divisés, le péritoine ouvert avec précaution sur une longueur d'un demi-pouce et le bord libre de l'épiploon attiré au dehors. On le fait alors flotter dans le bain chaud, qui a été préparé d'avance, et on procède à l'examen. Il est avantageux de couvrir les parties de l'épiploon, qui ne sont pas placées directement sous le microscope, avec des feuilles de papier à filtre ; on évite ainsi toute action possible de l'air ainsi que les mouvements ondulatoires de l'eau. Tant qu'on ne se sert que de faibles grossissements, cet arrangement, est suffisant ; mais si l'on veut employer des objectifs à court foyer, il est nécessaire de chauffer l'objectif au moyen d'eau chaude provenant de la même source que celle qui alimente la platine.

On peut alors observer des veines et des artères de calibres très différents, les unes libres, les autres entourées par des gaînes de tissu conjonctif parcouru par des réseaux de capillaires d'une grande beauté. Par cette méthode de nouveaux faits ont été acquis à la science. L'un des plus importants, au point de vue physiologique, consiste en ce que la circulation capillaire dépend surtout de la température. Toute élévation au-dessus de la température normale est au plus haut degré nuisible, en partie probablement à cause de son action directe sur les globules rouges, et principalement à cause des changements analogues à ceux que nous avons déjà vus survenir chez les batraciens à la suite de l'action prolongée de l'air, c'est-à-dire arrêt de la circulation du sang dans les capillaires et épanchement du plasma et des globules dans les tissus avoisinants.

48. CIRCULATION ARTIFICIELLE. — Dans certains cas, il est nécessaire d'observer la circulation soustraite à l'action du cœur. On y parvient, soit pour tout le corps, soit pour un organe isolé, en injectant dans le système artériel un courant constant de sang ou tout autre liquide qui puisse en tenir lieu, dans les mêmes conditions de température et de pression que le sang qui coule à l'état normal dans les artères. Quand on expérimente sur des batraciens, rien n'est plus facile, car la température du corps diffère à peine de celle de l'atmosphère, et les phénomènes de la nutrition se manifestent pendant longtemps encore, non seulement quand la respiration est supprimée, mais aussi en l'absence de l'agent qui apporte l'oxygène aux tissus, l'hémoglobine. Les règles à observer sont par conséquent très simples :

1° Le liquide à injecter doit être du sérum, du sang défibriné ou une solution de chlorure de sodium à $\frac{3}{4}$ pour cent. Quand on emploie le premier de ces liquides, il est indispensable qu'il soit parfaitement frais. C'est pour cela qu'il ne faut pas d'ordinaire se fier au sérum provenant des abattoirs. Il est préférable d'avoir recours à un lapin de petite taille. Pour recueillir une quantité suffisante de sang, on introduit une canule dans la carotide après avoir placé au préalable une pince à pression continue sur l'artère. A la canule doit être adapté un tube d'une longueur suffisante, qui se déverse dans une capsule destinée à recevoir le sang. Lorsqu'on désire se procurer du sérum, on place la capsule dans un endroit frais, jusqu'à ce que la coagulation ait eu lieu. Si l'on veut du sang défibriné, on agite vivement le récipient à mesure que ce liquide y arrive. Le sang doit être recueilli successivement par petites portions ; de cette manière on s'en procure une quantité bien plus considérable que si on le laisse couler jusqu'à ce que la mort de l'animal s'ensuive.

2° L'appareil à injection se compose d'un entonnoir placé, au moyen d'un support, à une hauteur de deux pieds au-dessus de la table à expérience, et auquel est adapté un tube flexible fermé par une pince à pression continue. En outre, il faut avoir deux canules, l'une pour le bulbe artériel, l'autre pour la veine cave inférieure. Toutes les deux en verre mince et fusible doivent

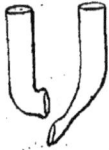

Fig. 39. — Canules pour l'aorte (à droite) et la veine cave (à gauche) de la grenouille.

vaoir la taille et la forme représentées par la figure 39. La canule artérielle est réunie au moyen d'un tube en caoutchouc de même diamètre à un joint en verre. L'entonnoir est alors rempli du liquide à injecter et mis en communication avec la canule à l'aide du joint en verre. On laisse couler le liquide jusqu'à ce que le tube soit complètement rempli et on replace la pince. Cela fait, on place sur le dos une grenouille légèrement curarisée à l'avance, on fend les téguments sur la ligne médiane au-dessus du sternum ainsi que le cartilage épisternal et on pratique deux incisions de chaque côté du sternum de façon à pouvoir renverser cet organe sur l'abdomen, et à mettre ainsi à nu le péricarde, en prenant grand soin de ne point léser la veine abdominale, ni aucun autre grand vaisseau. On ouvre le ventricule et par l'ouverture ainsi faite on introduit la canule dans le bulbe, sur lequel on la fixe par une ligature. Cela fait, le cœur est attiré en haut et à droite (après section des petites attaches qui relient la face postérieure du ventricule au péricarde) de façon à mettre à nu le sinus veineux, sur lequel on pratique une ouverture à son point de jonction avec les oreillettes. La seconde canule est de la sorte facilement introduite dans la dilatation infundibuliforme (voy. fig. 40), et poussée dans la veine cave. Si la canule a un calibre convenable, une ligature est à peine nécessaire. En enlevant la pince placée sur le tube qui fait suite à l'entonnoir, la circulation est rétablie. Le sang contenu dans le système vasculaire de l'animal est bientôt remplacé par le liquide injecté.

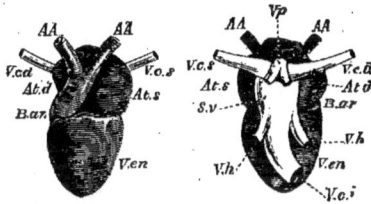

Fig. 40. — Cœur de grenouille; à gauche vu par la face antérieure, à droite par la face postérieure (d'après Fritsche). — *AA* aortes; *V. c. s.* et *V. c. d.*, veines caves supérieures; *At. s*, oreillette gauche; *At. d*, oreillette droite; *Ven*, ventricule; *B. ar*, bulbe artériel; *S. v*, sinus veineux; *V. c. i*, veine cave inférieure; *V. h*, veines hépatiques; *V. p*, veines pulmonaires.

Les observations les plus instructives sur les grenouilles, chez lesquelles la circulation est ainsi maintenue artificiellement, sont faites à l'aide du microscope. L'examen de la membrane interdigitale montre que, lorsqu'on se sert de la solution saline, les vaisseaux, ainsi que la circulation, ne présentent aucune altération, pendant un certain temps. Si l'on emploie du sérum, ce laps de temps est plus long, pourvu qu'il soit parfaitement frais. La moindre trace de sérum conservé fait manquer l'expérience. Enfin après une période plus ou moins longue, lorsque le déclin de l'activité vitale des tissus se manifeste par la difficulté croissante de distinguer les contours de leurs éléments et par le relâchement des vaisseaux, en particulier des artères, l'échange normal entre les liquides situés en dedans et en dehors d'eux est entièrement troublé et ces derniers s'accroissent au point de rendre tous les organes de l'animal œdémateux.

Si l'on irrite un point quelconque de la membrane interdigitale, pendant que la circulation est encore normale, par exemple en y appliquant de la moutarde, on y voit subitement apparaître des changements analogues à ceux qui affectent le corps tout entier, lorsque les tissus cessent de vivre. Ces changements portent le nom de *stase* et constituent une partie du phénomène de l'*inflammation*, terme que l'on emploie pour désigner d'une façon générale les effets locaux qui se produisent lorsqu'on irrite un tissu de façon cependant à ne pas détruire du coup sa vitalité. C'est surtout lorsqu'on emploie du sérum qui contient un petit nombre de corpuscules, ou du sang défibriné dilué dans une solution saline, qu'on peut le mieux les étudier. On voit alors que dans tous les points de la membrane interdigitale où l'on a appliqué l'agent irritant, la moutarde par exemple, le courant sanguin est ralenti et que les globules s'accumulent dans les vaisseaux dilatés. Il ne faut point en chercher la cause dans une propriété d'attraction particulière aux globules, car on observe les mêmes phénomènes si l'on substitue au sang du lait étendu dans une solution saline, et par conséquent, quelle que soit la nature du phénomène, son siège n'est point dans le liquide en circulation, mais dans les vaisseaux ou dans les tissus environnants.

SECTION IV. — FONCTIONS DES NERFS VASO-MOTEURS

Dans la section précédente nous avons considéré les artères simplement comme des tubes élastiques passifs, se dilatant ou se rétractant suivant la pression exercée contre leurs parois par le sang en circulation. Il faut maintenant les étudier comme des tubes non seulement élastiques, mais contractiles.

Les artères doivent leur contractilité aux fibres musculaires lisses qu'elles contiennent. Ces fibres se raccourcissent sous l'influence d'impressions transmises par les nerfs vasculaires, qui, avec le centre automatique d'où ils partent, constituent le système nerveux vaso-moteur. On ne sait rien sur le centre, qui préside à la contraction des artères, jusqu'ici, il n'a pas été possible de suivre les nerfs vasculaires jusqu'à une région déterminée soit dans le cerveau, soit dans la moelle épinière. Tout ce que nous savons, c'est exclusivement l'expérimentation qui nous l'a appris.

Qu'il y ait un centre vaso-moteur et que ce centre soit en grande partie intra-cranien, c'est ce que montre le fait, que toutes les artères sont distendues, lorsque la moelle est coupée immédiatement au-dessous du cervelet et que le même résultat se produit, quand on excite certaines fibres nerveuses afférentes, qui se rendent dans la portion intra-cranienne de la moelle épinière. Les expériences de Ludwig et de Owsjannikow ont fait voir que chez le lapin ce centre est limité du côté de la moelle par une ligne située à 4 ou 5 millimètres au-dessus du calamus scriptorius et qu'il s'étend du côté du cerveau jusqu'à un millimètre en arrière des tubercules quadrijumeaux. Le centre vaso-moteur a une action automatique constante, comme le prouve l'effet paralysant de la section de la moelle épinière ou de tout nerf qui renferme des fibres vasculaires. Si l'action du centre vaso-moteur n'était pas constante, la section n'entraînerait point le relâchement des artères. Le mot de *tonus*, dont on se sert, indique la constance de cette action. On désigne en effet par l'expression de tonus artériel, le degré de contraction d'une artère qui est normal et constant, et qui dure aussi longtemps que l'artère reste en communication avec le centre vaso-moteur.

49. Expériences relatives a l'influence que les centres nerveux cérébro-spinaux exercent sur le système vasculaire. — Destruction des centres nerveux. — Deux grenouilles sont légèrement curarisées et placées côte à côte sur le dos; sur toutes les deux on met à nu le cœur et les grands vaisseaux, comme dans la section précédente. Après s'être assuré que la circulation est normale et avoir noté le nombre des contractions cardiaques, on détruit chez l'une d'elles le cerveau et la moelle épinière, en introduisant dans le canal rachidien, immédiatement au-dessous de l'occipital, une forte aiguille que l'on fait mouvoir plusieurs fois en avant et en arrière. Cette petite opération doit

se faire en ayant soin d'éviter toute perte de sang. Si maintenant on compare la grenouille à laquelle on a fait subir ce traitement avec l'autre, on observe que chez la première le cœur
bat avec une régularité parfaite et sans que le rhythme des battements soit en rien altéré, mais il est vide et par suite au lieu
de faire saillie par l'ouverture pratiquée sur la paroi antérieure de la poitrine, il s'est rétracté en haut et en arrière vers
l'œsophage.

Ce n'est pas seulement le ventricule et le bulbe artériel, qui
sont vides : les oreillettes sont également privées de sang, et si
on attire en avant le cœur par la pointe, on voit que le sinus
veineux et la veine cave inférieure sont dans le même cas. L'état
du cœur ne tient pas à une cause inhérente à lui-même, mais
simplement à ce que les veines ne lui envoient plus de sang.
Pour rendre ce fait encore plus évident, que l'on ouvre le reste
de la cavité viscérale, on verra que, bien que la veine cave soit
affaissée, les veines intestinales sont distendues. Détruisons maintenant par le même procédé les centres nerveux de la seconde grenouille, et introduisons dans la veine cave et dans la direction
du cœur une canule réunie par un tube en caoutchouc, fermé par
une pince à pression continue, à un entonnoir contenant une solution de chlorure de sodium à 3 pour cent. Après avoir constaté
que le cœur est vide, enlevons la pince ; ses cavités se remplissent
immédiatement et il fonctionne avec autant d'énergie qu'avant
la destruction des centres nerveux. On peut faire l'expérience
d'une manière différente. On suspend côte à côte deux grenouilles, à l'une desquelles on a détruit, comme dans l'expérience précédente, l'axe cérébro-spinal. Dans toutes deux le
cœur est mis à nu et sa pointe coupée. Chez la grenouille
privée de ses centres nerveux, il ne s'échappe qu'une petite
quantité de sang, qui était contenue dans le cœur lui-même et
dans le commencement du système artériel. Dans l'autre, le sang
continue à couler pendant quelques minutes par suite de l'état
de contraction persistant du système artériel. Jusqu'à quel point
le système veineux concourt-il à ce phénomène, c'est ce que l'on
ignore.

Ces expériences bien simples montrent, d'abord, que chez la

grenouille les artères entretiennent la circulation, indépendamment du cœur pendant quelque temps après que l'équilibre de pression s'est établi, en vertu de leur contractilité, et secondement que chez cet animal l'influence de la contractilité artérielle sur la circulation est si considérable, que lorsqu'elle est abolie, la circulation n'est plus possible.

Il faut bien remarquer que ce fait n'autorise nullement à supposer que les artères jouent le moindre rôle actif dans le phénomène de la circulation. Tout ce qu'il prouve c'est que le système vasculaire de la grenouille à l'état de relâchement a une capacité plus que suffisante pour contenir toute la masse du sang, qui s'y accumule et y reste soustraite à l'influence du cœur. Pendant la vie, le tonus artériel est habituellement constant; le rôle des artères est passif; elles restituent en effet au courant sanguin pendant la diastole le mouvement qu'elles ont reçu du cœur pendant la systole. D'un autre côté, toutes les fois qu'elles se contractent, elles produisent bien par elles-mêmes du mouvement, mais dans ce cas la durée de l'effet est limitée à celle de la contraction et ne peut jamais être continu.

50. EXCITATION DIRECTE DE LA MOELLE ÉPINIÈRE CHEZ LA GRENOUILLE.—Les instruments nécessaires sont les suivants: — *a*. Une mince planchette de bois mou longue de 8 pouces et large de 4, dont l'une des extrémités présente une encoche en forme de V, correspondant par sa forme et sa taille à l'une des membranes interdigitales d'une patte de grenouille. — *b*. Une paire de fortes aiguilles à coudre ordinaires, soudées chacune à l'extrémité d'un long fil de cuivre, et recouvertes jusque près de la pointe d'un vernis à la laque. — *c*. Des piles électriques disposées en batterie, l'appareil à induction de Dubois-Reymond et son levier-clef. Le levier-clef doit être intercalé dans le circuit secondaire.

On trace une ligne droite sur la face supérieure de la planchette parallèlement à ses bords et à partir de l'encoche. Sur cette ligne et à une distance de l'encoche égale à celle qui s'étend entre la membrane natatoire de la grenouille et son occiput, on perce deux petits trous à deux millimètres l'un de l'autre et on y introduit les aiguilles de façon que leur pointe fasse une saillie d'environ cinq millimètres, après quoi on transporte la planchette sur le microscope de façon que l'encoche en forme de V soit placée sur l'ouverture centrale de la platine, et que l'extrémité repose sur un support situé au même niveau. On curarise une grenouille de manière à paralyser les muscles qui obéissent à la volonté ; on incise les téguments sur la ligne médiane, à la face dorsale du cou, et on perfore avec un poinçon très fin l'os occipital près de son bord postérieur. On place alors la grenouille, le dos tourné vers le bas, sur la planchette, dans une position telle, que l'une des aiguilles entre dans le crâne par le trou que l'on a perforé dans l'occipital, et que l'autre pénètre dans le canal rachidien. On étend la membrane sur une lame de verre qui recouvre l'encoche et on la fixe, si c'est nécessaire, avec de petites épingles. Enfin on met à nu le cœur, comme dans les expériences précédentes.

Si l'on soulève le levier-clef pour permettre au courant induit de traverser les aiguilles, on voit que toutes les artères de la membrane natatoire se conctractent instantanément et que la contraction augmente pendant quatre à cinq secondes pour diminuer ensuite graduellement. Si l'excitution dure pendant plusieurs secondes, la circulation s'arrête. Pour se rendre bien compte de l'effet produit, il faut fixer son attention sur une seule artère au préalable, la mettre bien en évidence et mesurer son diamètre avant, pendant et après l'excitation. Dans ce but, la méthode la plus simple consiste à tracer avec la pointe d'un crayon dur et à l'aide de la chambre claire les contours du vaisseau. On répète la même opération pendant et après l'excitation. La comparaison des tracés ainsi obtenus permet de juger avec précision des changements de diamètre du vaisseau. Le microscope doit être disposé de façon que la lumière arrive de côté, et que le papier soit suffisamment éclairé pour permettre à l'observateur de distinguer la pointe du crayon. Pour assurer le succès de cette expérience fondamentale, il faut observer soigneusement les précautions suivantes : La dose de *curare* doit être petite et doit être administrée une heure ou deux avant l'expérience ; l'un au moins des électrodes doit être inséré dans le crâne, car, si tous les deux étaient placés au-dessous de l'occipital, le résultat de l'expérience pourrait être incertain. Enfin il faut faire bien attention de n'employer que des courants très faibles, et de ne pas prolonger les excitations.

51. EXCITATION ET SECTION DE LA MOELLE ÉPINIÈRE CHEZ LE LAPIN. — Les instruments nécessaires pour cette expérience sont les suivants : Une canule et une seringue hypodermique pour injecter une solution de *curare* à 20 pour 100 dans la veine jugulaire, un appareil pour déterminer les différences de la pression artérielle, un appareil pour la respiration artificielle, et enfin, outre les instruments ordinaires, une aiguille à ligature. La canule est représentée dans la figure 41. Elle est adaptée à un tube en caoutchouc dont l'extrémité libre est fermée par une ligature.

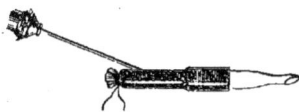

Fig. 41.—Canule pour les injections veineuses.

Voici comment on insère la canule : Le lapin étant chloroformé et fixé de la manière ordinaire sur l'appareil de Czermak, avec le coussin sous son cou, on incise transversalement les téguments à partir de la ligne médiane, au niveau de l'os hyoïde, comme cela a été indiqué dans la première section. En écartant les bords de l'incision, on aperçoit facilement la veine jugulaire externe, au point où elle croise le sterno-mastoïdien. On l'isole avec soin des fibres du peaucier et de l'aponévrose qui recouvrent, ainsi que de sa gaîne, en s'aidant de deux pinces à mors émoussés. On place une pince à pression continue sur l'extrémité proximale de la portion de veine ainsi préparée, et sur l'extrémité distale une ligature, que l'on serre dès que l'on voit que le vaisseau est distendu. Cela fait, on dispose une seconde ligature entre la première et la pince, on pratique une petite incision en V dans les parois de la veine immédiatement au-dessus d'elle et on introduit la canule préalablement remplie d'une solution saline; on fixe la canule au moyen de la seconde ligature. Pour faire une injection il suffit d'introduire la pointe de la seringue hypodermique dans les parois du tube de caoutchouc. Quand on la retire pas une goutte de liquide ne s'échappe. Cette méthode permet d'injecter avec la plus grande facilité successivement de nouvelles quantités de liquide. La manière de préparer l'artère carotide et de la mettre en communication avec le kymographe a été décrite avec détails au § 35. Dans le cas actuel il est nécessaire d'isoler l'artère dans une étendue plus grande que d'habitude. Quand la canule a été introduite dans l'artère et que celle-ci a été divisée au-dessus du point où l'introduction a été faite, on retourne la canule en arrière et on la fixe au thorax de l'animal en l'attachant aux poils de façon que l'artère décrive une anse, dont la convexité est tournée vers le tube. Le but de cette disposition est d'empêcher que l'artère ne soit comprimée quand on tourne l'animal. Il faut ensuite mettre à nu la membrane occipito-atloïdienne de façon que, au moment voulu, on puisse découvrir sans perte de temps la moelle épinière. J'emploie toujours dans ce but l'aiguille représentée dans la figure 42, 1; elle me sert à faire passer trois ligatures au-dessous des muscles situés verticalement de chaque côte du tubercule de l'atlas, en dirigeant sa pointe vers la protubérance occipitale et aussi près que possible de l'os. Après avoir divisé les muscles sur la ligne médiane, il est facile de mettre à nu le tubercule

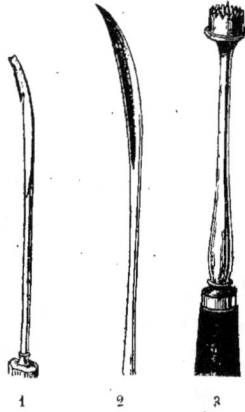

Fig. 42. — 1. Aiguille courbe portant une encoche. — 2. Aiguille courbe percée d'un trou. — 3. Tréphine.

postérieur de l'atlas, la membrane et le bord de l'occipital, sans causer d'hémorrhagie.

Nous n'avons pas encore décrit l'appareil dont on se sert pour la respiration artificielle. Nous en avons besoin dans l'expérience actuelle parce que, sous l'influence du curare, les muscles volontaires de l'animal sont paralysés Pour imiter aussi exactement que possible la respiration naturelle, il faut injecter dans les poumons de l'animal la même quantité d'air et à des intervalles réguliers correspondant au rythme des mouvements respiratoires naturels. Quand on ne possède pas d'appareil moteur, le mieux est d'employer une de ces ampoules en caoutchouc dont on se sert dans les laboratoires de chimie avec le chalumeau à gaz (fig. 43). L'ampoule de caoutchouc est manœuvrée au moyen d'un compresseur. Celui-ci est formé d'une planchette longue de 40 centimètres, large de 7 et épaisse de 2, fixée en son milieu sur un support qui permet un mouvement de bascule. Le support est solidement vissé sur une table. Quand on veut se servir de l'appareil, on place l'ampoule de caoutchouc sous une de ses extrémités, c'est-à-dire entre l'extrémité de la planchette et la table ; une forte corde attachée à l'autre bout de la table, et dont on fait varier la longueur, permet de régler la quantité d'air injectée à chaque compression de l'ampoule. L'ampoule communique avec la cavité respiratoire au

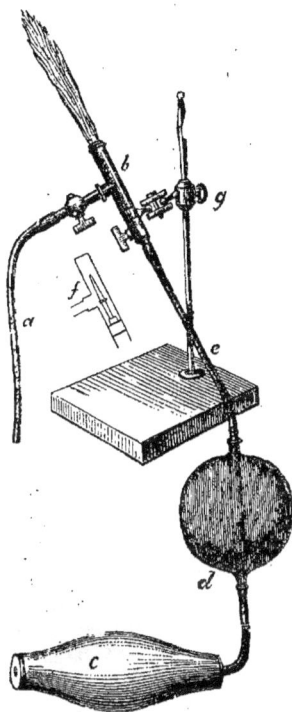

Fig. 43. — Soufflerie adaptée à un chalumeau à gaz.

moyen d'une canule trachéale. Il n'est pas besoin de soupape, parce que l'air expiré s'échappe librement, dans l'intervalle de deux injections successives, par un trou percé dans le tube. La quantité d'air chassé par l'ampoule, à chaque compression, peut par conséquent excéder de beaucoup la quantité nécessaire à la respiration.

Si l'on se sert d'un moteur à vapeur ou d'un moteur hydraulique, il est facile de disposer un soufflet ordinaire ou une pompe de forme quelconque pour pratiquer la respiration artificielle. Quel que soit le mécanisme employé, il faut pouvoir faire varier à volonté et mesurer la quantité d'air à chaque fois. Si l'on a à sa disposition un courant d'air constant et suffisamment fort, on

peut s'en servir en y adaptant un mécanisme qui permette de
l'interrompre à des intervalles réguliers. C'est à quoi l'on arrive
de la façon la plus commode à l'aide d'un électro-aimant disposé
de manière que, chaque fois que le courant voltaïque est fermé,
il y a élévation d'un poids qui comprime le tube, et par conséquent injection de l'air tant que l'aimant est en action. Le courant voltaïque est ouvert et fermé soit par un métronome, soit
par l'interrupteur à mercure représenté dans la figure 44. Deux
fils de cuivre venant, l'un de la batterie, l'autre de l'électro-aimant,
sont fixés sur le bord supérieur de la traverse en bois ; arrivés au
milieu, ils la traversent perpendiculairement et parallèlement
l'un à l'autre et sans être en contact. Au-dessous de la traverse

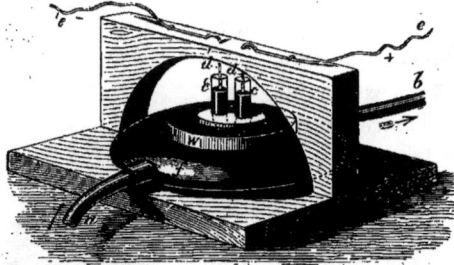

Fig. 44. — Interrupteur à mercure.

se trouve une ampoule aplatie en caoutchouc vulcanisé qui supporte un tube en U, dont les deux branches reçoivent chacune
l'extrémité d'un des fils de cuivre. Comme la courbure du tube en
U renferme du mercure, il est évident que le circuit sera fermé
chaque fois que l'ampoule de caoutchouc se distendra, et qu'il sera
interrompu chaque fois que l'ampoule reviendra sur elle-même.
L'appareil est disposé de telle sorte que le tube, qui donne passage à l'air, est fermé au delà de l'interrupteur, toutes les fois
que l'électro-aimant n'entre point en action, et ouvert tant que
le courant électrique passe. Ces phénomènes se succèdent alternativement ; car, au bout d'un laps de temps, que l'on peut régler
facilement en modifiant la quantité de mercure renfermée dans
le tube en U, l'ampoule est suffisamment distendue pour fermer

le circuit, l'électro-aimant entre alors en action et ouvre le tube à l'air, permettant ainsi à l'ampoule d'expulser l'air qui la distend. Pour obtenir un courant d'air constant, on se sert avec avantage de la trompe représentée dans la figure 45, quand on dispose d'un courant d'eau suffisant. Cet appareil consiste essentiellement en un tube vertical d, portant une branche latérale e, et dont l'extrémité inférieure plonge dans un flacon, qui possède deux autres orifices ; l'un d'eux, situé vers le fond du flacon, sert à la sortie de l'eau, l'autre placé à la partie supérieure sert à l'échappement de l'air. Si l'on fait passer un courant d'air continu à travers le tube d, en laissant ouverte la branche e, l'eau entraîne avec elle dans le flacon une certaine quantité d'air, et si l'on règle au moyen de la pince à vis c la sortie de l'eau de façon à ce que le niveau reste constant dans le flacon, il passera en b un courant d'air continu.

Les aiguilles, dont on se sert pour exciter la moelle épinière sont identiques à celles qui ont été décrites dans le paragraphe précédent ; elles sont seulement un peu plus fortes.

Après avoir introduit les canules dans la trachée et dans la veine jugulaire externe et disposé l'appareil pour la respiration artificielle, on injecte trois millimètres cubes d'une solution de curare à un pour cent. Dès que la respiration cesse on injecte de l'air dans les poumons à des intervalles réguliers réglés par un métronome, dont les battements correspondent aux mouvements de la respiration naturelle. L'artère carotide est ensuite reliée au kymographe, l'animal placé sur le dos et l'appareil contentif, qui

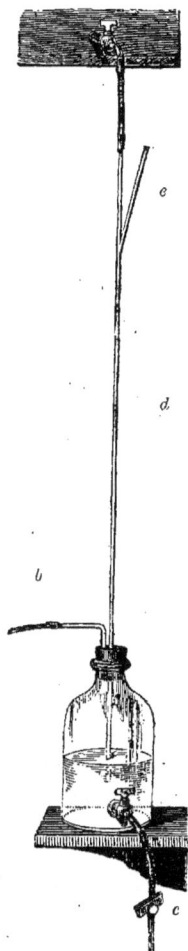

Fig. 45. — Trompe de Sprengel.

supporte la tête, disposé de façon que celle-ci soit très fléchie dans la région cervicale, ce qui a pour but de rendre aussi grand que possible l'espace qui s'étend entre l'occipital et l'atlas. Il faut avoir grand soin de ne pas comprimer l'artère, et de ne pas tordre le tube à air. Cela fait, on peut observer la pression artérielle, après quoi on met à nu la membrane occipito-atloïdienne aussi rapidement que possible. Les ligatures sont serrées, les muscles divisés sur la ligne médiane, et on découvre alors facilement le tubercule postérieur de l'atlas, la membrane et le bord de l'occipital sans produire d'hémorrhagie.

On met à nu la moelle en divisant la membrane occipito-atloïdienne, au moyen d'une pince et d'une paire de ciseaux. On sectionne la moelle pendant qu'un aide prend un tracé de la pression artérielle. La colonne tombe brusquement, par exemple de 100 millimètres à 20 ou 30 millimètres. On insère alors une des aiguilles de l'excitateur sur la ligne médiane, au-dessus du tubercule postérieur de l'atlas, et l'autre au-dessous, le levier étant abaissé. Quand on le relève de façon à faire passer le courant induit à travers les aiguilles, la pression artérielle élève la colonne de mercure aussi haut, ou même plus haut que le niveau primitif avant que la section n'ait été opérée.

L'influence de l'excitation de la moelle sur l'accroissement de la pression artérielle est aussi manifeste quand la moelle n'a pas été sectionnée. Si l'on coupe les deux pneumogastriques, l'effet produit est le même que lorsqu'on sectionne la moelle; mais dans le cas opposé on obtient des résultats mixtes par suite de l'excitation du centre cardiaque dans la moelle allongée.

Observation directe des artères pendant l'excitation de moelle. — On peut démontrer de plusieurs manières que l'accroissement ou la diminution de la pression artérielle observée dépend en grande partie, si ce n'est entièrement, de la contraction du système artériel. La démonstration la plus directe est fournie par l'observation des artères elles-mêmes. Chez le lapin, on peut observer avec beaucoup de facilité l'artère saphène, qui, après avoir quitté la fémorale au moment où celle-ci s'engage dans l'anneau du troisième adducteur, rampe superficiellement à la face interne du genou. La seule préparation nécessaire consiste à diviser avec soin la peau, puis l'aponévrose : les deux veines saphènes, qui l'accompagnent de chaque côté, indiquent sa position exacte. On voit très nettement que les parois de cette artère se contractent chaque fois que la pression augmente. Si l'on veut étudier l'effet de la contraction vasculaire sur le cœur, il faut mettre cet organe à nu. Le meilleur procédé à employer consiste à diviser la peau sur la ligne médiane chez un animal curarisé, à soulever avec le doigt le cartilage xyphoïde et à sectionner le sternum avec une paire de ciseaux.

Quand l'opération est faite, on observe qu'après la section de la moelle, le cœur est flasque et vide, que ses cavités se remplissent et que son action devient énergique lorsque la contraction vasculaire, déterminée par l'excitation du bout périphérique, fait progresser le sang et le pousse dans l'oreillette droite.

Pour la preuve expérimentale que les effets de l'excitation de la moelle ne dépendent pas d'un accroissement d'énergie dans les contractions du cœur, nous renverrons aux §§ **82** et **83**.

52. SECTION DE LA MOELLE ALLONGÉE DANS L'INTÉRIEUR DU CRANE CHEZ LE LAPIN. — Les expériences de Ludwig et d'Owsjannikow ont montré que les résultats obtenus par la section de la moelle dans l'intérieur du crâne, sont les mêmes que lorsqu'on opère cette section immédiatement au-dessous du trou occipital. Pour réaliser cette expérience, il faut à l'aide d'une tréphine (fig. 42, 3) faire une série de perforations, sur la ligne médiane, entre la protubérance occipitale et le tubercule occipital (fig. 46). En réunissant les trous faits par la tréphine, on obtient un orifice suffisamment large pour permettre l'introduction d'un scal-

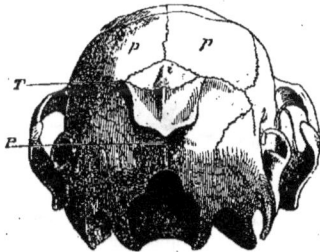

Fig. 46. — Crâne de lapin, face postérieure. — *p, p.* Pariétaux, *i.* Os interpariétal ; au-dessous de *i*, tubercule occipital. P. Protubérance occipitale. Au milieu de la ligne qui joint le tubercule à la protubérance est le point qu'il faut perforer pour produire la glycosurie.

pel à lame mince, on divise la moelle en tournant le scalpel d'abord d'un côté, puis de l'autre. Si l'on a opéré la section cinq millimètres au-dessus du calamus scriptorius, la diminution de pression produite est aussi grande que si la section a été faite en dehors du crâne. Si la section est pratiquée plus haut, l'effet produit est moins considérable, et il cesse lorsqu'elle a lieu à un point situé à environ un millimètre au-dessous des tubercules quadrijumeaux.

EXPÉRIENCES RELATIVES A L'ACTION RÉFLEXE DU CENTRE

VASO-MOTEUR

Le centre vaso-moteur, bien que constamment en activité, peut être stimulé par des impressions que lui apportent les nerfs afférents. C'est ce que l'on peut démontrer chez la grenouille et les mammifères.

53. EXCITATION RÉFLEXE DE LA MOELLE ALLONGÉE CHEZ LA GRE-NOUILLE. — On peut exciter les nerfs en question, soit à l'aide de l'excitateur ordinaire (fig. 47), soit par l'application d'une

Fig. 47. — Excitateur. Les deux aiguilles sont en cuivre et leurs pointes en platine. Elles sont renfermées chacune dans une gaîne de caoutchouc durcie et réunies par un fil de soie cirée.

brosse métallique sur la peau. Dans ce dernier cas l'un des fils de cuivre, qui forme le circuit secondaire, se termine par une pointe, que l'on enfonce dans les muscles, et l'autre fil est fixé à la brosse, que l'on met en contact avec la peau dans le voisinage immédiat. On peut observer l'effet de l'excitation dans la membrane natatoire, dans le mésentère et dans les grands vaisseaux qui aboutissent au cœur. Les courants employés doivent être faibles quand on applique directement les électrodes sur les nerfs sensitifs, et forts quand on se propose d'exciter les terminaisons nerveuses dans la peau ou les muquéuses. Dans tous les cas, les périodes d'excitation doivent être courtes. Voici la marche à suivre dans cette expérience : — A. Après avoir curarisé une grenouille en observant les précautions indiquées dans l'étude des effets de l'excitation directe de la moelle, et l'avoir disposée de façon à ce que l'on puisse observer la circulation dans la membrane natatoire, on place les deux pointes de l'excitateur sur la langue. Quand on soulève le levier on observe sur les vaisseaux exactement les mêmes effets que ceux produits par excitation directe. Tout d'abord le courant sanguin est accéléré dans les artères, mais immédiatement après les artères commencent à se conctracter sensiblement. La contraction s'accroît graduellement mais rapidement pendant une ou deux secondes, et elle est accompagnée d'un ralentissement, puis finalement d'un arrêt de la circulation. Une fois le maximum de rétrécissement obtenu, la contraction disparaît comme elle est venue. Si l'on continue l'excitation, les artères ne restent pas contractées, mais manifestent souvent des alternatives de contraction et de relâchement à intervalles irréguliers. Pour observer les variations dans la rapidité du torrent circulatoire, les veines sont préférables, car dans ces vaisseaux l'accélération initiale n'est pas aussi transitoire que dans les artères, et le ralentissement qui lui fait suite, est aussi distinct. Si l'on désire faire une observation plus exacte, il faut employer la méthode indiquée par le Dr Riegel. Elle consiste à comparer la vitesse de la progression des globules sanguins dans une artère ou une veine donnée avec celle d'un courant d'eau tenant des particules solides en suspension et passant à travers un tube de verre horizontal fixé dans l'oculaire du microscope à une distance telle du verre frontal, que l'observateur puisse le voir distinctement. L'une des extrémités du tube communique avec un grand flacon renfermant le liquide, placé sur une tablette située à un niveau supérieur à celui de la table qui supporte le microscope, l'autre extrémité avec le tube de décharge de la platine chauffante représentée dans la figure 7.

En faisant varier la hauteur du tube E, on peut régler la rapidité du courant du liquide. La rapidité du courant est du reste indiquée par la quantité de liquide qui s'écoule en une seconde divisée par le produit du calibre du tube de verre par le pouvoir amplifiant du microscope. Supposons, par exemple, qu'il s'écoule un centimètre cube d'eau en 15 secondes, c'est-à-dire 6,6 millimètres cubes en une seconde, que le calibre du tube soit de 0,8 millimètres carrés et le pouvoir amplifiant de 300, la rapidité du courant sera égale à $\frac{6,6}{300 \times 0,8}$ ou 0,02775 millimètres. La détermination de la rapidité absolue est peu importante, le but qu'on se propose étant plutôt d'apprécier avec exactitude les variations qui se produisent pendant la durée d'une observation.

B. Si, au lieu de la langue, on excite la surface de la peau avec la brosse métallique, les phénomènes que l'on observe sont très semblables. Dans cette expérience l'accélération du courant sanguin est plus facile à observer que dans l'expérience précédente.

C. *Excitation directe d'un nerf sensitif.* — Après avoir curarisé une grenouille, on divise les téguments sur la face postérieure de la cuisse dans une direction correspondant à la direction du muscle biceps, ou plutôt dans une direction correspondant à la direction de l'espace séparant la masse musculaire, qui recouvre la face antérieure du fémur (triceps fémoral), et le muscle semi-membraneux. Le nerf sciatique, accompagné par l'artère et la veine sciatiques, est situé immédiatement au-dessous du biceps, entre ce muscle et le semi-membraneux. Pour le séparer de ces vaisseaux, il faut le mettre à nu en soulevant le biceps avec une érigne à pointe émoussée. Après avoir disposé les deux membranes natatoires pour l'observation au microscope, on divise le nerf un peu au-dessus du genou, et on applique l'excitateur sur le bout périphérique. La bobine secondaire étant placée à une distance considérable de la bobine primaire et l'œil fixé sur une artère de la membrane interdigitale du membre qui est intact, on lève le levier. On observe les mêmes phénomènes que précédemment : contraction et ralentissement de la circulation, précédée d'une accélération plus ou moins manifeste. Si maintenant l'on examine au microscope l'autre membrane interdigitale, on voit que la contraction des artères est très peu considérable et que l'accélération est plus distincte. L'explication de ce fait est facile. Les nerfs sciatiques étant le chemin que beaucoup de fibres vaso-motrices prennent pour se rendre aux artères de la membrane interdigitale, leur section paralyse en grande partie, mais pas complètement, ces vaisseaux. Par conséquent des trois effets produits par l'excitation du centre vaso-moteur, c'est-à-dire accroissement de l'énergie des contractions du cœur, augmentation de la pression artérielle et contraction des artères, les deux premiers seuls se manifestent dans l'accélération du courant sanguin. Dans l'autre membrane les nerfs vaso-moteurs étant intacts, les phénomènes se manifestent complètement. L'effet de l'excitation directe ou indirecte de la moelle sur les vaisseaux du mésentère n'a été jusqu'à présent que très imparfaitement étudiée. Il est certain cependant que, en général, la contraction est bien moins marquée dans les artères du mésentère que dans celles de la membrane interdigitale. Souvent elle ne se manifeste pas du tout, le seul phénomène que l'on observe pendant l'excitation consistant dans l'accélération du courant sanguin. Ces faits ne prouvent pas que les artères sont soustraites à l'influence des centres cérébro-spinaux, mais seulement que les nerfs excités n'ont aucune relation réflexe avec elles.

54. EXCITATION RÉFLEXE DE LA MOELLE ALLONGÉE CHEZ LES MAMMIFÈRES. — Le centre vaso-moteur peut être mis en action chez le chien, le lapin ou le chat par l'excitation électrique d'un nerf sensitif. Le nerf, sur lequel il est préférable d'opérer, est le nerf sciatique. Les préparatifs pour cette expérience sont les mêmes que pour l'observation de la pression artérielle. Pour mettre à nu le nerf sciatique, l'animal étant couché sur le côté, on fait une incision à partir d'un point situé au milieu de la ligne qui joint le trochanter à la tubérosité de l'ischion près du tendon du biceps, et parallèlement au bord interne et postérieur de la longue portion de ce muscle. On découvre le bord du muscle et on l'attire en dehors. Dans le tiers supérieur de la cuisse le nerf est situé entre le biceps et le grand adducteur et plus bas entre le biceps et le semi-membraneux. Si l'on désire exciter le nerf près du point où il se distribue, ou peut facilement découvrir le nerf péronier en avant de l'articulation du pied, sur le bord de l'extenseur commun des orteils en contact avec le péroné. On l'appelle souvent nerf dorsal du pied.

L'excitation du bout central du sciatique ou du nerf péronier produit des effets qui sont de même nature que ceux consécutifs à l'excitation directe de la moelle, bien que l'augmentation de la pression artérielle et d'autres phénomènes concomitants soient moins considérables. Quand on opère sur le nerf péronier ou sur d'autres nerfs, dont nous parlerons plus loin, il y a une différence marquée dans l'état des artères de la région où se distribuent les nerfs excités et dans l'état de celles du reste du corps.

EXPÉRIENCES MONTRANT QUE LE MÊME DEGRÉ D'EXCITATION D'UN NERF SENSITIF, QUI PRODUIT UNE CONTRACTION GÉNÉRALE DES ARTÈRES DANS D'AUTRES PARTIES DU CORPS, DIMINUE LE TONUS DES ARTÈRES DANS LA RÉGION OÙ SE DISTRIBUE CE NERF.

55. EXCITATION DES NERFS DE L'OREILLE EXTERNE CHEZ LE LAPIN. — L'oreille du lapin est traversée par deux nerfs, tous deux assez considérables. L'un d'eux, l'auriculaire postérieur, se rapproche de la superficie à la face postérieure du cou, très près de la ligne médiane, et se dirige de là en avant et en dehors, sous une mince couche de muscles jusqu'à la racine de l'oreille où il pénètre dans une apophyse cartilagineuse, que l'on sent aisément avec le doigt au niveau et en dehors de l'occipital. On trouve facilement le nerf en faisant une incision entre cette apophyse et la tubérosité occipitale. L'autre nerf, le grand auriculaire (fig. 48), provient des branches antérieures du second et du troisième nerf cervical. Il devient superficiel au bord postérieur du sterno-mastoïdien, et de là se dirige en haut, recouvert seulement par les téguments, vers l'oreille externe où il se divise en deux branches. Le point, où on le trouve le plus facilement, est à la racine de l'oreille, un peu avant sa division.

L'animal étant curarisé, on met en communication l'appareil pour la respiration artificielle avec la trachée, et le manomètre du kymographe avec l'artère carotide. On découvre soigneusement le nerf grand auriculaire, on l'isole des parties qui l'entourent avec deux pinces à mors mousses et on le divise. Puis on dispose le lobe de l'oreille de façon que l'on puisse bien voir l'artère centrale. Dans ce but, si l'on ne peut pas se servir de la lumière solaire, on place une lampe dans une position telle que la lumière soit projetée par derrière, au moyen d'une lentille convergente, sur

Fig. 48. — Nerf grand auriculaire du lapin. — *v j*. Bifurcation de la veine jugulaire ; *p f v*, veine faciale postérieure ; *p a v*, veine auriculaire postérieure ; *a f v*, veine faciale antérieure ; *n a m*, grand nerf auriculaire. L'incision s'étend du cartilage thyroïde à la racine de l'oreille gauche.

l'oreille, maintenue verticalement au moyen d'un support. Avant de commencer l'expérience, on observe avec soin l'artère centrale, et l'on porte particulièrement son attention sur les changements rhythmiques de diamètre, qu'elle subit. Après avoir ainsi noté son état actuel et recueilli un tracé préliminaire au kymographe, on place les deux pointes de l'excitateur sur le bout central du nerf, et on lève le levier pendant quelques secondes. S'il ne se manifeste aucun accroissement de la pression artérielle, on rapproche avec beaucoup de précaution, jusqu'à ce que le phénomène se produise, la bobine secondaire, qui au début de l'expérience était éloignée de la bobine primaire. Aussitôt que le phénomène se manifeste, on observe d'habitude que l'artère de l'oreille, au lieu de se contracter, se dilate, et que le lobe tout entier de l'oreille renferme plus de sang qu'au-

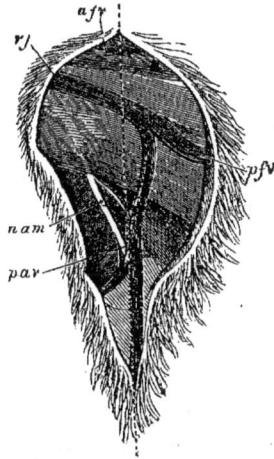

paravant. Il arrive, cependant, fréquemment que, malgré l'accroissement de la pression artérielle, on n'observe aucune augmention dans la quantité de sang. Dans ce cas il faut avoir recours au nerf auriculaire postérieur, dont l'irritation au bout central est presque toujours suivie de l'effet en question. L'augmentation de la pression artérielle et la dilatation de l'artère auriculaire semblent être deux phénomènes concomitants ; tous les deux augmentent graduellement pendant les quelques secondes qui suivent le début de l'excitation par l'électricité. Si l'on a soin de ne pas prolonger la période d'excitation et de ne pas employer des courants trop forts, on peut observer plusieurs fois le phénomène chez le même animal.

Dans cette expérience et la suivante, il est particulièrement important de maintenir la respiration artificielle d'une façon aussi parfaite que possible, autrement les effets sur les vaisseaux d'une artérialisation défectueuse viennent troubler les effets dus à l'excitation des nerfs.

56. Excitation du nerf dorsal du pied. — Quand on divise le nerf dorsal du pied et qu'on excite son bout central, il se manifeste des phénomènes semblables. Pour faire cette observation, il faut mettre à nu l'artère saphène sur la face interne de la cuisse au niveau de sa moitié inférieure, comme il a déjà été dit au § **51.** On voit alors que pendant et après l'excitation, l'artère se dilate graduellement, puis reprend ensuite ses dimensions primitives.

Le résultat général des expériences précédentes peut être exprimé en disant que les nerfs afférents, sur lesquels elles ont porté (conjointement probablement avec d'autres nerfs sensitifs), renferment des fibres, qui jouissent de la propriété, quand elles sont excitées, de suspendre l'action du centre vaso-moteur, dans certaines régions, avec lesquelles ces nerfs ont d'étroits rapports anatomiques. Quand il s'agit du système nerveux vaso-moteur, les termes d'inhibiteurs et de dépresseurs que les physiologistes appliquent aux nerfs, qui, sous l'influence d'une excitation, diminuent le tonus artériel, peuvent être regardés comme équivalents.

EXPÉRIENCES POUR DÉMONTRER LES EFFETS DE L'EXCITATION
DIRECTE ET DE LA DIVISION DES NERFS VASO-MOTEURS

Lorsqu'un nerf vaso-moteur est excité directement, les artères
de la région, dans laquelle il se distribue, se contractent. Lorsqu'il est divisé, les artères se dilatent d'une façon permanente et
ne sont point influencées par les changements, qui surviennent
dans l'état du centre vaso-moteur, déterminés par l'excitation
directe ou par l'excitation réflexe.

57. Démonstration des fonctions vaso-motrices de la portion
cervicale du système nerveux sympathique du lapin. —
En 1852, Brown Séquard montra que la section du sympathique
dans le cou est suivie de la dilatation de l'artère centrale de
l'oreille et de la vascularisation de ce dernier organe, et que
l'excitation du bout périphérique de ce nerf amène la contraction
des mêmes artères ; et la même année, il fit voir que le premier
effet produit dépend de la paralysie, et le second de la contraction
des parois musculaires des vaisseaux.

On fixe un lapin sur le dos sur l'appareil de contention et on
injecte graduellement dans la veine crurale environ 5 centimètres
cubes d'une solution de chloral à cinq pour cent, que l'on prépare en étendant une solution concentrée avec la quantité
voulue de solution ordinaire de chlorure de sodium. (Voy.
au § **51** la description de la méthode à employer pour mettre à
nu la veine crurale et insérer la canule.) Aussitôt que l'animal est
devenu insensible, on pratique une incision longue d'environ
5 centimètres, parallèlement à la trachée, de façon à découvrir
sur l'un des côtés le bord du muscle sterno-mastoïdien. On isole
ensuite l'artère carotide du pneumogastrique, et on l'attire en
avant à l'aide du crochet représenté dans la figure **22**, *c* ; on aperçoit alors que l'artère est accompagnée de deux petits nerfs, en-
foncés dans sa gaîne membraneuse et beaucoup plus petits que le
pneumogastrique (fig. 49). De ces deux nerfs, le plus petit est
le nerf dépresseur, l'autre le nerf sympathique. Pour les distinguer, il suffit de les suivre dans leur trajet vers le haut. On voit

que le nerf dépresseur naît par deux racines, provenant l'une du tronc du pneumogastrique, l'autre du laryngé supérieur, tandis que le sympathique est situé le long de l'artère. Le sympathique se distingue aussi par sa couleur grise. On place une ligature lâche autour de ce dernier et on observe avec soin l'état de l'artère auriculaire postérieure, comme il a été recommandé dans le paragraphe précédent. On sectionne le nerf et on voit que l'artère se dilate, que les mouvements rhythmiques cessent et que tout le réseau vasculaire de l'oreille s'injecte rapidement de sang. Les phénomènes que l'on observe sont semblables à ceux qui se manifestent après l'excitation du bout central du nerf auriculaire. Ils en diffèrent seulement en ce qu'ils durent plus longtemps. Si, au bout de quelques minutes, on prend chacune des oreilles dans une main, on sent que celle qui a été opérée est plus chaude que l'autre. Si maintenant on vient à appliquer les deux électrodes sur l'extrémité divisée du nerf et que l'on soulève le levier, l'artère se contracte et la congestion de l'oreille disparaît.

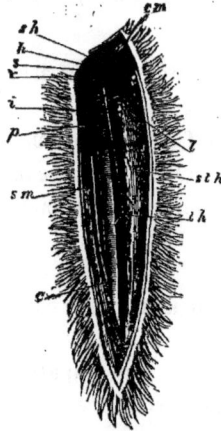

Fig. 49.—Artère carotide et organes avec lesquels elle est en rapport chez le lapin. — c. Carotide; c m, grande corne de l'os hyoïde; s h, muscle stylo-hyoïde; h, nerf hypoglosse; s, sympathique; v, pneumogastrique; i, nerf laryngé supérieur, croisant en dessous la carotide peu après sa séparation du pneumogastrique; p, artère pharyngienne; s m, bord du sterno-mastoïdien; t h, artère thyroïdienne; s t h, sterno-hyoïdien; l, artère laryngée.

Cette expérience montre d'une manière très concluante que la plupart des nerfs vaso-moteurs spinaux, qui se distribuent aux artères des téguments de la tête, passent, avant d'arriver à leur destination, dans le ganglion cervical supérieur. Mais, comme le ganglion est aussi en communication directe avec la moelle épinière, la paralysie des vaisseaux est incomplète, à moins que l'on n'extirpe le ganglion. Pour faire cette opération on prolonge l'incision jusqu'à l'angle de la mâchoire. On découvre l'artère carotide et le pneumogastrique, qui l'accompagne, jusqu'au niveau du muscle stylo-hyoïdien, et pendant qu'un aide les attire en avant et vers la ligne médiane au moyen d'une érigne, on suit le tronc du sympathique, derrière l'artère avec deux pinces à mors mousses. La région, dans laquelle est situé le ganglion, est croisée par le tronc du nerf hypoglosse et par le muscle stylo-hyoïdien. Ce dernier doit être sectionné. L'extirpation s'effectue à l'aide de ciseaux à pointes mousses. Après la section du sympathique dans le cou, l'oreille reprend rapidement son état normal ; mais, si le ganglion est détruit, elle met beaucoup plus de temps pour y revenir.

58. DÉMONSTRATION DES FONCTIONS VASO-MOTRICES DES NERFS SPLANCHNIQUES. — Les nerfs splanchniques renferment, outre les fibres qui président aux mouvements péristaltiques de l'intestin, et dont nous n'avons pas à nous occuper maintenant, des fibres sensitives et vaso-motrices. Les fibres vaso-motrices se distribuent aux artères des viscères abdominaux. Leur importance est très grande, car une portion si considérable du courant sanguin, spécialement chez le lapin, passe par ces artères, que le moindre changement dans leur calibre modifie profondément la résistance opposée par le système artériel à l'ondée sanguine poussée par le cœur. La partie sensitive des nerfs splanchniques, comme dans d'autres nerfs sensitifs, renferme des fibres qui agissent sur le centre vaso-moteur. Elle se trouve par conséquent, comme on le verra plus loin, en relation réflexe avec le cœur par l'intermédiaire du pneumogastrique. Les nerfs splanchniques chez le lapin quittent le tronc du sympathique au niveau du huitième ou du neuvième ganglion ; ils se dirigent en bas et passent devant le muscle psoas ; dans leur trajet ils reçoivent des branches provenant des autres ganglions thoraciques. Au niveau de la dixième vertèbre dorsale les deux nerfs sont situés de chaque côté de l'aorte descendante, et l'accompagnent jusqu'au moment où elle traverse le diaphragme ; à partir de ce point le splanchnique droit est plus éloigné de l'artère que le gauche. Après avoir pénétré dans l'abdomen, le splanchnique gauche conserve les mêmes rapports avec l'aorte, il se termine dans celui des deux ganglions semi-lunaires, qui est inférieur, et que l'on trouve facilement au-dessus de la capsule surrénale gauche, en avant de l'aorte. Le splanchnique droit est plus difficile à trouver, parce qu'il est situé plus loin de l'aorte, dont il est séparé par la veine cave. Il se termine au niveau de la capsule surrénale droite dans le ganglion semi-lunaire supérieur, qui est situé en avant de la veine. On peut arriver aux nerfs splanchniques soit dans le thorax, soit dans l'abdomen. Dans les expériences qui demandent une grande exactitude et spécialement dans celles qui ont rapport aux fonctions des fibres afférentes, il est désirable, pour arriver à cet organe, de ne pas ouvrir la cavité péritonéale ; mais quand il ne s'agit que de démontrer les fonctions vaso-motrices de ces nerfs, cette précaution n'est pas nécessaire. Lorsqu'on divise un de ces nerfs splanchniques chez le lapin, la pression artérielle baisse ; lorsqu'on galvanise l'extrémité coupée du nerf, elle s'élève bien au delà des limites normales. La section de l'autre nerf est suivie d'un nouvel abaissement, moins considérable cependant que celui produit par la section du premier nerf. L'abaissement de la pression après la section est accompagnée d'un *accroissement* dans la fréquence du pouls ; l'élévation de la pression après la galvanisation est suivie au contraire d'une *diminution* dans cette fréquence. On démontre ces faits par les expériences suivantes :

On anesthésie un lapin et on le place sur le dos sur l'appareil de contention (fig. 23). On introduit dans la trachée un tube pour la respiration artificielle et dans la carotide une canule en forme de T. On incise ensuite la peau depuis le cartilage ensiforme jusqu'à moitié chemin du pubis et on ouvre avec précaution la cavité abdominale le long de la ligne blanche. Cela fait, on injecte du curare, on établit la respiration artificielle et on fait communiquer la canule avec le kymographe afin d'observer la pression artérielle. Il faut ensuite pousser de côté l'estomac et les autres viscères pour arriver au nerf splanchnique gauche, qui se dirige vers la capsule surrénale parallèlement à l'aorte et tout près de son bord gauche, et autour duquel on pose une ligature qui traverse nécessairement le péritoine. On applique les électrodes sur le tronc nerveux en dehors de la ligature, par conséquent sur le bout périphérique, on prend de nouveau un tracé de la pression artérielle et on divise pendant ce temps le nerf. Enfin on galvanise le bout périphérique et on observe les effets de cette excitation sur la pression artérielle. Le nerf splanchnique droit offre un trajet à peu près semblable, mais il est plus difficile à préparer pour deux raisons : d'abord parce qu'il est plus éloigné de l'aorte, et secondement parce que le foie est placé devant lui.

On observe, après la section des deux nerfs, que les vaisseaux de tous les viscères abdominaux sont dilatés. Le système de la veine porte est rempli de sang ; les petits vaisseaux du mésentère et ceux qui se ramifient à la surface de l'intestin sont magnifiquement injectés ; les vaisseaux des reins sont dilatés et le parenchyme de la glande est hypérémié. Tous ces faits montrent que, non seulement le relâchement des vaisseaux sanguins abdominaux a détruit dans une large proportion la résistance opposée par les parois à l'ondée sanguine poussée par le cœur, mais encore qu'une grande quantité de sang a été, pour ainsi dire, transportée dans le système de la veine porte, et a disparu par conséquent du système circulatoire général, comme s'il était survenu quelque grande hémorrhagie interne.

II

CŒUR

SECTION V. — MOUVEMENTS DU CŒUR.

Les méthodes de démonstration des mouvements du cœur sont par ordre d'importance : — 1° mise à nu *in situ* du cœur chez l'animal vivant ; — 2° application sur la région précordiale d'instruments destinés à mesurer les mouvements des parois de la poitrine déterminés par le cœur ; — 3° audition des bruits du cœur ; — 4° imitation des mouvements du cœur, par la production de mouvements passifs semblables dans le cœur après la mort.

59. ETUDE DES MOUVEMENTS DU CŒUR CHEZ LA GRENOUILLE. — Avant de commencer l'étude des mouvements du cœur de la grenouille, il faut acquérir par la dissection une connaissance suffisante de la forme et des relations anatomiques de cet organe. Dans ce but le cœur et les grands vaisseaux sont remplis d'une substance solide quelconque, que l'on peut rendre liquide par la chaleur, par exemple du beurre de cacao ou une solution de gélatine dans 8 parties d'eau, et que l'on injecte par la veine cave inférieure, après avoir lié les deux veines caves supérieures (fig. 50). On voit que le cœur est ovale, et qu'il est creusé sur ses faces d'un sillon horizontal, qui croise presque perpendiculairement son grand axe, et qui à gauche s'incline légèrement vers le bas;

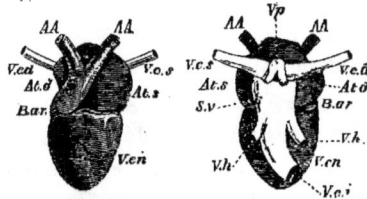

Fig. 50. — Cœur de grenouille, à gauche vu par la face antérieure, à droite par la face postérieure (d'après Fritsche). — *A, A*, aortes; *v c s*, veine cave supérieure gauche; *v c d*, veine cave supérieure droite; *A t s*, oreillette gauche; *A t d*, oreillette droite; *V e n*, ventricule; *B ar*, bulbe artériel; *S v*, sinus veineux; *V ci*, veine cave inférieure; *V h*, veines hépatiques; *V p*, veines pulmonaires.

il se trouve ainsi divisé en deux portions, l'une supérieure (qui est formée par les deux oreillettes globuleuses), l'autre inférieure (qui est constituée par le ventricule conique). En avant, le ventricule se continue avec un renflement cylindrique (le bulbe), appliqué sur la face antérieure de l'oreillette droite et qui se divise bientôt en deux vaisseaux, l'aorte droit et l'aorte gauche. De ces deux artères, qui s'écartent l'une de l'autre sur la ligne médiane, la gauche est plus considérable. L'oreillette droite présente en arrière un cul-de-sac en forme de massue, que l'on appelle le sinus veineux. Cette partie peut être considérée comme la terminaison élargie de la veine cave inférieure. Elle surmonte sur la ligne médiane le tronc veineux, en avant de l'œsophage, et s'ouvre dans l'oreillette droite, dont elle est séparée par un léger sillon. A sa partie supérieure elle reçoit de chaque côté les deux veines caves supérieures, qui sont relativement petites. Les deux oreillettes sont séparées l'une de l'autre par une cloison verticale antéro-postérieure, dont le bord inférieur évidé en croissant, permet aux deux cavités de communiquer librement. L'orifice de communication entre le sinus veineux et l'oreillette droite est muni d'une valvule d'Eustache bien développée. La valvule auriculo-ventriculaire est formée de deux parties, l'une antérieure, l'autre postérieure, qui se continuent par leurs bords avec la cloison auriculaire.

La meilleure méthode de préparer une grenouille pour l'étude des mouvements du cœur, consiste à injecter sous la peau du dos une goutte d'une solution de curare à 0,1 pour cent et à détruire les hémisphères deux heures avant que l'on ne fasse les expériences. On facilite beaucoup l'étude de ces mouvements en attachant un fil tout autour du ligament mince, qui s'étend entre la face dorsale du ventricule et le péricarde, et en sectionnant le ligament. Le fil permet d'attirer le cœur en dehors de la cavité qui le contient et de le mettre dans toutes les positions voulues. La série des mouvements musculaires, que le cœur exécute, chaque fois qu'il se contracte, commence à l'extrémité supérieure de la veine cave inférieure et du sinus veineux. Du sinus ces ondes péristaltiques s'étendent aux oreillettes, mais ce n'est que lorsque la contraction auriculaire est complète, que le ventricule se contracte subitement. Avant que ce dernier acte ne s'accomplisse, on observe d'habitude que le sinus veineux est plein et que les oreillettes se remplissent déjà. Dans un moment elles sont distendues et se contractent, chassant le sang qu'elles renferment dans le ventricule maintenant vide et flasque, qui, à son tour, le renvoie dans le bulbe aortique et le système artériel. Par suite de ce fait, que pendant la contraction du ventricule les oreillettes se remplissent déjà de sang, et que le ventricule ne se remplit que lorsque les oreillettes se contractent, l'aspect successif que présente le cœur, pendant chaque période cardiaque, semble indiquer que le phénomène se borne à un échange constant de sang entre les deux grandes cavités de l'organe, et suggère tout d'abord l'idée que les oreillettes et le ventricule se dilatent et se contractent alternativement, les premières se contractant pendant que le dernier se dilate et *vice versâ*. Il est aisé cependant de voir, pour peu que l'on observe avec attention, que tel n'est pas le cas; et que, tandis que la contraction ventriculaire est déterminée par la contraction des oreillettes, et celle-ci par la contraction du sinus, cette dernière n'a son origine qu'en elle-même, c'est-à-dire, est indépendante de tout mouvement antérieur.

Pour étudier le rhythme des mouvements du cœur que nous venons de décrire, on se sert de leviers enregistreurs, de forme diverse, dont le plus usuel est représenté dans la figure 51. Le

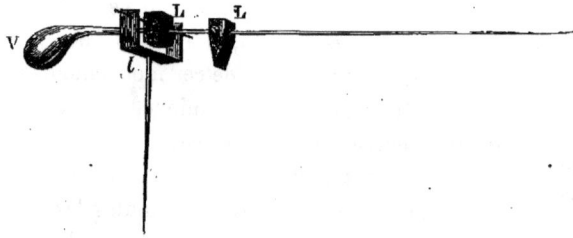

Fig. 51. — Levier enregistreur. — Le levier est en verre; il oscille autour d'un axe horizontal supporté par une aiguille *l*; d'un côté il porte un contre-poids en verre *V*, de l'autre un bras en liège *L*.

levier se meut autour d'un axe horizontal *L*, supporté par une épingle d'acier dont l'extrémité pointue est destinée à être enfoncée sur la lame de liège, sur laquelle est placée la préparation. A un centimètre de l'axe, le levier porte un bras en liège qui appuie sur le ventricule ou sur l'oreillette. En *V* se trouve un contre-poids. Il est terminé, soit par un style écrivant qui inscrit les mouvements du cœur sur le cylindre enregistreur, soit par un fil de platine qui plonge dans deux soucoupes renfermant du mercure et dans lesquelles aboutissent les deux rhéophores d'une batterie d'éléments de Grove. Dans le premier cas, le levier trace directement une courbe, dont la figure 52 est le fac-similé. Dans le second cas le signal électro-magnétique de Marey est intercalé dans le circuit, et marque sur le cylindre chaque fermeture et chaque interruption du courant. Si l'on désire recueillir simultanément les tracés des mouvements du ventricule et des oreillettes, de façon à étudier leur durée relative, il est préférable d'employer la méthode électromagnétique. Il est facile de disposer deux leviers de manière que l'un enregistre les mouvements des oreillettes

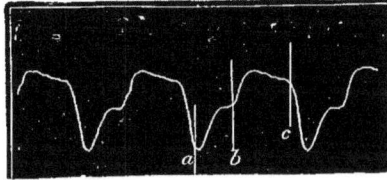

Fig. 52. — Tracé obtenu à l'aide du levier appliqué directement sur la pointe du cœur de la grenouille.

et l'autre les mouvements du cœur. Dans les expériences de cours un seul levier peut montrer à la fois les deux sortes de mouvements. Une excellente méthode consiste encore à employer deux miroirs circulaires, légèrement concaves, d'environ quatre millimètres de diamètre, placés l'un sur le ventricule, l'autre sur l'oreillette droite. Les mouvements des deux images produites par une source lumineuse quelconque, projetées par les miroirs sur un écran permettent à un grand auditoire de se rendre compte du système des mouvements cardiaques. Quelle que soit la méthode que l'on emploie, les mouvements du cœur ne doivent être étudiés que tant que la circulation est en pleine activité ; c'est pourquoi il faut toujours avoir recours à des animaux qui ont été curarisés et qui ont été privés de leur cerveau par le procédé que nous avons décrit plus haut.

60. ÉTUDE DES MOUVEMENTS DU CŒUR CHEZ LES MAMMIFÈRES. — Les expériences devront être faites sur des animaux, auxquels on a divisé la moelle épinière en arrière de la moelle allongée, ou mieux que l'on a paralysés par le curare. Dans les deux cas il faut avoir recours à la respiration artificielle ; et il est bon dans le dernier de recourir à un anesthésique. La manière de procéder à l'ouverture de la poitrine a déjà été décrite au paragraphe **51.** Cette opération se fait très simplement en divisant la peau sur la ligne médiane et en découvrant le cartilage xiphoïde. On glisse au-dessous une forte paire de ciseaux, à l'aide de laquelle on incise, toujours sur la ligne médiane, le sternum jusque tout près de son extrémité antérieure. Le péricarde ayant été de la sorte mis à nu et ouvert, on observe : — a. Qu'au début de la période de relâchement le cœur est tellement flasque qu'il prend une forme déterminée en partie par la pesanteur, en partie par la conformation de la cavité, dans laquelle il est renfermé. — b. Pendant le reste de la diastole, les ventricules sont encore flasques et entièrement passifs, mais les conditions sont entièrement changées. Pendant qu'ils se remplissent graduellement de sang, ils présentent ces changements successifs de forme que revêt une vessie plongée dans un bassin et dans laquelle l'eau pénètre peu à peu. — c. La fin de la diastole est suivie d'une période très courte, pendant laquelle, bien que les ventricules soient encore mous, il s'y manifeste déjà des mouvements musculaires actifs. C'est ce que l'on appelle la période pré-systolique. La systole a en réalité commencé; mais les valvules auriculo-ventriculaires n'ayant pas encore eu le temps de se fermer, la contraction ventriculaire ne trouve point de résistance, car le cœur, de même que tout muscle quelconque, est mou, tant qu'il se contracte sans rencontrer de résistance. — d. Au moment où les valvules se ferment, le cœur durcit et devient globuleux ; il se tord légèrement autour de son axe. La pointe est projetée en avant et se rapproche de sa base. Si, au moment où le ventricule durcit, on observe l'aorte, on remarque que cette artère subit les mêmes changements de forme, que ceux que nous avons déjà décrits dans l'étude du pouls artériel, changements dus à la dilatation en largeur et en longueur, c'est-à-dire à l'accroissement du diamètre du vaisseau et à son allongement.

Le mouvement de déplacement, qui résulte de la dilatation en longueur de l'aorte, a son influence sur le cœur, car il compense la diminution de longueur qui se produit, lorsque le cœur se ramasse en boule pour surmonter la résistance artérielle, qui lui est opposée, au moment où il chasse son contenu dans les artères déjà distendues.

Dans les paragraphes qui précèdent nous ne nous sommes exclusivement occupés que de la portion artérielle du cœur, c'est-à-dire que nous n'avons considéré que les mouvements des ventricules et ceux des grands troncs artériels. Il nous faut maintenant étudier les mouvements des oreillettes, et observer particulièrement leur rhythme comparé à celui des mouvements ventriculaires.

Au début de la période de relâchement des ventricules, le cœur tout entier est flasque. La durée de cette période est en raison inverse de la fréquence du pouls. Tant qu'elle dure, le sang est versé dans les oreillettes par les veines de la circulation générale et par les veines pulmonaires. A un moment, qui précède le durcissement des ventricules (chez le lapin) d'environ un cinquième de seconde, les oreillettes se durcissent, tandis que les ventricules, qui ont déjà reçu une certaine quantité de sang par les orifices auriculo-ventriculaires non encore fermés, se remplissent encore plus rapidement. Ce durcissement des oreillettes n'est pas comparable à celui des ventricules, ni par son énergie, ni par sa soudaineté ; il ne se manifeste pas dans toute l'oreillette à la fois, mais semble plutôt s'étendre de l'embouchure des veines caves vers les ventricules. Tandis que l'oreillette se contracte encore, les mouvements de la période pré-systolique commencent à se manifester dans le ventricule et atteignent leur point culminant comme nous l'avons déjà dit dans le choc du cœur.

Pour compléter l'étude des mouvements du cœur *in situ*, il faudrait les observer dans diverses conditions anormales, par exemple après la section ou pendant l'excitation des pneumogastriques, dans la dyspnée et après une hémorrhagie. Cette étude sera faite en temps et lieu dans les paragraphes suivants.

61. PULSATION DU CŒUR. — L'espace, dans lequel est renfermée la portion ventriculaire du cœur chez l'homme, a la forme d'un coin dont la paroi postérieure, formée par le diaphragme, est moins résistante que les autres. Par conséquent, quand les ventricules se durcissent soudainement et deviennent globuleux, ils frappent contre la paroi de la poitrine avec plus ou moins de violence. Ce choc est appelé pulsation du cœur. Il coïncide précisément avec la fermeture complète des valvules auriculo-ventriculaires, et détermine l'ouverture brusque des valvules sigmoïdes. Si la base du cœur, c'est-à-dire l'origine des troncs artériels, était fixé, le raccourcissement de l'axe des ventricules, qui a lieu, comme nous l'avons vu, au moment du durcissement de leurs parois, déterminerait un dérangement correspondant dans la position occupée par la pointe du cœur pendant le diastole. Mais, comme ce raccourcissement est accompagné d'un allongement de l'aorte, son effet est plus ou moins neutralisé, de sorte que le point où se produit le choc, ou en d'autres termes le centre vers lequel la masse musculaire des ventricules se contracte, n'est pas loin du point occupé par la pointe du cœur pendant la diastole. C'est ce qu'il est facile de démontrer chez les animaux aussi bien que chez l'homme. Sur un lapin ou sur un chien insensibilisé par l'opium ou le chloral, introduisez six longues et minces aiguilles dans le cœur de la façon suivante : — Piquez verticalement l'aiguille 1 dans le ventricule, au point où on sent le plus distinctement avec le doigt le choc du cœur. Piquez de la même manière dans les espaces intercostaux les aiguilles 2, 3 et 4 sur une ligne, qui de ce point se dirige en haut et en dedans vers la racine de l'aorte. Les aiguilles 5 et 6 sont insérées dans le même espace intercostal à gauche et à droite de l'aiguille 1 et à égale distance. Les mouvements exécutés par ces aiguilles diffèrent suivant la position qu'elles occupent par rapport à l'aiguille 1, qui, bien qu'affectée par les mouvements d'ascension et de descente du diaphragme, n'est pas mue par le cœur. L'extrémité libre des aiguilles 2, 3 et 4 manifeste un brusque mouvement vers le haut, dont l'étendue est proportionnelle à la distance qui la sépare de l'aiguille 1, et enfin les aiguilles 5 et 6 oscillent dans un plan plus ou moins horizontal, leurs extrémités libres s'éloignant l'une de l'autre, ainsi que de l'aiguille 1 à chaque choc du cœur. Ces faits nous montrent que, tandis que la portion des ventricules, qui frappe contre la paroi de la poitrine, est presque stationnaire, la base du cœur se meut vers le bas et le côté gauche au moment du durcissement des ventricules, c'est-à-dire au moment du battement aortique, et que les autres portions des ventricules sont attirées vers le point où a lieu le choc, dans une étendue proportionnelle à la distance où elles sont de ce point.

Chez l'homme, on peut démontrer tous ces faits à l'aide du cardiographe. Le nom de cardiographe a été appliqué par les différents auteurs à des instruments qui diffèrent les uns des autres par leur forme et par les principes sur lesquels leur construction est basée, mais qui tous ont le même objet, qui est d'enregistrer les mouvements cardiaques par la méthode graphique.

62. Cardiographe.—La partie la plus importante du cardiographe est un disque concave de laiton, sur lequel est tendue une membrane de caoutchouc mince, et qui constitue ce que l'on appelle un tambour. Le cardiographe, représenté dans la figure 53, est muni d'un ressort plat d'acier, vissé sur la face postérieure du tambour et recourbé deux fois à angle droit dans la même direction, de manière à venir se placer devant la membrane de caoutchouc. L'extrémité libre du ressort, qui est exactement située vis-à-vis le centre de la membrane de caoutchouc, est traversée par une vis d'acier qui appuie sur la membrane et dont la tête est munie d'un bouton en ivoire. Le tambour porte en outre trois vis

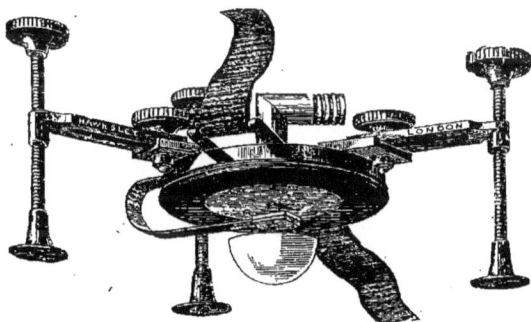

Fig. 53. — Cardiographe.

calantes, qui reposent sur la paroi de la poitrine, quand on se sert de l'instrument, et qui permettent de l'en éloigner ou de l'en rapprocher à volonté. Il est évident que, lorsque les vis sont disposées de telle sorte que le ressort appuie sur la poitrine, tous les mouvements d'expansion et d'abaissement qu'exécute celle-ci, seront communiqués au ressort et par son intermédiaire à la membrane de caoutchouc avec laquelle sa pointe est en contact. Le tambour communique au moyen d'un tube en caoutchouc galvanisé avec un second tambour représenté dans la figure 53, et de telle façon que les cavités du tube et des deux tambours soient imperméables à l'air. Il résulte de cette disposition que tout mouvement exécuté par le premier tambour est instantanément reproduit, mais en sens inverse, par le second ; et si les tambours ont une surface égale, l'amplitude de ces mouvements primaires et secondaires sera égale ; mais si, comme c'est le cas habituel, ces surfaces ne sont pas égales, l'amplitude du mouvement est très approximativement en raison inverse des surfaces. Le mouvement du second tambour est amplifié et inscrit sur un cylindre enregistreur au moyen d'un levier, de la manière décrite plus haut. Avec cet appareil on recueille un tracé, qui est la représentation exacte des mouvements de la surface, sur laquelle est appliqué le ressort, de telle sorte que, si l'instrument est gradué, on peut non seulement observer la durée relative de ces mouvements, mais encore mesurer leur amplitude.

Une forme de cardiographe plus simple est celle dans laquelle le tambour a la forme d'une timbale surbaissée et le bouton d'ivoire repose directement sur la membrane de caoutchouc, au lieu d'être supporté par un ressort. Il a une largeur suffisante pour pouvoir être facilement maintenu en place entre les quatre doigts et le pouce, qui remplacent les vis calantes. Il est d'un usage plus facile et moins coûteux, et, par conséquent est préférable au cardiographe précédent.

Pour étudier les pulsations du cœur sur la poitrine, chez l'homme, le patient doit être couché sur le côté gauche, avec un coussin sous les aisselles. Le choc se produit alors sur un point plus éloigné du thorax, que lorsque le patient est sur le dos, et qui est situé entre la cinquième et la sixième côte, plus près, d'environ un centimètre et demi, du sternum que de la ligne mammaire (ligne qui traverse verticalement le mamelon). En plaçant dans cette région le cardiographe, avec le bouton d'ivoire appliqué sur le point où se manifeste le choc cardiaque, on obtient toujours un tracé, qui présente les caractères généraux représentés dans la figure 54. Le durcissement des ventricules est indiqué par une brusque ascension du levier, et la fin de la systole ventriculaire par une descente du levier aussi marquée mais moins brusque. Si l'on compare le tracé donné par le cardiographe avec celui que l'on obtient avec le manomètre, par la méthode que nous allons décrire plus bas, on voit qu'ils se correspondent par-

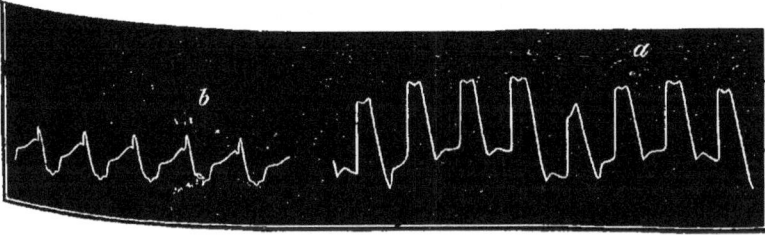

Fig. 54. — a. Tracé obtenu avec le cardiographe quand le bouton est placé au point où se manifeste le choc du cœur chez l'homme. — b. Tracé obtenu avec le bouton placé en dehors du point où se manifeste le choc du cœur. La ligne de brusque descente en b coïncide avec la ligne de brusque descente en a. Toutes deux coïncident avec le durcissement brusque des ventricules, c'est-à-dire avec l'occlusion complète des valvules mitrale et tricuspide.

faitement. Aussi sommes-nous pleinement autorisés à admettre, comme nous l'avons fait, que la ligne d'ascension indique le début et la ligne de descente la fin de l'effort des ventricules. Nous pouvons donc déterminer avec une grande précision le moment où les valvules mitrale et tricuspide se ferment, ou, en d'autres termes, la durée de la systole ventriculaire. Le moment de la fermeture des valvules artérielles n'est pas aussi certain, parce qu'il ne coïncide pas nécessairement avec la fin de la systole. Il est quelquefois indiqué par un mouvement de va-et-vient du levier dû à la vibration de la paroi thoracique, au moment où les replis de la valvule aortique s'appliquent les uns contre les autres. Le choc cardiaque est souvent précédé d'une légère ascension du levier, que l'on peut attribuer à la systole auriculaire.

63. Étude des bruits du cœur. — Les bruits du cœur peuvent être étudiés chez l'homme et chez les animaux. Le premier bruit, qui est sourd, coïncide avec le durcissement des ventricules, la fermeture complète des valvules auriculo-ventriculaires et l'ouverture brusque des orifices artériels.

Il est principalement causé par la distenstion subite des ventricules ; mais on peut prouver aussi expérimentalement qu'il est enpartie de la même nature que les bruits que produisent les muscles lorsque leur contraction rencontre une résistance. Le second bruit, qui est clair, coïncide avec la fermeture des valvules sigmoïdes et est causé par elle. C'est ce que démontre ce fait, que le bruit ne se produit plus si les valvules sont blessées, ou si on les empêche mécaniquement de se fermer. Dans l'étude des bruits du cœur chez les animaux, et en particulier chez le chien, les étudiants en médecine doivent diriger principalement leur attention sur les modifications que ces bruits subissent dans certaines conditions données, par exemple, dans la dyspnée, quand le cœur est rempli de sang ; après une hémorrhagie, lorsque les ventricules sont insuffisamment remplis pendant la diastole ; après la section des pneumogastriques, lorsque la fréquence des contractions est si grande que les valvules aortiques n'ont pas même le temps de se fermer ; ou enfin quand ces nerfs sont directement ou indirectement excités. Toutes ces modifications, dont les causes efficientes sont connues, fournissent des indications précieuses, dont on peut s'aider au lit du malade pour interpréter des phénomènes analogues qui peuvent se présenter chez l'homme.

64. Étude de l'action des valvules du cœur après la mort. — Bien que cette méthode ne constitue aucune exception à la règle générale, qu'en physiologie on ne peut apprendre que fort peu de choses par la connaissance des propriétés des organes ou des tissus morts, elle est cependant très importante, quand on se propose de démontrer le côté purement mécanique de la fonction du cœur. Dans ce but on peut se servir du cœur d'un mammifère quelconque : celui du porc est préférable. La méthode la plus simple pour reproduire les conditions de la circulation normale consiste à mettre en communication l'un des deux ventricules avec un réservoir placé à une hauteur suffisante, au moyen de deux tubes flexibles. Le réservoir est un entonnoir en verre qu'un des tubes flexibles rattache à l'autre. L'autre tube porte une grande canule qui est solidement fixée dans le ventricule, près de la pointe ; à son extrémité opposée est adapté un siphon de verre, dont la petite branche plonge dans un entonnoir. Le tube est fermé par une pince à pression continue. Pour que l'appareil soit prêt à fonctionner, il suffit de remplir l'entonnoir et le siphon d'eau. Quand on enlève la pince, l'eau coule dans le ventricule droit et le remplit ; si on la replace et qu'on comprime le ventricule avec la main, son contenu est chassé dans l'aorte et de là dans l'entonnoir, et la valvule tricuspide est close. Pour observer le jeu de cette valvule, il suffit de couper une partie de la paroi de l'oreillette droite ; on voit alors que, lorsque le ventricule est comprimé, le liquide qu'il renferme tend à se précipiter au dehors par l'orifice auriculo-ventriculaire, entraînant avec lui la valvule. En un moment les replis de celle-ci sont tendus et se rencontrent par leur bord de façon à constituer une sorte de dôme membraneux, qui fait saillie dans l'oreillette. Quand on étudie le jeu de la valvule tricuspide, dans le cœur séparé de l'organisme, il est important de noter qu'elles sont les causes qui influent sur son jeu normal et l'empêchent de fermer complètement l'orifice auriculo-ventriculaire. La plus importante consiste dans la distension exagérée du ventricule, qui agrandit tellement l'orifice, qu'il ne peut plus être obturé par la valvule. Quand cette condition se trouve réalisée pendant la vie, elle donne lieu à la production du phénomène que l'on connaît sous le nom de pouls veineux. Le ventricule droit, étant encore en communication avec le système veineux au moment où il se contracte, fait refluer du sang en arrière. Quand cet état est permanent chez l'homme, il entraîne d'abord la dilatation des gros troncs veineux, et secondement une insuffisance correspondante des valvules veineuses les plus rapprochées du cœur. On observe, chez les sujets qui sont atteints de cette infirmité, deux grandes tumeurs de chaque côté du cou, formées par les veines jugulaires distendues, présentant des pulsations presque synchroniques avec celles du cœur.

SECTION VI. — PRESSION ENDOCARDIAQUE

On entend par pression endocardiaque la pression exercée par le sang sur la paroi interne du cœur. On peut la mesurer chez la grenouille et chez les mammifères.

65. ÉTUDE DE LA PRESSION ENDOCARDIAQUE DANS LE CŒUR DE LA GRENOUILLE, DANS DES CONDITIONS DIVERSES. — Chez la grenouille, l'action du cœur se maintient intacte après que l'on a séparé cet organe des centres cérébro-spinaux. Il n'est même pas nécessaire que le cœur reste en contact avec le sang ; on peut, en effet, substituer à ce liquide du sérum parfaitement frais d'un autre animal, sans altérer manifestement ni l'énergie, ni la régularité des contractions cardiaques. Ces deux faits permettent d'employer le cœur de la grenouille pour résoudre un certain nombre de problèmes, pour lesquels il est bon d'étudier les fonctions mécaniques du cœur, en dehors de l'influence du système nerveux.

Le mode de préparation du cœur, pour des expériences de ce genre, a été indiqué pour la première fois par le Dr Coats, de Glasgow, dans les recherches qu'il fit dans le laboratoire de Ludwig sur le travail exécuté par le cœur dans un temps donné. Cette méthode a été depuis employée et plus ou moins modifiée par Bowditch, Brunton et d'autres physiologistes. Le cerveau et la moelle épinière sont détruits et le péricarde mis à nu de la manière qui est indiquée §**48**, 2. Puis le corps de la grenouille est coupé transversalement au-dessous du foie, et le sternum enlevé avec les membres antérieurs, en ayant soin de laisser sur un des côtés un grand lambeau de peau, qui servira à recouvrir les nerfs et le cœur. Le cœur est ensuite dépouillé du péricarde, et le petit ligament, qui le réunit à la face postérieure de ce dernier est lié et divisé. Cela fait, on lie une des branches de l'aorte et on fait pénétrer par l'autre branche dans le bulbe et le ventricule une canule. Les ligaments supérieurs du foie sont à leur tour sectionnés afin d'arriver à la veine cave inférieure, par laquelle on introduit une grande canule dans l'oreillette droite. On enlève le foie et les poumons, on ouvre sur la ligne médiane l'estomac et on introduit une baguette de verre, légèrement atténuée à ses deux bouts, à travers la bouche, dans l'œsophage. L'extrémité libre de la baguette, qui sort de la bouche, est fixée sur un support et le tube, inséré dans l'oreillette droite, est mis en communication, au moyen d'un tube flexible, avec un réservoir de verre rempli de sérum de lapin rougeâtre. On peut se servir comme réservoir de l'encrier à siphon. L'aorte communique de la même manière avec un

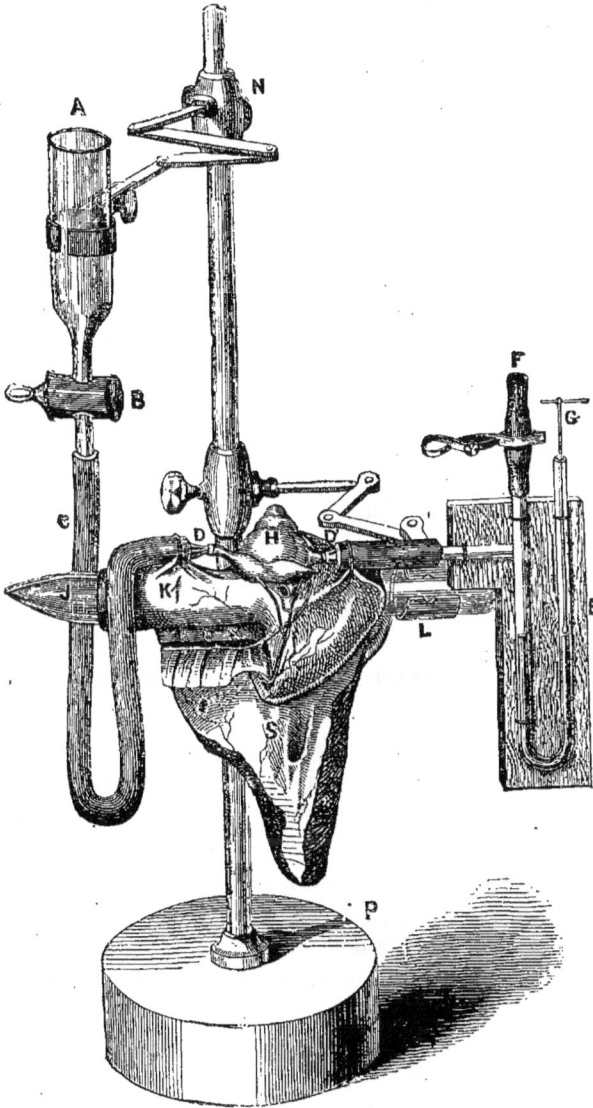

Fig. 53. — Appareil du Dr Coats. — A, Réservoir; B, robinet; C, tube
allant du réservoir à la veine cave inférieure D; D', aorte portant une
canule, qui communique avec le manomètre; F, tube muni d'une pince
à pression continue, qui ferme la branche aortique ou proximale du

manomètre; G, style qui inscrit sur le cylindre les mouvements du mercure dans la branche libre, ou distale, du manomètre; H, cœur; K, ligature qui fixe le tube sur l'œsophage; L, support qui soutient le bâton de verre J.

manomètre. La figure 55 achèvera de faire comprendre la disposition générale de l'appareil.

Le cœur plein de sérum est mis en action lorsqu'on remplit le réservoir. De ce dernier le liquide passe dans l'oreille droite, puis dans le ventricule et est chassé dans le manomètre. L'appareil est prêt à fonctionner, quand il n'arrive plus de bulles d'air dans la branche aortique du manomètre, dont l'extrémité supérieure est réunie au moyen d'un tube flexible avec un réservoir destiné à recueillir le liquide pompé par le cœur. On peut faire varier l'expérience, suivant qu'on se propose simplement de mesurer les variations de la pression endocardiaque pendant une révolution du cœur, ou d'observer les modifications, que cette pression subit dans certaines conditions données.

66. Variations de la pression endocardiaque pendant chaque révolution du cœur. — Pour observer ces variations le cœur ne doit communiquer qu'avec le manomètre. La branche proximale du manomètre avec le tube qui la réunit au ventricule et le ventricule lui-même constituent une cavité remplie de sérum fermée d'un côté par la valvule auriculo-ventriculaire et de l'autre par la colonne mercurielle et la pince à pression continue placée sur la branche distale. Il faut que le manomètre soit placé à une hauteur telle, qu'au moment du maximum de pression le sommet de la colonne mercurielle dans la branche proximale soit au même niveau que le cœur; il faut aussi régler la quantité de mercure que renferme le manomètre, c'est-à-dire en ajouter ou en retrancher à l'aide d'une pipette capillaire, de façon que pendant la diastole la colonne mercurielle dans la branche distale soit toujours plus haute d'environ un millimètre, que dans la branche proximale. Le réservoir à sérum doit, en outre, être placé au-dessus du cœur à une hauteur telle, que la pression dans l'oreillette soit égale à la pression exercée sur les parois du ventricule pendant la diastole. Comme la densité du mercure est environ douze fois celle du sérum, il en résulte que la colonne

vcineuse de sérum doit avoir une hauteur de 12 millimètres.
Dans la branche libre du manomètre se meut un piston de verre,
dont l'extrémité supérieure porte un style disposé comme dans le
kymographe ordinaire. Le tracé est recueilli, comme dans le
sphygmographe, sur un papier verni, noirci par la flamme
d'une lampe. La figure 56 représente un tracé ainsi obtenu.
Par suite de la lenteur relative des mouvements et du calibre très petit du manomètre, dont le diamètre intérieur ne
doit pas dépasser deux
millimètres, la courbe
est très peu modifiée
par l'oscillation de la
colonne de mercure
et elle est par consé-
quent une représen-
tation exacte de la
succession des chan-
gements de pression,

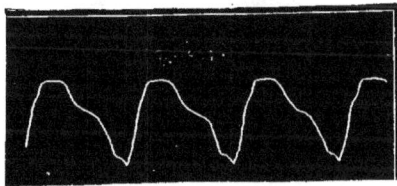

Fig. 56. — Tracé de la pression endocardiaque
chez la grenouille, obtenu par la méthode du
Dr Coats.

qui se manifestent dans le ventricule. Elle nous montre que,
chez la grenouille, la pression exercée par le ventricule sur le
sang qu'il renferme, arrive graduellement à son maximum,
et qu'elle y persiste pendant un temps appréciable ; et. secondement que, pendant le relâchement du cœur, la diminution
de pression est d'abord très rapide, puis plus graduelle. La
vitesse du mouvement du papier étant de quarante centimètres
par seconde, il est facile de mesurer la durée de chaque
systole.

67. Modifications de la courbe de la pression endocardiaque dans diverses conditions. — Pour étudier l'influence que
des conditions mécaniques différentes exercent sur l'action du
cœur et particulièrement sur les changements de pression relative dans les veines et les artères, il faut modifier l'appareil, de
façon que le ventricule, au lieu de communiquer seulement avec
le manomètre, chasse le liquide, qui lui est constamment fourni
par le réservoir veineux, dans un système de tubes représentant
le système artériel. Pour remplir ces conditions il faut : 1° intro-

duire la canule artérielle, non pas dans le ventricule, mais dans l'aorte gauche (la droite étant liée), afin de ne pas empêcher le jeu de la valvule aortique, et 2° fixer sur la branche aortique du manomètre un tube en caoutchouc présentant, près du point de jonction, une dilatation qui constitue un bulbe élastique, et terminé par un bec de verre presque capillaire; cette dernière disposition a pour but d'établir la résistance nécessaire, et la première de rendre l'ondée liquide aussi uniforme que possible, c'est-à-dire, en d'autres termes, de remplacer l'élasticité artérielle.

L'avantage de l'appareil, ainsi disposé, est de permettre à l'expérimentateur de modifier la pression artérielle (en faisant varier la résistance), sans changer la pression veineuse et *vice versa*, et de reproduire ainsi des conditions qui existent pendant la vie et qui exercent une influence des plus importantes dans le corps de l'animal vivant.

Il est évident que si la pression dans la partie veineuse du cœur est nulle, il ne se produira aucun mouvement de progression, quelle que soit la résistance des artères; et d'un autre côté il n'y aura pas non plus de mouvement, si les pressions sont égales dans la portion veineuse et dans la portion artérielle, car la valvule ventriculo-auriculaire restant ouverte, le cœur agirait comme dans l'expérience précédente, recevant pendant la diastole tout le liquide qu'il aurait expulsé pendant la systole. Mais entre ces deux extrêmes, égalité de la pression veineuse et absence totale de pression dans les oreillettes, il y a un rapport moyen correspondant au maximum d'efficacité de la fonction cardiaque et dont on ne peut s'écarter, dans un sens ou dans l'autre, sans constater une diminution dans l'effet produit. La preuve de ce fait a été donnée expérimentalement par Blasius; il a montré en premier lieu, que pour chaque valeur de la résistance artérielle, il est possible par des tâtonnements successifs de déterminer une valeur de la pression veineuse correspondant au maximum d'effet produit par la contraction du cœur, et secondement, qu'il y a pour chaque cœur un certain degré de résistance artérielle plus avantageux que tout autre. Le résultat de nombreuses observations est que le travail mécanique effectué par le cœur de la grenouille (*rana esculenta*) atteint son maximum, lorsque la pression artérielle, qui lui est opposée, équivaut à une colonne de mercure d'environ 35 milli-mètres. Si la résistance est plus considérable, le cœur est distendu outre mesure, et il y a insuffisance dans le jeu des valvules.

Depuis la publication de l'édition anglaise de ce livre, on a apporté à cette méthode de recherches deux perfectionnements, qui consistent dans la substitution du ventricule au cœur tout entier et dans l'évaluation des changements du volume du cœur, indépendamment des changements de la pression intra-cardiaque.

Pour faire passer à travers le ventricule un courant continu de liquide nutritif et pour lui permettre en même temps de se contracter et de se relâcher normalement, on se sert de la canule de Kronecker. L'extrémité de cette canule est bifurquée. Son calibre intérieur est divisé en deux portions par une cloison longitudinale, chacune d'elles communiquant avec l'une des deux branches de bifurcation. Elle est munie, à son autre extrémité, d'une rainure circulaire destinée à fixer une ligature. Pour l'introduire dans le ventricule, on la fait pénétrer à travers une fente pratiquée dans la veine cave inférieure, dans l'oreillette droite et de là dans le ventricule. On la fixe dans cette position au moyen d'une ligature passée tout près des oreillettes et du bulbe, parallèlement et immédiatement en avant du sillon auriculo-ventriculaire. Puis on met en communication au moyen d'un tube de caoutchouc l'une des branches de la canule avec un récipient gradué renfermant le liquide nutritif et l'autre branche avec un manomètre semblable à celui qui est représenté dans la figure 55.

Un cœur ainsi préparé se contracte rhythmiquement, pourvu que la ligature soit placée tout contre le sillon auriculo-ventriculaire. Si l'on veut employer un ventricule, dont on a enlevé le sillon auriculo-ventriculaire ainsi que le centre moteur ventriculaire qui y est situé, il faut placer la ligature sur le ventricule, en arrière du sillon. Dans ce cas, le cœur ne se contracte pas de lui-même ; les mouvements rhythmiques sont excités par des courants d'induction qu'on y applique à des intervalles réguliers. Dans ce but, un fil de cuivre est soudé à la canule, qui sert ainsi d'électrode, le second fil de cuivre est fixé au vase qui contient la solution saline ou le sérum, dans lequel le cœur est plongé.

Pour mesurer les changements de volume que le cœur subit quand il est en action, la meilleure méthode est celle du Dr Roy. La partie principale de l'appareil est un cylindre de verre d'une capacité d'environ 50 centimètres cubes, fermé à son extrémité supérieure par un bouchon de verre perforé et portant à son extrémité inférieure un piston, semblable à celui qui a été décrit à propos du tonomètre. Le tube inférieur d'une canule de Kronecker traverse le bouchon de verre et se lie sur le ventricule d'une grenouille, située dans l'intérieur du cylindre. Le ventricule reçoit le liquide nutritif par l'une des branches de bifurcation de la canule et le chasse par l'autre branche dans un récipient placé à la même hauteur que lui. La cavité du cylindre, dans laquelle est contenu le ventricule, est entièrement remplie d'huile d'olive. Il en résulte que lorsque la contraction a lieu, le piston est attiré en haut, pour redescendre de nouveau pendant la période de relâchement. La tige verticale du piston communique ses mouvements à un levier qui les inscrit sur un cylindre enregistreur.

Cette méthode a, sur les autres, les avantages suivants : la *pression* dans l'intérieur du cœur, pendant la période d'inaction, peut être modifiée à volonté et graduée très exactement ; la rapidité de l'écoulement du liquide qui nourrit le cœur dépend aussi entièrement de l'expérimentateur ; et enfin, on recueille un tracé qui exprime très fidèlement les changements de volume du ventricule.

Le liquide nutritif le plus convenable à employer dans ces expériences, est du sang défibriné de lapin ou de tout autre rongeur, dilué dans une solution de sel de cuisine à **3/4** pour cent.

68. APPLICATION DES MÉTHODES PRÉCÉDENTES A LA SOLUTION DU PROBLÈME DU TRAVAIL MÉCANIQUE EFFECTUÉ PAR LE CŒUR EN UN TEMPS DONNÉ. — Dans le paragraphe précédent nous nous sommes servis des termes d'effet mécanique des contractions du cœur et de travail mécanique du cœur, sans les expliquer. Avant d'aller plus loin, il est nécessaire de les définir. Le travail exécuté par le cœur, en un temps donné, est égal au produit de la pression aortique par la quantité de sang qui traverse l'orifice de l'aorte pendant le même temps. Pour le démontrer il est nécessaire de nous reporter à l'expérience décrite au § 48 , dans laquelle la circulation est maintenue artificiellement, dans la grenouille, en substituant au cœur une colonne de sérum d'une hauteur suffisante. Dans ce cas, tant que la hauteur de la colonne n'est pas modifiée, le travail effectué représente véritablement le travail du cœur. Si on abaisse la hauteur, la vitesse de l'écoulement diminue également. Pour maintenir la circulation constante, il faut que le liquide, qui s'échappe par le sinus veineux, soit constamment remplacé dans l'entonnoir à mesure qu'il s'écoule. Le travail, qui est ainsi effectué en une minute, est le travail nécessaire pour maintenir la circulation. Ainsi, en supposant que la hauteur de la colonne de sérum soit de 400 millimètres et que le niveau du liquide dans l'entonnoir reste stationnaire lorsque le courant du nouveau liquide qui le remplace a une vitesse telle, que le poids du sérum qui s'écoule par l'aorte, pendant une seconde, soit égal à un cinquième de gramme, la force dépensée pendant une seconde est égale à celle qui serait nécessaire pour élever un cinquième de gramme à une hauteur de 400 millimètres, ou bien un gramme à une hauteur d'un mètre en 12 minutes 5 secondes, ou un huitième de gramme à la même hauteur en une seconde. Ce résultat est obtenu conformément à la proposition émise plus haut, c'est-à-dire en multipliant la pression aortique (exprimée par la hauteur d'une colonne de sang) par la quantité de sang qui traverse l'aorte pendant le temps donné.

Si l'on pouvait arriver à connaître exactement la quantité de sang que le cœur chasse à chaque battement, il serait possible de mesurer la quantité de travail mécanique effectué par le cœur pour maintenir la circulation chez un mammifère, et par suite, chez l'homme ; mais comme, jusqu'à présent, il n'existe aucune méthode qui nous permette d'y arriver, on ne peut donner aucune évaluation même approximative. Chez la grenouille cependant, on peut, à l'aide des méthodes décrites § 65, obtenir un résultat assez exact. Ainsi, quand le cœur communique exclusivement avec le manomètre, le travail qu'il exécute consiste à élever le mercure contenu dans le manomètre du niveau correspondant à la diastole au niveau correspondant à la systole, c'est-à-dire à la hauteur moyenne de $\frac{h}{2}$, h exprimant la différence de hauteur en millimètres des deux niveaux. Il est évident, en effet, que si nous considérons les particules de la colonne de mercure dans la branche libre du manomètre, dont le niveau s'est élevé à h millimètres au-dessus du niveau du mercure dans l'autre branche, celles qui sont tout à fait au sommet s'élèvent seules à h millimètres, et celles qui sont situées exactement au milieu s'élèvent seulement de la moitié de h, et celles qui sont situées au-dessous plus ou moins, suivant leur distance du milieu, de sorte que l'élévation moyenne est de $\frac{h}{2}$. Le poids s'obtient facilement, si l'on connaît le calibre du tube et le poids spécifique du mercure. Si l'on désigne le premier par a et le second par s, le poids soulevé par le cœur à la hauteur $\frac{h}{2}$ à chaque contraction est égal à $a\,s\,h$, et le travail effectué, c'est-à-dire le produit du poids soulevé par la hauteur à laquelle il a été porté, est égal à $\frac{a\,s\,h^2}{2}$. Quand on veut obtenir des résultats parfaitement exacts, il faut employer un manomètre, dont le diamètre de la branche aortique soit relativement très grand. Dans la seconde forme d'expérience décrite au § **66**, c'est-à-dire quand un courant continu de sérum est chassé par le cœur dans un tube représentant le système artériel, le problème est quelque peu différent. Il faut, au préalable, déterminer la rapidité du courant dans ce tube, en mesurant le liquide qui s'échappe par son extrémité libre. Cette quantité une fois connue, on arrive à la solution du problème en cherchant quelle hauteur devrait avoir une colonne de sérum, si on la substituait au cœur pour produire un courant aussi rapide. C'est à quoi l'on arrive très exactement par des expériences comparatives; on peut aussi le déduire approximativement en mesurant la pression moyenne de l'aorte. Ici, comme précédemment, le travail mécanique effectué par le cœur est le travail nécessaire pour élever la quantité de sérum, expulsé pendant une seconde, à la hauteur correspondant à la pression, c'est-à-dire à une hauteur égale à environ douze fois celle indiquée par le manomètre à mercure.

69. Étude de la pression endocardiaque chez les mammi-fères. — Comme ce genre d'études ne peut être pratiqué que sur des animaux de grande taille, il suffira d'indiquer rapidement ici la méthode employée, et, pour de plus amples détails, nous renverrons aux *Mémoires* du professeur Chauveau. La méthode consiste à introduire dans l'une ou l'autre des cavités du cœur une ampoule de caoutchouc, communiquant par un long tube mince avec un manomètre. L'introduction de l'instrument en question, qui a reçu le nom de sonde cardiaque, dans les cavités droites à travers la jugulaire externe, est très facile, et peut s'effectuer chez le cheval, je puis l'assurer d'après ma propre expérience, sans occasionner à l'animal la moindre souffrance : fait facile à comprendre, si l'on réfléchit que la surface

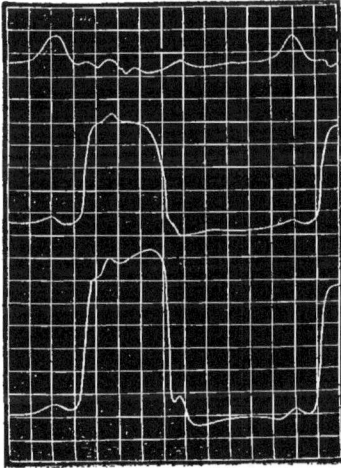

Fig. 57. — Tracés obtenus en enregistrant simultanément sur le même cylindre les variations de la pression dans l'oreillette droite, le ventricule droit et le ventricule gauche. L'intervalle entre deux lignes verticales successives correspond à un laps de temps d'un dixième de seconde. La deuxième ligne verticale correspond au moment qui précède l'achèvement de la systole auriculaire. La contraction des ventricules se produit entre la troisième et la quatrième ligne. Elle se termine entre la septième et la huitième. Par suite, chez le cheval, l'intervalle qui s'écoule entre la systole auriculaire et la systole ventriculaire est d'environ 0,15 sec., et la durée de la systole ventriculaire est d'environ 0,4 sec. (d'après Chauveau).

interne de l'appareil vasculaire ne reçoit aucun filet nerveux sensitif. L'ampoule ne doit pas être en contact avec la surface du cœur. On arrive avec plus de difficulté dans le ventricule gauche en passant par la carotide. Quant à l'oreillette gauche, elle est naturellement inaccessible.

Les résultats les plus importants ont été obtenus avec une sonde cardiaque construite de façon à transmettre simultanément les variations de la pression dans l'oreillette et dans le ventricule. Au moyen de cet instrument, M. Chauveau a pu démontrer l'ordre de succession des mouvements du cœur, ainsi que les intervalles de temps qui les séparent, avec une exactitude qu'il aurait été impossible d'atteindre de tout autre manière. Ainsi, il a fait voir que, chez le cheval, l'intervalle qui sépare le durcissement de l'oreillette de celui du ventricule est juste d'un dixième de seconde, et que la durée de la systole ventriculaire est de trois dixièmes, quelque soit le nombre des contractions par minute, de telle sorte que la fréquence du pouls ne dépend pas du temps employé par le cœur pour effectuer chaque contraction, mais de l'intervalle de relâchement qui sépare une systole de celle qui la suit (voy. la fig. 57).

Chauveau a trouvé que la pression pendant la systole, chez le cheval, est d'environ **128** millimètres dans le ventricule gauche et de 25 millimètres dans le droit ; ces chiffres n'expriment que la quantité *relative* de travail mécanique exécuté par les deux ventricules. La quantité absolue, comme nous l'avons déjà dit, est inconnue, à cause de l'impossibilité de déterminer la quantité de sang qui passe à travers le cœur dans un temps donné.

SECTION VII. — SYSTÈME NERVEUX INTRINSÈQUE DU CŒUR

On ne sait encore rien sur la distribution anatomique des éléments nerveux du cœur chez les mammifères, ni sur les fonctions qu'ils remplissent ; chez la grenouille, ils ont été l'objet de recherches minutieuses et répétées. Nous avons déjà eu l'occasion d'observer que le cœur de la grenouille continue à battre après avoir été extrait de la poitrine, et que ces mouvements rhythmiques se continuent pendant des heures ou même des jours, dans certaines conditions favorables. Ces faits montrent d'une manière évidente que la continuation des battements cardiaques, dans ces circonstances, est sous la dépendance de conditions inhérentes au cœur lui-même.

70. DESCRIPTION DU SYSTÈME NERVEUX INTRINSÈQUE DU CŒUR DE LA GRENOUILLE. — Le cœur de la grenouille ne reçoit des filets nerveux que des pneumogastriques ; les deux branches cardiaques de ces nerfs, à leur entrée dans le cœur (voy. § **74**), s'appliquent contre la veine cave supérieure, tout près de son origine, et, après avoir donné de nombreux filets entourés de cellules ganglionnaires au sinus veineux, se réunissent pour former un plexus à la partie supérieure de la cloison des oreillettes. De ce plexus descendent deux filets : le plus petit le long du bord antérieur de la cloison, le plus grand le long du bord postérieur. Près de l'orifice auriculo-ventriculaire, chacun d'eux présente un renflement distinct (ganglions de Bidder), d'où l'on peut voir des traînées se diriger en rayonnant vers le ventricule.

Tant que les nerfs sont en dehors du cœur, ils ne renferment pas de cellules ganglionnaires et ne donnent aucune branche ; mais quand ils approchent du plexus, les cellules apparaissent, et il en part de nombreux filets pour le sinus veineux. Les deux branches, antérieure et postérieure, n'ont aucune relation particulière avec les deux rameaux cardiaques d'où elles tirent leur origine commune, bien que Bidder prétende que la branche antérieure renferme plus de fibres du côté droit et la branche postérieure plus de fibres du côté gauche. Dans leur trajet, toutes deux envoient des filaments, qui se ramifient dans la cloison ou passent dans la paroi des oreillettes. Pour voir ces nerfs, il faut injecter le cœur avec de la gélatine et le durcir dans l'alcool. Dans la préparation ainsi obtenue on découvre la cloison interauriculaire en coupant la paroi extérieure de l'oreillette droite, puis on la détache et on l'examine au microscope. La disposition des nerfs est représentée dans la figure 58.

71. DÉMONSTRATION DES FONCTIONS SPÉCIALES DES GANGLIONS. — 1. *Expérience de Stannius.* Sur une grenouille, dont on a détruit le cerveau et la moelle épinière, on met à nu le cœur par la méthode indiquée § **65**, et on introduit une baguette de verre dans l'œsophage. On coupe le ligament séreux (frein) qui rattache le ventricule, au péricarde, après y avoir posé, tout près du ventricule une ligature, formée d'un fil de soie fin. Après avoir posé

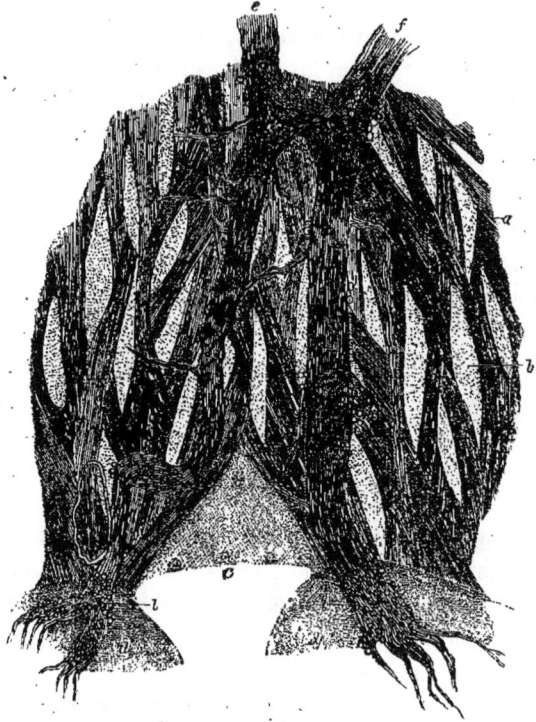

Fig. 58. — Cloison interauriculaire de la grenouille (d'après Bidder). — *a*, Fibres musculaires; *b*, endocarde; *c*, bord libre de la cloison; *dd*, paroi ventriculaire; *e*, branche cardiaque droite du pneumogastrique; *f*, branche gauche; *h*, nerf antérieur de la cloison; *i*, nerf postérieur; *kk*, ganglions de Bidder; *ll*, ganglions du ventricule.

une seconde ligature plus forte entre l'aorte et les veines caves supérieures, on attire en avant le ventricule au moyen de la ligature fixée sur le frein, de manière à mettre à nu sa face postérieure. Si maintenant on porte son attention sur la ligne blanche en forme de croissant, qui indique la jonction entre le sinus et l'oreillette, et si l'on réunit les deux extrémités de la seconde ligature de façon à inclure la ligne blanche, on voit que le cœur s'arrête dans la période de relâchement. Il arrive fréquemment qu'au bout d'un moment le ventricule recommence à battre; mais, si la ligature a été convenablement posée, le cœur reste sans manifester aucun mouvement pendant plusieurs heures. Les pulsations du sinus continuent avec la même vitesse que précédemment.

2. Sur un autre cœur, préparé de la même façon, on sépare le sinus de l'oreillette droite, non plus par une ligature, comme dans l'expérience précédente, mais par une section dont le plan correspond à celui de la ligature. Pendant cette opération la pointe du cœur est attirée en avant, au moyen de pinces. Le résultat est encore plus frappant quand les ciseaux employés ne sont pas très tranchants,

3. Si, dans ces deux expériences, on n'a pas séparé le ventricule des oreillettes immédiatement après la ligature ou la section, il recommence à battre.

4. Sur un troisième cœur, on applique les rhéophores d'un courant induit sur la ligne en forme de croissant, dont il a été question plus haut, c'est-à-dire sur la ligne de jonction du sinus veineux et de l'oreillette droite. On emploie dans ce but l'appareil à chariot de Dubois-Reymond, et on place les extrémités des électrodes tout près l'une de l'autre. L'effet est analogue à celui qui se produit dans la première expérience. Si les électrodes sont placés de façon à être appliqués sur l'oreillette, à l'exclusion du sinus, il ne se manifeste aucun effet.

5. Si l'on retranche la base du ventricule avec les oreillettes, la pointe du ventricule reste immobile. L'excitation n'est suivie que d'une seule contraction. Si l'on fait passer un courant voltaïque de la pointe du ventricule à sa base, les battements rhythmiques se manifestent.

6. Injectez sous la peau d'une grenouille environ un millième de grain $\left(\frac{6}{100}\right.$ de milligramme) d'atropine. Enlevez, au bout

de quelques minutes, le cœur, et répétez l'expérience n° 4. L'excitation électrique ne produit plus d'effet, parce que les ganglions de la cloison sont paralysés. Répétez ensuite l'expérience n° 1. Le cœur s'arrête comme précédemment.

Tous ces résultats se manifestent sur le cœur extrait de l'animal. La méthode recommandée facilite le manuel opératoire des expériences, sans diminuer en rien la valeur des résultats.

Dans les expériences 1 et 2 il est probable que l'arrêt du cœur est une conséquence de la séparation des oreillettes et du ventricule du sinus, et surtout de l'excitation du ganglion de la cloison, par suite de la pression ou de l'irritation mécanique causée par la ligature ou les ciseaux. L'application de l'électricité détermine le second de ces effets, mais non le premier; aussi, quand le ganglion du pneumogastrique est paralysé sous l'influence de l'atropine, elle ne produit plus aucune espèce d'effet.

72. INFLUENCE DES VARIATIONS DE TEMPÉRATURE SUR LE CŒUR, CHEZ LA GRENOUILLE. — Comme l'influence exercée par la température est évidemment sous la dépendance du système nerveux intrinsèque, il est opportun de s'en occuper maintenant. Les méthodes à employer sont les mêmes que celles que nous avons déjà décrites à propos de la pression endocardiaque. Toutefois, la dernière est préférable, parce qu'elle permet de calculer plus facilement le travail effectué. Le résultat général est, d'abord que la quantité de travail mécanique, qui peut être effectué par le cœur dans un temps donné, augmente avec la température jusqu'à un certain degré, qui est ici 20°, mais qui varie suivant les animaux et probablement aussi suivant les saisons, de sorte qu'elle peut doubler ou même tripler quand la température s'élève graduellement de la température hibernale ordinaire à celle de l'été, et secondement, que dans les mêmes circonstances la fréquence des contractions s'accroît dans des proportions plus grandes que le travail mécanique. Il en résulte que la quantité de travail effectuée dans un temps donné est moindre avec les basses températures qu'avec les températures élevées, et l'effet produit par chaque contraction individuelle est bien plus grand.

Si l'on désire seulement étudier l'effet des changements de

température sur la fréquence du pouls, un appareil plus simple répond parfaitement au but qu'on se propose. On peut employer le cœur tout entier ou une portion de cet organe. Dans le premier cas, le cœur, séparé de l'animal, est suspendu par un fil attaché à l'aorte dans un tube à essai assez grand et muni d'un bouchon à travers lequel passe le fil. Au fond du tube est un morceau de papier à filtrer, humecté d'eau. La chambre humide ainsi préparée est immergée verticalement dans un tube rempli d'eau froide, dans lequel plonge un thermomètre. On chauffe l'eau très graduellement et on note de temps à autre la température, ainsi que la fréquence des contractions du cœur. On observe alors que la fréquence des contractions s'accroît graduellement jusque vers 34°, et qu'au-dessus de cette température les contractions deviennent irrégulières et qu'il est impossible de les compter avec exactitude, jusqu'à ce que survienne le tétanos. On peut faire des observations semblables sur des portions du cœur, telles que la base du ventricule ou le sinus veineux. Dans ce cas, il est bon de placer le fragment du cœur dans une goutte de sérum sur une lamelle mince que l'on renverse sur la platine chauffante de Stricker.

73. INFLUENCE DES VARIATIONS DE TEMPÉRATURE SUR LE CŒUR CHEZ LES MAMMIFÈRES. — L'observation des effets très remarquables, que la diminution ou l'augmentation de la température intérieure du corps produit, en diminuant ou en augmentant la fréquence du pouls, chez les lapins et les chiens, porte à croire que le cœur des mammifères est plus sensible encore aux changements de température que celui des batraciens; mais c'est ce qu'on ne peut pas prouver expérimentalement, parce qu'il est impossible d'éliminer l'influence du système nerveux central.

SECTION VIII. — NERFS INHIBITEURS (NERFS D'ARRÊT) DU CŒUR

74. DÉMONSTRATION DE L'INFLUENCE DU NERF PNEUMOGASTRIQUE SUR LE CŒUR DE LA GRENOUILLE. -- DESCRIPTION DU PNEUMOGASTRIQUE. — Le pneumogastrique naît chez la grenouille sur la face postérieure de la moelle allongée par trois ou quatre racines, dont l'inférieure est, comme dans le nerf spinal, située en avant des autres. Il sort du crâne par le trou condylien, en dehors duquel il présente un ganglion et a des rapports étroits avec le tronc du sympathique. Après avoir quitté le sympathique, il se divise en deux branches, dont l'antérieure renferme le glosso-pharyngien et la postérieure les nerfs qui se distribuent au cœur, aux poumons et aux autres viscères (fig. 59). Le pneumogastrique et sa branche cardiaque suivent la même direction que l'inférieur des trois muscles pétro-hyoïdiens, jusqu'à l'extrémité de la corne postérieure de l'os hyoïde, où ce muscle s'insère. Pendant cette portion de son trajet, il est accompagné par le nerf laryngé, qui le quitte au niveau de l'insertion du muscle. Près de ce même point, il croise le sommet du poumon ; en passant derrière l'artère pulmonaire il donne des filets qui se rendent au poumon en suivant ce vaisseau. Au delà, le pneumogastrique se dirige directement vers le sinus veineux, mais il est tellement entouré de tissu connectif grisâtre, qu'il est difficile à suivre chez les grenouilles de petite taille. A son entrée dans le cœur, il est immédiatement appliqué contre la veine cave supérieure et la paroi du sinus.

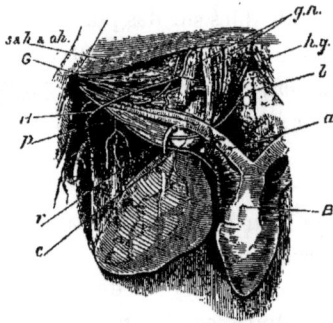

Fig. 59.—Rapports du pneumogastrique droit chez la grenouille. — *a*, aorte droite ; *B*, bulbe aortique ; *c*, corne postérieure de l'os hyoïde ; *g h*, muscle génio-hyoïdien ; *h g*, muscle hyoglosse ; *p*, muscle pétro-hyoïdien (inférieur) ; *H*, hypoglosse ; *G*, glossopharyngien ; *r*, pneumogastrique ou nerf vague ; *b*, larynx ; *s h* et *o h*, espace occupé par les origines des muscles sterno-hyoïdien et omo-hyoïdien, qui ont été coupés. La préparation est représentée double de grandeur naturelle. L'œsophage est distendu par un tube de verre d'un pouce de diamètre.

75. MÉTHODE. — On attache sur le dos une grenouille, immobilisée par la section de la moelle. Le sternum est divisé sur la ligne médiane et les deux moitiés de la paroi thoracique écartées de chaque côté, de manière à exposer le péricarde et les poumons; puis une forte baguette de verre est enfoncée dans l'œsophage. On voit alors (fig. 59) que : — 1° Les deux aortes s'écartent l'une de l'autre sur la ligne médiane, et remontent en haut et en dehors, tout contre l'extrémité cartilagineuse des cornes postérieures de l'os hyoïde. 2° De chacune de ces cornes, des fibres musculaires se dirigent en arrière et en haut vers la région occipitale : ce sont les muscles pétro-hyoïdiens déjà mentionnés qui s'insèrent d'un côté sur ces appendices cartilagineux, et de l'autre sur le rocher. L'inférieur de ces faisceaux de fibres musculaires presque parallèles est toujours longé sur son bord inférieur par le pneumogastrique. 3° En arrière, ces muscles sont croisés par un cordon nerveux blanc, le nerf hypoglosse, qui se dirige en haut et en dedans vers les muscles de la langue. Plus près de la ligne médiane, plus profondément, mais suivant la même direction, se trouve le nerf glosso-pharyngien. 4° Enfin le nerf laryngé croise le larynx au-dessus de l'extrémité de la corne inférieure de l'os hyoïde ; c'est le seul nerf que l'on puisse confondre avec le pneumogastrique. Pour éviter toute confusion, il est bon de couper le nerf hypoglosse.

Le pneumogastrique, avec le ruban musculaire qui l'accompagne, peut maintenant être facilement mis en communication avec les électrodes. Quand on soulève le levier-clef, le cœur s'arrête d'habitude en diastole, avec ses cavités remplies de sang, sans que cet arrêt soit précédé d'aucun ralentissement préalable. Si l'on emploie l'appareil d'induction modifié par Helmholtz, et que l'on place la bobine secondaire à une distance convenable de la bobine primaire, on produit un degré d'excitation insuffisant pour arrêter le cœur, mais suffisant pour diminuer le nombre des battements. Il faut remarquer, que, bien que cet effet soit principalement dû à une plus grande durée des intervalles diastoliques, il est aussi accompagné d'un affaiblissement dans la contraction de la systole ventriculaire , de sorte que, si le cœur est mis en communication avec un manomètre, la colonne mercurielle s'élève moins pendant la période du ralentissement que précédemment. Un autre fait intéressant et très important, c'est que l'effet n'atteint son maximum que quelques secondes après le commencement de l'excitation.

76. Démonstration de l'influence du pneumogastrique sur le cœur des mammifères. — Chez les mammifères les nerfs inhibiteurs, ou nerfs d'arrêt, contenus dans les pneumogastriques sont constamment en action, il en résulte que la section des deux pneumogastriques amène une accélération des contractions du cœur. Cet effet est beaucoup plus marqué chez le chien que chez le lapin, et il est accompagné d'un accroissement de la pression artérielle, que l'on n'observe pas chez ce dernier (voy. fig. 60). D'un autre côté l'excitation électrique du pneumogastrique, qu'il ait

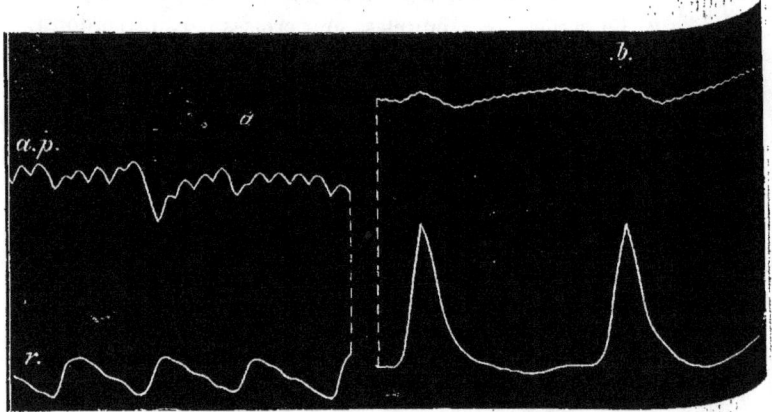

Fig. 60. — Tracés synchroniques de la pression artérielle et de la respiration pris avec le kymographe à levier immédiatement avant la section des deux pneumogastriques (a) et une minute après (b). — Pression artérielle avant la section environ 150 mm., après la section environ 180 mm. Nombre de pulsations avant la section 110, après la section 260. Nombre de respirations avant la section 24, après la section 10.

été sectionné ou non, ralentit les contractions du cœur chez tous les animaux, et, si les courants d'induction sont suffisamment puissants, amène l'arrêt du cœur en diastole (voy. fig. 61).

Pour démontrer ces faits chez le lapin, il suffit de narcotiser l'animal, d'enfoncer une aiguille dans le cœur à la partie supérieure de la région précordiale, c'est-à-dire environ deux centimètres et demi à gauche de la ligne médiane, au niveau du troisième cartilage, et de mettre à nu les pneumogastriques des deux côtés du cou. Si maintenant on applique les électrodes sur l'un des nerfs et qu'on soulève le levier, le mouvement de l'aiguille s'arrête, devient irrégulier ou est seulement ralenti, suivant la force du courant. Pour observer l'effet de la section des pneumogastriques, on place des ligatures lâches autour des deux nerfs, et on abandonne l'animal à lui-même, en ayant soin de

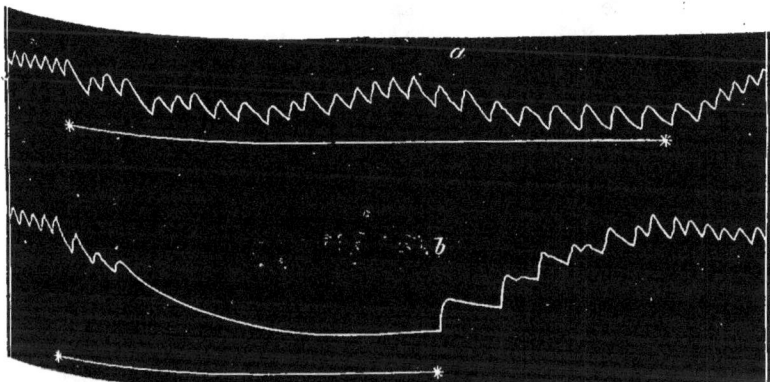

Fig. 61. — a. Tracé de la pression artérielle chez le lapin, recueilli avec le kymographe de Fick pendant l'excitation par de faibles courants induits du bout périphérique du pneumogastrique. — b. Même tracé ; mais les courants induits sont plus forts. La durée de l'excitation du nerf est indiquée par des astérisques.

compter le nombre des pulsations toutes les quinze secondes. Puis, on coupe à la fois les deux nerfs et on compte de nouveau les pulsations. Le nombre des pulsations s'accroît d'habitude de vingt pour cent. Enfin, on excite l'extrémité périphérique de l'un des deux nerfs, et il se produit les mêmes effets que lorsqu'on excite le nerf intact.

Pour démontrer l'influence des pneumogastriques sur le cœur chez le chien, il est bon de mettre l'artère carotide et l'artère crurale en communication avec le kymographe, car les effets les plus importants sont relatifs aux changements de la pression artérielle. Le mode opératoire est le même que celui qui a été déjà décrit au § 35. Après avoir placé des ligatures lâches sur les deux pneumogastriques et avoir fait une observation kymographique, afin de déterminer la pression artérielle normale et la fréquence du pouls, on coupe les deux nerf à la fois. La colonne de mercure monte brusquement, et les contractions du cœur deviennent si fréquentes, que l'on ne peut plus suivre à l'œil les oscillations du mercure ; tout ce que l'on peut distinguer est un mouvement vibratoire de la colonne. L'excitation du bout périphérique de l'un ou l'autre des pneumogastriques produit les mêmes effets que chez le lapin. Si le courant est suffisamment puissant pour déterminer l'arrêt du cœur, la colonne de mercure baisse rapidement, traçant sur le papier (fig. 61, b) une courbe, dont la forme dépend de l'état du système artériel ; la rapidité de la descente diminue en raison inverse de la résistance artérielle rencontrée par le sang dans son trajet vers les veines. Quand l'excitation cesse, le cœur recommence à battre, d'abord à de longs intervalles, puis plus fréquemment, et la pression s'accroit rapidement jusqu'à ce qu'elle surpasse celle que l'on avait observé avant l'excitation.

77. Démonstration de l'influence exercée sur le cœur par certains nerfs afférents en relation réflexe avec les nerfs inhibiteurs contenus dans le pneumogastrique. Expérience de Bernstein. — Les nerfs inhibiteurs, ou nerfs d'arrêt du cœur, contenus dans le pneumogastrique ont des relations intimes, par l'intermédiaire du centre cardiaque, dans la moelle allongée, avec certaines fibres afférentes contenues dans le système sympathique ; de sorte que, l'excitation de ces fibres produit les mêmes effets que l'excitation directe du pneumogastrique. Ces faits peuvent être démontrés dans la grenouille de la façon suivante : — Sur une grenouille, dont le cerveau et la moelle épinière ont été détruits, on ouvre la cavité pleuro-péritonéale et on enlève les intestins et les autres viscères, en prenant grand soin de ménager le mésentère, ainsi que les nerfs et les vaisseaux qu'il renferme. Il ne reste plus maintenant que le cœur reposant sur l'œsophage. En divisant la double couche de la membrane sereuse qui forme les parois latérales de la grande citerne des deux côtés, on découvre les deux cordons ganglionnaires (fig. 62), avec les rameaux anastomotiques qui relient séparément chaque ganglion avec la racine antérieure correspondante des nerfs rachidiens. Dans la portion thoracique de la cavité viscérale les deux aortes convergent en bas, et se réunissent au niveau de la sixième vertèbre en un tronc commun, qui donne, à son origine, l'artère mésentérique, dont les rameaux vont se distribuer à l'estomac et aux intestins. Si l'on soulève avec des pinces les deux aortes,

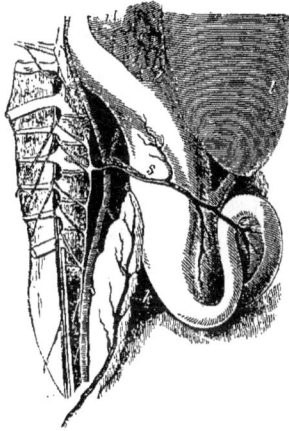

Fig. 62. — Rapports du sympathique dans la cavité viscérale chez la grenouille. — La cloison de la grande citerne a été divisée à droite; le rein droit est renversé à gauche, de manière à découvrir l'aorte et le sympathique droit. L'estomac et la première circonvolution intestinale sont également écartés, pour permettre de voir l'origine de l'artère mésentérique au point de réunion des deux aortes droite et gauche. A sa surface, on aperçoit des filets venant du cordon ganglionnaire (nerfs mésentériques), qui se réunissent avec leurs congénères du côté opposé pour former un plexus. — l, foie; r l, poumon droit; s, estomac; k, rein.

près de leur jonction, on voit que l'un des ganglions du cordon envoie vers l'artère mésentérique une branche, qui se réunit avec sa congénère du côté opposé pour former un plexus nerveux tout autour de l'artère, et que un ou deux nerfs partent de ce plexus ou le traversent pour suivre le vaisseau (nerfs mésentériques). C'est dans ces nerfs que sont contenues les fibres, qui sont en relation réflexe avec le pneumogastrique. La meilleure méthode pour les exciter, consiste à soulever avec des pinces les aortes au-dessus du corps des vertèbres, en entraînant en même temps les deux cordons ganglionnaires, puis, de diviser l'aorte abdominale et les deux cordons au niveau de la septième ou de la huitième vertèbre, ainsi que les branches anastomotiques de chaque côté, et finalement, de placer les deux aortes et les cordons, qui les accompagnent, sur les électrodes, de telle façon que ceux-ci soient en contact avec les deux ganglions situés près de la jonction des aortes. Quand on soulève le levier, le cœur s'arrête en diastole, et recommence à se contracter rhythmiquement comme auparavant, dès que l'excitation cesse. Pour démontrer que l'excitation des nerfs mésentériques est transmise au cœur par l'intermédiaire des nerfs pneumogastriques et de leurs centres dans la moelle allongée, il faut répéter l'expérience dans des conditions différentes, c'est-à-dire après la section des deux pneumogastriques, après la destruction de la moelle allongée; et après la destruction des hémisphères cérébraux, la moelle restant intacte. Dans le premier et le second cas, l'effet est nul, dans le troisième il n'est nullement altéré [1].

78. EXCITATION MÉCANIQUE RÉFLEXE DU PNEUMOGASTRIQUE DE LA GRENOUILLE. EXPÉRIENCE DE GOLTZ.— Il y a déjà plusieurs années que Goltz découvrit, que l'excitation mécanique des extrémités des nerfs mésentériques produit le même effet que l'excitation électrique de leur troncs. Pour le démontrer, on fixe sur le dos une grenouille, on ouvre la cavité pleuro-péritonéale et on met à nu le cœur comme précédemment. On frappe alors sur la surface de l'intestin. Au bout de quelques moments le cœur s'arrête en diastole. Si l'on répète l'expérience après avoir divisé de chaque côté le cordon ganglionnaire au niveau de la jonction des deux aortes, il ne se produit aucun effet. Enfin on prépare une grenouille de la même façon, et on coupe, en outre, les deux pneumogastriques; les coups frappés sur l'intestin sont suivis d'un résultat négatif. Il en est de même, si, au lieu de couper les pneumogastriques, on divise les cordons immédiatement au dessous de la moelle.

[1] Voy. Bernstein. *Untersuchungen über den Mechanismus des regulatorischen Herznervensystems*, Archiv. 5. Anat. et Physiol., 1864, p. 614.

79. EXCITATION RÉFLEXE DU PNEUMOGASTRIQUE CHEZ LES MAMMI-FÈRES. — L'action constante des nerfs d'arrêt du cœur, chez les animaux supérieurs, dépend de l'action constante des nerfs centripètes qui ont des relations réflexes avec eux. On le démontre de la manière suivante : — Chez un lapin, la trachée est mise en communication avec l'appareil pour la respiration artificielle, et les pneumogastriques sont mis à découvert dans le cou ; puis, la moelle est divisée, immédiatement au-dessous de la moelle allongée. Quand l'animal cesse de respirer, on pratique la respiration artificielle. On coupe les cordons sympathiques dans la région cervicale et on enfonce une aiguille dans le cœur. On observe alors, à plusieurs reprises, la fréquence des battements du cœur ; si on vient maintenant à couper les deux pneumogastriques, on n'observe aucune accélération dans la vitesse du pouls.

Le but de l'expérience est de montrer que, lorsque les nerfs sympathiques afférents, que l'on sait avoir des relations réflexes avec les filets cardiaques du pneumogastrique, sont divisés, il se produit exactement le même effet qu'après la section du pneumogastrique lui-même. Il n'y a aucun moyen d'y arriver directement, sans intéresser d'autres nerfs, qui réagiraient sur le cœur, et rendraient, par conséquent, le résultat douteux. La méthode la plus complète consisterait à enlever le cordon ganglionnaire des deux côtés. Mais, sans compter l'extrême difficulté d'une pareille opération, il est clair qu'elle intéresserait les nerfs accélérateurs (Voy. § **82**) et par conséquent, pourrait peut-être produire un effet opposé à celui qu'on attend, c'est-à-dire ralentir le pouls au lieu de l'accélérer. Aussi, quand la moelle est divisée immédiatement au-dessous de la moelle allongée, le résultat est modifié, non seulement par là destruction des nerfs accélérateurs, mais encore par la paralysie générale du système vaso-moteur. Par conséquent, on ne peut obtenir aucune solution de la question par l'observation directe des changements produits dans la fréquence des pulsations du cœur, au moyen d'une opération de ce genre ; de sorte que nous ne pouvons arriver à nos fins que par une voie indirecte. Nous savons déjà que les pneumogastriques sont constamment en action, c'est-à-dire que le cœur est constamment sous leur influence inhibitrice ; et que, lorsque cette influence est détruite par la section de ces nerfs, la fréquence des pulsations augmente. Il est évident que, si les pneumogastriques n'étaient point constamment en action, qu'ils soient coupés ou non, cela ne ferait aucune différence en ce qui concerne le cœur. C'est sur la considération de ce fait qu'est basée la méthode suivie dans l'expérience que nous venons de décrire, et qui montre que, lorsque l'on a coupé la moelle au-dessous de la moelle allongée, la fréquence du pouls est la même, avant et après la section des pneumogastriques.

Bernstein a fait voir de plus, qu'il en est de même après la destruction du cordon ganglionnaire tout entier, ou de sa portion cervicale, pourvu que la moelle soit en même temps coupée au niveau de la septième vertèbre. Chez le chien la section du cordon diminue généralement la fréquence du pouls. Chez le lapin aucun effet de ce genre ne se manifeste. Cette différence ne peut s'expliquer, qu'en supposant que, chez le premier de ces animaux, l'activité des nerfs accélérateurs, comparée à celle des nerfs qui ont des relations réflexes avec le pneumogastrique, est moindre que chez le dernier. Chez la grenouille, la section du sympathique, au niveau de la jonction des aortes, n'a aucun effet direct sur la fréquence du pouls par la même raison, c'est-à-dire que, chez cet animal, les pulsations du cœur ne sont pas activées par la section des pneumogastriques.

L'influence de l'excitation réflexe du pneumogastrique par le nerf de la cinquième paire peut être facilement démontrée chez le lapin, en forçant l'animal à aspirer de la fumée de tabac. Suivant la quantité de fumée aspirée, on observe l'arrêt du cœur en diastole ou l'accroissement des intervalles diastoliques.

80. Démonstration de l'influence de l'accroissement ou de la diminution de la pression artérielle sur la fréquence des contractions du cœur. — La fréquence des pulsations est diminuée par l'accroissement de la pression artérielle, et augmentée par la diminution de cette pression. L'expérience suivante, faite sur le lapin, montre que ces effets dépendent principalement des nerfs inhibiteurs du cœur : — Des ligatures sont posées de chaque côté sur le pneumogastrique, une aiguille est introduite dans le cœur et les doigts de la main droite sont placés sous le dos de l'animal, tandis que le pouce appuie fortement sur l'aorte. On a eu, au préalable, la précaution de compter les mouvements de va-et-vient de l'aiguille. Quand on appuie le pouce, la fréquence des pulsations du cœur diminue, et cet effet continue tant que la pression est maintenue.

Cette expérience donne des résultats plus exacts, si l'on applique la pression directement sur l'aorte, après avoir au préalable mis la carotide en communication avec le kymographe de Fick. Dans ce but on fend la paroi abdominale sur la ligne blanche dans une étendue suffisante pour introduire deux doigts, de façon à pouvoir comprimer l'aorte, du côté gauche, contre le corps des vertèbres. On recueille alors des tracés, qui montrent que, pendant l'obstruction de l'aorte, la pression artérielle est doublée ou même triplée, et la fréquence du pouls fortement diminuée ; mais que le *statu quo* est rétabli, quand la compression cesse. Après la division des pneumogastriques, la compression produit un effet aussi marqué qu'auparavant, et il y a encore une diminution sensible dans la fréquence du pouls. La permanence de cette diminution dans la fréquence des battements est due, sans aucun doute, à la portion intra-cardiaque du pneumogastrique ; car, si l'on injecte dans une veine deux milligrammes d'atropine, de façon à paralyser les nerfs inhibiteurs du cœur, elle ne se manifeste plus. Sur l'animal soumis à l'action de l'atropine, l'augmentation de la pression artérielle ne produit aucune action arrestatice.

81. INFLUENCE DE L'ARTÉRIALISATION INCOMPLÈTE DU SANG SUR LA FRÉQUENCE DES PULSATIONS CARDIAQUES. — On peut facilement montrer, sur un animal curarisé et chez lequel on entretient artificiellement la respiration, que chaque fois qu'on arrête l'insufflation de l'air, le nombre des pulsations du cœur par minute est diminué. Ici, de même que dans le cas précédent, on peut voir que ce ralentissement est dû à l'influence exercée sur le cœur par la moelle allongée par l'intermédiaire des pneumogastriques ; car cet effet ne se produit pas lorsqu'on a sectionné ces deux nerfs, ou lorsque l'animal est soumis à l'influence de l'atropine.

82. Démonstration des fonctions des nerfs accélérateurs. —On a déjà vu que, lorsque, après avoir coupé la moelle épinière immédiatement au-dessous de la moelle allongée, on excite cet organe par l'électricité au-dessous de la section, il se manifeste deux effets : la pression artérielle, qui avait diminué par suite de la section, augmente énormément, et le cœur bat beaucoup plus fréquemment. Bezold pensait que ces effets étaient dus à l'influence directe de la moelle épinière sur le cœur. Ludwig et Thiry ont montré qu'en ce qui regarde la pression artérielle, c'était là une erreur. Ils ont supposé aussi que l'accélération du pouls était en partie un effet secondaire de l'augmentation de résistance opposée au cours du sang, car ils ont vu, qu'après avoir coupé toutes les communications nerveuses entre le cœur et la moelle, la fréquence des pulsations augmentait lorsqu'on excitait la moelle. Cette observation avait conduit Ludwig à douter que le système nerveux central exerçât aucune influence accélératrice directe sur le cœur. Nous savons maintenant, que, si Bezold se trompait, en admettant que les nerfs rachidiens ont la propriété d'augmenter l'énergie des contractions du cœur ou de déterminer cet organe à effectuer une quantité de travail mécanique plus considérable en un temps donné, il y a cependant certains nerfs, dont l'influence altère les battements cardiaques. L'expérience suivante montre que l'accélération du pouls, produite par l'électrisation de la moelle épinière séparée de la moelle allongée, est indépendante de l'accroissement de la pression artérielle.

Sur un lapin curarisé, chez lequel on pratique la respiration artificielle, on coupe en travers la moelle épinière en arrière de la moelle allongée, ainsi que les pneumogastriques, les cordons du sympathique et les nerfs dépresseurs. La pression artérielle baisse ordinairement d'un pouce de mercure (2,5 cent.) et le pouls devient moins fréquent. On électrise alors la moelle. La pression s'élève subitement de 4 à 5 pouces (10 à 12,5 cent.), la fréquence des pulsations du cœur augmente aussi, mais pas proportionnellement. Dès que les effets de l'excitation ont cessé et que la circulation est revenue à son premier état, on sectionne les deux nerfs splanchniques, ce qui entraîne de nouveau un abaissement de pression de quelques millimètres. Si l'on soulève le levier, on observe de nouveau une augmentation dans la fréquence du pouls, mais, cette fois, les nerfs dépresseurs ayant été coupés, l'excitation ne produit presque aucun effet sur la tension artérielle.

83. LE GANGLION CERVICAL INFÉRIEUR EST L'INTERMÉDIAIRE PAR LEQUEL L'ACTION DIRECTE DE LA MOELLE ÉPINIÈRE S'EXERCE SUR LE COEUR. — Avant de décrire les expériences qui démontrent cette proposition, il est nécessaire d'indiquer les rapports anatomiques du ganglion cervical inférieur chez le lapin et chez le chien. Il est évident, d'après ce que nous savons de l'anatomie des nerfs cardiaques chez l'homme et chez les animaux inférieurs, que, si l'on excepte les pneumogastriques, les rameaux anastomotiques, qui unissent la moelle épinière aux ganglions du sympathique, sont la seule voie, par laquelle l'influence de celle-ci puisse être directement exercée sur le cœur. L'expérience nous permet de reconnaître quels sont ceux de ces rameaux qui transmettent l'action accélératrice des centres cérébro-spinaux.

Chez le lapin, la portion cervicale du tronc du sympathique se termine, à la base du cou, dans le ganglion cervical inférieur. Ce ganglion est situé profondément, à la surface des muscles qui recouvrent le rachis (long du cou), et par conséquent, au bord interne des insertions tendineuses du scalène antérieur sur les apophyses transverses. L'œsophage est en dedans de lui, l'artère vertébrale en dehors, la carotide et la veine jugulaire interne en avant. Pour trouver ce ganglion, il faut se rappeler les rapports suivants : —Superficiellement la veine jugulaire externe se réunit à la sous-clavière pour constituer le tronc innominé ; dans l'angle formé par ces vaisseaux est situé le nerf phrénique reposant sur le scalène antérieur ; plus profondément on aperçoit les insertions du scalène antérieur sur les apophyses transverses des deux dernières vertèbres cervicales, et, en dedans de ces insertions, l'artère vertébrale qui se rend vers le trou de la sixième vertébrale cervicale. La partie supérieure du ganglion se trouve tout contre le bord interne de l'artère. Le ganglion reçoit en avant, outre le sympathique, des branches anastomotiques des nerfs cervicaux et du pneumogastrique ; il émet en arrière, outre les branches qui se rendent au premier ganglion thoracique, d'autres branches qui vont au cœur. Parmi ces dernières, une, interne, est la

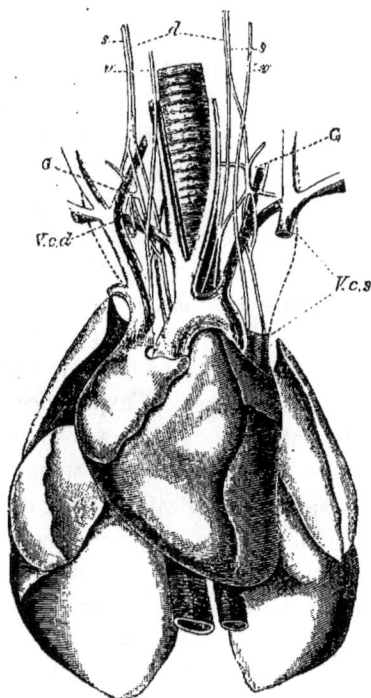

Fig. 63. — Cœur, poumons et gros vaisseaux du lapin, et nerfs avec lesquels ils sont en rapport (légèrement modifié, d'après Ludwig). — *V c d*, *V c s*, veines caves supérieures droite et gauche ; la veine cave gauche a été coupée pour permettre de voir les nerfs ; *G*, ganglion cervical inférieur ; *s*, sympathique ; *v*, pneumogastrique ; *d*, dépresseur. Les lignes ponctuées de chaque côté indiquent la position du phrénique.

continuation du nerf dépresseur, dont il sera question plus loin ; ce nerf traverse le ganglion plutôt qu'il n'y prend son origine et se perd dans le plexus nerveux situé entre l'aorte et l'artère pulmonaire ; avec lui cheminent les nerfs, que nous savons, depuis les travaux de Cyon, servir à la transmission de l'action accélératrice. Le ganglion cervical inférieur et le premier ganglion thoracique communiquent ensemble, du côté gauche, par deux nerfs situés, l'un en avant, l'autre en arrière de l'artère sous-clavière, avant qu'elle n'ait fourni la vertébrale. (Voy. fig. 63.)

Chez le chien, les rapports des nerfs accélérateurs sont quelque peu différents. Chez cet animal (fig. 64), de même que chez le

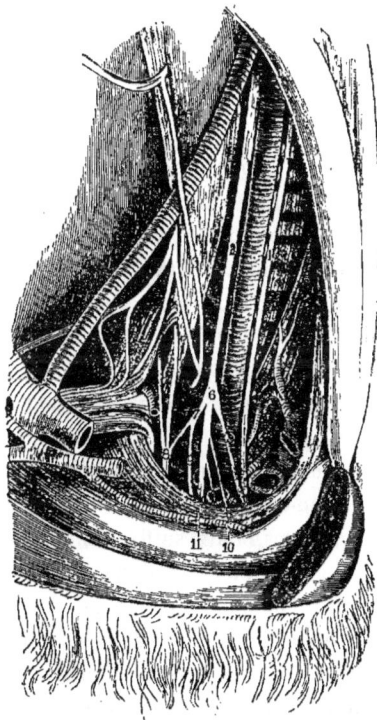

Fig. 64. — Rapports du ganglion cervical inférieur chez le chien (d'après Schmiedeberg). — 1, nerf récurrent; 2, tronc commun du sympathique et du pneumogastrique; 3, phrénique; 4, branche vertébrale; 5, branche réunissant le ganglion cervical inférieur (6) au récurrent; 7, tronc du sympathique; 8, premier ganglion thoracique ou ganglion étoilé; 9, branche cardiaque supérieure; 11, tronc du pneumogastrique.

lapin, le ganglion cervical inférieur est situé sur le bord interne de l'artère vertébrale, en avant de la sous-clavière. Il donne plusieurs filets, qui entourent ce dernier vaisseau, et dont quelques-uns se jettent dans le ganglion étoilé ou premier ganglion thoracique. De ses filets cardiaques, quelques-uns se rendent directement au plexus cardiaque, d'autres s'accolent auparavant avec le pneumogastrique ou avec sa branche récurrente. Le ganglion étoilé est situé sur la face thoracique de l'artère sous-clavière, juste au point où elle fournit l'artère vertébrale. Il repose sur le muscle long du cou. Il reçoit des branches anastomotiques de plusieurs nerfs rachidiens et envoie un ou deux nerfs accélérateurs au cœur.

84. Extirpation du ganglion cervical inférieur chez le lapin. — Avant de procéder à l'expérience, il faut faire la dissection suivante : — Après avoir mis à nu les organes superficiels, au moyen de deux incisions, l'une sur la ligne médiane, l'autre s'étendant de chaque côté de la première dans la direction du ligament sterno-claviculaire, et après avoir coupé la veine jugulaire entre deux ligatures, on arrive sur le pneumogastrique, que l'on isole des tissus environnants. Cela fait, on fait passer une aiguille à anévrysme mousse et portant un fil le long du trajet du nerf, entre lui et l'artère carotide ; la convexité de l'aiguille regarde en arrière. On fait ensuite pénétrer la pointe dans la gaîne et dans l'aponévrose immédiatement au-dessus du long ligament sterno-claviculaire. On coupe ensuite le fil, en ayant soin de laisser les bouts suffisamment longs ; les deux ligatures sont nouées, l'une en dedans et l'autre en dehors de l'aiguille, après quoi, la masse des tissus, ainsi que les grandes veines comprises entre les ligatures, est soulevée sur l'aiguille et divisée. L'aiguille, qu'on a laissée soigneusement en place, est enfilée de nouveau, et sa pointe est poussée en bas, sous le bord des muscles pectoraux, jusqu'au niveau de la face supérieure de la première côte, où on l'a fait traverser ces muscles de dedans en dehors et d'arrière en avant ; le fil est coupé et les muscles sont divisés entre les deux ligatures de la même manière que précédemment. On met de la sorte à nu un creux profond (voy. fig. 65), dans lequel est situé, parmi d'autres organes importants, le ganglion cervical inférieur, recouvert par un plan aponévrotique. Ce creux est limité en dessous par le bord supérieur en forme de croissant de la première côte, en arrière par la face externe du scalène antérieur, et en dedans par la trachée et (à droite) par l'œsophage. Au fond du creux et en dehors se trouve l'artère sous-clavière, qui se dispose à croiser de dedans en dehors la première côte ; elle fournit l'artère vertébrale juste au moment où elle va quitter le creux. Ce vaisseau sert de guide pour trouver le ganglion, qui est appliqué sur son bord interne, caché par un amas de tissus cellulaires. Pour arriver sur le ganglion, la meilleure méthode consiste à chercher le cordon du sympathique dans la partie supérieure de l'espace où il est situé, masqué par l'artère carotide, et de le suivre ensuite jusqu'au ganglion.

Quand on opère sur l'animal vivant, il suffit de découvrir l'extrémité inférieure du muscle sterno-mastoïdien, de couper ce muscle entre deux ligatures, près de son insertion, et de l'attirer en avant, pour mettre à nu l'artère carotide, la veine jugulaire externe et les parties avoisinantes. On écarte en dedans l'artère, en dehors la veine, après avoir divisé entre deux ligatures la branche veineuse qui croise la trachée du côté opposé, et on arrive sur le tronc du sympathique que l'on suit jusqu'au ganglion. Comme le but de l'expérience est de comparer l'effet de l'excitation de la moelle épinière sur la pression artérielle et sur la fréquence du pouls, après destruction des nerfs accélérateurs,

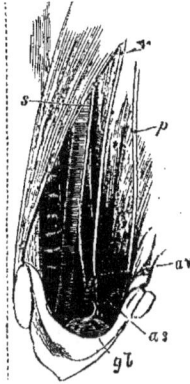

Fig. 65. — Rapports du ganglion cervical inférieur chez le lapin. — Les muscles pectoraux, le ligament sterno-claviculaire ont été sectionnés, et tous les autres organes situés plus superficiellement enlevés. La ligne ponctuée indique la ligne médiane du corps. — $g\,l$, ganglion lymphatique situé au sommet du poumon ; $a\,s$, artère sous-clavière ; $a\,v$, artère vertébrale ; v, pneumogastrique ; s, sympathique ; p, phrénique.

avec l'effet qui se manifeste, lorsque ces nerfs sont intacts, la méthode à suivre est la même que celle qui est décrite § **51**, avec cette différence qu'on a préparé les deux ganglions cervicaux inférieurs, de façon à pouvoir les extirper au moment voulu. Leur extirpation n'a aucune influence directe sur la fréquence des battements du cœur; mais on observe que l'accélération si marquée, qui accompagne, lorsque les nerfs cardiaques rachidiens sont intacts, l'accroissement de la pression artérielle produite par l'excitation de l'extrémité périphérique de la moelle épinière après sa division au niveau de la première vertèbre cervicale, ne se manifeste plus.

85. EXCITATION DES NERFS ACCÉLÉRATEURS DU CŒUR. — Pour étudier les effets directs de l'excitation des nerfs accélérateurs, il est plus avantageux de se servir du chien que du lapin. La meilleure méthode est celle qui a été employée par Stricker et Wagner dans leurs récentes recherches [1]. Sur un animal curarisé, et sur lequel on pratique la respiration artificielle (avec de·l'air chaud), on ouvre la cavité thoracique dans une étendue suffisante pour permettre de découvrir et d'isoler le cordon ganglionnaire, depuis le septième espace intercostal jusqu'au ganglion étoilé. L'excitation de cette partie du cordon est suivie d'un grand accroissement dans la fréquence des battements du cœur, qui est quelquefois doublée. L'effet maximum n'est obtenu que dix secondes après l'excitation. Lorsque le pneumogastrique et le sympathique sont excités simultanément, le premier effet que l'on observe est dû au pneumogastrique, mais, au bout de quelques moments, l'action accélératrice l'emporte.

86. FIBRES ACCÉLÉRATRICES DU PNEUMOGASTRIQUE CARDIAQUE DE LA GRENOUILLE. — L'expérience suivante montre que le pneumogastrique chez la grenouille renferme des fibres accélératrices. Si l'on excite l'un des pneumogastriques d'une grenouille dans laquelle on a injecté environ le trentième d'un grain de nicotine, l'excitation, au lieu d'arrêter le cœur en diastole ou de diminuer la fréquence de ses battements, les accélère. Et si, au lieu d'injecter la solution sous la peau, on prépare le cœur d'après la méthode de Coats et qu'on fasse passer à travers ses cavités un courant de sérum renfermant de la nicotine, les tracés obtenus à l'aide du kymographe, avant, pendant et après l'excitation du pneumogas-

[1] S Stricker und J. Wagner, *Untersuchungen über die funktionen der beschcunigenden Herznerven.* Wiener med. Jahrb. 1878, p. 363.

trique, montrent que la fréquence des battements du cœur augmente de soixante pour cent, que l'accélération débute environ quatre secondes après le commencement de l'excitation, et dure environ une minute après qu'elle a cessé, et qu'elle est due au raccourcissement, ou plutôt à l'annulation de la durée de la diastole, chaque systole se produisent immédiatement après la fin de la systole précédente (fig. 66). Ces effets se comprennent

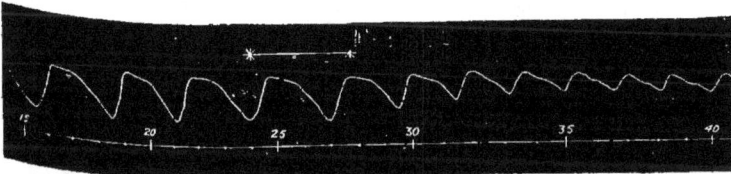

Fig. 66. — Tracé montrant l'effet de l'excitation électrique du pneumogastrique chez une grenouille soumise à l'action de la nicotine. La ligne entre deux astérisques indique la durée de la période d'excitation (d'après Scmiedeberg).

facilement, si l'on suppose que chez la grenouille le pneumogastrique cardiaque renferme à la fois des fibres d'arrêt et des fibres accélératrices, et que l'action de ces dernières ne se manifeste seulement que lorsque la nicotine a rendu les premières incapables d'agir.

87. DÉMONSTRATION DES FONCTIONS DU NERF DÉPRESSEUR. — Chez le lapin, aussi bien que chez le chat, une branche cardiaque se sépare du pneumogastrique au niveau du cartilage thyroïde, et se termine dans le ganglion cervical inférieur. Chez le lapin, ce nerf naît ordinairement par deux racines, provenant l'une du laryngé supérieur, l'autre du pneumogastrique lui-même, près du point où le laryngé se sépare de lui ; mais très souvent il dérive exclusivement du laryngé supérieur. Dans son trajet, il est situé contre l'artère carotide, mais plus rapproché encore du sympathique, dont il se distingue par sa taille plus petite et par sa teinte plus blanche. A partir du ganglion, les fibres du nerf dépresseur se continuent vers le bas formant les deux filets internes parmi ceux qui, chez le lapin, vont du ganglion au cœur. On peut les

suivre jusque dans le tissu connectif situé entre l'origine de
l'aorte et de l'artère pulmonaire. Le nerf dépresseur renferme
des fibres centripètes, dont la fonction est de diminuer l'activité
du centre vaso-moteur, et, par conséquent, de diminuer la pression artérielle.

Sur un lapin soumis à l'action du chloral, on réunit la
carotide avec le kymographe et on divise le pneumogastrique
du même côté, au niveau du cartilage thyroïde. Le nerf dépresseur
est isolé et on passe un fil tout autour de lui. On observe alors au
kymographe la pression artérielle, ainsi que la fréquence du pouls,

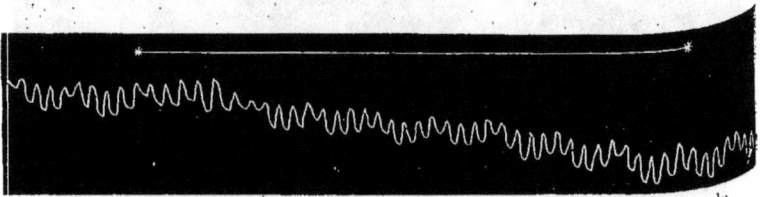

Fig. 67. — Tracé de la pression artérielle recueilli avec le kymographe de
Fick, pendant l'excitation du bout central du nerf dépresseur.

après quoi on coupe en travers le nerf dépresseur. Il ne se produit aucune altération, ni dans la hauteur de la colonne mercurielle, ni dans le nombre des pulsations par chaque dix secondes.
Si on excite le bout périphérique, il ne se manifeste encore aucun
effet; mais si on excite le bout central, la pression baisse d'une
quantité égale aux deux tiers de la colonne de mercure primitive
et le pouls devient plus lent. Quand on cesse l'excitation, le
statu quo se rétablit graduellement.

Les résultats de cette expérience sont indiqués dans le tracé
représenté dans la figure 67. On voit que l'excitation ne produit aucun changement, soit dans le caractère, soit dans
la fréquence des pulsations; le seul effet produit est une diminution de pression. Dans d'autres cas il y a un léger ralentissement; mais les variations de ces deux sortes d'effets ne sont
jamais parallèles. Dans l'observation enregistrée par le tracé,
le pneumogastrique du côté opposé est resté intact, par
conséquent, le cœur était en partie sous l'influence du centre
d'arrêt intra-crânien. Néanmoins le ralentissement n'était pas

appréciable. Quand il se manifeste, il doit être attribué, sans aucun doute, à l'excitation réflexe du centre d'arrêt cardiaque, dont l'effet est transmis au cœur par le pneumogastrique intact. C'est pour cette raison qu'il est bon de couper en travers les deux pneumogastriques avant de faire l'expérience.

La diminution de la pression artérielle ne peut être rapportée à aucune influence directe exercée par l'excitation des nerfs dépresseurs sur le cœur, mais à la diminution de résistance présentée par le système artériel, c'est à dire, au relâchement des petites artères. C'est ce dont on peut s'assurer sur le même animal qui a servi à l'expérience précédente, en divisant le splanchnique gauche (voy. § **58**), et en excitant le nerf dépresseur. La colonne de mercure, dont la hauteur a déjà baissé des deux tiers, baisse encore pendant l'excitation, mais l'abaissement est bien moindre qu'il n'aurait été si le splanchnique n'avait pas été coupé.

Cette conclusion est encore confirmée par les deux observations suivantes : 1° si l'aorte est obstruée de manière à élever la pression artérielle et à masquer les changements, qui se produisent dans l'état de la contraction des vaisseaux abdominaux, l'effet de l'excitation du nerf dépresseur est imperceptible ; 2° si les organes abdominaux sont mis à nu et observés pendant l'excitation des nerfs dépresseurs, on voit, suivant Cyon, qu'ils se congestionnent. L'effet est plus marqué dans les reins, qui de pâles deviennent rouges et redeviennent pâles, quand on ouvre ou qu'on ferme le courant.

SUPPLÉMENT

ABSORPTION PAR LES VEINES ET LES LYMPHATIQUES

Sous ce titre nous réunirons les expériences relatives au mode, suivant lequel les substances solubles ou insolubles passent des tissus dans le système vasculaire. Cette sorte d'absorption peut être désignée sous le nom d'*absorption interne*, pour la distinguer de l'absorption qui s'opère par les surfaces cutanées et muqueuses.

88. Les matières solides a l'état d'extrême division sont absorbées dans les tissus par les lymphatiques. — Les recherches histologiques ont montré que (abstraction faite de l'origine des chylifères sur la muqueuse intestinale et des stomates, qui font communiquer le système lymphatique avec les cavités séreuses) l'appareil de l'absorption a son origine dans ces formes de tissu interstitiel que, pour le présent, nous désignons sous le nom de lymphatique, et dont le caractère est qu'elles sont formées d'une substance fondamentale, criblée dans toutes les directions de cavités renfermant des masses de protoplasma, c'est-à-dire des cellules; ces cavités communiquent les unes avec les autres, et avec les capillaires lymphatiques par un réseau de canaux (canalicules lymphatiques ou Saftkanälchen). La distribution, dans le corps, du tissu interstitiel présentant ces caractères, n'a pas encore été suffisamment étudiée, car ce n'est que dans ces dernières années, que ses relations anatomiques ont été plus ou moins complètement découvertes. Nous savons déjà, cependant, qu'on le rencontre presque partout, particulièrement dans la tunique adventice des vaisseaux sanguins, au-dessous du revêtement endothélial des cavités séreuses et du système vasculaire, ainsi que à la surface des tendons et des aponévroses; et que, partout où il se présente, il est en relation anatomique avec les capillaires lymphatiques. La preuve que l'absorption des matières très finement divisées a lieu mécaniquement nous est fournie par ce fait, que les lymphatiques, qui partent du péritoine, peuvent être colorés par du bleu de prusse ou tout autre matière colorante en suspension, quand on injecte des liquides, qui en renferment, dans la cavité péritonéale; et que, si les conditions mécaniques sont favorables, l'injection a lieu de la même manière après la mort que pendant la vie. On sait aussi que, pour obtenir de bonnes préparations anatomiques des capillaires lymphatiques, la meilleure méthode à employer est celle, qui consiste à piquer un organe avec une canule de verre à extrémité très effilée; la raison est que, dans les points où ces vaisseaux sont abondants, ils communiquent librement avec les canalicules, et que, par conséquent, il est impossible d'enfoncer l'extrémité d'une canule dans le tissu, sans pénétrer dans plusieurs de ces cavités. C'est, du reste, ce que nous montreront d'une manière très instructive les paragraphes suivants.

89. Méthode pour démontrer le mode de pénétration des liquides colorés dans les vaisseaux lymphatiques — Le tissu le plus favorable pour cette étude est la membrane muqueuse du larynx et de la trachée d'un bœuf ou d'un mouton. On remplit d'une solution d'orcanette dans l'essence de térébenthine une seringue hypodermique, dont la pointe est aussi fine que possible. On enfonce horizontalement l'extrémité de la seringue dans la membrane muqueuse, dans un point où elle repose sur le cartilage, et on injecte dans le tissu, aussi lentement que possible, une goutte du liquide. Si l'opération réussit, on remplit le réseau lymphatique ; du reste, le résultat varie suivant que l'extrémité de la seringue a pénétré au-dessous de la muqueuse, ou ne l'a pas dépassée. L'observation montre que le liquide progresse dans les vaisseaux par capillarité, car l'injection continue à s'étendre longtemps après que la pression exercée par la seringue a cessé. On emploie dans cette expérience et dans d'autres expériences semblables la solution d'orcanette, parce qu'elle ne peut pas traverser les membranes organiques, qu'elle n'est pas miscible dans l'eau et qu'elle pénètre dans les canaux capillaires avec une facilité extraordinaire.

La progression des liquides dans les lymphatiques vers le système veineux est dû, en partie au fait que les lymphatiques traversent des espaces, dans lesquels la pression est moindre que dans ceux où leurs capillaires prennent naissance, et en partie aux variations de pression causées par la contraction des muscles avec lesquels ils sont en rapport. Que dans certaines parties du corps les troncs lymphatiques soient soumis à une pression bien moindre que leurs orifices absorbants, c'est ce qu'il n'est pas besoin de démontrer expérimentalement. Ainsi, par exemple, il est certain que les lymphatiques du péritoine pénètrent dans le thorax, c'est-à-dire passent d'une cavité, où la pression est ordinairement supérieure à celle de l'atmosphère, dans une cavité où elle est bien inférieure. L'influence des mouvements musculaires est démontrée par l'expérience suivante, qui, en même temps, fournit la confirmation éclatante de la nature mécanique de l'absorption lymphatique.

Sur un chien de grande taille, qu'on vient de tuer en lui ouvrant la carotide, on divise la peau, les cartilages costaux et les muscles des flancs par une incision transverse qui s'étend de chaque côté, à partir du cartilage xiphoïde. La paroi de l'abdomen est ensuite fendue sur la ligne blanche et le diaphragme séparé des côtes. Après avoir pressé la vessie pour la vider, on noue deux ligatures autour du rectum et on le divise entre ces ligatures. On place ensuite d'autres ligatures sur le cardia, les vaisseaux et les conduits hépatiques, et le mésentère, de façon à pouvoir enlever l'estomac et les intestins en masse sans hémorrhagie. Cela fait, on enlève le foie, après avoir lié la veine cave au-dessous et au-dessus de cet organe, après quoi on divise le corps en deux en sciant la colonne vertébrale au niveau de la huitième vertèbre, et en achevant la division des parties molles. Finalement on insère dans le canal thoracique et on fixe, au moyen d'une ligature, une canule de verre, munie d'un tube flexible fermé par une pince à pression continue.

Si maintenant on fixe la colonne vertébrale au bord d'une table et si un aide fait exécuter aux membres inférieurs des mouvements alternatifs de flexion et d'extension, la lymphe s'écoule librement et peut être recueillie dans un tube à essai. Si l'on discontinue ces mouvements passifs pour les reprendre de temps en temps, la quantité de lymphe recueillie peut-être très considérable, de sorte qu'il est facile de remplir plusieurs tubes; mais on remarque que la lymphe ne coule pas pendant les intervalles de repos. La lymphe recueillie au début ressemble à la lymphe ordinaire par ses caractères microscopiques et par sa composition. Il est évident que c'est le liquide qui, au moment de la mort, remplissait les canalicules des tissus. On peut démontrer, en outre, sur la même préparation le trajet suivi par le courant lymphatique, en introduisant par piqûre une solution d'orcanette dans les fentes intertendineuses de la partie inférieure du fascia lata. Si l'on emploie une seringue à canule suffisamment fine, il est facile d'obtenir par cette voie une injection satisfaisante, d'abord dans les capillaires lymphatiques contenus dans les fentes elles-mêmes, et secondement (si l'on continue les mouvements passifs) dans le riche réseau lymphatique existant dans la membrane cellulaire, qui recouvre l'aponévrose, sur la face cutanée [1]. Bientôt le liquide, qui s'écoule par le canal thoracique est rougi par l'orcanette. Ludwig a fait voir que, dans les membres, les réseaux de capillaires, origines des lymphatiques, sont surtout situés dans les tendons et les aponévroses, et qu'ils présentent une disposition semblable à celle que l'on observe dans le centre tendineux du diaphragme. L'expérience démontre que même les mouvements passifs des membres déterminent la progression de la lymphe. L'influence des mouvements actifs doit être bien plus considérable.

90. ABSORPTION INTERNE PAR LES VEINES. — La proposition, que nous avons émise au début, que les substances dissoutes passent des tissus dans les capillaires par un mode d'absorption, qui est soumis à l'action immédiate du système nerveux central, peut être démontrée d'une manière frappante par l'expérience suivante :

Sur deux grenouilles légèrement curarisées, on met à nu le cœur et on pratique une petite ouverture dans la peau de la région occipitale. Le cerveau et la moelle épinière sont complètement détruits dans l'une des grenouilles, au moyen d'une aiguille introduite dans la région occipitale, puis on les suspend toutes les deux côte à côte à une planche. Par la même ouverture occipitale, on fait glisser, sous la peau, jusque dans le sac lymphatique dorsal un entonnoir, dont l'extrémité est étirée en pointe très fine. Cela fait, on fend le bulbe de l'aorte dans les deux animaux et on observe les résultats de l'opération. Dans la grenouille privée du système nerveux central, il ne s'écoule que quelques gouttes de sang, c'est-à-dire la quantité contenue dans le cœur et dans le commencement du système artériel. Dans l'autre animal, non seulement l'hémorrhagie est plus abondante, mais elle se continue pendant plusieurs

[1] On trouvera des dessins coloriés d'injections obtenues par cette méthode dans la belle monographie de Ludwig et de Schweigger-Seidel sur les lymphatiques des tendons et des aponévroses.

minutes après la section du bulbe. Dès que l'hémorrhagie
a cessé, on injecte une solution saline (5 à 10 cent. cubes)
dans le sac lymphatique de chaque grenouille jusqu'à ce qu'il
soit distendu, et on note soigneusement la quantité employée.
Dans la grenouille dont le système nerveux est intact, le sang
recommence à couler par l'ouverture du bulbe, et la quantité qui
s'échappe va en augmentant ; mais le liquide qui, au début, était
du sang presque pur, est de plus en plus mélangé avec du sérum
L'écoulement continue pendant une ou deux heures, et si, pendant
l'expérience, on agit par action réflexe sur le centre vaso-moteur,
en excitant un nerf sensitif ou la surface de la peau, on voit que
la rapidité de l'écoulement augmente subitement, mais qu'après
la cessation de l'excitation elle est moins grande qu'elle n'était
auparavant. Ce fait, suivant Goltz, qui, le premier, a fait l'expérience, indique que l'absorption veineuse s'accroît quand on
excite un nerf sensitif. On peut peut-être l'attribuer plus justement à la contraction des vaisseaux, déterminée par l'excitation.
Pour rendre l'observation du résultat aussi exacte que possible, il
faut mesurer la quantité de liquide écoulé. La quantité trouvée
dans l'éprouvette, dans laquelle le mélange de sang et de sérum
est recueilli, ajoutée à ce qui reste dans le sac lymphatique, doit
être égale à la quantité de liquide injectée. — Dans l'autre grenouille, il n'y a pas d'écoulement ; le cœur reste flasque, bien que
se contractant régulièrement et la peau se dessèche par suite de
l'arrêt de la sécrétion des glandes cutanées. Dans cette expérience
on doit supposer que le liquide contenu dans le sac lymphatique
passe directement dans la circulation, ou qu'il diffuse d'abord
dans les tissus environnants et est ensuite absorbé par les veines.
La première supposition est évidemment fausse, puisque les
contractions des cœurs lymphatiques ont cessé dans les deux
grenouilles, et que, par conséquent, le mécanisme qui, seul, peut
pousser directement le liquide dans le système veineux, ne fonctionne plus. On est donc forcé d'admettre que le liquide pénètre
dans le torrent circulatoire par la seule voie qui lui soit ouverte,
et les conditions de l'expérience prouvent que c'est sous l'influence directe du système nerveux.

On n'a pu encore déterminer par quel mécanisme les éléments

vivants, qui entourent les vaisseaux sanguins, y font pénétrer des liquides, malgré la pression du sang. Dans le cas actuel, on peut distinguer deux sortes d'effets imputables à une seule cause, c'est-à-dire à la destruction du système nerveux central, premièrement les effets déterminés par la paralysie de ce dernier, et par conséquent le relâchement des vaisseaux sanguins, et secondement les effets que l'on peut attribuer à l'absence de l'absorption. Ces derniers sont-ils le résultat immédiat des autres ? c'est peut-être douteux. Dans tous les cas ils ne les expliquent point, car on ne voit pas pourquoi un vaisseau distendu n'absorberait pas aussi bien qu'un vaisseau contracté. Tous les deux sont des manifestations des propriétés dont jouissent les éléments vivants, tant qu'ils sont en communication avec les centres nerveux cérébro-spinaux.

CHAPITRE III

RESPIRATION

SECTION I. — ÉTUDE PRÉLIMINAIRE DES MOUVEMENTS RESPIRATOIRES

91. MOUVEMENTS RESPIRATOIRES DE LA GRENOUILLE. — Pour observer les mouvements respiratoires de la grenouille, on fixe l'animal sur le dos. On voit alors que la portion du plancher de la cavité pharyngienne, qui correspond à la région sous-maxillaire, c'est-à-dire la région qui s'étend depuis le cartilage épisternal jusqu'aux deux branches de la mâchoire inférieure, s'élève et s'abaisse successivement, après une ou deux secondes d'intervalle. Un examen plus attentif montre que ces mouvements sont dus au retrait et à la projection en avant alternatifs du corps de l'os hyoïde, dont on peut distinguer facilement la forme générale sous la peau. Pour étudier leur nature, on divise la peau sur la ligne médiane depuis la bouche jusqu'au sternum, et on la sépare de chaque côté des muscles sous-jacents, jusqu'au niveau des bords du maxillaire inférieur. De cette façon, on voit tous les muscles qui s'attachent à l'os hyoïde, sans empêcher le mécanisme de la respiration (voyez fig. 68). Par sa corne antérieure, longue et grêle, l'os hyoïde est uni au crâne (c'est à dire avec la portion cartilagineuse du rocher), de telle façon que, quoique les deux cartilages ne soient pas joints par une articulation, l'os hyoïde se meut sur les rochers, comme s'il était articulé avec eux. Cette disposition connue, il est facile de comprendre le mode d'action des muscles insérés sur l'hyoïde. Ceux qui se fixent par leur autre extrémité sur le sternum et les os articulés avec lui, en attirant en arrière l'hyoïde, le forcent en même temps à descendre de façon à augmenter l'espace, qui s'étend entre sa face supérieure et le plafond de la bouche et du pharynx, et à accroître la portion de la région sous-maxillaire située entre l'hyoïde et la mâchoire inférieure. D'un autre côté, ceux qui viennent du menton (génio-hyoïdiens) et des rochers (pétro-hyoïdiens) combinent leur action de manière à l'attirer en haut et en avant, dans une étendue telle que, lorsque ces derniers sont en jeu, la région sous-maxillaire

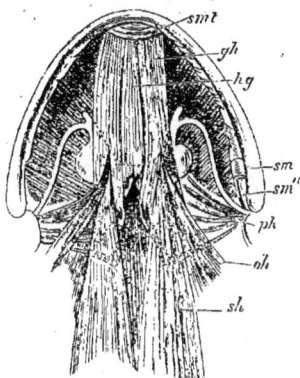

Fig. 68. — Muscles respirateurs de la grenouille (d'après Ecker). — s m t, muscle sous-mentonnier; g h, génio-hyoïdien; h g, hyo-glosse; s m, sous-maxillaire; s m", corne antérieure de l'os hyoïde; p h, muscles pétro-hyoïdiens; o h, omo-hyoïdien; s h, sterno-hyoïdien.

devient concave. Tout ceci peut être aisément vérifié chez l'animal vivant ; car, bien que ces différents muscles soient recouverts par les muscles mylo-hyoïdiens, ceux-ci forment une couche tellement mince, qu'on peut facilement apercevoir les premiers au travers.

Pour étudier le rôle, que jouent ces mouvements dans le mécanisme de la respiration, il faut déterminer quel est leur rapport avec l'inspiration ou l'expiration de l'air. C'est à quoi l'on arrive en introduisant dans une des narines une canule de verre, qu'on fait communiquer avec le tambour à levier (fig. 35). On obtient ainsi la courbe représentée figure 69. Qu'on observe en même temps les mouvements de l'os hyoïde et ceux du levier, et il sera aisé de se convaincre que le rapprochement du premier vers le sternum correspond à l'abaissement du dernier et à l'entrée de l'air dans la cavité pharyngienne. On voit encore que les mouve-ments ne sont pas réguliers, et qu'ils présentent certaines parti-cularités très dignes de remarque, à cause de leur relation étroite avec le mécanisme qui produit le va-et-vient de l'air dans les poumons. Le tracé permet de distinguer deux sortes d'actes res-piratoires : les uns caractérisés par de petits mouvements alter-

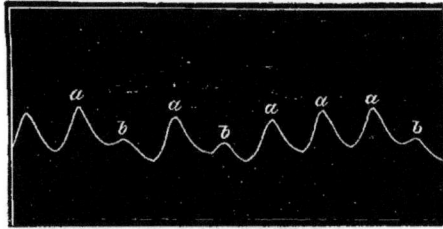

Fig. 69. — Tracé de la respiration chez la grenouille.

natifs (a, a, a) se succèdant à de courts intervalles assez réguliers, les autres par des mouvements plus grands (b, b, b); ceux-ci diffèrent des premiers en ce que la forte aspiration, par laquelle le mouvement commence, se termine par une soudaine expulsion d'air (indiquée par un soulèvement plus rapide du levier), qui est suivie par ce soulèvement subit du plancher du pharynx, au moyen duquel la grenouille injecte de l'air dans ses poumons. Portant ensuite son attention sur les narines, on constate qu'elles restent immobiles pendant les petits mouvements (a, a), tandis que les injections soudaines (b, b) d'air dans les poumons sont toujours accompagnées de la contraction des petits muscles constricteurs des narines, et que, par conséquent, ces derniers dif-fèrent des premiers, non seulement par une vigueur plus grande, mais encore par ce fait que les narines sont plus ou moins fer-mées, de sorte que l'air, au lieu de sortir librement par leur ouver-ture, est injecté dans les poumons à travers la glotte.

Pour se faire une idée claire de l'ordre de succession de ces phénomènes compliqués, il est bon d'enregistrer directement les mouvements des flancs et de la gorge, comme l'a fait le professeur N. Martin dans ses récentes recherches. On fixe sur le dos une grenouille, dont on a détruit les hémisphères cérébraux, opération qui ne modifie point le mode de respiration. On dispose ensuite sur le corps de la grenouille deux leviers, de telle sorte que tous les deux puissent enregistrer sur le même cylindre les mouvements, qui leur sont transmis. L'un deux ressemble à celui qui a déjà été décrit dans l'étude des mouvements du cœur. L'autre levier a un bras court uni à angle droit avec le bras long et dirigé vers le bas. Le premier enregistre les mouvements d'élévation et d'abaissement de l'os hyoïde, le second les mouvements d'expansion et de retrait de l'un des flancs. Les tracés montrent que chaque acte respiratoire débute par la projection en avant de l'appareil hyoïdien. La fin de cette projection est accompagnée par le retrait expirateur des flancs, immédiatement suivi par une expansion inspiratrice passive, pendant laquelle l'appareil hyoïdien est retracté et les orifices des narines fermées. Puis survient une longue pause, pendant laquelle les poumons gardent l'air introduit dans leur intérieur jusqu'au prochain acte respiratoire.

92. MOUVEMENTS RESPIRATOIRES CHEZ L'HOMME ET LES MAMMIFÈRES. — Le va-et-vient de l'air dans les cellules aériennes des poumons, cause finale de la respiration, s'effectue par l'expansion et la rétraction alternatives de la poitrine. Si le thorax était entièrement occupé par les cellules aériennes, il serait facile de mesurer ses variations de capacité par la quantité d'air qui entre dans la cavité respiratrice et l'abandonne tour à tour, à chaque acte respiratoire ; mais comme il renferme, outre les poumons, divers autres organes dont quelques-uns changent considérablement de volume, suivant le degré d'expansion de la cavité qui les contient, il ne saurait y avoir de rapport constant entre l'agrandissement ou le rétrécissement de la partie de la cavité intra-thoracique accessible à l'air et la dilatation ou la rétraction externe du thorax.

Quand on veut déterminer les changements de volume, que subit la poitrine pendant la respiration, chez un animal de taille moyenne (chat ou lapin), la meilleure méthode est de l'enfermer dans une boîte imperméable à l'air et de faire communiquer la trachée avec l'extérieur par un tube, au moyen duquel l'animal respire. L'espace situé entre le corps de l'animal et les parois de la boîte communique également avec un appareil destiné à enregistrer ses variations de volume.

Les méthodes, que nous allons décrire, ont l'avantage d'être applicables à l'homme aussi bien qu'aux animaux inférieurs, et d'être suffisamment précises pour donner des résultats que l'on peut utiliser dans l'étude des maladies ; elles méritent toute l'attention des médecins, quoiqu'elles n'aient pour le physiologiste qu'un intérêt relativement faible.

93. — On peut se rendre compte des mouvements externes du thorax chez l'homme, en enregistrant les variations que présentent en différents points sa circonférence ou son diamètre, ou les deux simultanément. Pour la mensuration graphique de la circonférence, on se sert d'un instrument inventé par Marey et perfectionné par Bert. Il consiste en un cylindre métallique, hermétiquement fermé, ayant la forme d'un tambour ordinaire, dont les deux bases sont représentées par des membranes de caoutchouc. Le cylindre communique par un tube flexible avec un tambour à levier, qui enregistre ses changements de capacité. Au centre de chacune des deux membranes de caoutchouc est fixé un disque de métal muni d'un crochet, auquel s'attache une ceinture inextensible, qui entoure le thorax. A mesure que la circonférence du thorax s'agrandit, les membranes se distendent, et la capacité du cylindre augmente, et *vice versâ*. Il va sans dire qu'avant de se servir de l'instrument, on doit le graduer ; nous indiquerons plus loin comment.

94. — La mensuration graphique des diamètres de la poitrine est beaucoup plus simple ; elle se réduit à transmettre sur le papier le mouvement produit par l'éloignement et le rapprochement alternatif des deux points de la paroi thoracique situés aux extrémités d'un diamètre, de telle sorte que, si l'on prend un de ces points comme point fixe, l'enregistrement du mouvement du second point consiste simplement dans la conversion d'un mouvement rectiligne en un autre. C'est ce qu'il est aisé d'effectuer au moyen du même appareil, qui nous a déjà servi pour enregistrer les mouvements cardiaques (voy. § 62), c'est-à-dire à l'aide de deux tambours conjugués, dont l'un reçoit le mouvement, et l'autre l'inscrit sur le cylindre enregistreur. Le tambour récepteur doit être placé de manière que la distance entre la membrane de caoutchouc et le point fixe du diamètre, ne puisse subir aucune variation pendant la mensuration et que son bouton d'ivoire soit appliqué sur le point mobile, de telle sorte que son axe puisse rencontrer le diamètre supposé prolongé au-delà de la surface du thorax. Toutes ces conditions sont rigoureusement remplies par l'instrument dont je me sers. Il consiste en deux barreaux de fer parallèles solidement vissés à angle droit, chacun par un bout, à un barreau transversal, de sorte que l'appareil a la forme d'un π grec. On dispose l'appareil de façon que le diamètre à observer soit situé entre ses deux extrémités libres. L'une d'elles porte un bouton d'ivoire semblable à celui du cardiographe et dont le côté convexe regarde le bras opposé, et qu'on peut faire mouvoir au moyen d'une vis. L'autre bras porte le tambour récepteur, dont le bouton fait face à celui dont nous venons de parler, leur axe se trouvant sur une même ligne.

La manière de se servir de cet instrument, que l'on peut appeler le stéthomètre enregistreur, varie suivant le diamètre à mesurer. Les diamètres les plus importants sont ceux qui vont de la 8e côte à la même côte du côté opposé, du *manubrium sterni* à l'apophyse épineuse de la 3e vertèbre dorsale, de l'extrémité inférieure du sternum à l'apophyse épineuse de la 8e vertèbre dorsale, et du cartilage ensiforme à l'apophyse épineuse de la 10e vertèbre dorsale. La figure 70 représente l'appareil appliqué à l'étude du premier de ces diamètres. Le sujet se tient assis ou debout à sa convenance, et le stéthomètre est suspendu à son cou par un large ruban, dont la longueur est réglée par une boucle. Les mouvements enregistrés ne sont pas ceux qu'accomplit le milieu de la 8e côte, ce sont ceux qu'exécute une extrémité du diamètre par rapport à l'autre extrémité considérée, pour le moment, comme un point fixe. Lorsqu'on mesure les diamètres situés dans le plan médian, il est plus commode de choisir les apophyses des vertèbres dorsales comme point fixe, bien qu'assurément les résultats fussent les mêmes, si on choisissait tout autre point que celui-là. Les données obtenues à l'aide du stéthomètre permettent d'apprécier la durée relative et la durée absolue des actes respiratoires et de mesurer leur étendue. Dans ce dernier cas, il faut graduer l'instrument chaque fois qu'on veut l'employer. Je me sers, à cette fin, de cinq règles étalons de bois, dont les longueurs diffèrent entre elles de deux millimètres. Avec leur aide on opère la

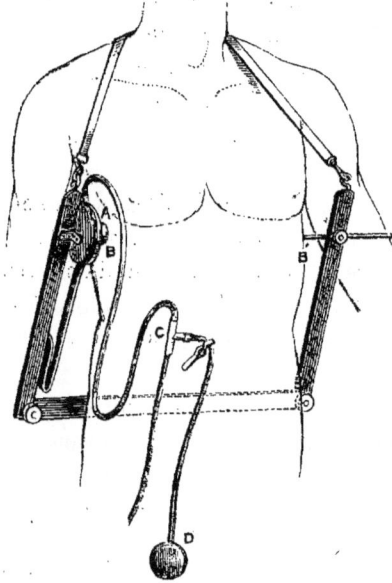

Fig. 70. — Stéthomètre enregistreur. — A, tambour; *B*, bouton d'ivoire; B', tige qui supporte le second bouton d'ivoire; *C*, tube en T, faisant communiquer le tambour A avec le tambour enregistreur, ainsi qu'avec un sac élastique D, destiné à faire varier à volonté la quantité d'air contenue dans les tambours.

graduation en moins de cinq minutes. Une fois que les tambours récepteur et inscripteur ont été mis en communication, et qu'on a vérifié tout l'appareil pour s'assurer que chaque pièce est bien ajustée et que l'air ne peut pas y pénétrer, on place la règle de longueur moyenne entre les deux boutons du stéthomètre; on rapproche ensuite ceux-ci jusqu'à ce que la membrane de caoutchouc du tambour soit légèrement concave, et on trace sur le cylindre une ligne horizontale ; puis, on substitue à la première règle celle qui est immédiatement plus longue, et celle qui est immédiatement plus courte, et on répète pour chacune la même opération ; on procède encore de même pour les deux suivantes, et on se trouve avoir sur le cylindre cinq lignes parallèles horizontales, qui servent de termes de comparaison pour évaluer en millimètres, par la mensuration verticale des tracés, les variations du diamètre que l'on étudie. C'est ainsi qu'on apprend, par exemple, que chez un jeune homme de 22 ans bien portant

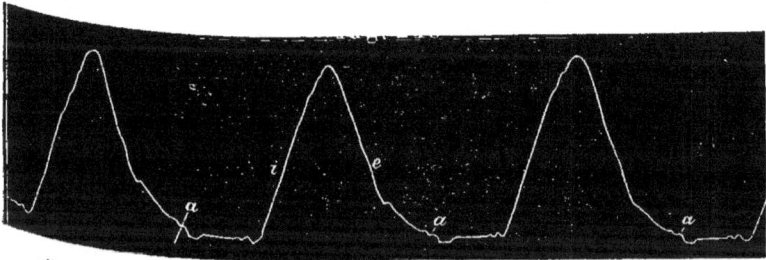

Fig. 71. — Tracé obtenu avec le stéthomètre, disposé comme l'indique la figure 70. — *i*, inspiration ; *e*, expiration. Immédiatement après *a*, la courbe présente une concavité, dont la branche descendante correspond au choc cardiaque.

et musculeux les diamètres, énumérés plus haut, subissent à chaque respiration les variations suivantes : le diamètre sternal supérieur = 146, varie d'un millimètre, le diamètre sternal inférieur = 203, varie de 1,5 — 1,8 millimètre ; le diamètre costal transverse = 228, varie de 1,7 — 2 millimètres. (Fig. 71.)

Nous verrons, dans la suite, que la différence entre la respiration naturelle et la respiration forcée consiste en partie dans le retrait plus considérable du thorax pendant l'expiration, et en partie dans sa dilatation plus considérable pendant l'inspiration. Il est bon de remarquer aussi que, lorsque les mouvements thoraciques sont excessifs, les diamètres antéro-postérieurs de la partie supérieure de la poitrine sont plus affectés que ceux de la partie inférieure, de sorte que leur rapport normal se trouve renversé.

95. Mesure de la pression intra-thoracique. — Par suite de l'élasticité des poumons et de ce fait qu'ils sont contenus dans une cavité, dont la capacité est beaucoup plus grande que leur volume quand ils ne sont pas distendus, par suite aussi de l'accolement intime de leur face externe à la face interne de cette cavité, la pression à laquelle sont soumis le cœur, les artères, les veines et les autres organes intra-thoraciques, se trouve considérablement moindre que celle de l'atmosphère. Pour mesurer cette différence de pression, il suffit de mettre la cavité pleurale en communication avec un manomètre. Voici comment on procède : — On ferme l'extrémité d'un tube de verre d'environ trois millimètres de diamètre et on l'étire en pointe mousse. On pratique avec une bonne lime triangulaire un orifice latéral près de l'extrémité effilée du tube, et on bouche provisoirement avec de la cire l'extrémité ouverte du tube. On fixe un lapin sur l'appareil de contention et, avec un scapel, on fend la peau à gauche de la ligne médiane du sternum. Ceci fait, il est facile d'introduire la pointe du tube dans la plèvre droite en la poussant horizontalement derrière le sternum, et tout contre la face postérieure de la paroi thoracique (face inférieure, dans la position de l'animal). On retire alors le tampon de cire et on met l'extrémité libre du tube en rapport avec un manomètre à eau, mais en ayant toujours grand soin de tenir le côté du tube, où se trouve l'orifice latéral bien appliqué contre la paroi thoracique. On augmente alors ou on diminue la quantité d'eau du manomètre jusqu'à ce que le niveau du liquide soit le même dans les deux branches. A ce moment, si l'on tourne le tube de façon à ce que l'orifice latéral regarde la cavité thoracique, la colonne baissera dans la branche libre du manomètre, la différence de hauteur entre les niveaux du liquide dans les deux branches du manomètre étant à peu près treize fois la différence, évaluée en colonne de mercure, entre la pression atmosphérique et la pression à laquelle est soumis l'animal en expérience. On peut aussi mesurer indirectement la pression intra-thoracique immédiatement après la mort, en faisant communiquer la trachée avec un manomètre et en ouvrant les deux cavités pleurales, quand les deux colonnes sont au même niveau. Cette fois la colonne de la branche libre s'élève au-dessus de l'autre. La différence entre elles, si l'on expérimente sur un animal de la même espèce, sera la même que dans le premier cas, mais en sens inverse. On peut enregistrer facilement les variations de la pression intra-thoracique pendant les actes respiratoires, en mettant en communication le tube avec un tam_ bour à levier de Marey

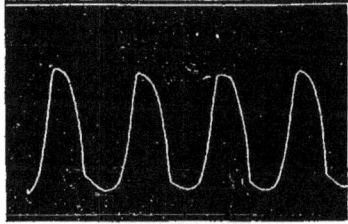

Fig. 72. — Tracé de la pression intra-thoracique.

au moyen d'un tube de caoutchouc à parois épaisses. Le tracé de la figure 72 a été obtenu de la sorte.

SECTION II'. — ÉTUDE DU MODE D'ACTION DES MUSCLES QUI INTERVIENNENT DANS LA RESPIRATION

Chez l'homme l'entrée de l'air dans le thorax, pendant la respiration calme, est produite exclusivement par le diaphragme. Chez le chien, elle s'effectue en partie par l'abaissement du diaphragme et en partie par la dilatation de la poitrine. Chez le lapin les caractères généraux des mouvements respiratoires ressemblent à ceux de l'homme, c'est pourquoi cet animal est choisi de préférence pour l'expérimentation. D'après ce qui vient d'être dit, il est évident que l'étude des mouvements respiratoires ne doit pas être bornée à celle de la respiration normale, sous peine de n'avoir à nous occuper que du jeu d'un seul muscle. Pour nous rendre compte de l'action des différents muscles qui peuvent intervenir dans les actes respiratoires, il nous faut porter notre attention sur les mouvements thoraciques excessifs d'animaux plus ou moins affectés de dyspnée, phénomène, dont nous ne nous occuperons ici, que dans ses rapports avec le jeu des muscles, sa cause et sa nature devant être plus loin l'objet d'un chapitre spécial.

Les mouvements musculaires, qui causent la dilatation du thorax, doivent être considérés par rapport à un état déterminé de ce dernier, appelé position d'équilibre ; c'est celui qu'il présente à la fin d'une expiration normale. A ce moment aucun muscle ne participant à l'acte respiratoire, l'appareil musculaire thoracique est au repos et les os ainsi que les cartilages assument la position qui résulte de l'équilibre de forces élastiques opposées agissant sur eux les unes de dedans en dehors, les autres de dehors en dedans. De ces forces élastiques la plus importante est celle des poumons. Ces organes renfermés dans une cavité beaucoup plus vaste que leur propre volume, et contre la paroi de laquelle leur face externe est intimement accolée, exercent constamment sur cette paroi une action que nous étudierons plus loin. L'élasticité des côtes et des cartilages, qui lutte contre la contractilité du poumon et tend toujours à agrandir la cavité thoracique, n'a pas une moindre importance. Vient enfin le tonus des muscles thoraciques, dont la nature diffère, mais dont l'action est absolument la même. Les muscles, qui contribuent à faire sortir le thorax de sa position d'équilibre en l'agrandissant, sont appelés inspirateurs, ceux, au contraire, qui tendent à le rétrécir sont dits expirateurs.

96. MUSCLES INSPIRATEURS. — DIAPHRAGME. — On peut user de plusieurs méthodes pour démontrer l'action du diaphragme. La meilleure méthode consiste à mettre à nu ce muscle sur un animal complètement anesthésié par l'injection dans la veine crurale de vingt à quarante gouttes d'une solution de chloral à 10 pour cent. A cette fin il faut ouvrir la cavité abdominale, le long de la ligne blanche, immédiatement au-dessous du cartilage xiphoïde ; à partir de l'ouverture ainsi faite, on pratique deux incisions dans des directions opposées et parallèles aux cartilages costaux (voy. § **58**). Dans une autre méthode on se borne à pratiquer sur la ligne blanche, tout près du cartilage xiphoïde, une ouverture suffisante pour y introduire le doigt, dont l'extrémité doit presser contre le centre tendineux ; on peut ainsi apprécier les mouvements avec une grande exactitude. Lorsqu'on veut enregistrer les mouvements respiratoires d'un chat ou d'un lapin, on fixe à l'extrémité de l'appareil à contention de Czermak (près de la queue de l'animal) un levier dans une position telle que son plan d'oscillations coïncide avec le plan médian de l'animal. Au bras supérieur du levier on suspend une baguette d'acier, d'environ 400 millimètres, et dont on peu faire varier la longueur. L'extrémité de la baguette porte un bouton qui est introduit, par une petite ouverture pratiquée sur la ligne blanche, dans la cavité péritonéale et qui appuie contre la face postérieure du diaphragme, de la sorte les mouvements de ce dernier sont communiqués au levier. Le bouton est maintenu contre le diaphragme, au moyen d'un ressort adapté sur le levier. Un long fil de soie, fixé à l'extrémité du levier, vient s'enrouler autour de la petite poulie de buis, représentée dans la figure 73, dont les mouvements sont inscrits sur le cylindre enregistreur au moyen d'un levier horizontal.

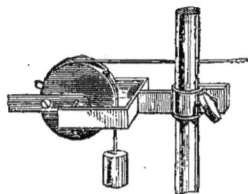

Fig. 73. — Poulie de buis servant à enregistrer les mouvements d'une aiguille enfoncée dans le diaphragme. Un levier très léger est attaché au bras horizontal.

Le tracé ainsi obtenu permet de déterminer non seulement l'étendue relative dont le centre du diaphragme s'abaisse à chaque inspiration, mais encore le relâchement moyen du muscle, c'est-à-dire la hauteur moyenne à laquelle il s'élève pendant chaque expiration.

97. Muscles intercostaux. — Pour démontrer l'action des muscles intercostaux, on expérimente sur un lapin, que l'on a privé de mouvement volontaire et de sensibilité par l'ablation des hémisphères cérébraux, ainsi que des corps striés et des couches optiques. Cette opération se pratique de la manière suivante : — L'animal étant chloroformé, on lie les deux carotides, puis on le fixe sur le ventre. Le crâne est ensuite dénudé au moyen d'une incision, qui s'étend, sur la ligne médiane, de l'occiput à la région frontale, et on rejette les téguments de chaque côté. Après avoir perforé les pariétaux avec la tréphine pour permettre l'introduction de pinces coupantes, on enlève rapidement la voûte du crâne de façon à découvrir complètement les hémisphères. On enlève ensuite ces organes avec le manche d'ivoire d'un scapel, tandis qu'un aide se tient prêt à arrêter toute hémorrhagie, au moyen du cautère actuel. L'animal tombe aussitôt dans une sorte de sommeil profond, respirant régulièrement, mais avec beaucoup plus de lenteur qu'avant l'opération. On peut alors, sans crainte de causer aucune souffrance, étudier l'action des muscles respirateurs du thorax, après avoir enlevé les téguments et la couche musculaire superficielle, de façon à découvrir les côtes et les espaces intercostaux.

La première étude à faire est celle de la respiration normale. On voit que, tant que l'air pénètre librement dans la poitrine et que l'appareil respiratoire est laissé à lui-même, il n'y a pas de mouvement d'expansion des côtes appréciables, et que les muscles intercostaux, ceux du moins que l'on aperçoit, ne se contractent pas. On peut maintenant produire la dyspnée, soit en faisant arriver de l'air dans les cavités pleurales (ou dans une seule), soit en rétrécissant l'ouverture, par laquelle la poitrine communique avec l'atmosphère, soit en combinant ces deux méthodes. Il est plus avantageux de commencer par la ponction d'une des plèvres.

L'effet de cette opération est d'accroître les mouvements respiratoires et de modifier leur caractère, en mettant en jeu les muscles du thorax. Les côtes supérieures, en particulier la seconde, la troisième et la quatrième, qui auparavant étaient immobiles, se soulèvent en se dirigeant en dehors à chaque inspiration, tandis qu'on voit les muscles intercostaux externes et la partie intercartilagineuse des intercostaux internes se contracter au même moment.

Pour produire une dyspnée plus complète, on ouvre la seconde plèvre; le principal effet qui en résulte, est d'accroître le mouvement des côtes supérieures et de faire contracter, de concert avec les intercostaux externes, les muscles scalènes. Ces muscles, par leur disposition anatomique, sembleraient devoir agir comme élévateurs des côtes; mais l'expérimentation ne permet pas de leur attribuer ce rôle, car lorsqu'on les coupe en travers, il n'y a pas de diminution appréciable dans le mouvement des côtes.

La fonction des muscles intercostaux externes et des muscles intercartilagineux ayant été déterminée par l'observation directe, de la manière qui vient d'être décrite dès les débuts de la physiologie, n'a jamais été sérieusement contestée. Tel n'est point le

cas en ce qui regarde celle de la portion interosseuse des intercostaux internes, c'est-à-dire la partie de ces muscles qui est
recouverte par les intercostaux externes. Chez le lapin, les intercostaux osseux diffèrent des intercartilagineux en ce qu'ils sont
moins obliques et un peu plus minces. Quant à leur fonction, l'expérimentation peut bien démontrer qu'ils ne se contractent pas
en même temps que les externes, mais ne saurait prouver qu'ils
sont antagonistes des premiers. Quant aux côtes inférieures
jusqu'à la huitième ou la neuvième, on peut démontrer que, si
on enlève tous les muscles qui s'y insèrent par leur extrémité
inférieure, à l'exception des intercostaux externes et des surcostaux (muscles qui rattachent chaque apophyse transverse avec la
côte située en dessous, et qu'on peut voir se contracter de concert
avec les intercostaux externes), elles continuent à se soulever
pendant l'inspiration ; mais si ces muscles sont complètement
divisés, il n'y a plus de mouvement costal perceptible, ni de
contraction de la partie visibles des intercostaux internes, au
moment de l'inspiration. En un mot, il faut admettre que la
lumière n'est pas encore faite sur l'action de ces muscles. Il est
très probable que ces muscles doivent être considérés comme
constricteurs du thorax, et comme les agents de l'expiration
forcée.

98. Mouvements des narines et du larynx.|—Chez le lapin les
narines se dilatent à chaque inspiration ordinaire et se contractent
à chaque expiration ; mais la fréquence de ces mouvements en
rend l'observation très malaisée. Pour les étudier avec fruit, il
faut profiter des respirations excessives et très espacées des animaux, chez lesquels les deux pneumogastriques ont été divisés.
On voit alors que la dilatation des narines est le premier acte de
l'inspiration. Elle précède à un intervalle distinct l'expansion de la
poitrine, et semble même devancer la contraction du diaphragme ;
mais il est très difficile de vérifier s'il en est réellement ainsi.
Les muscles qui effectuent ce mouvement sont le cutané de la
face, qui part de la surface latérale de l'intermaxillaire et de
l'apophyse supra-orbitaire antérieure du frontal pour s'insérer
dans la peau du nez et du front, et le releveur du nez, qui s'insère

sur le bord inférieur de l'orbite et va aussi s'insérer dans la peau du nez par un long tendon. Le premier est le plus superficiel.

Les mouvements respiratoires du larynx chez le lapin sont à peine perceptibles dans la respiration naturelle, mais la moindre modification dans l'arrivée de l'air dans la poitrine suffit pour les produire. Durant l'inspiration, le larynx est abaissé par les muscles qui le rattachent au sternum ; il reprend sa position pendant l'expiration. L'un de ces muscles, le sterno-thyroïdien, attire aussi en avant le cartilage thyroïde, de façon à rapprocher son bord inférieur du cartilage cricoïde.

99. Pour étudier les mouvements intrinsèques du larynx, il faut mettre à nu l'orifice de la glotte, en pratiquant une ouverture soit en dessus, soit en dessous. Le meilleur moyen de voir ces mouvements consiste à diviser la membrane thyro-hyoïdienne. Après avoir divisé avec précaution la peau sur la ligne médiane, on découvre la membrane avec deux pinces. Alors apparaissent les veines (principales sources de difficultés), sur lesquelles on place des ligatures en haut et en bas, afin de pouvoir couper la membrane sans crainte d'hémorrhagie. Il va de soi que la tête doit être placée dans une position telle, que les cordes vocales soient fortement éclairées. Si maintenant on attire en avant l'épiglotte, les mouvements des cordes vocales et des cartilages aryténoïdes se voient très distinctement, la glotte s'élargissant à chaque inspiration et se rétrécissant à chaque expiration. Pour observer les mouvements des cartilages aryténoïdes, le meilleur moyen est d'exciter les nerfs récurrents, et l'on constate qu'à chaque excitation la corde vocale, du côté du nerf excité, se rapproche de la ligne médiane. Si l'on excite les deux nerfs récurrents à la fois, la glotte se ferme complètement, les cartilages aryténoïdes s'appliquant l'un contre l'autre, exactement comme il arrive dans la production d'un son musical. Si l'on considère que le nerf récurrent se distribue à tous les muscles, et non pas seulement aux muscles constricteurs (aryténoïdiens et crico-aryténoïdiens latéraux), et que les mouvements produits sont de même nature que ceux qui se manifestent dans l'expiration ordinaire, quoique beaucoup plus énergiques, on arrivera à cette conclusion que, dans les deux cas, l'élargissement de la glotte est une conséquence du relâchement musculaire général, ou en d'autres termes, que tous les muscles intrinsèques du larynx sont expirateurs, leur effet combiné se manifestant par le rapprochement des cordes vocales, non pas parce que les muscles crico-aryténoïdiens postérieurs et les autres muscles dilatateurs n'agissent point avec le reste des muscles, mais parce que leur action est annulée par celle de ces derniers.

SECTION III. — ÉVALUATION DE LA QUANTITÉ D'AIR RESPIRÉ EN UN TEMPS DONNÉ ET DU VOLUME DE L'AIR INSPIRÉ DANS CHAQUE RESPIRATION.

100.—L'appareil, dont on se sert, se compose de trois parties : 1° un récipient contenant l'air qui sera respiré pendant l'expérience ; 2° un masque et un tube pour faire communiquer le récipient avec la cavité respiratoire du sujet soumis à l'expérience, et 3° un appareil destiné à remplacer dans le récipient l'air respiré.

Il est de toute nécessité, si l'on veut aboutir à des résultats sérieux, que l'air soit respiré sans le moindre effort. Pour y arriver le récipient doit être construit de telle sorte, que la pression à laquelle est soumis l'air qu'il renferme, soit identique à celle de l'atmosphère. On lui donnera donc la forme d'un gazomètre, dont le cylindre est rigoureusement équilibré par un contrepoids, ou celle d'un sac, dont les parois soient formés d'un tissu assez mince pour n'opposer aucune résistance à la diminution ou à l'augmentation de volume de son contenu. Le caoutchouc vulcanisé est la matière la plus convenable ; néanmoins il est difficile d'obtenir des sacs de ce genre irréprochables. Quelle que soit sa forme, le récipient doit présenter deux ouvertures, l'une communiquant avec le masque, l'autre destinée à l'introduction de l'air. Il faut aussi qu'on puisse constater exactement le moment où il est plein.

Le récipient est mis en communication avec la cavité respiratrice du sujet soumis à l'expérience par un masque construit avec beaucoup de soin, muni de deux soupapes, dont l'une permet l'expulsion de l'air, tandis que l'autre, s'ouvrant en dedans, ferme l'orifice d'un tube d'environ deux centimètres et demi de large, qui vient du récipient.

Le récipient communique par sa seconde ouverture avec un gazomètre rempli d'air soumis à une pression un peu plus élevée

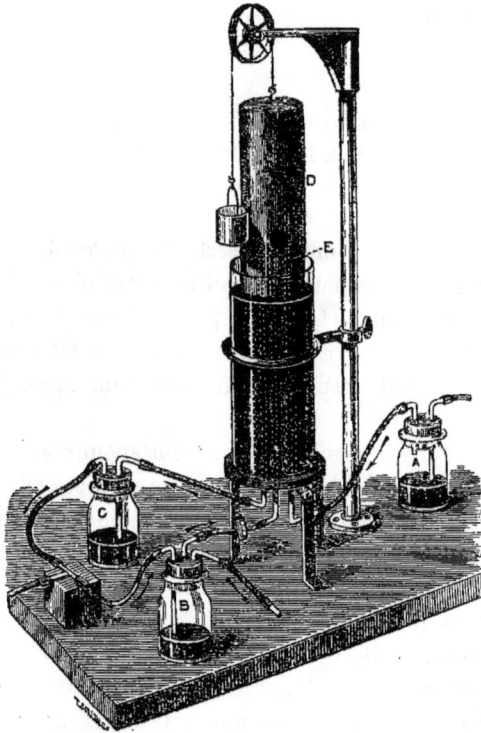

Fig. 74. — Appareil de Rosenthal avec les soupapes à mercure de W. Müller.

que celle de l'atmosphère. Entre le gazomètre et le récipient le tube de communication porte un robinet de cuivre, dont l'ouverture peut être rigoureusement réglée au moyen d'un long levier, et passe à travers un compteur à gaz gradué très exactement et construit tout exprès. Chaque observation dure dix minutes. On tient le gazomètre toujours plein d'air au moyen d'un soufflet que manœuvre un aide à défaut de tout autre moteur. La quantité d'air qui passe, à travers le compteur, dans le récipient est réglée au moyen du robinet, de telle sorte que le dégré de plénitude du récipient soit toujours le même.

La principale cause d'inexactitude de cet appareil doit être attribuée à ce que les soupapes ne ferment pas très bien et que le masque ne s'adapte pas parfaitement sur la bouche. On peut remédier à ces défauts en substituant au masque deux tubes d'ivoire hermétiquement adaptés à l'orifice antérieur des narines. Le large tube, auquel ces pièces d'ivoire se relient, est divisé en deux branches ; l'une d'elles est fermée par une soupape à mercure s'ouvrant de dedans en dehors, l'autre par une soupape du même genre s'ouvrant de dehors en dedans. La disposition de ces soupapes est semblable à celle qui est réprésentée dans la figure 74.

101. — Lorsqu'on fait ces observations sur des animaux inférieurs, il est bon d'employer un appareil, qui non seulement mesure exactement la quantité d'air respiré, mais encore permette de modifier sa composition par l'introduction de proportions déterminées de vapeurs ou de gaz divers. Et, comme dans de telles recherches, il est plus important de connaître exactement les conditions dans lesquelles se manifeste le phénomène, plutôt que de reproduire identiquement les conditions normales, il est inutile de chercher à éviter le plus complètement possible toute résistance, ce qu'on avait dû faire dans la construction de l'appareil décrit dans le paragraphe précédent ; il est, en effet, mécaniquement impossible de construire des soupapes, qui puissent à la fois fermer hermétiquement et fonctionner sans résistance. Dans l'appareil, dont nous allons parler, tout mélange gazeux se conserve sans que sa composition puisse être altérée par diffusion et les soupapes fonctionnent avec une telle perfection, que l'expérimentateur est absolument certain que la totalité de l'air, venant du récipient, seule, est consommée dans la respiration.

Le récipient est formé de deux cylindres de verre d'environ vingt centimètres de long, ouverts aux deux bouts, dont l'un extérieur a un diamètre d'environ 7 centimètres et demi, l'autre interne (fig. 74, E) a un diamètre d'environ 6 centimètres. Tous les deux sont solidement mastiqués sur un plateau circulaire horizontal; leurs axes se confondent de telle sorte qu'ils sont séparés l'un de l'autre par un étroit intervalle, qui a partout la même épaisseur. Cet espace est rempli de mercure. Au centre du plateau s'élèvent trois tubes verticaux de verre mesurant environ 6 millimètres de diamètre interne. Au-dessous du plateau, supporté d'ailleurs par un trépied, ces tubes se recourbent bientôt horizontalement à angle droit. Un troisième cylindre de fer (D) fermé à son extrémité supérieure, constitue la cloche du gazomètre. Son diamètre est égal à la moyenne des diamètres des deux cylindres de verre, de telle sorte qu'il peut s'abaisser sans les toucher dans l'espace circulaire rempli de mercure ; il est suspendu à une poulie par un fil de soie muni d'un contre-poids. Le contre-poids consiste en un godet contenant du petit plomb ; au sommet du cylindre il y a un autre godet semblable. Des trois tubes qui pénètrent dans le récipient par dessous, l'un (A) communique avec l'atmosphère, le second (B) avec la cavité respiratoire de l'animal et le troisième (C) est ordinairement fermé. Les tubes de caoutchouc qui établissent ces communications sont fermés par une disposition spéciale, à laquelle on a appliqué le nom de soupape de Müller. Cette soupape consiste en un flacon assez large, hermétiquement fermé par un bouchon de caoutchouc et renfermant une couche peu épaisse de mercure. A travers le bouchon passent deux tubes, dont l'un est assez long pour que son extrémité trempe dans le mercure tout près de sa surface, l'autre est beaucoup plus court. La soupape A est disposée de telle sorte que son tube court communique directement avec le récipient, et son tube long avec l'atmosphère ; pour la soupape C cette disposition est inverse. Il ne manque plus maintenant, pour compléter l'appareil, qu'un tube en T et une troisième soupape. La branche verticale du T communique avec la cavité respiratoire par une canule adaptée hermétiquement à la trachée ; un de ses bras est en rapport avec le récipient et l'autre avec la soupape B, à travers laquelle l'air expiré est rejeté dans l'atmosphère. La quantité d'air consommée pendant un temps donné se mesure de la même manière que précédemment.

L'objection, qu'on peut élever contre un appareil de ce genre est fondée, comme nous l'avons déjà dit, sur la résistance qu'opposent les soupapes, et qui est suffisante pour retarder sensiblement les mouvements respiratoires. Mais, comme le but qu'on a surtout en vue est de déterminer l'influence de conditions variables sur la quantité d'air respiré, ce fait importe, en somme, assez peu ; car, on peut rémédier à l'erreur qui en résulte, en substituant, comme terme de comparaison, la respiration déjà modifiée par la résistance à la respiration normale. Pour obtenir ce terme de comparaison, on laisse l'animal respirer pendant quelque temps de l'air ordinaire à travers l'appareil, avant de commencer les observations.

SECTION IV. — DÉTERMINATION DE LA QUANTITÉ D'ACIDE CARBONIQUE ÉLIMINÉ PAR LES POUMONS ET LA PEAU DANS UN TEMPS DONNÉ.

102. — Deux méthodes principales conduisent à ce but. L'une d'elles, celle de Regnault et Reiset, a été adoptée avec d'importantes modifications par Ludwig et ses élèves. L'animal est placé dans une chambre hermétiquement fermée, qui communique avec une seconde chambre contenant de l'oxygène, et avec un appareil d'absorption. L'air passant en courant continu, à travers l'appareil, l'acide carbonique expiré est absorbé au fur et à mesure de sa production, et remplacé par un volume égal d'oxygène, de sorte que la composition de l'air reste constante. On calcule la quantité d'acide carbonique absorbé d'après l'augmentation de poids de l'appareil d'absorption, pendant la durée de l'observation. L'appareil est décrit par Ludwig dans ses « *Arbeiten* » pour 1869.

La seconde méthode, beaucoup plus simple et suffisamment exacte pour l'étude comparée de l'influence de conditions physiologiques et pathologiques diverses sur l'exhalation de l'acide carbonique, est celle de Pettenkofer. Elle est applicable indifféremment aux grands et aux petits animaux. Nous donnerons ici une description succincte de l'appareil complet de Pettenkofer, pour bien faire comprendre l'application de cette méthode aux petits animaux, dont on se sert habituellement dans les recherches physiologiques ou pathologiques. Il se compose de trois parties : une chambre assez spacieuse pour qu'un homme puisse s'y tenir confortablement assis ou debout ; un grand compteur à gaz communiquant avec la chambre par un tube ; une pompe à double action qui aspire continuellement l'air de la chambre à travers le compteur ; enfin un mouvement d'horlogerie qui fait fonctionner la pompe. La chambre est en métal et en verre, elle communique avec l'air extérieur pendant l'observation par les rainures de la porte d'entrée qui servent à l'arrivée de l'air et avec le tube qui aboutit au compteur. La quantité d'air, qui est entraînée par ce tube, est d'environ 20,000 litres par heure, quantité très suffisante, non seulement pour la ventilation, mais encore pour prévenir toute déperdition à travers les fentes de la porte. Il serait inutile de décrire l'appareil aspirateur ; nous nous bornerons à dire que le mécanisme d'horlogerie est mû par un poids, que remonte sans cesse une machine à vapeur.

Pour obtenir un résultat satisfaisant, il faut pouvoir déterminer avec exactitude : 1° la durée de l'observation, et 2° la quantité d'acide carbonique contenue dans l'air qui sort de la chambre pendant le même temps. On peut arriver à ce dernier but, soit en évaluant le poids total de l'acide carbonique exhalé, soit en mesurant le volume de l'air aspiré et en même temps la proportion en volume d'acide carbonique qu'il renferme. Dans l'appareil décrit ci-dessus la quantité d'air qui sort de la chambre est si grande, qu'il ne serait pas possible de l'analyser toute entière, de sorte qu'on est obligé d'adopter la seconde de ces deux alternatives. Pour cela, il ne s'agit point de prendre quelques spécimens de l'air exhalé et d'en faire l'analyse, car, à moins de faire un très grand nombre d'analyses, ce procédé ne donnerait que des résultats erronés, par suite des irrégularités qui se produisent constamment dans la vitesse de l'écoulement de l'air ; mais on fait passer une quantité déterminée d'air à travers un appareil d'absorption et on mesure l'acide carbonique qui y est contenu à l'aide d'une méthode volumétrique, qui sera décrite au paragraphe suivant. Cette division de l'air aspiré en deux parties, l'une à mesurer et à analyser, l'autre à mesurer seulement, est une source de difficultés très grandes, car elle implique évidemment l'obligation de faire à la fois deux mensurations continues pendant la durée de l'opération, et par suite, d'employer deux compteurs donnant chacun des résultats non seulement exacts en eux-mêmes, mais encore se correspondant rigoureusement entre eux. Ces difficultés et les erreurs qu'elles occasionnent, en dépit de toutes les précautions prises, n'existent plus lorsqu'on expérimente sur des animaux assez petits pour que la quantité totale d'air puisse être analysée.

103. APPLICATION DE LA MÉTHODE DE PETTENKOFER A LA DÉTERMINATION DE L'ACIDE CARBONIQUE EXHALÉ PAR LES ANIMAUX DE PETITE TAILLE. — L'appareil consiste en une chambre de métal qu icommunique d'un côté avec une trompe de Bunsen et de l'autre avec l'appareil d'absorption de l'acide carbonique. Son couvercle ferme hermétiquement, et son rebord est mastiqué. Pour un rat ou un cochon d'Inde sa capacité doit être de 500 pouces cubes (8193 cent. cubes). Entre la trompe et la chambre se trouve un

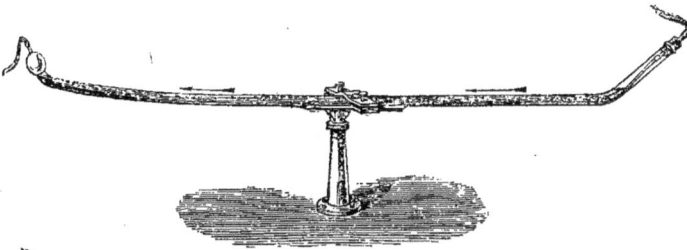

Fig. 75. — Tube de Pettenkofer pour l'absorption de l'acide carbonique.

flacon d'une capacité de 100 cent. cubes environ, à travers le bouchon duquel passent deux tubes, l'un descendant presque jusqu'au fond du flacon, l'autre (le tube de sortie) se terminant juste au-dessous du bouchon. Ce flacon est rempli de pierre ponce humectée par une solution de potasse. La chambre est ainsi alimentée par un fort courant d'air continu et parfaitement constant, ibre d'acide carbonique. Mais, comme la quantité d'air fournie

par la trompe est beaucoup trop considérable, on la diminue en
en laissant perdre une partie. A cette fin, on intercale entre le
flacon de potasse et la trompe un tube en T, dont la branche
verticale se relie au moyen d'un tube en caoutchouc à une sorte
de soupape de sûreté, construite comme celle désignée par la
lettre B dans la figure 74 ; on peut augmenter ou diminuer la
déperdition de l'air en soulevant ou en abaissant le plus long
des tubes. L'appareil d'absorption se compose de cinq à six
tubes d'absorption remplis du liquide absorbant (fig. 75).

Le tube qui vient de la chambre se divise en autant de branches,
chacune d'elles amenant une fraction de l'air à analyser dans
une paire de tubes. Chaque paire est formée d'un tube long et
d'un tube court, qui sont disposés de façon que l'air traverse le
long tube, puis le tube court. Quand chaque tube a reçu l'inclinaison qu'il doit avoir, et que la différence de pression sur les
deux côtés opposés du liquide n'est pas trop grande, l'air qui
pénètre dans la branche courte par un bout de tube en caoutchouc, qui arrive jusqu'à la courbure, passe dans la grande
branche à l'état de bulles se succédant régulièrement et si petites
qu'il est entièrement soumis à l'action du liquide. Les deux
tubes sont remplis d'une solution de baryte, trois fois plus concentrée dans le tube le plus long. On détermine par la méthode
volumétrique la force relative de cette solution, au moyen d'une
solution titrée d'acide oxalique avant et après chaque période
d'observation.

*Préparation de la solution de baryte et de la solution d'acide
oxalique.* — La solution de baryte, qu'on emploie, renferme
204 grammes d'oxyde de baryum du commerce pour 7 litres d'eau.
Ce liquide doit être conservé dans un flacon, qui ne communique
avec l'air qu'à travers un tube d'absorption, rempli de pierre
ponce humectée de potasse. La préparation de la solution d'acide
oxalique réclame les plus grands soins. Chaque litre doit renfermer 2,8636 grammes d'acide oxalique pur cristallisé, n'offrant
aucune trace d'efflorescence ; chaque dixième de centimètre cube
de la solution correspond dans ce cas à 1/10 de milligramme
d'acide carbonique. Avant de faire la solution, il est nécessaire de
dessécher les cristaux sous une cloche avec de l'acide sulfurique

pendant quelques heures. Cette solution se conserve mal, et se couvre assez vite de moisissures; aussi, lorsqu'il en faut une grande quantité, il vaut mieux garder les doses pesées d'acide oxalique plutôt que la solution elle-même.

Détermination du degré de concentration de la solution de baryte. — On verse dans une petite capsule, couverte d'une mince lame de caoutchouc, 30 centimètres cubes d'eau de baryte, et on y ajoute peu à peu et avec précaution la solution d'acide oxalique contenue dans une burette graduée, dont le bec traverse la lame de caoutchouc. Après chaque addition, le contenu de la capsule est mélangé et on y ajoute quelques gouttes de teinture de curcuma. Dès que le liquide approche de la neutralisation, sa couleur devient d'un brun rouge, qui vire au jaune citron, aussitôt que se manifeste la moindre acidité. Cette réaction est si délicate, qu'elle est sensiblement altérée par la présence de $\frac{1}{10}$ de centimètre cube de solution d'acide oxalique, c'est-a-dire de $\frac{1}{10}$ de milligramme d'acide carbonique, de sorte que deux déterminations du même liquide ne peuvent pas présenter un écart plus considérable que cette minime fraction. On remarquera aussi, et ceci a une grande importance pratique, que la solution de baryte ne doit pas contenir de traces de potasse ou de soude caustique, qui rendraient, quelque minime que soit la quantité présente, toute détermination impossible, car l'oxalate de potasse ou de soude, qui se forme dans ce cas, réagit sur le carbonate de baryte et produit de l'oxalate de baryte et du carbonate de soude. Le liquide, par conséquent, est très long à perdre sa réaction alcaline, car chaque nouvelle addition d'acide oxalique convertit de nouveau le carbonate alcalin en oxalate, qui est redécomposé par le carbonate de baryte.

Préparation et remplissage des tubes d'absorption. — La branche courte de chaque tube est hermétiquement fermée par un bouchon de caoutchouc traversé par un petit tube. Le tube le plus long est réuni par l'autre extrémité avec le tube le plus court, d'où l'air s'échappe par un tube en caoutchouc muni d'une pince à vis. A l'aide de cette pince, on peut régler la grosseur des bulles d'air, celle-ci variant en raison inverse de la résistance opposée par la pince à la sortie de l'air. Après avoir introduit, à l'aide d'une burette, une quantité mesurée de solution de baryte dans chaque tube, et réglé leur inclinaison, on y fait passer, à travers, l'air de la chambre jusqu'à ce que l'absorption de l'acide carbonique soit complète. Pour s'en assurer, l'air, avant d'être définitivement expulsé, traverse un flacon laveur renfermant de l'eau de baryte. On arrête l'expérience dès qu'il ne se produit plus de trouble dans la liqueur. On note le temps employé, et tout le système des tubes est lavé avec de l'eau distillée récemment bouillie. Les eaux de lavage recueillies sont mélangées avec une quantité suffisante d'eau distillée pour obtenir un volume connu, que l'on puisse comparer au volume de la solution de baryte, et on détermine le titre du mélange comme précédemment.

SECTION V. — INNERVATION DES MOUVEMENTS RESPIRATOIRES

Les mouvements rhythmiques de la respiration dépendent de l'activité d'un centre situé dans cette partie du plancher du quatrième ventricule, d'où partent les racines du pneumogastrique. Ce fait a été prouvé par l'expérience fondamentale de Legallois, quid émontre qu'on peut retrancher le cerveau, le cervelet, et même une partie de la moelle allongée sans arrêter la respiration. Nous avons déjà décrit cette expérience au § **97**.

Ce centre est en relation par des nerfs moteurs avec les muscles, dont l'action rhythmique combinée a été étudiée dans le même paragraphe. Ses manifestations d'énergie, comme celles des centres moteurs du cœur, sont automatiques, mais leur rhythme est sans cesse modifié par des impressions transmises par les fibres des pneumogastriques. Il s'en suit que l'étude de l'innervation des mouvements respiratoires se réduit à des expériences sur les fonctions respiratoires de ces nerfs. Nous diviserons les résultats de ces expériences en trois paragraphes, suivant qu'elles portent sur la division des deux pneumogastriques, sur l'excitation du bout central de ces nerfs, ou sur l excitation du nerf laryngé supérieur.

104 SECTION DES DEUX PNEUMOGASTRIUES DANS LE COU.— Dans le paragraphe relatif aux fonctions du pneumogastrique considéré comme nerf cardiaque, nous avons indiqué la manière de le préparer. Le lapin est préférable pour cela au chien ou au chat, parce que le pneumogastrique est réuni, chez ces animaux, en un tronc commun avec le sympathique. La division en travers des pneumogastriques est une des expériences les plus simples et en même temps les plus instructives de la physiologie du système nerveux. L'animal ayant été attaché comme d'habitude sur l'appareil de contention de Czermak, on pose une ligature autour de chaque nerf, un peu au-dessous du cartilage cricoïde, en ayant soin de nouer les bouts de chaque ligature, afin de pouvoir les retrouver facilement. Pour en observer l'effet, il faut que l'animal se trouve dans les mêmes conditions avant et après la section. Si on n'a pas l'intention d'enregistrer graphiquement les résultats, on peut laisser l'animal aller çà et là, tandis que l'on compte les respirations et qu'on observe attentivement les mouvements respiratoires. Pour une étude plus exacte, nous disposons d'autres méthodes, qui toutes ont une certaine valeur. La première consiste à enregistrer les mouvements du diaphragme à l'aide du kymographe (voy. § **96**)[1]. La seconde et la troisième permettent d'obtenir non seulement la durée et le rhythme des mouvements respiratoires avant et après la section, mais encore l'étendue des échanges respiratoires. L'appareil, employé dans ce but, se compose d'un grand flacon, pouvant contenir vingt-deux litres ou plus, hermétiquement fermé par un bouchon de caoutchouc, traversé par la branche verticale d'un tube de verre en T. Des deux branches horizontales de ce tube, l'une communique avec la cavité respiratoire de l'animal, au moyen d'un tube de caoutchouc et d'une canule de verre fixée, d'une façon hermétique, sur la trachée ; l'autre reste ouverte et peut être fermée à volonté avec le doigt. Le flacon communique aussi par un second tube, traversant son bouchon de caoutchouc avec un tambour de Marey, dont le levier écrit sur le cylindre noirci

---

[1] La première partie (normale) de la figure 77, représente un tracé obtenu de cette façon.

BURDON SANDERSON, labor. de physiologie. 14

du kymographe. Tant qu'on laisse ouverte la branche horizontale du tube en T, le lapin respire librement l'air extérieur; au
contraire, si l'on pose le doigt sur l'orifice, l'animal respire l'air
du flacon. Mais, comme la capacité de ce réservoir est 250 fois
plus grande que celle de la cavité respiratoire, il peut continuer
ainsi, pendant quelque temps, sans le moindre danger de
dyspnée, comme le prouve le fait que les dépresseurs du larynx
n'entrent pas en action. La résistance est pourtant assez grande
pour influencer le levier du tambour, qui monte et descend à
chaque respiration dans une étendue exactement proportion-

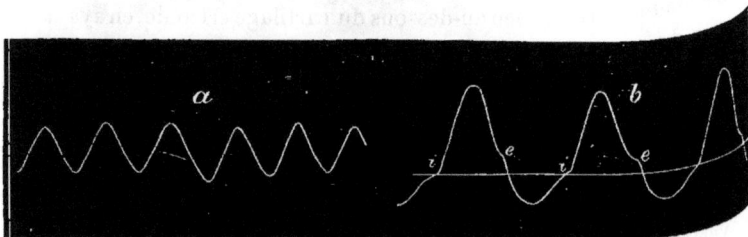

Fig. 76. — Tracé de la respiration chez le chat avant et après la section
des deux pneumogastriques. Ce tracé indique les variations de pression qui
surviennent dans les voies respiratoires pendant chaque acte respiratoire.

nelle à la quantité d'air respirée. Quand l'animal a été anesthésié par le chloroforme et que les deux nerfs ont été préparés
comme il a été dit, on prend quelques tracés de la respiration
normale. Cela fait, on met de nouveau en mouvement le cylindre enregistreur et on divise les deux nerfs au même moment.
On obtient ainsi un tracé (fig. 76), qui montre d'une manière
frappante les effets de la section sur le rhythme et l'étendue des
mouvements thoraciques.

Une quatrième méthode consiste à mesurer la quantité d'air
inspiré dans un temps donné, à l'aide de l'appareil représenté
fig. 74. Avec cette méthode on peut évaluer l'effet de la section sur
l'échange respiratoire avec beaucoup plus de précision, mais elle
ne fournit aucune donnée sur les mouvements respiratoires.

105. — Les résultats les plus remarquables sont les suivants :
— 1° Chez le lapin adulte le nombre de respirations par minute

tombe de 120 ou 140 à 40 ou 50. La preuve que ce résultat ne dépend que dans une très petite mesure du rétrécissement de la glotte, dû au relâchement des muscles intrinsèques du larynx, c'est que, si l'on divise les deux nerfs récurrents, le rétrécissement produit par l'opération est très peu considérable, tandis que celui qui accompagne la section n'est pas amoindri d'une façon appréciable si on a pratiqué la trachéotomie. — 2° Le mécanisme de la respiration est complètement modifié. Chaque respiration est environ cinq fois plus profonde qu'auparavant. Ceci est dû, en partie à ce que l'action du diaphragme a augmenté, en partie à ce que les muscles accessoires participent à l'inspiration. Le ventre est projeté en avant et le larynx entraîné en bas par les muscles sternaux à chaque inspiration, tandis que les côtes supérieures, qui auparavant étaient immobiles, sont attirées en haut et en dehors par les muscles intercostaux externes et intercartilagineux. La dilatation inspiratrice de la partie supérieure du thorax dure quelques secondes, au bout desquelles, cet organe s'affaisse brusquement, en expulsant l'air avec tant de force, qu'il produit dans les voies aériennes un bruit sonore, souvent accompagné d'une sorte de râle, si la trachée n'a pas été ouverte. Cet affaissement subit, auquel les muscles ne prennent aucune part, est suivi d'une longue pause caractéristique. Puis on constate d'ordinaire à sa suite un court mouvement expiratoire, accompagné du durcissement des muscles de la paroi abdominale, c'est le précurseur immédiat de l'inspiration. Le mode de respiration, qui vient d'être décrit, n'est autre que la dyspnée ; mais avec cette différence importante que, dans la dyspnée ordinaire, la fréquence des mouvements respiratoires augmente, tandis qu'elle diminue dans la dyspnée produite par la section des pneumogastriques ; à cette exception près, on retrouve ici tous les caractères de la dyspnée.—3° La quantité d'air respirée par minute est aussi grande après la section des pneumogastriques qu'auparavant, la diminution dans la fréquence des respirations étant compensée par la profondeur plus grande de l'acte respiratoire. Il est aisé de le prouver en mesurant par la méthode, décrite plus haut, la quantité d'air respiré dans un temps donné. — 4° Ces faits permettent de conclure que, bien que la section des deux pneumogastriques n'augmente, ni ne diminue matériellement le travail accompli par les muscles respirateurs dans un temps donné, elle nuit beaucoup au but de leurs mouvements, qui est de transformer le sang veineux en sang artériel. Malgré la vigueur de ces mouvements le sang devient plus ou moins veineux.

106. MORT APRÈS LA SECTION DES DEUX PNEUMOGASTRIQUES. —Les lapins, chez lesquels on a opéré la section des deux pneumogastriques, meurent en général avant la fin de la journée. Les chiens vivent plus longtemps, parfois deux ou trois jours. Après la mort on constate des désordres dans les poumons. Nous en donnerons les traits principaux : Le revêtement muqueux des voies aériennes est devenu rouge, (surtout chez les chiens), coloration due à ce que les capillaires de la muqueuse se sont injectés de sang. Les poumons s'affaissent beaucoup moins que pendant la vie, quand le thorax est ouvert. Le parenchyme pulmonaire est plus ou moins dépourvu d'air. Les parties qui n'en présentent point sont imbibées d'un liquide séreux d'un rouge brunâtre, et çà et là obstruées par une matière blanc grisâtre qui, examinée au microscope, se trouve être composée de jeunes cellules (globules de pus). On remarque des cellules semblables dans le liquide séreux avec de nombreux globules sanguins. On peut expliquer ces changements morbides de la manière suivante : quand les pneumogastriques ont été divisés, toutes les parties, auxquelles se distribuent les branches qui se détachent de ces nerfs au-dessous de la section, sont aussitôt affectées : tels sont le larynx, les bronches, les poumons, l'œsophage, etc. 1° La glotte est fermée en partie comme après la mort. 2° La membrane muqueuse des bronches est privée de sensibilité ; de sorte que, lorsqu'on l'irrite, il ne se produit pas de toux. 3° Les fibres musculaires de l'œsophage sont paralysées et n'empêchent plus l'expulsion des aliments contenus dans l'estomac : il en est de même des fibres musculaires des bronches. Quant au rôle qui revient à chacune de ces parties dans les causes des désordres des poumons, les faits suivants prouvent que les deux premières sont de beaucoup les plus importantes : — (a) Une affection pulmonaire semblable à celle qui est produite par la section des deux pneumogastriques, mais moins grave, accompagne la section des nerfs laryngés inférieurs. (*b*) Chez les animaux, dont on a sectionné les pneumogastriques, la vie est prolongée par la trachéotomie et la durée de cette prolongation est proportionnelle à l'efficacité des moyens employés pour empêcher l'entrée des corps étrangers dans les bronches. (*c*) Chez les animaux, dont les pneumogastriques sont intacts, on peut produire une affection pulmonaire de même nature que celle qui nous occupe, en injectant par le pharynx du mucus dans les bronches. On doit conclure de ces faits que l'inflammation pulmonaire, à laquelle succombent les animaux opérés, provient de l'introduction de corps étrangers dans les bronches et dans les poumons par le pharynx. Quant à la question de savoir si la section des pneumogastriques exerce une influence directe sur le tissu pulmonaire, elle n'est pas encore résolue.

107. DÉMONSTRATION DES FONCTIONS RESPIRATOIRES DES FIBRES AFFÉRENTES DU PNEUMOGASTRIQUE PAR L'EXCITATION DU BOUT CENTRAL DE CE NERF. — Nous avons déjà indiqué la méthode à suivre pour préparer le nerf. On se sert de l'excitateur représenté dans la figure 47. Les phénomènes qui accompagnent l'excitation du bout central du pneumogastrique varient suivant l'état de l'animal et l'état du nerf.

1° *Animal respirant naturellement.* — Pour bien observer ce que l'on peut appeler les résultats normaux de l'excitation, il faut être certain que l'on n'expérimente pas sur un animal épuisé et il faut le fixer sur l'appareil à contention de façon à ce que rien n'entrave sa respiration. On enregistre les mouvements du diaphragme, soit par l'une des méthodes décrites au § **96** et au § **104**, soit par l'introduction dans la cavité péritonéale, à travers une petite ouverture pratiquée sur la ligne blanche, tout près du cartilage xiphoïde, d'une ampoule plate de caoutchouc, suffisamment petite pour pouvoir glisser entre le diaphragme et le foie. Cette ampoule légèrement distendue par de l'air et mise en communication avec un tambour de Marey donne d'excellents tracés des mouvements du diaphragme. L'étudiant, qui assiste à l'expérience pour le première fois, appréciera encore mieux l'effet de l'excitation du bout central sur le diaphragme en sentant avec le doigt la contraction du muscle pendant la durée de l'excitation. Quand le muscle est préparé et l'excitateur placé au-dessous, on prend un tracé préalable de la respiration normale. On voit dans un tracé pris d'après la méthode exposée §104, que chaque respiration peut se diviser en trois périodes distinctes, l'une, la période ascendante, correspond à l'inspiration ou contraction active du diaphragme; les deux autres correspondent au relâchement de ce muscle. Parfois la portion de la courbe, qui précède immédiatement la période ascendante, indique que vers la fin de la période de relâchement il n'entre plus d'air dans le thorax et qu'il n'en sort plus. Si l'on fait passer une ligne droite par l'angle formé dans chaque courbe, au point qui correspond au début de l'inspiration cette ligne indiquera la position du levier quand le diaphragme est au repos, après une expiration ordinaire. Tant que l'air sort de la poitrine, le levier reste au-dessous de cette ligne; mais dès que le courant cesse, il y revient, pourvu toutefois que le diaphragme soit encore à l'état de relâchement. Par conséquent cette ligne correspond à l'état d'équilibre. Ces faits se voient bien sur la première partie (normale) du tracé, fig. 77.

Après avoir mis le tambour en communication avec l'ampoule introduite entre le diaphragme et le foie, comme il a été dit, et placé la bobine secondaire très loin de la bobine primaire, on soulève le levier-clef. L'effet ne saurait être annoncé d'avance avec certitude. Il est probable que les mouvements respiratoires seront accélérés, car le levier est un peu plus relevé durant l'excitation qu'auparavant; ce qui prouve que le diaphragme descend plus bas à chaque inspiration et ne se relâche pas à un égal degré dans l'expiration.

On rapproche ensuite graduellement la bobine secondaire, tandis qu'on renouvelle l'excitation jusqu'à ce qu'on voie le levier monter et rester stationnaire toutes les fois que le levier-clef est levé, traçant une ligne presque horizontale à un niveau beaucoup plus élevé que dans la première partie du tracé (fig. 78)[1]. Si on

[1] La figure 78 montre que durant toute la période d'excitation (ligne

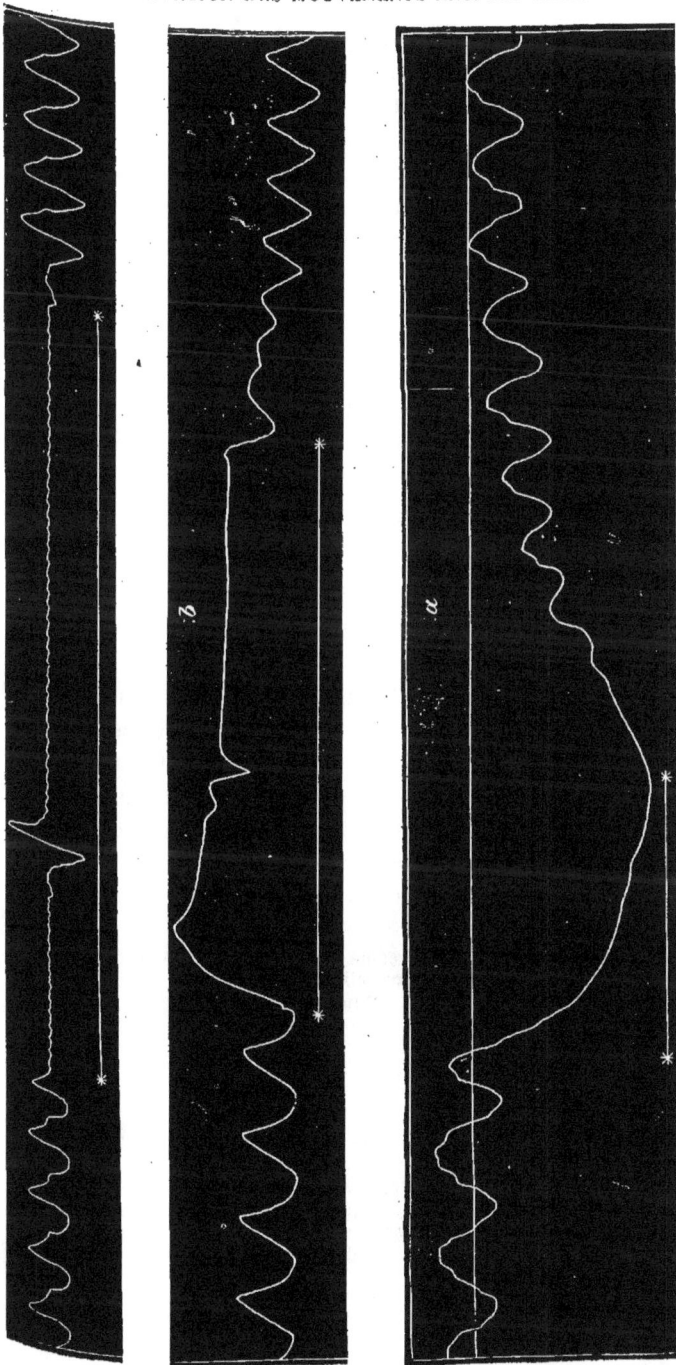

Fig. 77, 78 et 79. — Excitation du bout central du pneumogastrique chez le lapin.

prolonge l'excitation seulement de quelques secondes, le soulèvement du levier, qui indique la contraction du diaphragme persiste tout ce temps, et même une seconde ou deux de plus. Le levier
retombe ensuite peu à peu et reprend bientôt après ses mouvements de haut et bas, en commençant toujours par descendre.
En d'autres termes, le diaphragme, après une période de contraction, dont la durée dépasse souvent celle de la cause qui la produit, se relâche un moment avant de reprendre son mouvement
rhythmique. Il est bon, pendant ces expériences, qu'un second
observateur surveille les autres muscles respirateurs. On constatera que, si l'animal respire naturellement au moment où on soulève le levier-clef, la descente du diaphragme, déterminée par
l'excitation du pneumogastrique, n'est accompagnée d'aucun
autre mouvement musculaire ; que les côtes, en particulier, restent
aussi immobiles qu'auparavant et que le larynx ne s'abaisse
pas [1].

2º *Animal à l'état d'apnée.* — Chez un lapin, dont le sang a
été surchargé d'oxygène, par suite d'une respiration artificielle
excessive, l'excitation du bout central du pneumogastrique ne
donne qu'un résultat négatif. Elle ne provoque aucun mouvement respiratoire. Pour démontrer ce fait, les expériences doivent
être répétées avant, pendant et après l'apnée. On constatera
que le même courant qui tétanise le diaphragme à l'état normal,
n'a plus aucune action quand le sang est surchargé d'oxygène.
Cette expérience a une importance capitale, car elle montre que
les rapports entre le pneumogastrique et les nerfs moteurs de la

horizontale inférieure) le diaphragme est resté contracté. Il est survenu
ensuite quelques mouvements irréguliers après lesquels les mouvements
rhythmiques reprennent avec une fréquence un peu plus grande. La période
de contraction est interrompue, comme il arrive souvent, par un relâchement momentané. Ce tracé a été obtenu par la dernière des trois méthodes
que nous avons recommandées. La figure 79 se rapporte à une observation du même genre, dans laquelle on a employé la première de ces
méthodes.

[1] La figure 79 a été obtenue sur le même animal que la figure 78. Le
tracé montre que les mouvements rhythmiques n'ont repris qu'une seconde
ou deux après que l'excitation a cessé. Ils étaient d'abord un peu plus fréquents qu'auparavant, et le diaphragme était plus bas. En moins d'une
minute les conditions premières se sont rétablies. Ces faits ont été récemment confirmés par le professeur Fredericq.

respiration (particulièrement le phrénique) diffèrent entièrement de ceux qui existent entre les nerfs afférents et les nerfs efférents dans le cas ordinaire de l'action réflexe.

3° *Animal à l'état de dyspnée.* — Lorsque le sang, au lieu de présenter un excès d'oxygène n'en renferme pas assez, l'influence de l'excitation du bout central s'étend sur tous les muscles non respiratoires qui, à ce moment, sont en action ; par conséquent, plus la dyspnée est forte et plus est grand le nombre des muscles qui répondent à l'excitation. Ce fait s'observe le mieux sur un animal, dont la respiration est maintenue artificiellement après la perforation d'un côté du thorax ; on peut utiliser pour cela un lapin, qui a servi aux autres expériences. Les résultats varieront suivant le degré de dyspnée provoquée en faisant varier la fréquence des respirations artificielles et la quantité d'air introduit à chaque fois dans le poumon. Si, par exemple, la dyspnée est suffisamment forte pour faire entrer en action les muscles intercostaux externes, intercartilagineux et scalènes, tous se contractent en même temps que le diaphragme, quand on excite le bout central, de sorte que le thorax reste dans un état d'expansion tétanique, pendant tout le temps que le levier-clef est soulevé.

108. *Excitation du bout central d'un seul des deux pneumogastriques divisés.* — En graduant avec soin le courant induit (avec le dispositif d'Helmholtz), on peut arriver quelquefois à produire sur le centre du pneumogastrique le degré d'excitation précis, indispensable pour compenser la perte qu'il a éprouvée par la section de ses fibres afférentes et rétablir ainsi le rhythme de la respiration normale. Le plus souvent l'expérience ne réussit pas et les effets qu'on obtient sont analogues à ceux que nous avons décrits ci-dessus.

Cas exceptionnels. — Il arrive très fréquemment, surtout chez les animaux qui sont anesthésiés par le chloral, que l'excitation du bout central provoque des effets absolument contraires à ceux que nous considérons comme normaux. Le diaphragme, au lieu de se contracter, se relâche et persiste dans cet état pendant tout le temps que le levier-clef est levé (voyez fig. 77) [1]. La cause immédiate de ce fait doit être attribuée à ce que le pneumogastrique, outre les fibres qui, excitées, agissent sur le centre du pneumogastrique, de manière à diminuer la résistance hypothétique qui l'empêche normalement de produire des contractions musculaires, contient d'autres fibres, que les physiologistes appellent des fibres inhibitrices ou fibres d'arrêt, parce qu'elles tendent à augmenter cette résistance. Quand le nerf est à l'état normal, l'influence de ces fibres est complètement neutralisée par celle des autres. Quand le nerf est épuisé et, en particulier, quand il est sous l'action du chloral, c'est l'inverse qui a lieu. D'après des expériences récentes (Burkart), il est probable que les fibres d'arrêt proviennent pour la plupart des nerfs récurrents.

109. Excitation du nerf laryngé supérieur. — L'étude expérimentale du laryngé supérieur est plus délicate que celle du tronc du pneumogastrique, tant parce que ce nerf est court et difficile à atteindre, que parce qu'il est très grêle. Pour le mettre à nu chez un lapin, il faut pratiquer une incision s'étendant sur le côté de la trachée, à partir du niveau du premier et du second arceau cartilagineux jusqu'au creux situé entre l'angle de la mâchoire et le larynx. Après avoir fendu la peau, on déchire avec soin, à l'aide de deux pinces, le fascia, qui part du muscle sterno-mastoïdien et on arrive aux parties représentées fig. 49. L'espace mis à découvert est divisé en deux par l'artère, qui est précisément dirigée dans le même sens que l'incision. Près de son extrémité inférieure l'artère émet une branche thyroïdienne. En avant, l'espace est limité par le tendon du muscle stylo-hyoïdien et par la corne postérieure de l'os hyoïde. Immédiatement au-dessous du muscle se trouve le tronc du nerf de la neuvième paire

---

[1] Le tracé de la figure 77 a été pris d'après la méthode décrite au § **104** Pendant toute la durée de l'excitation, le diaphragme reste dans la position correspondant à l'expiration ordinaire; presque immédiatement après les mouvements rhythmiques reviennent, en commençant par une inspiration ordinaire. Cette période est interrompue par un mouvement respiratoire isolé, causé par l'écartement accidentel des électrodes du nerf. Les petites inflexions qu'on voit sur la partie horizontale du tracé indiquent les pulsations cardiaques.

qui se recourbe en avant, en se dirigeant vers la langue. La branche descendante de ce nerf se dirige en bas et en avant pour atteindre les muscles qui recouvrent la face antérieure de la trachée et envoie des rameaux anastomotiques au plexus cervical et un rameau qui passe au-dessus de l'artère pour gagner les muscles releveurs du larynx. Avant de découvrir les nerfs situés plus profondément, il est bon, pour éviter la confusion, d'enlever la branche descendante de l'hypoglosse ; on refoule ensuite le larynx du côté opposé à l'incision, afin d'élargir l'espace entre lui et l'artère carotide. Ceci fait, il devient facile de mettre à nu le laryngé supérieur. Sa position exacte est indiquée dans la figure. Il est sinueux afin de pouvoir s'accommoder aux mouvements d'abaissement et d'élévation du larynx. En le préparant, il ne faut pas se servir d'instruments tranchants. On le débarrasse des tissus qui l'entourent à l'aide de deux pinces et on a soin de diviser entre deux ligatures toutes les veines qu'on rencontre. Il faut avoir soin, cependant, de laisser autour du nerf une certaine quantité de tissu cellulaire, pour lui servir de gaîne protectrice et l'empêcher de se dessécher. La préparation ainsi terminée, on place autour du nerf une ligature aussi près que possible de la membrane thyro-hyoïdienne, et on le coupe au delà de la ligature. Le mode opératoire est à peu près le même chez le chien et le chat que chez le lapin ; mais la grosseur relative du nerf chez le chat facilite l'opération.

La grande source de difficultés, quand on excite le laryngé supérieur, est la proximité du pneumogastrique et, par conséquent, la possibilité que ce nerf soit influencé par le courant devenu unipolaire Pour prévenir cet accident fatal au succès de l'expérience, puisque les fonctions des deux nerfs sont opposées, il n'est pas nécessaire d'avoir recours à des opérations compliquées pour isoler le nerf ; il suffit de le placer sur l'extrémité de deux rhéophores ordinaires, de façon à ce que la partie, sur laquelle on agit, soit séparée des tissus avoisinants par un espace considérable. Avant d'exciter le nerf il faut éloigner la bobine secondaire de la bobine primaire et diviser le courant primaire, au moyen du dispositif d'Helmholtz, en deux branches dont une seule traverse la bobine primaire. L'autre va directement de la pile au circuit, de sorte que le courant primaire n'est jamais complètement ouvert. De cette manière le courant induit d'ouverture, qui, dans la disposition ordinaire de l'appareil d'induction, possède une tension beaucoup plus grande que le courant de fermeture, est assez affaibli pour être égal à celui-ci[1]. Conséquemment, comme le danger de l'action unipolaire est bien plus grand quand l'intensité du courant est à son maximum, il disparaît par cette disposition, au point que, si le nerf est préparé avec soin, on peut employer des courants même assez forts sans qu'il se manifeste aucun effet dû à l'excitation unipolaire du pneumogastrique.

L'excitation du bout central du laryngé supérieur produit, suivant la force du courant, la diminution de fréquence des mouvements respiratoires ou le relâchement complet des muscles inspirateurs. La manière la plus avantageuse d'observer son action sur le diaphragme est de découvrir ce muscle, comme il a été dit au § **96**. On voit alors que ce dernier devient complètement flasque durant l'excitation du nerf; le retrait élastique du poumon l'élève dans la plus grande étendue possible. Quand l'excitation cesse, au relâchement succède la respiration naturelle, ou immédiatement une ou deux fortes inspirations. Si le courant est assez faible pour diminuer seulement la fréquence des respirations sans les arrêter, les tracés prouvent qu'il n'y a aucune

---

[1] L'avantage du dispositif de Helmholtz consiste en ce que l'intensité du courant induit d'ouverture est à peu près égale à celle du courant de fermeture. En voici la raison : L'intensité d'un courant induit, qu'il ait été produit par l'ouverture ou la fermeture d'un courant ordinaire, dépend de la rapidité du changement qui a lieu dans la bobine primaire. Dans l'appareil ordinaire le changement dans la bobine primaire à la fermeture est, par suite de l'extra-courant s qui s'est développé dans le circuit dans la direction opposée, de O à $S-s$ (S désignant le courant tout entier). A l'ouverture, le changement est de S à O, car l'extra-courant a depuis longtemps cessé. Quand on se sert du dispositif d'Helmholtz, le courant dans le circuit primaire n'est jamais ouvert, car lorsque le trembleur est en contact avec f, le courant est diminué dans le circuit primaire et peut-être représenté par $\frac{S}{n}$. Quand le trembleur s'élève l'intensité du courant croît de $\frac{S}{n}$ à $S-s$. Au moment où il s'abaisse l'intensité diminue de S à $\frac{S}{n}+s$. Par conséquent l'accroissement et la diminution sont égaux. La valeur de n dépend du rapport entre la résistance du fil latéral g (dispositif d'Helmholtz) et la résistance du trembleur h et de la colonne a (Voy. la deuxième partie, fig. 112 et 113).

diminution dans la durée des inspirations et que le ralentissement est entièrement dû à la prolongation des intervalles, c'est-à-dire des périodes pendant lesquelles le diaphragme reste dans la position qu'il prend à la fin d'une expiration ordinaire. On peut se servir, pour enregistrer graphiquement ces résultats, de l'une des méthodes que nous avons indiquées dans les paragraphes précédents. Si on a recours à celle du § **104**, on recueillera un tracé qui ressemblera exactement à la figure 77. Le tracé de la figure 80[1] a été obtenu en insérant une ampoule en caoutchouc entre le diaphragme et le foie.

SECTION VI. — INFLUENCE DE LA RESPIRA-TION SUR LA CIRCULATION

110. — Si l'on applique le stéthoscope dans la région précordiale chez un chien, il est facile de constater, surtout si l'animal a été anesthésié, que la fréquence des contractions du cœur est sujette à des variations rhythmiques. L'accélération accompagne chaque dilatation de la poitrine et se continue pendant la première partie de l'expiration suivante, tandis que, pendant la dernière partie de cette période

[1] Le tracé de la figure 80 montre que le diaphragme, pendant toute la période d'excitation, est resté immobile dans la position de l'expiration; seulement il exécutait à des intervalles graduellement croissants des contractions momentanées. Lorsque les mouvements respiratoires ont recommencé, après la cessation de l'excitation, ils étaient plus lents, mais plus étendus qu'auparavant.

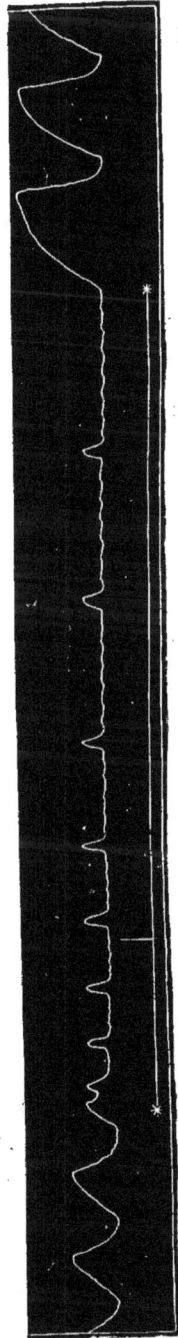

Fig. 80 — Excitation du bout central du nerf laryngé supérieur.

où l'air est, comme nous l'avons dit, expulsé très lentement, la durée de la diastole s'allonge beaucoup. Ces faits peuvent

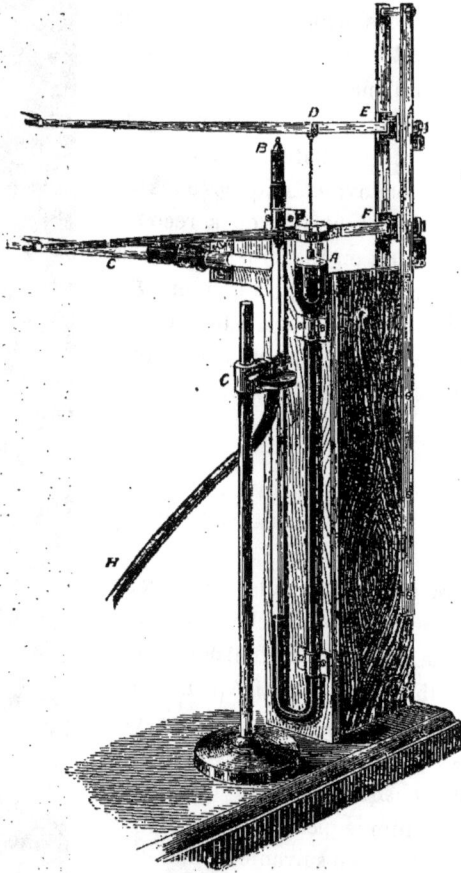

Fig. 81. — Kymographe à levier pour enregistrer simultanément les mouvements respiratoires et artériels.

être démontrés par la méthode graphique avec beaucoup plus de précision, à l'aide de l'appareil représenté dans la figure 81.

Cet instrument est un kymographe construit de façon à enregistrer simultanément la pression artérielle et les mouvements respiratoires. Le manomètre à mercure se compose de deux branches d'égale longueur dont l'une A est beaucoup plus large que l'autre près du sommet, le rapport entre le calibre des deux branches à ce niveau étant de 1 à 10. Le flotteur qui appuie sur le mercure en A est en buis ; sa face inférieure est concave, afin de s'adapter à la surface convexe du mercure. Il est uni par une tige verticale avec un levier léger D, d'environ deux pieds de long, qui est maintenu en équilibre par un contrepoids placé de l'autre côté du support E. A son extrémité amincie, le levier porte un style dont la distance du point D est telle que, à chaque variation d'un pouce entre le niveau des deux colonnes de mercure, il s'élève ou s'abaisse de trois dixièmes de pouce. On comprend aisément que le mouvement du style au lieu d'être rectiligne est circulaire ; par conséquent, il ne peut être vertical que lorsque le levier est horizontal. C'est pourquoi le pivot E, construit de façon à pouvoir glisser sur les montants du support, doit toujours être disposé de manière que le levier soit horizontal quand la hauteur de la colonne mercurielle correspond à la pression artérielle moyenne. La partie de l'instrument, qui est destinée à enregistrer les mouvements respiratoires, consiste en un tambour de Marey C et en un levier F semblable à D et de la même longueur. Le tube H du tambour peut être mis en communication avec une des branches horizontales d'un tube en T, dont la branche verticale est introduite dans la trachée, ou avec un sléthomètre appliqué sur la poitrine. Le levier du tambour est réuni au levier enregistreur par une tige verticale. De cette façon on peut obtenir simultanément deux tracés dont la figure 82 est un exemple. Le tracé artériel est désigné par A P ; le tracé respiratoire par R. Dans ce dernier le commencement de l'inspiration est marqué par le trait vertical a, celui de l'expiration par b, celui du repos par c. Les points correspondants en A P sont marqués par des traits semblables. L'interruption est produite par l'éloignement simultané du cylindre enregistreur des deux styles. Chez l'homme, les variations de fréquence (les seules qui puissent être étudiées) n'existent pas chez la plupart des individus robustes, bien qu'elles soient très manifestes dans certains états morbides. Chez le lapin elles sont beaucoup moins marquées que chez le chien. Un grand nombre de physiologistes les considèrent comme dépendant des variations d'activité du centre intra-crânien du pneumogastrique cardiaque ; jusque dans ces derniers temps même on donnait comme explication que les mouvements respiratoires agissent sur la circulation cérébrale de façon que, pendant la période de relâchement des muscles respiratoires, la quantité de sang qui se rend dans la moelle allongée diminue, tandis qu'elle augmente pendant leur contraction, modifications qui agiraient sur les nerfs d'arrêt du cœur. Cette explication a toujours paru peu satisfaisante et ne pouvait être acceptée que provisoirement. Il était, en effet, très improbable qu'il pût y avoir une différence

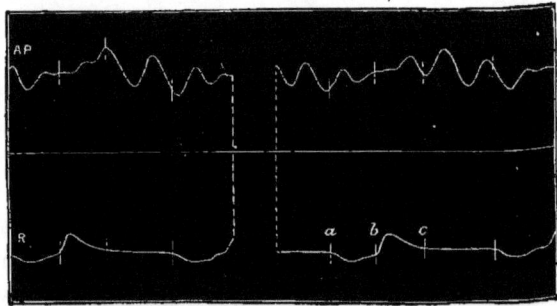

Fig. 82. — Tracé obtenu avec le kymographe à levier.

appréciable dans la quantité du sang fournie à la moelle, pendant l'inspiration et pendant l'expiration. Nous savons maintenant que les variations dans la pression artérielle et dans la fréquence des pulsations cardiaques causées par la respiration ne dépendent pas nécessairement de l'effet mécanique des mouvements respiratoires sur le cœur, puisqu'elles pe sistent lorsque ces mouvements sont abolis. Elles ont leur source première dans le centre vaso-moteur et dans le centre d'arrêt du cœur, qui agissent rhythmiquement, non pas parce qu'ils sont soumis à une excitation rhythmique, mais parce qu'ils ont des périodes d'activité croissante et décroissante qui correspondent à celles du centre respiratoire. Il suffit du plus simple examen pour voir que cette théorie oblige à admettre que le centre inhibiteur du cœur et le centre vaso-moteur agissent alternativement. On peut constater, en effet, dans chaque tracé que l'accroissement de tension artérielle déterminé par l'accroissement du tonus vasculaire, alterne avec le ralentissement du pouls et la diminution de tension produite par l'excitation du pneumogastrique. En d'autres termes la phase du minimum d'activité du centre d'arrêt coïncide toujours avec celle du minimum d'activité du centre vaso-moteur. L'expérience par laquelle on prouve que les phases

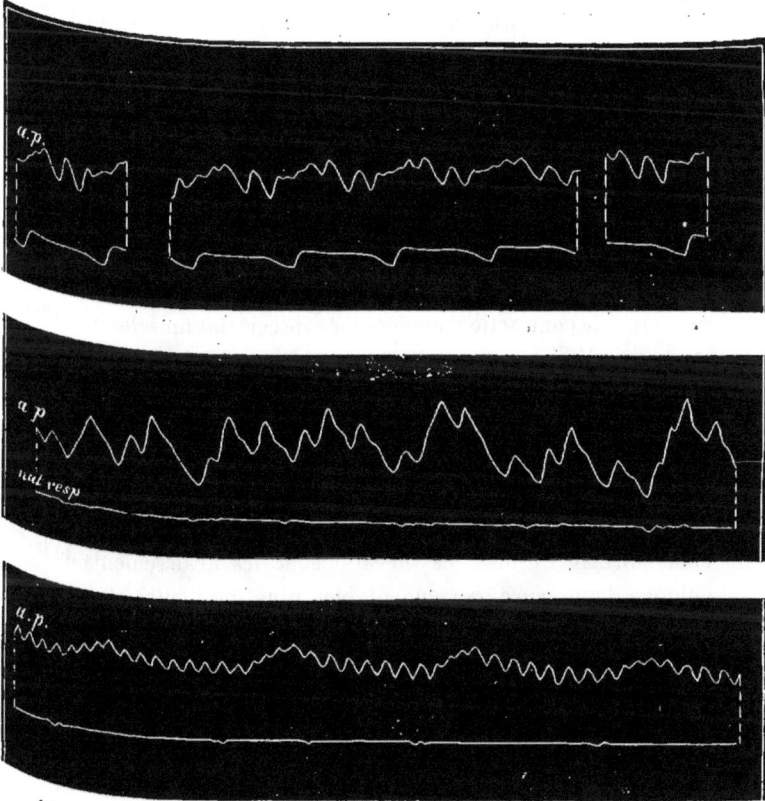

Fig. 83, 84 et 85. — Tracés des mouvements respiratoires du chien, avant et après l'action du curare.

où la pression artérielle est influencée par la respiration, et la fréquence du pouls sont indépendantes des mouvements du thorax, doit être faite sur un chien curarisé. On injecte dans le système

BURDON SANDERSON, labor. de physiologie.

15

veineux de l'animal une dose de solution de curare tout juste suffisante pour paralyser les muscles respirateurs (de 5 à 10 milligrammes pour un chien pesant 10 livres), et on observe sur le graphique, recueilli à l'aide de l'appareil décrit ci-dessus, les modifications de la pression artérielle, qui se manifestent pendant la cessation graduelle des mouvements respiratoires. Les tracés (fig. 83 à 85) montrent les résultats observés à trois périodes différentes de la curarisation. La courbe de la figure 83 a été recueillie pendant que les muscles de l'animal étaient encore actifs ; elle peut être regardée comme normale. La courbe de la figure 84 [1] se rapporte à une période pendant laquelle chaque inspiration e chaque expiration sont représentées par un retrait et par une dilatation à peine perceptible de la poitrine. Le graphique de la figure 85 répond à la période plus éloignée encore, pendant laquelle les mouvements inspirateurs sont indiqués par une simple vibration du levier, produite (comme on l'a observé pendant l'expérience) par la contraction momentanée de certains muscles inspirateurs, qui n'étaient pas encore tout à fait paralysés. Ces observations nous montrent, que durant la cessation graduelle des mouvements respiratoires, les intervalles qui les séparent s'allongent dans la même proportion ; en outre, les variations de la pression artérielle et de la fréquence du pouls offrent d'abord des caractères qui correspondent exactement à ceux qu'ils présentent à l'état normal. Ensuite les élévations et les abaissements de la colonne de mercure, deviennent bien plus graduelles et les variations de fréquence moins brusques. Enfin, elles prennent (relativement à la tension artérielle) les caractères des variations connues sous le nom de courbes de Traube.

111. Courbes de Traube. — Les physiologistes emploient ce

---

[1] Dans la figure 84, les encoches sur le tracé inférieur représentent les inspirations et les expirations rudimentaires. Les mouvements expirateurs *e, e, e,* ne sont guère qu'indiqués dans la dernière moitié du tracé ; ils suivent les mouvements inspirateurs *i, i, i,* à un intervalle d'environ 5 millimètres correspondant à une seconde et demie. Dans la figure 85, les mouvements expirateurs ne sont plus du tout perceptibles. Tous ces dessins sont réduits de moitié, parce qu'ils tiendraient trop de place. La même raison a fait diminuer d'autant la distance entre le tracé respiratoire et le tracé artériel.

terme pour désigner les variations rhythmiques de la pression artérielle, qui ont lieu chez les animaux curarisés, après la cessation complète des mouvements respiratoires et la section des deux pneumogastriques. On peut les observer chez le lapin, le chat ou le chien, mais surtout chez ce dernier. Traube les a décrites telles qu'elles se manifestent en l'absence de la respiration artificielle, c'est-à-dire lorsque les insufflations d'air sont interrompues momentanément. C'est pendant l'augmentation graduelle de la pression artérielle, qui se manifeste, comme nou l'avons déjà vu, dans ces circonstances, que la courbe de la pression artérielle présente les ondulations en question. Il a été cependant récemment prouvé par Héring que l'état physiologique d'asphyxie est loin d'être essentiel, et que le moyen le plus sûr de produire le phénomène est de déterminer dans le sang de l'animal un état qui corresponde à la dyspnée, non pas en arrêtant tout à coup la respiration artificielle, mais en diminuant graduellement la quantité d'air injectée à chaque fois. Les tracés artériels ainsi obtenus montrent que les intervalles cardiaques ont une durée uniforme ; en d'autres termes, qu'il n'y a point de variations dans la fréquence du pouls, puisque les pneumogastriques ont été coupés. Lorsqu'on laisse les nerfs intacts, on recueille des courbes (fig. 86) [1] dans lesquelles les variations des intervalles entre les pulsations présentent les mêmes rapports avec celles de la tension artérielle que dans les conditions normales ; la fréquence du pouls étant plus grande dans la branche ascendante de chaque ondulation respiratoire que dans la branche descendante. Ceci nous montre que les variations de fréquence dépendent de l'intégrité des pneumogastriques. La preuve que

---

[1] Les tracés figure 86 sont pris sur un chien curarisé auquel on avait laissé les pneumogastriques intacts ; l'air était injecté dans les poumons à intervalles réguliers, mais en quantité insuffisante. La courbe artérielle diffère de celle de Traube en ceci seulement que, dans la branche ascendante de chaque ondulation, les petites ondulations qui expriment les pulsations artérielles sont plus fréquentes que dans la branche descendante. Dans le tracé inférieur, les ascensions indiquent les insufflations de l'appareil à respiration artificielle qui se succédaient à des intervalles de cinq secondes. Les variations de la pression artérielle représentées dans le tracé supérieur suivent le rhythme des mouvements respiratoires naturels, et par conséquent ne correspondent pas aux insufflations.

les variations de pression ont une origine vasculaire et dépendent de changements correspondants dans le tonus artériel est démontré par les résultats expérimentaux suivants :—(a) d'abord, bien qu'après la section de la moelle épinière la pression artérielle soit encore sujette à des variations qui dépendent sans aucun doute des modifications du tonus artériel, celles-ci sont très irrégulières ; (b) et enfin les variations rhythmiques de pres-

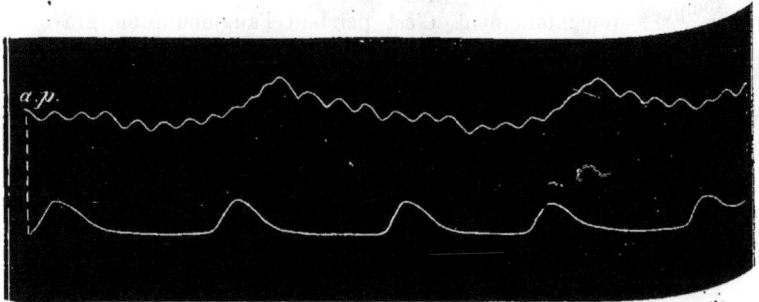

Fig. 86. — Tracés de la respiration artificielle et de la pression artérielle montrant les courbes de Traube, quand les pneumogastriques sont intacts.

sion persistent après que l'influence du cœur a été éliminée. Ce dernier fait a été constaté par Hering ; il a démontré que, si l'on entretient artificiellement la circulation indépendamment du cœur chez un animal placé d'ailleurs dans des conditions favorables à la production des courbes de Traube, celles-ci se produisent aussi distinctement que si le cœur fonctionnait.

On peut tirer des expériences précédentes les conclusions suivantes : les variations rhythmiques de la pression artérielle, qui sont liées aux mouvements respiratoires, dépendent de variations correspondantes du tonus artériel ; mais les variations de fréquence des pulsations du cœur sont régies par le système nerveux inhibiteur de cet organe. En admettant cette théorie, il ne faut pas oublier que, dans les conditions normales, les mouvements du thorax concourent pour une très grande partie à ce résultat ; car, à chaque inspiration, tant que les cavités pleurales demeurent fermées, le remplissage du cœur en diastole est favorisé par le remplissage des veines caves, ce qui augmente la vigueur des contractions cardiaques. C'est ce qui arrive en particulier chez les animaux tels que le chien, dont la respiration est pectorale.

SECTION VII. — APNÉE, DYSPNÉE, ASPHYXIE

Les termes d'apnée, de dyspnée et d'asphyxie s'appliquent aux états de désordre fonctionnel produits par l'excès ou le manque d'oxygène dans le sang. Ils diffèrent entre eux en ce que l'activité des mouvements respiratoires varie en raison inverse de leur effet sur le sang, fait si bien établi qu'il peut être considéré comme une loi.

112. APNÉE. — Lorsque le sang est saturé d'oxygène, les mouvements respiratoires cessent, et l'animal est à l'état d'apnée. Ce fait peut être montré très aisément chez le lapin par la méthode ordinaire de respiration artificielle. Si on rapproche graduellement les intervalles des insufflations d'air dans le poumon, les mouvements inspirateurs s'affaiblissent peu à peu et finissent par cesser tout à fait. Le cœur continue à battre avec vigueur et même avec plus de de fréquence que précédemment. Les membranes muqueuses visibles offrent un aspect parfaitement naturel. L'œil se ferme instantanément dès qu'on touche la conjonctive, et l'état de la pupille est normal. Bref, toutes les fonctions, excepté les mouvements respiratoires, s'exécutent comme auparavant [1].

113. DYSPNÉE — Nous avons déjà étudié les phénomènes de la dyspnée dans ses rapports avec les mouvements musculaires. Nous avons vu que, chez le lapin, lorsque l'entrée de l'air diminue dans le sang, successivement d'autres muscles entrent en action,

---

[1] L'apnée a été démontrée pour la première fois par Hook devant la Société royale de Londres en octobre 1667. Son expérience consistait à ouvrir le thorax d'un chien ; il distendait ensuite les poumons avec un soufflet, et maintenait dans ces organes un courant d'air continu au moyen de ponctions qu'il avait pratiquées à leur surface dans ce but. Il fit voir qu'il ne se manifestait plus aucun mouvement respiratoire, bien que les yeux eussent conservé toute leur vivacité et que le cœur batît régulièrement. C'est Rosenthal qui a donné à cet état le nom d'apnée, en 1864.

et concourent avec le diaphragme à l'inspiration. Ils se succèdent
dans l'ordre suivant : intercostaux externes, surcostaux, intercartilagineux, scalènes, dentelés postérieurs. Les signes externes
les plus importants de la dyspnée, qui en indiquent les phases successives, sont l'abaissement du larynx pendant l'inspiration par
les muscles qui revêtent la trachée et la dilatation de la partie
supérieure du thorax par les muscles intercartilagineux et intercostaux externes. Pour bien comprendre la dyspnée qui influe
non seulement sur les mouvements respiratoires, mais aussi sur
la circulation et les fonctions du système nerveux, les expériences
les plus probantes sont celles qui permettent d'observer les désordres depuis le moment où ils débutent par une simple augmentation d'activité fonctionnelle (hyperpnée) jusqu'à celui où ils
aboutissent à l'asphyxie ou à la suffocation. On peut avoir recours,
dans ce but, à l'occlusion complète des voies aériennes, auquel
cas la mort arrive rapidement (en quatre à cinq minutes chez
le chien, un peu plus tard chez le lapin), ou forcer l'animal à
respirer un mélange de gaz qu'on fait arriver continuellement
dans un sac communiquant hermétiquement avec un appareil
respiratoire ou dans un gazomètre (fig. 74).

114. ASPHYXIE PAR OCCLUSION COMPLÈTE DE LA TRACHÉE. — On
fixe hermétiquement dans la trachée une canule dont l'orifice libre porte un bouchon. Si l'on veut recueillir un tracé
des variations de pression que subit l'air ainsi emprisonné dans
la cavité respiratoire, le bouchon doit être perforé et traversé
par un tube de petit calibre et à parois épaisses, communiquant
avec un manomètre à mercure ; les mouvements du mercure sont
enregistrés sur le cylindre du kymographe en même temps que
les variations de pression de l'artère crurale. Les phénomènes
se présentent chez le chien dans l'ordre suivant :

Première minute. — Mouvements respiratoires excessifs parmi
lesquels d'abord les efforts expansifs des muscles thoraciques,
puis les efforts expulsifs des muscles de la paroi abdominale
sont les plus violents. Pendant cette période, la pression
augmente, mais il est extrêmement difficile de la mesurer, à
cause de l'influence des mouvements thoraciques, qui la mo-

difient. Vers la fin de la première minute, l'animal entre en convulsions ; il faut les étudier attentivement, car elles constituent un type auquel on rapporte toutes les convulsions de même ordre. On remarquera surtout qu'elle sont expiratrices. Au début, elles semblent n'être que l'exagération des efforts expulsifs ; mais bientôt les contractions des muscles expirateurs proprement dits s'accompagnent de spasmes plus ou moins réguliers des muscles des membres, particulièrement des fléchisseurs.

Seconde minute. — Au commencement de la seconde minute, les convulsions cessent souvent tout à coup ; en même temps, les efforts expiratoires deviennent imperceptibles. L'iris se dilate ;

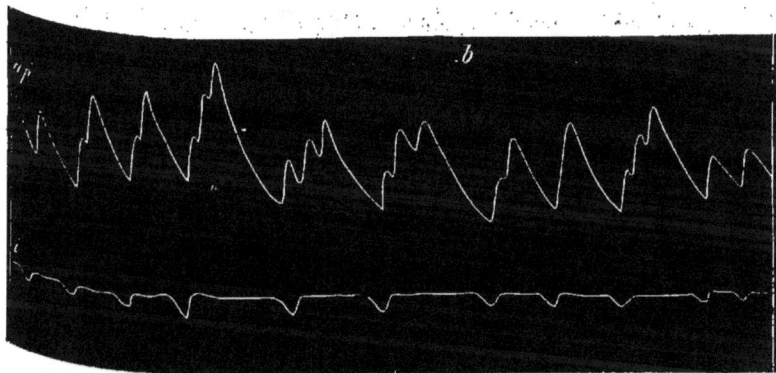

Fig 87. — Asphyxie lente. Le graphique inférieur est la courbe des mouvements d'une poche élastique communiquant avec la trachée.

l'œil ne se ferme plus si on touche la cornée et la pupille ne réagit plus sous l'action de la lumière. Toute action réflexe consécutive aux excitations est abolie. Les muscles sont relâchés, sauf les muscles inspirateurs, et l'animal est dans un état de calme qui contraste singulièrement avec l'agitation précédente. Le tracé représenté figure 87 [1] permet de bien juger de l'état de la circulation à ce moment. Les inspirations se manifestent à des intervalles longs, mais réguliers, et chacune est accompagnée, non pas d'un accroissement de la pression artérielle, comme

[1] Le tracé 87 est recueilli vers la fin de la seconde minute de l'asphyxie par occlusion. La pression artérielle moyenne baisse graduellement ; chaque inspiration est accompagnée d'une dépression de la tension artérielle.

dans l'inspiration normale, mais d'une diminution très marquée.
La pression artérielle moyenne qui, au commencement de la
seconde minute, est très au-dessus de la pression normale, tombe
considérablement au-dessous vers la fin.

Troisième et quatrième minutes. — A mesure que la mort
approche, les mouvements thoraciques et abdominaux, qui sont
purement inspirateurs, deviennent de plus en plus lents et de
plus en plus faibles. La diminution de fréquence n'est cependant
jamais uniforme, les inspirations se présentant en général par
séries de deux ou trois séparées par de longs intervalles. Les
muscles accessoires de l'inspiration concourent avec le diaphragme à chacun de ces actes, et vers la fin, on voit entrer en
action spasmodique d'autres muscles qui ne sont pas considérés
d'habitude comme inspirateurs, bien que suivant toute probabilité, ils agissent en vertu d'impulsions motrices ayant leur
origine dans le centre inspirateur. Durant ces spasmes, qui accompagnent les derniers efforts de l'animal asphyxié, la tête se renverse, le tronc se redresse ou s'incurve en arrière, les membres
sont dans l'extension, les narines sont dilatées et des bâillements
convulsifs se produisent. Il faut se garder de confondre ces convulsions avec les convulsions expiratrices précédemment décrites.

115. ‛ASPHYXIE PAR SUFFOCATION LENTE. — Lorsqu'on fait respirer à un animal, à diverses reprises, la même quantité d'air contenue dans un sac, l'expérience est beaucoup plus longue et permet d'observer les phénomènes avec plus de facilité. Mais, comme
la durée dépend de deux conditions variables : la capacité respiratoire de l'animal et la capacité du récipient qui renferme l'air
qu'il respire, il n'est pas possible de décrire les phénomènes en
les rapportant à des périodes d'une durée déterminée. Il suffira
de les diviser en deux phases d'une manière générale. La première peut être appelée la phase de l'hyperpnée. Les mouvements
respiratoires, d'abord naturels, s'exagèrent graduellement aussi
bien par leur fréquence que par leur étendue, en même temps
que la pression artérielle s'élève. Vers la fin de la période,
comme dans le premier cas, les mouvements expiratoires sont
plus énergiques, aussi bien absolument que relativement à ceux

de l'inspiration, de telle sorte que chaque inspiration est immédiatement suivie par un brusque resserrement de la paroi abdominale antérieure accompagné de tiraillements convulsifs des membres. La seconde phase commence par un changement dans le phénomène, aussi marqué que lorsque l'exclusion de l'air est complète. Tout à coup les efforts violents d'expulsion cessent et les mouvements inspirateurs assument les caractères déjà décrits : contractions spasmodiques du diaphragme accompa-

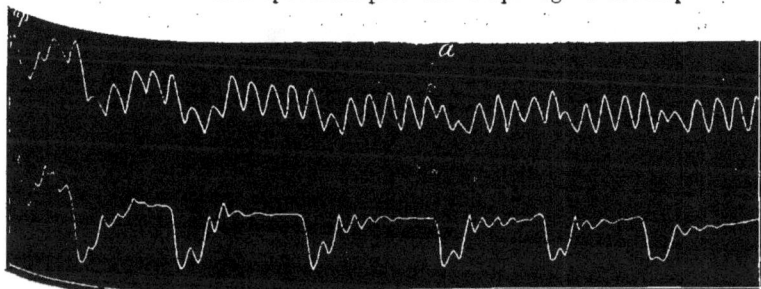

Fig 88. — Tracé de la pression artérielle (courbe supérieure) et des mouvements respiratoires (courbe inférieure) dans la seconde phase de l'asphyxie.

gnées de mouvements convulsifs de la tête et du cou. La principale différence consiste en ce que la pression artérielle, au lieu de baisser à chaque effort inspirateur, s'élève, et cette élévation est accompagnée d'une accélération également considérable (Voy. fig. 88)[1]. Chez le chien, ce phénomène est si manifeste qu'on peut s'en rendre aussi bien compte en observant la colonne mercurielle du manomètre ou en examinant le tracé. En ce qui concerne la diminution graduelle de la fréquence des contractions cardiaques pendant la première partie de la période d'affaissement, et leur accélération graduelle à mesure que la mort approche, les phénomènes sont les mêmes, quelque soit le mode employé pour produire l'asphyxie. Quant aux derniers mouvements respiratoires et aux convulsions qui les accompagnent, il n'y a rien à ajouter à la description qui en a déjà été donnée.

[1] Le tracé de la figure 88 correspond au début de seconde phase de l'asphyxie lente. Presque chaque inspiration est suivie par deux ou trois contractions cardiaques se succédant à des intervalles très courts.

Les faits qui précèdent peuvent être résumés de la manière suivante : — Dans la première phase de l'asphyxie les phénomènes sont de deux sortes. Au début, il y a simplement sur-activité des mouvements respiratoires (hyperpnée), à la fin convulsion expiratrice. Les mouvements convulsifs sont si distincts de ceux qui sont propres à l'expiration, que nous sommes forcés d'attribuer leur origine à un centre spécial, que l'on appelle souvent le centre convulsif. Il est probablement identique avec celui des mouvements expirateurs coordonnés de la dyspnée (hyperpnée); car nous voyons que, dans l'asphyxie, ces mouvements deviennent graduellement convulsifs [1]. Quand aux efforts violents qui caractérisent la fin de la première phase, succède le calme de la seconde, tous les muscles volontaires, excepté ceux qui sont inspirateurs ou qui sont associés à leur action dans l'inspiration, sont relâchés. Les muscles inspirateurs, au contraire, agissent avec vigueur.

116. ETAT DE LA CIRCULATION DANS L'ASPHYXIE. — Le meilleur moyen de l'étudier est d'observer l'état du cœur et des gros vaisseaux chez un animal narcotisé, dont la poitrine a été ouverte et chez lequel on pratique la respiration artificielle. Chez un animal entièrement anesthésié par le chloroforme on peut rapidement découvrir le cœur de la manière suivante : — Après avoir divisé et rejeté sur les côtés les téguments de la partie gauche de la poitrine, on pose une série de fortes ligatures tout autour des cartilages costaux, tout près du bord gauche du sternum, de façon que chacune d'elles pénètre dans la cavité thoracique par un espace intercostal et en ressorte par le suivant, puis une seconde série de ligatures semblables autour des côtes, sur une ligne verticale en dehors de la région précordiale. Une fois les fils

[1] Il est important de remarquer que la convulsion de l'asphyxie est identique avec celle qui se produit dans l'expérience de Kussmaub et de Tuner, toutes deux ayant le caractère expirateur. Si cette expérience est exécutée sur un animal à l'état d'apnée, l'arrêt de la circulation artérielle dans les centres intra-crâniens détermine subitement les mouvements respiratoires; et si l'arrêt continue, l'animal passe les phases successives de la dyspnée, et finalement est convulsé comme dans l'asphyxie. Si à ce moment la circulation artérielle est rétablie, l'animal retombe graduellement, après une ou deux vigoureuses inspirations, dans l'état d'apnée.

fortement noués, on peut diviser l'espace quadrangulaire limité par ces ligatures sans crainte d'hémorrhagie. En ouvrant le péricarde on aperçoit les organes contenus dans le thorax. Si maintenant on arrête la respiration artificielle après l'avoir pratiquée jusqu'à la production de l'apnée, on observera tous les degrés de l'activité respiratoire; apnée, respiration normale, hyperpnée, dyspnée, convulsions, asphyxie, dans ce même ordre, et on ne verra aucun changement bien manifeste dans l'état du cœur et des gros vaisseaux, jusqu'à l'approche de cette dernière phase, correspondant à celle que nous avons appelée la deuxième phase de l'asphyxie. Pendant la période des convulsions, principalement vers sa fin, le cœur double presque de volume; cet agrandissement est dû, comme on peut le voir avec quelque attention, à la plus longue durée des intervalles de diastole, et à la quantité de sang contenue dans les grosses veines. Celles-ci sont tellement distendues, que, si on les pique, le sang en jaillit tout comme d'une artère. Si, à ce moment, on insuffle de nouveau de l'air, le cœur, au bout de quelques secondes, commence à battre plus rapidement; puis, se débarrassant de l'excès de sang qu'il contient, reprend ses dimensions premières. — L'effet de ces changements sur la pression artérielle peut être aisément étudié sur un animal curarisé, dont la crurale ou la carotide communique avec un kymographe. Si on arrête la respiration artificielle jusqu'à ce que la pression artérielle, après avoir d'abord augmenté, se soit abaissée à 20 ou 40 millimètres, le tracé montre que les intervalles diastoliques se sont beaucoup allongés. Si on insuffle de l'air, au bout de cinq à six secondes la pression artérielle monte brusquement, et la courbe qui exprime cette élévation indique la fréquence extrême des contractions par lesquelles le cœur vide son contenu, ou plutôt pompe le sang dont regorgent les veines et le chasse dans le système artériel (voy. fig. 89, dans laquelle *i* indique le moment de l'insufflation de l'air.) Pendant cet effort, la colonne mercurielle s'élève d'habitude au-dessus du niveau normal, mais après elle retombe à un niveau qui est à peu près le même que celui autour duquel elle oscillait avant l'arrêt de la respiration artificielle. L'explication de ces phénomènes peut être donnée en quelques mots. L'un des effets de la diminution de la proportion d'oxygène du sang artériel est d'exciter le centre vaso-moteur et de déterminer ainsi la contraction générale des petites artères. La conséquence immédiate de cette contraction est la réplétion du système veineux, phénomène auquel concourent puissamment les contractions des muscles expirateurs du tronc et des muscles des membres. Le cœur recevant ainsi du sang en abondance, se

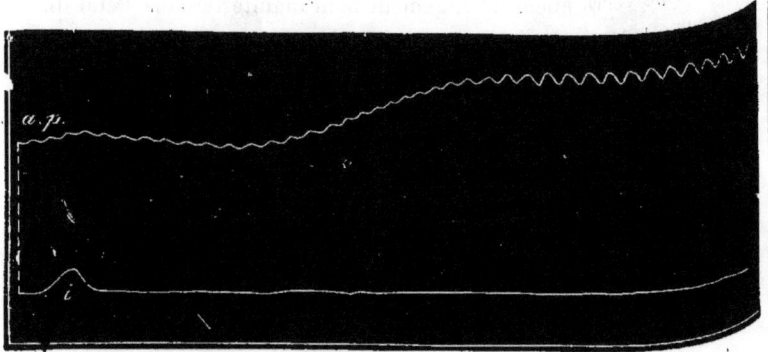

Fig. 89. — Effet d'une injection d'air chez un chien curarisé, après une longue interruption de la respiration artificielle.

remplit vivement pendant la diastole et se contracte vigoureusement, et par suite la pression artérielle s'élève. Mais ce dernier effet n'est que temporaire; les intervalles de diastole s'allongent en effet par l'excitation du système nerveux d'arrêt; le cœur s'affaiblit par le défaut d'oxygène, et tombe bientôt dans cet état de relâchement diastolique décrit plus haut. Ses contractions deviennent de moins en moins efficaces jusqu'à ce que finalement elles cessent, laissant les artères vides, les veines distendues et ses propres cavités également distendues et pleines de sang. Nous avons déjà vu (§ 51) que les petites artères sont contractées dans l'asphyxie. Le phénomène est aussi marqué que sous l'influence de l'excitation électrique de la moelle allongée. Dans les deux cas la contraction détermine une augmentation de la pression artérielle, mais il y a cette différence, que dans le dernier cas le cœur est resté intact, tandis que dans le premier son activité fonctionnelle est presque détruite par l'état du sang. Par conséquent, l'élévation de la pression artérielle est plus considérable, si on la compare au degré de contraction des artères, pendant l'excitation de la moelle épinière que dans l'asphyxie.

117. EXAMEN DU CŒUR APRÈS LA MORT PAR ASPHYXIE. — Si le cœur est rapidement mis à nu après la mort par asphyxie et si une forte ligature est passée autour de la base des gros vaisseaux, on peut aisément l'enlever de la poitrine sans qu'il s'échappe du sang de ses cavités. On mesure la quantité de sang contenue dans le côté droit et le côté gauche, en ouvrant avec précaution les ventricules, et en recueillant séparément leur contenu dans des vases gradués. On trouvera toujours que toutes les cavités du cœur sont remplies de sang jusqu'à distension complète, et les quantités de ce liquide, contenues dans les cavités droites et les cavités gauches, sont ordinairement dans la proportion de 2 à 3. Les poumons sont toujours pâles, mais au bout de quelques heures les parties les plus basses de ces organes sont vides d'air et détrempées par un liquide sanguignolent.

118. DÉMONSTRATION DES CHANGEMENTS CHIMIQUES QUI SE MANIFESTENT DANS LE SANG PENDANT LA DYSPNÉE ET L'ASPHYXIE. — Puisque dans la suffocation deux modifications surviennent dans la constitution chimique du sang, consistant dans la diminution de l'oxygène et dans l'accroissement de l'acide carbonique, il est logique d'attribuer le phénomène à l'une ou à l'autre de ces modifications ou à toutes les deux. Dans les pages précédentes on a supposé qu'il était dû à la diminution de l'oxygène. Pour démontrer d'une manière frappante et par une seule expérience que le phénomène de la dyspnée est produit par la diminution de l'oxygène dans l'air respiré et non par l'excès d'acide carbonique, on peut employer la méthode suivante, imaginée par Rosenthal : Le gazomètre à mercure (fig. **74**) est rempli d'oxygène, et on fait respirer ce gaz à l'animal par le procédé déjà décrit (§ **100**), jusqu'à ce que l'on suppose qu'il a remplacé l'air contenu dans les voies aériennes, ce qui arrive chez le lapin au bout de dix respirations. On laisse alors communiquer la soupape B avec le récipient et on ferme le tube de sortie, de sorte que l'animal inspire le gaz du gazomètre et lui renvoie le gaz respiré. Il est évident qu'à mesure que l'expérience avance la proportion d'acide carbonique augmente et doit continuer à s'accroître jusqu'à ce que ce gaz ait atteint dans le gazomètre une tension telle, qu'il ne puisse plus s'en dégager de nouvelle quantité du sang. Au début, le volume du gaz dans le gazomètre ne subit pas de diminution sensible, car l'animal expire à peu près autant d'acide carbonique, qu'il inspire d'oxygène; plus tard, quand la quantité d'acide carbonique dégagée devient de moins en moins considérable, le cylindre s'abaisse de plus en plus à chaque inspiration. A ce moment il est absolument certain que l'animal respire dans une atmosphère renfermant un grand excès d'acide carbonique, et néanmoins il n'offre aucun symptôme d'asphyxie, par la raison que la proportion d'oxygène du mélange gazeux surpasse celle de l'oxygène de l'air atmosphérique ou tout au moins ne lui est pas inférieure. Dans une période plus avancée, quand la respiration devient excessive, on peut empêcher au début la dyspnée en augmentant la pression du mélange gazeux du gazomètre, ce qui favorise en même temps l'absorption de l'oxygène et aussi bien celle de l'acide carbonique. L'expérience ne prouve pas d'ailleurs que l'excès d'acide carbonique ne produise pas d'effet; mais simplement que cet effet est bien moins considérable qu'on ne le pense généralement.

La preuve directe que la dyspnée dépend d'un défaut d'oxygène est fournie par l'analyse des gaz du sang chez un animal asphyxié par l'inhalation d'azote pur. Pflüger a trouvé qu'un animal (chien) respirant de l'azote devient hyperpnéique en 15 secondes. Au bout de 20 secondes, le phénomène est à son maximum, et le sang est déjà très foncé.

Dans les expériences de Pflüger, le sang d'une artère était recueilli dans un récipient pour en analyser les gaz, de 30 à 60 secondes après le commencement de l'inhalation de l'azote, l'animal étant déjà dans la seconde période de l'asphyxie. On trouva, par exemple, que le sang d'un animal qui, avant de respirer de l'azote, contenait en volume 18,8 pour 100 d'oxygène (à la température de 0° et sous la pression de 760), après avoir respiré ce gaz pendant une minute n'en renfermait plus qu'une trace

(0,3 pour 100); pendant la même période, la proportion d'acide carbonique était tombée de 47,2 pour 100 à 39, 4. — Nous mentionnons ici ces expériences à cause de leur importance fondamentale. Elles sont trop difficiles à exécuter pour que nous les décrivions en détail [1].

119. PREUVE QUE LES TERMINAISONS DU PNEUMOGASTRIQUE DANS LE POUMON SONT EXCITÉES PAR LA DISTENSION DE CET ORGANE. — Les physiologistes (principalement Rosenthal) soupçonnaient depuis longtemps que les rameaux pulmonaires du pneumogastrique renferment des fibres afférentes, qui sont excitées par la distension de cet organe et que ces fibres concourent à régler les mouvements du cœur et ceux du poumon; la preuve exacte a été donnée récemment par Hering. On insère une des branches horizontales d'un tube en T dans la trachée d'un chien anesthésié par la morphine ou l'opium, et l'on fait communiquer l'autre branche avec un manomètre à mercure. On adapte à la branche verticale un tube de caoutchouc, fermé par une pince à vis et fixé à son autre extrémité à une trompe. Une canule est ensuite introduite dans la carotide et reliée au kymographe. Ces préparatifs terminés, on recueille un tracé de la pression artérielle. Pendant que le cylindre enregistreur se meut encore, l'expérimentateur distend les poumons jusqu'à ce que le niveau du mercure, dans la branche libre du manomètre, soit élevé de 30 à 40 millimètres au-dessus du niveau du mercure dans la seconde branche, puis ferme le tube en caoutchouc au moyen de la pince à vis. Deux résultats importants se produisent : premièrement les muscles inspirateurs ne sont plus en activité et restent à l'état de relâchement tant que la distension persiste, tandis que les muscles expirateurs se contractent énergiquement et d'une façon continue; et secondement, la fréquence des contractions du cœur a plus que doublé. Dans cette expérience, la circulation est influencée dans une large mesure par l'accroissement de pression exercée par les poumons distendus sur le cœur et les grandes veines; par conséquent, l'accélération du pouls peut être attribuée

[1] Voy. *Plüger's Archiv.* vol. I, p. 94.

en tout ou en partie à cette circonstance plutôt qu'à la distension des poumons. Pour détruire cette objection, on modifie l'expérience de la manière suivante. On narcotise un chien et on pratique la respiration artificielle ; l'appareil est disposé de façon que, à un mouvement donné, on puisse distendre les poumons comme dans le dernier cas. Cela fait, on met complètement à nu les organes thoraciques en enlevant la paroi antérieure de la poitrine (voy. § 51) : on voit alors que l'effet de la distension sur le cœur est exactement le même que lorsque le thorax est intact. Ces résultats suffisent pour démontrer que la distension des poumons et l'accélération des battements du cœur ont entre eux les relations de cause à effet. Il est également évident que l'influence de la première sur la seconde s'exerce par l'intermédiaire des pneumogastriques, puisque ceux-ci sont les seuls nerfs connus qui fassent communiquer les poumons avec les centres nerveux. Par suite, on doit s'attendre à ce que l'effet soit complètement détruit, si l'on coupe ces nerfs, et l'expérience prouve qu'il en est effectivement ainsi. La démonstration ne laisse pas que d'être très difficile, car, chez le chien, les battements du cœur sont déjà si rapides après la section des deux pneumogastriques, qu'il n'y a pas de plus grande accélération possible ; un résultat négatif ne signifierait donc rien. Hering a tourné la difficulté en excitant avec précaution le bout périphérique de l'un des deux nerfs divisés, de façon à diminuer la fréquence des pulsations cardiaques, et en opérant la distension des poumons dans ces conditions ; le résultat a toujours été négatif. Ces expériences nous apprennent ces deux faits importants, relatifs à l'innervation des poumons : que les rameaux pulmonaires du pneumogastrique renferment des fibres afférentes, dont l'excitation par la distension des poumons a pour effet d'affaiblir ou de paralyser l'action du centre inspirateur et du centre cardiaque dans la moelle allongée ; le premier résultat se manifeste par l'arrêt complet des efforts rhythmiques des muscles inspirateurs, le second par la moindre durée des diastoles. Du reste, ce sujet demanderait à être étudié plus complètement qu'il ne l'a été jusqu'ici.

CHAPITRE IV

CHALEUR ANIMALE

La température du corps dépend de l'activité relative de deux ordres de phénomènes : ceux qui engendrent la chaleur, et ceux qui la consomment ou la laissent perdre. L'étude de la question peut être divisée en deux parties : la première ayant trait à ces phénomènes, la seconde à l'état qui résulte de leur action réciproque. L'étude de la première partie est basée sur la mesure de la quantité de chaleur dégagée à la surface du corps en un temps donné (calorimétrie); l'étude de la seconde sur la mesure de la température du sang et des tissus au moment de l'observation (thermométrie).

SECTION I. — CALORIMÉTRIE

La production de chaleur est une des fonctions essentielles de tout tissu vivant; par conséquent de la chaleur est constamment engendrée partout où il y a des cellules vivantes. Nous supposerons au début de cette étude que la source de la production est la somme des réactions chimiques qui s'opèrent dans le corps; et que, dans toutes les circonstances, quand les tissus ne sont pas en voie de développement ou de destruction, la quantité de chaleur, engendrée par l'oxydation des aliments consumés, est égale à la quantité qui aurait été engendrée en dehors du corps par la transformation de la même quantité de substance oxydable en produits semblables plus ou moins oxydés.

120. — Il y a deux méthodes distinctes pour arriver à une détermination théoriquement complète de la quantité de chaleur produite dans le corps dans un temps donné. La première consiste à déduire le pouvoir calorifique (chaleur de combustion) des substances éliminées par le corps pendant un temps donné du pouvoir calorifique des matières brûlées. La seconde est basée sur la mesure effective de la quantité de chaleur dégagée pendant un temps donné. Dans le premier cas, la différence obtenue exprime la quantité de chaleur produite pourvu que l'animal soit à l'état d'équilibre nutritif, c'est-à-dire pourvu que ces tissus ne s'accroissent, ni ne se détruisent. Dans le second cas, la mesure donne le résultat désiré pourvu que l'élimination soit exactement équivalente à la production de chaleur, c'est-à-dire que la température du corps ne varie pas.

Quant à la première méthode, comme elle repose entièrement sur des opérations chimiques et physiques, dont les unes n'entrent pas dans le cadre de cet ouvrage et les autres sont décrites dans d'autres chapitres, il suffira d'en faire clairement comprendre les principes. Tant qu'un animal est en état d'équilibre nutritif, les matériaux combustibles réellement brûlés, c'est-à-dire oxydés dans son corps dans un temps donné, peuvent être connus en déduisant le poids de ces matériaux expulsés avec les fèces du poids de ceux qui ont été avalés.

Le pouvoir calorifique des principaux éléments des aliments a été déterminé approximativement par Frankland qui trouve, par exemple, que un gramme d'albumine, transformé par oxydation complète en eau, acide carbonique et ammoniaque, produit suffisamment de chaleur pour élever d'un degré la température de 4998 grammes d'eau. C'est ce fait qu'on exprime en disant que 4998 est le pouvoir calorifique ou la chaleur de combustion de l'albumine. Frankland a trouvé de même que le pouvoir calorifique de la viande de bœuf maigre est 5103, et celle de la graisse de 9069. Si donc il était possible de déterminer la quantité de ces substances brûlées par jour, il est clair qu'on pourrait facilement calculer la quantité de chaleur produite, pourvu que l'oxydation fût complète. Les principes albuminoïdes des aliments ne présentent jamais une oxydation complète, car les éléments de ces corps ne quittent jamais l'organisme sous la forme de produits ultimes d'oxydation, mais, pour la plupart, sous la forme d'urée ou de tout autre élément organique imparfaitememt oxydé de l'urine. La quantité de chaleur produite par un poids déterminé d'albumine est par suite inférieure à son pouvoir calorifique. Pour obtenir cette quantité il faut donc faire la déduction dont nous avons parlé, c'est-à-dire déduire du pouvoir calorifique de l'albumine consumée le pouvoir calorifique des substances azotées excrétées, auxquelles elle a donné naissance : la différence exprime théoriquement le chiffre exact des unités de chaleur engendrées par ses éléments dans leur passage à travers l'organisme. Quant aux substances hydrocarbonées, il n'est pas nécessaire de faire une opération semblable, de sorte que, s'il s'agit d'animaux nourris uniquement avec ces composés, les abeilles, par exemple, la quantité de chaleur produite s'obtient de suite en évaluant le pouvoir calorifique des aliments brûlés[1].

Une autre méthode chimique de mesurer la chaleur produite dans le corps d'un animal est fondée sur la détermination de l'acide carbonique dégagé par les poumons et par la peau. Pour les animaux carnivores, cette méthode n'a qu'une valeur médiocre, parce que chez eux, nous l'avons vu, la quantité d'aliments consumés consistant en substances albuminoïdes incomplètement oxydées est si considérable, qu'il n'y a aucune relation définie entre la quantité des produits albuminoïdes absorbés et le degré de l'oxydation. Cependant, chez les animaux qu'on peut nourrir exclusivement avec des matières hydrocarbonées de composition connue, l'acide carbonique dégagé peut être considéré comme une indication exacte de la chaleur produite, non pas parce que la quantité de chaleur engendrée, comme on l'a d'abord supposé à tort, est égale à la chaleur dégagée par l'oxydation de la quantité de carbone contenue dans l'acide carbonique et de la quantité

[1] On ne peut obtenir de résultats à l'aide de cette méthode que lorsque l'animal est dans un parfait état d'équilibre nutritif; et, par cela même, elle est rarement applicable dans l'étude des questions physiologiques ou pathologiques ayant trait à la chaleur. Comme, en effet, les déterminations doivent nécessairement s'étendre à de longues périodes, elle ne donne que peu de renseignements ou même pas de renseignements du tout sur les variations dans la production de la chaleur, dont la connaissance est, au point de vue pratique, bien plus importante que la connaissance des quantités moyennes produites par heure, ou par jour.

d'hydrogène renfermée dans la quantité correspondante d'eau, mais parce que dans ce cas toute la matière consommée est complètement oxydée, de sorte que la quantité de carbone éliminée à l'état d'acide carbonique est toujours égale à la quantité totale oxydée du même corps. Pour cette raison, les abeilles qu'on peut nourrir exclusivement avec des matières hydrocarbonées, et qui ont en outre l'avantage, bien que ce soit des animaux à température variable, de produire de la chaleur aussi activement que les animaux à sang chaud, sont particulièrement favorables pour étudier les rapports entre la production de la chaleur et l'oxydation.

Dans beaucoup de circonstances où l'emploi de cette méthode seule n'est pas possible, combinée avec une autre méthode qui va être décrite ci-dessous, elle donne de bons résultats, car les renseignements qu'elle fournit, même quand les substances alimentaires sont en partie azotées, sont exacts. Si l'ingestion des aliments est régulière et uniforme, elle donne une indication générale, mais exacte, des variations qui se manifestent dans l'activité des phénomènes chimiques vitaux.

Il va de soi que ces indications ne peuvent être recueillies que bien après que les causes qui les produisent se sont manifestées, de sorte que ce n'est que quelque temps après chaque augmentation ou diminution d'oxydation que l'augmentation ou la diminution correspondante du dégagement d'acide carbonique se manifeste. La manière de mesurer ce dégagement gazeux a été décrite dans le paragraphe précédent. Quand on emploie les résultats de déterminations de ce genre, il faut bien se rappeler que les chiffres obtenus ne représentent que des moyennes. Leur emploi est limité à l'interprétation des mesures calorimétriques directes.

121. ÉVALUATION DIRECTE DE LA QUANTITÉ DE CHALEUR PRODUITE PAR UN ANIMAL EN UN TEMPS DONNÉ. — La seconde méthode (à laquelle seule on peut appliquer le nom de calorimétrie) consiste dans l'évaluation directe de la quantité de chaleur (calories) dégagée par un animal dans un temps donné. L'animal est placé, pendant un temps déterminé, dans une enceinte entourée de tous côtés d'une masse d'eau dont le poids et la température sont connus et dans laquelle entre un courant d'air destiné à entretenir la respiration. La figure 90 fait suffisamment comprendre la construction d'une pareille enceinte (calorimètre).

A est une boîte métallique, dans laquelle est placé l'animal, et dont les dimensions varient suivant la taille de ce dernier. Pour un lapin ou un chien de petite taille, sa longueur est de 40 centimètres, sa largeur de 30 centimètres et sa hauteur de 35.

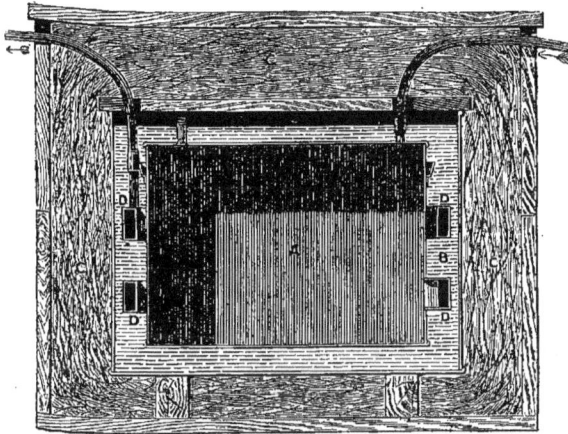

Fig. 90. — Calorimètre.

Elle présente deux ouvertures : l'une d'elle, pratiquée dans le couvercle, établit la communication avec un grand gazomètre qui alimente d'air le calorimètre au moyen d'une pompe. L'autre, située à l'une des extrémités, débouche dans un tube de sortie D, qui, après avoir fait deux fois le tour de la boîte, entraîne l'air expiré, saturé d'humidité, à la température des parois de la boîte. La section de ce tube est allongée et rectangulaire, de façon à présenter la plus grande surface possible de contact avec l'eau qui l'environne. La boîte interne A est placée dans une autre boîte de dimensions assez grandes pour que l'espace qui les sépare soit de deux centimètres sur toutes les faces. Cet espace renferme de l'eau, dont on peut connaître facilement le poids. La chambre à eau B est placée à son tour dans une caisse en bois C beaucoup plus grande, et l'espace qui les sépare est bourré d'étoupes, dans le but d'empêcher toute perte ou toute augmentation de chaleur par rayonnement ou conductibilité, et de maintenir la température de l'intérieur de l'appareil aussi indépendante que possible du milieu ambiant.

On mesure la température de l'animal en enfonçant de quatre centimètres dans le rectum la boule d'un thermomètre, puis on l'introduit dans la boîte, après avoir, au préalable, mis le tube de sortie en communication avec un aspirateur. Le couvercle est ensuite posé rapidement et luté avec du mastic, et le tout placé, sans perte de temps, dans la chambre à eau. Celle-ci est, à son tour, immédiatement fermée et recouverte d'une couche d'étoupes. Son couvercle porte deux douilles par lesquelles sont introduits des agitateurs au moyen desquels l'eau est constamment remuée pendant toute l'observation. Il est muni de deux thermomètres dont les réservoirs plongent dans l'eau à une profondeur suffisante et sont placés de façon à ne pas être touchés par les agitateurs. On note toutes les cinq minutes la température qu'ils indiquent. Finalement l'animal est retiré aussi rapidement que possible du calorimètre, et on observe sa température en enfonçant dans le rectum, à la même profondeur que précédemment, le réservoir d'un thermomètre.

De cette façon on recueille deux sortes d'indications thermométriques sur la température de l'animal et sur celle du calorimètre au commencement et à la fin d'une période déterminée. En les interprétant, il faut tenir compte des poids relatifs de l'animal et du calorimètre, et de leur capacité pour la chaleur. Si la température de l'animal reste la même, c'est-à-dire si la chaleur produite est égale à la chaleur dégagée, il suffit de chercher la quantité de chaleur communiquée au calorimètre pendant l'observation. Dans le cas contraire, pour déterminer la chaleur produite, il faut ajouter à la quantité de chaleur communiquée au calorimètre, ou en retrancher, la quantité perdue par l'animal. Si l'animal perd de la chaleur pendant qu'il est dans le calorimètre, la chaleur dégagée n'est qu'en partie engendrée; le reste est fourni aux dépens de sa température propre; si sa température s'élève, la chaleur engendrée n'est dégagée qu'en partie, le reste vient s'ajouter à la température de son corps. La quantité de chaleur qui est perdue ou gagnée par le corps de l'animal est difficile à mesurer pour deux raisons : premièrement, parce que la chaleur spécifique du corps n'a pas encore été déterminée avec certitude, et secondement parce que la mesure des changements de température qui se produisent pendant l'expérience n'est rien moins que facile. Heureusement qu'il est possible d'ordinaire de maintenir constante la température de l'animal en portant l'eau à une température initiale convenable (environ 26° pour un chien) ; de telle sorte qu'on évite ainsi la mesure des variations de température.

La détermination de la quantité de chaleur communiquée au calorimètre se fait en ajoutant les produits obtenus en multipliant les chaleurs spécifiques par les poids des corps avec lesquels l'instrument est construit, ou en recherchant empiriquement son pouvoir calorifique, c'est-à-dire la quantité de chaleur nécessaire pour élever de 1° sa température. Dans chaque expérience calorimétrique, il faut tenir compte de la chaleur absorbée par l'évaporation de l'eau, et de celle qui est communiquée à l'air qui traverse l'appareil.

Pour déterminer la perte de chaleur due à l'évaporation, il faut évaluer en grammes la quantité d'eau convertie en vapeur pendant la durée de l'expérience. On y arrive en déduisant le poids de la vapeur d'eau contenue dans l'air, qui entre dans l'appareil, de celui contenu dans l'air qui en sort, et, en multipliant la différence par le nombre 0,582, qui exprime approximativement en calories, la chaleur, nécessaire pour transformer 1 gramme d'eau en vapeur, à la température de 40°. Il est, par conséquent, nécessaire de déterminer le degré d'humidité que contient l'air qui pénètre dans le calorimètre ; car on peut supposer que l'air sortant est saturé à la température du calorimètre. On arrive probablement à des résultats plus exacts en ne se servant pas du tube condensateur et en déterminant la quantité de vapeur d'eau que renferme l'air qui entre, aussi bien que l'air qui sort du calorimètre.

La chaleur employée à échauffer l'air qui traverse l'appareil s'évalue en multipliant le poids de l'air par son accroissement de température, et le produit par le nombre 0,2374, qui exprime la chaleur spécifique de l'air.

Un exemple, que nous emprunterons à l'ouvrage bien connu du professeur Senator (*Untersuchungen über den fieberhaften Process*, Berlin, 1873, p. 49) fera aisément comprendre la marche à suivre dans ces recherches.

La durée de l'observation était de 3 heures. Le calorimètre employé contenait 37 litres d'eau et le pouvoir calorifique du métal (cuivre) avec lequel il était construit était équivalent à 2,5 calories, de sorte que le pouvoir calorifique de tout l'appareil était de 39,5 calories. L'animal, un chien, pesait 5,597 grammes. Il avait pris son dernier repas 18 heures avant le commencement de l'expérience. La température du calorimètre, ainsi que celle de l'air entrant et sortant était mesurée toutes les dix minutes. Pendant toute la durée de l'expérience, la température de l'animal était restée constante. Le résultat de la dernière heure était le suivant : — L'accroissement moyen de température du calorimètre était $0,185 \times 39,5 = 7,31$ calories. 156 litres d'air pesant 186 grammes avaient traversé l'appareil. La température de l'air s'était accrue de 3° 84. La quantité de chaleur absorbée par l'air était donc $3,84 \times 0,2374 \times 186 = 170$ microcalories $= 0,17$ calories [1]. La différence entre le poids de la vapeur d'eau de l'air entrant et celui de l'air sortant pendant la dernière heure était égale à 4,2 grammes. Ce chiffre, multiplié par 0,582 donne 2,4 calories, qui est la quantité de chaleur enlevée par l'évaporation.

La différence de température entre le calorimètre et l'air extérieur était 5° 9 (26° 8 — 20° 9). On s'était assuré par une expérience préalable que la perte de chaleur par les surfaces était de 5,01 calories.

En additionnant ces résultats on arrive au total suivant, qui exprime la quantité de chaleur perdue par l'animal pendant la dernière heure de l'expérience.

	Calories
Échauffement du calorimètre	7,31
Échauffement de l'air	0,17
Évaporation	2,40
Pertes par les surfaces	5,01
Total	14,89

[1] Fick donne le nom de microcalorie à la chaleur nécessaire pour élever de un degré un milligramme d'eau.

La méthode que nous venons de décrire a un grave défaut, c'est que ce sont les deux quantités de chaleur les plus considérables, c'est-à-dire la quantité de chaleur perdue par les surfaces et celle qui est gagnée par le calorimètre, qui sont les plus difficiles à déterminer exactement, par la raison que le chiffre total est petit, si on le compare aux erreurs inévitables dans la lecture des thermomètres et aux variations de température du milieu ambiant. Pour remédier à cet inconvénient, M. d'Arsonval (*Recherches sur la chaleur animale.* Travaux du laboratoire de M. Marey, **1878-1879**) a décrit une nouvelle méthode de calorimétrie, dont l'emploi est plus avantageux dans toutes les questions qui intéressent le physiologiste. Les points essentiels de la méthode de M. d'Arsonval sont les suivants : 1° la quantité de chaleur perdue par l'animal est mesurée par la quantité d'eau froide, qui s'échappe de la chambre à eau du calorimètre, nécessaire pour maintenir sa température constante, et 2° le calorimètre, au lieu d'être entouré d'une enveloppe non conductrice, est renfermé dans une enceinte dont la température est constante.

L'enceinte est constituée par deux cylindres concentriques limitant deux cavités. La cavité annulaire entre les deux cylindres est remplie d'eau et communique avec un régulateur de chauffage placé sur le côté de l'appareil et sous la membrane duquel s'effectuent les variations de volume du matelas liquide, une fois la douille d'emplissage bouchée. Pour maintenir constante la température du matelas liquide, M. d'Arsonval se sert de la vapeur ou de l'eau comme intermédiaire. Pour cela, le fond du cylindre porte un petit serpentin, dont le bout inférieur est en communication avec une bouillotte pleine d'eau que la flamme d'un bec de gaz réduit en vapeur. Le passage du gaz est réglé par les variations de volume correspondant aux variations de température de la masse énorme du matelas liquide qui entoure la cavité centrale; aussi, le calorimètre est-il contenu dans une enceinte à température absolument constante.

La construction du calorimètre rappelle celle de l'enceinte. Comme dans le calorimètre ordinaire, l'animal se trouve placé dans une cavité environnée d'eau de toutes parts. Un courant

d'eau froide, à température constante, enlève sans cesse la chaleur dégagée par l'animal. L'espace annulaire, contenu entre les
deux parois, est traversé par deux serpentins, l'un A, à travers
lequel les gaz respirés par l'animal s'échappent après avoir
cédé leur chaleur au calorimètre, l'autre B est placé sur le trajet
du courant d'eau froide, qu'il ne laisse sortir qu'à une température déterminée après qu'elle a traversé le calorimètre. Ainsi
cette eau entre dans le serpentin à une température constante et
en ressort à une température correspondant à la chaleur qui
lui est cédée par le contenu de l'espace annulaire, c'est-à-dire à
la chaleur dégagée par l'animal. L'écoulement est réglé automa-
tiquement par le calorimètre lui-même, par le mécanisme suivant:
le serpentin B étant exactement rempli de pétrole à la température de l'enceinte, est mis en rapport avec un régulateur muni
d'une soupape placée sur le trajet du courant d'eau froide, et
qui en règle le débit, de façon que, si la température du calorimètre s'élève, la soupape se soulève et l'eau froide entre dans le
calorimètre, refroidit le serpentin et détermine la contraction du
pétrole qui y est contenu et ferme la soupape. La quantité d'eau
qui sort en un temps donné varie avec la quantité de chaleur
dégagée. En multipliant la quantité d'eau par l'augmentation de
température qu'elle a gagnée en traversant le calorimètre, on
obtient le nombre de calories dégagées par l'animal pendant la
durée de l'expérience. On peut très facilement, si on veut, enregistrer graphiquement les résultats ainsi obtenus.

La méthode calorimétrique de M. d'Arsonval, exposée ci-dessus,
a été simplifiée par son auteur dans ces derniers temps[1].

Les modifications ont porté: 1° sur l'enceinte à température
constante; 2° sur le calorimètre lui-même.

M. d'Arsonval a reconnu que pour les observations dont la
durée ne dépasse pas quelques heures, on peut, sans erreur sensible laisser le calorimètre dans une grande salle, de préférence
exposée au nord; si la température ambiante ne varie que de un à

---

[1] M. d'Arsonval a bien voulu nous autoriser à faire dessiner dans son laboratoire son nouveau calorimètre, et nous a obligeamment fourni des notes
qui nous ont servi pour la description de cet instrument. Qu'il en reçoive
ici tous nos remerciements (*Trad.*)

deux degrés durant le temps le l'expérience et qu'on ait soin d'envelopper l'appareil extérieurement de feutre, les résultats sont d'une exactitude plus que suffisante dans la grande majorité des cas, c'est-à dire lorsqu'elle porte sur un animal dont le poids dépasse quinze cents grammes.

Lorsque l'expérience doit durer plusieurs jours, la constance de la température autour du calorimètre est indispensable. Pour

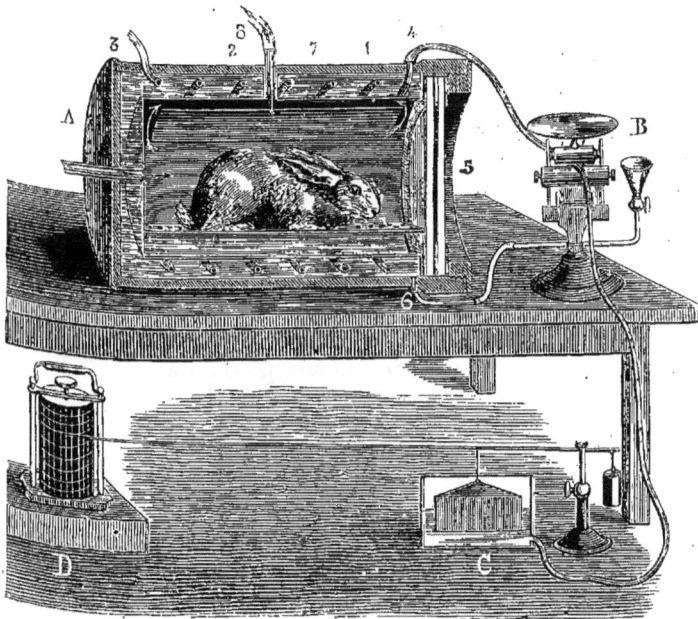

Fig 91. — Calorimètre de d'Arsonval.

éviter l'emploi d'une enceinte spéciale, M. d'Arsonval opère dans une cave du collège de France, dont la température moyenne de 10 degrés environ ne varie pas d'un quart de degré dans l'espace d'une semaine. Dans presque tous les laboratoires on peut réaliser cette condition qui simplifie considérablement l'installation sans nuire pour cela à l'exactitude du résultat.

Modifications apportées au calorimètre. — Cet appareil (fig. 91) se compose de deux cylindres métalliques concentriques 1 et 2 qui limitent deux cavités : une externe annulaire qui est traversée par un serpentin dont les extrémités ressortent en 3 et 4; une seconde interne, qui constitue le calorimètre proprement dit et peut se fermer en avant au moyen d'une double glace 5. L'espace annulaire est rempli de pétrole. Au fond se trouve une mince couche d'eau qui, par l'intermédiaire du tube 6, communique avec le régulateur d'écoulement. Ce pétrole, corps très dilatable, fait fonctionner le régulateur aussitôt que l'animal tend à échauffer le calorimètre ; le serpentin communique par son extrémité 3 avec le réservoir contenant de l'eau à zéro et par son extrémité 4 avec le régulateur d'écoulement mû par la dilatation du pétrole. Tant que le calorimètre reste à la température ambiante, le régulateur empêche tout écoulement d'eau à travers le serpentin ; mais, s'il se produit à l'intérieur un dégagement de chaleur, immédiatement le régulateur fonctionne. De l'eau entre à zéro dans le serpentin, enlève la chaleur produite et s'écoule au dehors après avoir acquis la température de l'instrument qui reste à une *température constante*, celle *de l'extérieur*. Le volume d'eau écoulé multiplié par la température extérieure donne le nombre de calories produites.

Le deuxième serpentin, qui figurait dans le premier appareil de M. d'Arsonval et qui servait à faire passer les gaz de la respiration, a été supprimé, parce que la vapeur d'eau s'y condensait et ne pouvait s'écouler au dehors, l'instrument étant couché horizontalement. M. d'Arsonval a remplacé ce serpentin par une simple plaque métallique 7 formant plafond et qui se trouve près de la paroi supérieure du calorimètre. Les gaz pour sortir par la tubulure 8 se laminent contre le calorimètre et lui cèdent toute leur chaleur.

Enfin, la soupape du régulateur d'écoulement a été remplacée par un tube de caoutchouc flexible que le régulateur écrase ou rend libre par sa dilatation. Le mécanisme en est figuré ci-contre. Ce changement présente l'avantage d'avoir un appareil absolument étanche, que les poussières ne peuvent empêcher de fonctionner et qui n'est sujet à aucune fuite, comme cela arrivait quelquefois à la soupape dont un grain de sable suffisait parfois à entraver le jeu.

Ce nouveau calorimètre avec son régulateur fonctionnant par écrasement, a l'avantage d'être d'un maniement facile et de ne nécessiter aucune précaution particulière dans son emploi tout en étant d'une grande précision.

Dans les expériences calorimétriques la température de l'eau doit être plus élevée que celle de l'atmosphère. Non seulement cette condition est très favorable pour l'exactitude des observations, mais elle est préférable pour l'animal en expérience. Si la température est trop haute, le dégagement de chaleur par la surface du corps diminue, de sorte qu'à moins que l'accroissement de l'évaporation ne compense complètement cette diminution, la température de l'animal s'élève. Si, au contraire, la température du calorimètre est plus basse que celle du milieu ambiant, celle de l'animal s'abaisse si rapidement, que celui-ci ne se trouve bientôt plus dans les conditions normales.

Les méthodes que nous venons de décrire sont applicables non seulement à l'étude des variations périodiques ainsi qu'aux autres variations physiologiques des phénomènes de la nutrition, mais aussi à celle des états anormaux ou morbides, tels que la fièvre, les changements dans les conditions de la surface du corps, les modifications dans la circulation, la respiration ou le système nerveux, et enfin les modifications produites par l'action des divers médicaments[1]. Pour étudier les phénomènes de la fièvre, on peut produire expérimentalement l'état fébrile par l'injection dans le système veineux de petites quantités (5 à 15 gouttes) du liquide exsudé dans certaines inflammations aiguës.

---

[1] Comme il n'est pas possible, même avec les précautions les plus minutieuses, de maintenir l'animal dans les conditions parfaitement naturelles pendant l'expérience calorimétrique, et comme il y a certaines sources d'erreur, inséparables de la méthode elle-même, qu'il n'y a pas moyen de corriger, il est bon, quand on se sert du calorimètre dans les recherches physiologiques, d'apprécier la valeur des résultats obtenus, non pas par le calcul, mais par des expériences comparatives, c'est-à-dire, 1° en comparant le résultat obtenu dans les conditions où l'on s'est placé avec le résultat obtenu chez le même animal à l'état normal ; 2° en se servant, dans chaque observation, de deux calorimètres, dans l'un desquels est contenu l'animal. et dont l'autre reste inoccupé, mais est sous tout autre rapport placé dans les mêmes conditions. Dans ce cas, la perte de chaleur, quand elle se manifeste dans le calorimètre vide, pendant la durée de l'expérience, doit être ajoutée, au gain du calorimètre renfermant l'animal.

Bien que l'accroissement de température produit par ce procédé ait été étudié avec soin, cependant on n'a pas encore fait des recherches suffisantes sur la quantité de chaleur engendrée dans un temps donné.

SECTION II. — THERMOMÉTRIE

La température du corps se mesure soit par le thermomètre à mercure, soit par un appareil thermo-électrique.

122. Mesure de la température a l'aide du thermomètre a mercure. — Les thermomètres à mercure dont on se sert dans les recherches physiologiques (et pathologiques) doivent remplir les conditions suivantes : la proportion entre la quantité de mercure contenue dans le réservoir et le calibre du tube doit être telle, que l'allongement de la colonne mercurielle produite par un accroissement de température soit aussi grand que possible. L'écartement des degrés de l'échelle doit être suffisant pour qu'on puisse lire facilement les différences de température d'un dixième de degré ; aussi le nombre des degrés est-il nécessairement limité. Il suffit, du reste, que l'échelle s'étende du trentième au quarante-cinquième degré. Les meilleurs thermomètres de ce genre sont construits par F. Müller, successeur du Dr Geissler, de Bonn. La longueur du tube capillaire est d'environ 32 centimètres, et son diamètre externe seulement de 3 millimètres. Le réservoir est long de 20 millimètres et encore plus étroit que le tube. L'extrémité supérieure de ce dernier a des parois excessivement minces. Il est muni d'une échelle tracée sur un fond opalescent, et est renfermé dans un tube de verre large d'environ 2 centimètres, qui lui sert d'enveloppe protectrice. L'échelle s'étend du vingt-huitième au quarante-cinquième degré. Les degrés sont séparés par un intervalle de 0,6^{mm}, de sorte qu'on peut distinguer facilement des cinquantièmes de degré. La supériorité de ces thermomètres provient de ce que, bien que le réservoir soit très petit, le contenu du tube capillaire ne constitue qu'une minime portion de celui du réservoir.

Chez des chiens curarisés on peut introduire ces thermomètres par la carotide dans le ventricule gauche, et par la jugulaire externe dans l'oreillette ou le ventricule droit, dans la veine cave inférieure, dans la veine hépatique et même jusqu'à la bifurcation des iliaques. Dans la mensuration ordinaire de la température dans le rectum, il n'est pas nécessaire d'employer des thermomètres aussi délicats ; on peut les remplacer par les meilleurs thermomètres cliniques, qu'on peut se procurer actuellement à bon marché. Il est très important que l'animal, soit autant que possible dans un état naturel. Si, en effet, un animal, et particulièrement un lapin, est fixé suivant la méthode habituelle sur un appareil de contension, sa température s'abaisse rapidement. Par conséquent les meilleures mesures sont celles qu'on prend sur l'animal assis ou librement couché.

Dans beaucoup de cas, il est avantageux d'employer des thermomètres à maxima, c'est-à-dire des thermomètres dont le tube capillaire est contruit de telle sorte, qu'il laisse monter le mercure, mais l'empêche de redescendre dans le réservoir, de sorte que l'instrument, bien qu'éloigné du corps, indique cependant la température à laquelle a été exposé le réservoir.

123. MESURE DE LA TEMPÉRATURE A L'AIDE D'APPAREILS THERMO-ÉLECTRIQUES. — Si l'on place dans un cadre rectangulaire, formé d'un prisme de bismuth soudé avec une lame recourbée de cuivre et disposé dans le méridien magnétique, une aiguille aimantée mobile dans un plan horizontal perpendiculaire à celui du cadre, on observe que, lorsqu'on chauffe une des soudures, l'aiguille est immédiatement déviée de sa position normale. L'amplitude de cette déviation varie avec la différence de température des deux soudures et se maintient tant que celles-ci ne présentent point la même température. La déviation de l'aiguille montre qu'il existe un courant dans le cadre, et le sens de cette déviation indique que le courant commence à la soudure échauffée en allant du bismuth au cuivre. On obtient des résultats semblables quand on substitue au cuivre et au bismuth un circuit formé par l'association de deux autres métaux quelconques. On peut disposer les métaux suivant la force électro-motrice qui est produite dans chacun d'eux, en séries dites thermo-électriques, de telle sorte que les métaux les plus éloignés sont ceux qui développent à leur soudure la plus grande quantité d'électricité. Le bismuth est situé à une extrémité de la liste et l'antimoine à l'autre extrémité. Près du bismuth se trouve le maillechort et près de l'antimoine le fer. Le fer et le maillechort produisent donc pour chaque degré de différence de température une quantité de force électro-motrice presque aussi grande que l'antimoine et le bismuth; ils sont bien plus faciles à travailler, et comme ils sont plus éloignés dans la série thermo-électrique que le bismuth et le cuivre, ils sont pour cette raison aussi préférables à ces deux métaux.

C'est sur ces faits qu'est basée la méthode de mensuration thermo-électrique de la température. Au lieu de donner aux deux métaux la forme rectangulaire, on leur donne une forme plus commode pour les introduire dans les organes dont on veut mesurer la température. Au lieu de l'aiguille aimantée on se sert d'un galvanomètre. Nous décrirons d'abord ces couples métalliques, puis le galvanomètre. Comme une des raisons qui fait préférer cette méthode à la méthode ordinaire est que l'instrument peut être exactement introduit dans des points du corps, trop petits pour qu'on puisse y faire pénétrer le réservoir d'un thermomètre, la forme qu'on donne ordinairement à ces couples métalliques est celle d'une aiguille. Ces aiguilles sont généralement faites avec du fer et du maillechort, c'est-à-dire qu'elles sont formées de deux fils, l'un de fer et l'autre de maillechort soudés ensemble par de l'argent près de leurs pointes, de sorte que la soudure puisse être complètement plongée dans les tissus dans lesquels on enfonce l'aiguille. Les deux aiguilles formant un élément ou couple thermo-électrique sont réunies l'une à l'autre, de façon que les deux fils de maillechort communiquent ensemble, tandis que les deux fils de fer aboutissent aux deux pôles de la bobine du galvanomètre, qui ferme ainsi le circuit après avoir traversé un commutateur de Pohl. Comme les aiguilles doivent être maniées par l'expérimentateur, il est nécessaire de protéger leur extrémité supérieure en les entourant d'un fil de soie, et en recouvrant le tout d'une couche de vernis.

Pour faire comprendre l'emploi des aiguilles thermo-électriques, nous supposerons qu'il s'agisse de mesurer la différence de température entre deux régions opposées et symétriques du corps, dont l'une est le siège d'une inflammation, et l'autre est restée à l'état normal. On emploie un ou plusieurs éléments thermo-électriques, chacun formé d'une paire d'aiguilles avec leurs fils disposés comme nous venons de le décrire. Si l'on ne se sert que d'un seul élément, chacune des deux soudures est placée dans chacun des deux tissus dont on veut reconnaître la température. Si, on se sert de plusieurs éléments, il faut placer le même nombre d'aiguilles dans les deux parties qu'il s'agit de comparer et les disposer de la façon suivante : — Désignons les aiguilles du côté droit par A, B, C, et celles du côté gauche par A', B', C'. Les extrémités fer de A et C' sont réunies au galvanomètre, l'extrémité maillechort de A est réunie avec celle de A', l'extrémité maillechort de B avec celle de B' et celle de C avec C'; l'extrémité fer de A' est unie à celle de B et celle de B' avec celle de C.

Le galvanomètre se compose d'un système astatique de deux aiguilles aimantées (fig. 92), qui est suspendu et placé, par rapport au circuit à travers lequel passe le courant dû à la différence de température des soudures, de façon à agir de la même manière sur les deux aiguilles. Sa construction est la suivante : le couple astatique est formé de deux aiguilles aimantées, unies par un fil de cuivre passant par leur centre de gravité et placées parallèlement l'une au-dessus de l'autre, de telle sorte que le pôle boréal de l'une corresponde au pôle boréal de l'autre (fig. 93). Le

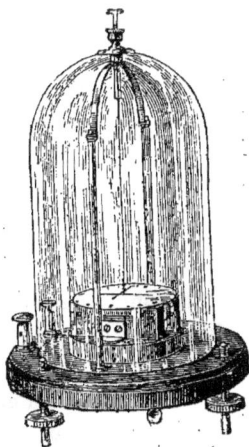

Fig. 92. — Galvanomètre.

niveau auquel est suspendu ce système d'aiguilles est tel que l'aiguille supérieure se meut au-dessus du circuit, et l'aiguille inférieure au milieu du circuit. Le fil de cuivre est enroulé autour d'un cadre de bois, représenté figure 94; les deux pièces x et y

BURDON SANDERSON, labor. de physiologie.   17

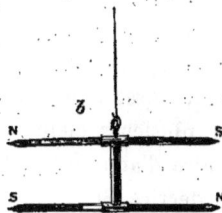

Fig. 93. — Aiguilles asta-
tiques.

sont creuses. Dans la cavité de la pièce
horizontale x se meut l'aiguille inférieure; elle peut y être introduite par
la fente verticale en y. En b sont figurées
les aiguilles aimantées. Le fil de cuivre
est soigneusement recouvert de soie et
verni. Comme la résistance du circuit
doit être faible, le fil n'a pas plus de
20 à 25 pieds de long et son épaisseur
est considérable (0,5 à 1^{mm}). L'extrémité du circuit aboutit aux
bornes métalliques que l'on voit à droite de la figure 92. Les

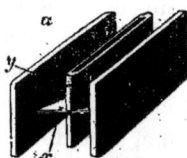

Fig. 94. — Cadre en bois
sur lequel est enroulé le
fil de cuivre.

aiguilles sont suspendues par un fil de
cocon au centre de l'appareil, et le
mode de suspension est tel qu'on peut
faire varier la hauteur des aiguilles en
élevant ou en abaissant le bouton.
Quand on emploie l'instrument, l'aiguille inférieure doit osciller librement
dans la fente horizontale, l'aiguille supérieure au-dessus du cercle gradué. Après
avoir élevé les aiguilles avec le fil de cocon jusqu'à ce qu'elles se
meuvent librement, on règle l'instrument avec les vis calantes, de
façon que le fil soit exactement au centre du cercle, on fait
tourner le cadre jusqu'à ce que les deux extrémités de l'aiguille
supérieure soient vis-à-vis 0° et 180°, puis on unit les bornes
métalliques avec les éléments thermo-électriques, et on intercale
un commutateur dans le circuit. Si les températures des soudures sont différentes, l'aiguille dévie quand on soulève le levier-
clef.

Quand on emploie le galvanomètre, il faut se rappeler que,
quoique la déviation de l'aiguille varie avec l'intensité du courant,
les variations ne sont pas proportionnelles, de sorte que, par
exemple, une déviation de 30° n'indique pas un courant deux
fois plus puissant qu'une déviation de 15°. Par conséquent, on
doit déterminer empiriquement les différences de température
pour chaque instrument et pour chaque paire de soudures. Dans
ce but les soudures sont immergées séparément dans deux liquides

dont la température est différente. Deux thermomètres précis sont plongés dans ces liquides, aussi près que possible des soudures et on compare les différences de température mesurées, dans une série d'expériences avec les thermomètres, aux déviations correspondantes du galvanomètre. Tant que la déviation est petite (moindre que 15°), elle est très approximativement proportionnelle à la différence de température. Au-dessus, la différence de température indiquée par la déviation d'un degré augmente graduellement.

Dans certaines recherches très délicates de physiologie ou de pathologie le galvanomètre est insuffisant. En Angleterre on emploie un instrument construit essentiellement comme celui qui est décrit au chapitre VII, II° partie ; mais dans lequel le fil est relativement court et gros et dont la résistance est faible. Les recherches classiques de Heidenhain ont été faites avec le galvanomètre à miroir de Wiedemann, auquel il avait fait subir des modifications dont on trouve la description dans son ouvrage [1], et qui l'avait rendu tellement sensible qu'il permettait de mesurer des différences de $\frac{3}{10000}^{\text{mes}}$ de degré ! Dans ces deux instruments la déviation de l'aiguille et l'intensité du courant sont dans un rapport défini, les intensités de chacun des deux courants étant proportionnelles aux tangentes des angles de déviation produite, de sorte que, tant qu'on emploie, les mêmes soudures, si l'on a déterminé expérimentalement la déviation produite par une différence de température, on peut en déduire les valeurs correspondantes aux autres déviations.

En physiologie l'emploi de la méthode thermo-électrique a pour principal but la mesure des différences de température qui existent entre différentes parties du corps. Les différences dépendent du plus ou moins grand éloignement de la surface du corps, de la partie considérée, de la quantité de sang que les tissus ou organes adjacents reçoivent et de leur activité fonctionnelle au moment où l'observation est faite.

[1] Heidenhain, *Mechanische Leistung, Wärmeentwickelung und Stoffumsatz bei der Muskelthätigkeit*, p. 60. 1864.

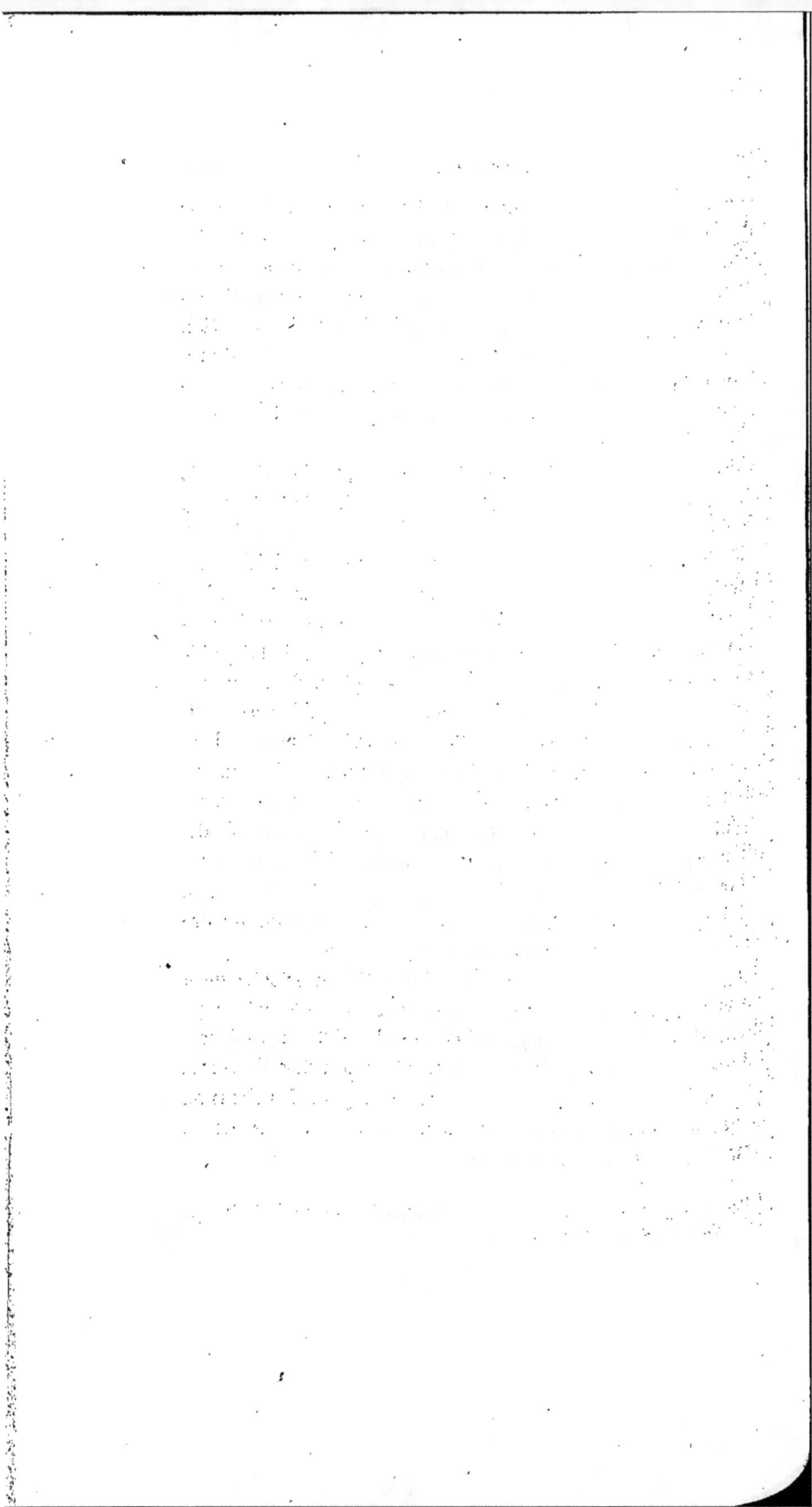

DEUXIÈME PARTIE

FONCTIONS DES MUSCLES
ET DES NERFS

INTRODUCTION

On s'est attaché autant que possible dans cette seconde partie à décrire seulement les observations et les expériences qu'un étudiant peut être en état de faire lui-même sous une direction convenable. Les propriétés des muscles et des nerfs sont, par conséquent, traités beaucoup plus longuement que ne le sont les fonctions du système nerveux central. Ces dernières ne sont qu'imparfaitement connues, pour ne pas dire plus; les expériences sur lesquelles reposent nos connaissances à ce sujet sont difficiles et complexes et conduisent trop fréquemment à des résultats incertains ou même contradictoires. Les premières, au contraire, peuvent être étudiées avec une exactitude suffisante; les méthodes de recherche revêtent chaque jour de plus en plus le caractère des méthodes physiques, et les observations fondamentales, et celles dont les résultats sont les plus importants pour les branches élevées de la physiologie, peuvent être pour la plupart faites sur les grenouilles, et répétées aussi souvent qu'on veut, sans difficulté et sans grands frais, et par conséquent, sont très utiles pour exercer les étudiants aux recherches physiologiques. Les phénomènes en question sont amplement traités dans tous les manuels. Aussi a-t-on consacré plus d'espace dans les chapitres suivants à l'exposition détaillée des moyens à employer pour faire les différentes observations, qu'à l'explication complète des phénomènes que ces observations ont pour but de démontrer ou de mettre en évidence.

Pour plus de commodité, on a réuni dans le premier chapitre toutes les explications sur le mode d'emploi des différents instruments et appareils que nécessite l'étude de ces questions. Les chapitres suivants traitent des propriétés générales des muscles et des nerfs ; et les observations que les étudiants peuvent faire sur le système nerveux central sont exposées dans les deux derniers chapitres.

On a complètement laissé de côté les fonctions des organes des sens, parce qu'il a paru qu'elles ne pouvaient être l'objet que d'observations simples et vulgaires, que l'on trouve dans tous les manuels, ou d'observations très délicates, dont le *modus faciend* compliqué et difficile, ne pouvait être exposé dans un ouvrage élémentaire.

CHAPITRE I

GÉNÉRALITÉS

1. PRÉPARATION DE GRENOUILLE. — Après avoir détruit le cerveau et la moelle épinière d'une grenouille, on la place sur le ventre et on incise la peau le long de la ligne médiane de la face dorsale de la cuisse, depuis le genou jusqu'à l'extrémité du coccyx; on prolonge l'incision sur le dos jusqu'à environ moitié distance, entre le coccyx et l'ilium (fig. 37, ligne k, m, n). En écartant ou en enlevant la peau on met à nu le triceps fémoral en dehors (fig. 95, a), le semi-membraneux c en dedans, et entre les deux, le biceps fémoral b. On sépare avec précaution b et c et on découvre entre eux le nerf scia-tique et les vaisseaux fémoraux. On enlève le tissu connectif qui entoure le nerf, en commençant à partir du genou, où il se bi-furque, et en s'arrêtant au niveau du muscle n. Dans cette opération il faut prendre bien garde de ne toucher le nerf lui-même que le moins possible, et surtout de ne pas le saisir avec une pince. On coupe en travers le muscle pyra-midal n et le tissu connectif qui entoure le nerf à ce niveau, ainsi

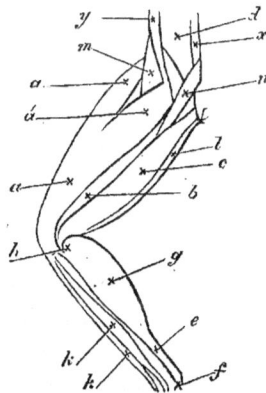

Fig. 95. — Diagramme des muscles de la patte de la grenouille, vus par la face postérieure. — a, triceps fémoral; b, biceps fémoral; c, semi-membraneux; d, iléo-coccygien; e f, tendon d'Achille; g, gastrocnémien; k, péronier recouvrant en partie le tibial antérieur; l, droit interne; m, fessier; n, pyramidal; x, coccyx; y, ilium; a', vaste externe.

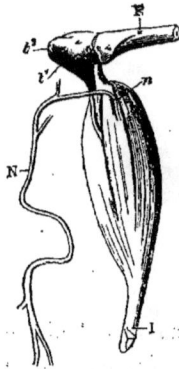

Fig. 96. — Préparation de grenouille. — F, extrémité inférieure du fémur; N, nerf sciatique; *l*, tendon d'Achille; *t'*, insertion sur le fémur du petit tendon du gastrocnémien.

que le muscle iléo-coccygien *d*, et on suit jusqu'à la colonne vertébrale les trois nerfs que l'on aperçoit après l'écartement des deux bouts coupés du muscle et qui se réunissent pour former le sciatique et d'autres nerfs. Finalement on coupe la colonne vertébrale au-dessous de la dernière vertèbre lombaire; on tient le fragment osseux avec une pince, on enlève les tissus qui l'environnent et avec les ciseaux on suit la direction des nerfs vers le genou, divisant, chemin faisant, les nombreuses branches qu'ils émettent et les débarrassant des tissus qui peuvent encore y adhérer.

Cela fait, on enlève la peau de la jambe; le gastrocnémien se reconnaît de suite (fig. 95, *g*). On coupe le tendon d'Achille en *l*, au-dessous de la saillie du talon. Quand le muscle est écarté, on aperçoit facilement la branche que lui fournit le nerf sciatique, ainsi qu'une autre branche qui longe sa face inférieure pour se rendre dans d'autres muscles. On sépare le tibia et le péroné du fémur en prenant grand soin de ne pas blesser la première de ces branches et sans s'occuper de la seconde. On sépare de l'extrémité inférieure du fémur, avec les mêmes précautions, tous les muscles de la cuisse, de manière à dénuder cet os et on le scie au niveau de son tiers inférieur. De la sorte on n'a laissé que l'extrémité du fémur auquel est attaché le gastrocnémien intact avec le nerf qui s'y distribue dans toute sa longueur, depuis le muscle jusqu'à son entrée dans le canal rachidien. La préparation terminée est représentée dans la figure 96.

2. MYOGRAPHE. — Pour étudier la contraction des muscles on se sert de leviers enregistreurs appelés myographes.

Le myographe de Helmoltz et Pflüger est représenté fig. 97. Le levier *a* se meut autour du pivot horizontal *b* et est équilibré par un contrepoids *c*. En *d* est un style qui écrit sur une lame de verre ou sur un papier recouvert de noir de fumée. La tige *e*

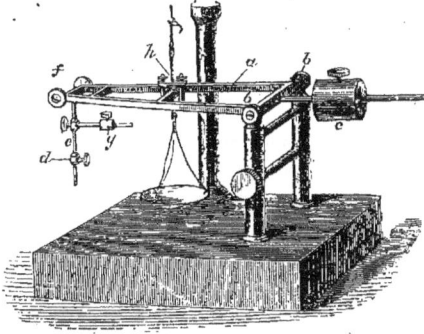

Fig. 97. — Myographe de Pflüger. On n'a pas représenté la chambre humide qui est fixée sur le grand support vertical.

qui porte le style se meut également autour d'un pivot en *f* et

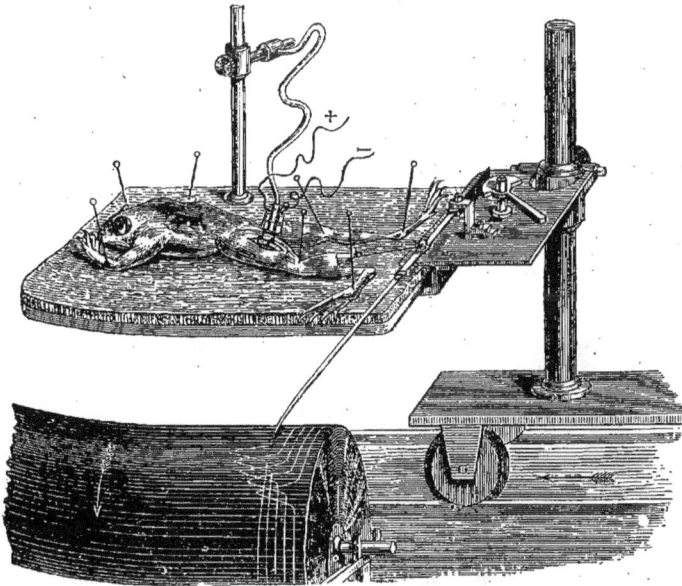

Fig. 98. — Myographe de Marey.

porte un contrepoids *g*. Il résulte de cette disposition que la pointe écrivante décrit une ligne droite, quand l'extrémité du levier décrit un arc de cercle. Le fil de soie fixé au tendon du muscle s'attache en *h*. Le petit plateau situé au-dessous reçoit des poids destinés à tendre le muscle.

Dans les expériences ordinaires le myographe simple de Marey, représenté dans la figure 98, est d'un usage plus commode, en même temps qu'il transmet plus fidèlement les mouvements. Le levier est perforé tout près du pivot pour permettre de fixer les crochets auxquels sont attachés le muscle en dessus et le plateau en dessous. Au delà il est constitué par une mince tige de bois ou de caoutchouc ou par une paille terminée par une pointe de parchemin, de métal ou de corne, destinée à écrire sur du verre ou du papier recouvert de noir de fumée. Les poids peuvent être remplacés par un long ressort en spirale faible, par un fil de caoutchouc fixé près du pivot ou par un ressort de montre qui agit sur le levier dans une direction opposée au mouvement imprimé par le muscle. Mais quand on veut avoir des mesures exactes, il est préférable d'employer des poids.

3. CHAMBRE HUMIDE. — Pour empêcher le muscle et le nerf de se dessécher par évaporation, il faut qu'ils restent toujours humides. Si on humecte le muscle et surtout le nerf, même avec une solution de chlorure de sodium à 0,75 p. 100, on introduit par là même des erreurs dans les résultats. Si, cependant, on a recours à ce moyen, il faut employer de préférence du sang de grenouille défibriné dilué avec deux parties de solution saline. Il est, par conséquent, nécessaire de placer le muscle et le nerf dans une atmosphère maintenue au même degré d'humidité. C'est à quoi l'on arrive au moyen de la chambre humide (fig. 99).

Celle-ci est formée d'un plateau de bois dur qui peut s'abaisser ou s'élever, tourner autour d'un support vertical et être fixé dans l'une quelconque de ces positions au moyen d'une vis. Le plateau porte deux ou plusieurs paires de bornes électriques destinées à recevoir les fils de cuivre du circuit, ainsi que des emboîtures destinées à recevoir un porte-électrodes en plomb. Le support vertical le long duquel glisse le plateau porte au-dessus de celui-ci un bras horizontal mobile sur lequel s'attache le fémur, le muscle gastrocnémien préparé, comme il a été dit plus haut, et au-dessous un bras de même nature auquel est fixé le levier. Il est bon que le support vertical qui porte ainsi la chambre, le levier, etc., soit disposé de façon à pouvoir se mouvoir vertica-

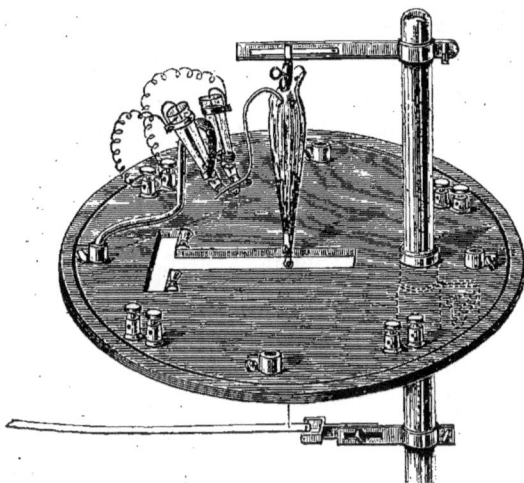

Fig. 99. — Chambre humide avec le gastrocnémien préparé, les électrodes non polarisables, le porte-électrodes et le levier disposés pour faire une expérience.

lement. Le fil qui rattache le muscle au levier traverse une fente creusée dans le plateau. Une cloche de verre, dont les bords reposent dans une rainure circulaire du plateau, recouvre le tout, et il suffit de placer en dedans de la cloche des morceaux de papier à filtre mouillés pour que l'atmosphère reste saturée d'humidité pendant un temps suffisant.

4. Chambre a nerf. — Lorsqu'on se propose d'étudier les phénomènes de l'électrotonus, il est bon d'employer une chambre plus petite que la chambre humide ordinaire. On peut la fabriquer soi-même avec une petite cuve de verre de 75 millimètres de long sur 25 millimètres de large, dont le fond est mobile et dont une des parois latérales est remplacée par une lame de caoutchouc percée d'une fente en son milieu. Les électrodes sont introduits par la fente, le nerf est placé sur les deux électrodes et on dispose des morceaux de papier à filtre mouillés à côté du

nerf, mais sans qu'il y ait contact, puis on replace le couvercle.
On peut ainsi conserver pendant très longtemps le nerf à l'abri
de la dessiccation.

5. Électrodes. — Dans beaucoup d'expériences on peut se
servir de l'extrémité des fils de cuivre comme d'électrodes. Les
deux fils peuvent être séparés ou réunis à une distance déterminée l'un de l'autre dans un manche isolant d'os, de bois, de
gutta-percha, etc. (fig. 100). Il est souvent
commode que les extrémités de ces fils soient
recouvertes jusqu'à la pointe sur laquelle
on applique le nerf. Dans ce cas, il est avantageux que les extrémités soient légèrement
recourbées. On peut facilement construire
une paire d'électrodes de ce genre en attachant deux fils de cuivre, ayant la courbure
voulue, de chaque chaque côté d'un petit
morceau de bois, ou de tout autre corps non
conducteur, suffisamment épais pour les

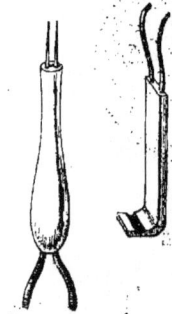

Fig. 100. — Électro-
des ordinaires.

séparer l'un de l'autre. On recouvre le tout
de paraffine fondue, et quand la paraffine
est refroidie, on l'enlève à l'extrémité, en la grattant jusqu'à
ce que les pointes des deux fils soient découvertes. On remplace
avantageusement les extrémités de ces fils de cuivre par des
fils de platine.

6. Électrodes non polarisables. — Dans beaucoup de cas,
pour des raisons que nous exposerons quand nous décrirons les
expériences en particulier, il est absolument indispensable d'employer des électrodes impolarisables. Les deux formes d'électrodes impolarisables, dont on se sert, sont les suivantes :

1° *Électrodes de du Bois-Reymond, modifiés par Donders*
(fig. 101). — Un tube de verre *a* de 8 millimètres de diamètre est
fermé à une de ses extrémités par un bouchon formé de kaolin
dissous dans une solution de chlorure de sodium à 0,75 p. 100 et
qu'on a laissé dessécher de façon à former un tampon. Au-dessus
n verse avec précaution quelques gouttes d'une solution saturée

de sulfate de zinc c. Un fil de zinc z soigneusement amalgamé à son extrémité [1] et recouvert de vernis sur tout le reste de son étendue, est introduit dans le tube de façon à plonger dans la solution de zinc à deux ou trois centimètres au-dessus du bou-

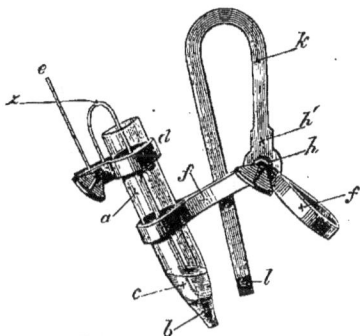

Fig. 101. — Électrodes non polarisables de d i Bois-Reymond, fixés sur le porte-électrodes.

chon d'argile plastique. L'autre extrémité du fil est recourbée par dessus le bord du tube et vient aboutir à la borne portée par le collier de laiton d, mobile le long du tube. Le fil de cuivre e se fixe sur la même borne.

On doit avoir des électrodes de formes différentes. Le bouchon d'argile plastique peut faire saillie à la partie inférieure du tube de verre, soit sous la forme d'un cône, soit sous tout autre forme convenable (fig. 102, A). Il est souvent avantageux que l'extrémité du tube soit coupée obliquement et que le tampon d'argile ne fasse pas saillie au dehors (fig. 102, C). Le diamètre du tube peut être le même à son extrémité que dans le reste de son étendue, ou bien son extrémité peut être plus ou moins étirée en pointe.

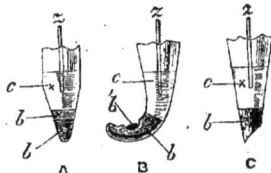

Fig. 102. — Extrémités de trois électrodes non polarisables. — b, tampon d'argile plastique; c, solution de sulfate de zinc; z, fil de zinc.

[1] *Liquide à amalgamer.* Dissolvez à une douce chaleur, 4 parties de mercure dans un mélange de 75 parties d'acide azotique et de 15 parties d'acide chlorhydrique, puis ajoutez 20 parties d'acide chlorhydrique. Ce liquide doit être étendu de 10 fois son volume d'eau. Il faut avoir soin de ne pas trop amalgamer. Le zinc doit être martelé, et sa surface parfaitement unie.

Quand les électrodes doivent être appliqués sur les nerfs, ils doivent avoir la forme figure 102, B; l'extrémité du tube est recourbée et la pointe est fermée; près de cette pointe est creusée une petite cavité; il en résulte que le tampon *b* ne communique avec l'extérieur qu'en *b*'.

On doit avoir aussi des électrodes de longueur différente; ceux que l'on emploie, quand on se sert de la chambre humide, ne doivent pas avoir plus de 5 centimètres de long; dans tout autre cas, ils doivent avoir de 12 à 15 centimètres.

Le meilleur porte-électrodes est celui qui est représenté fig. 101. Il se compose d'une tige de plomb *k* terminée par une tête de laiton *h*', sur laquelle se meuvent et peuvent être fixés à l'aide de

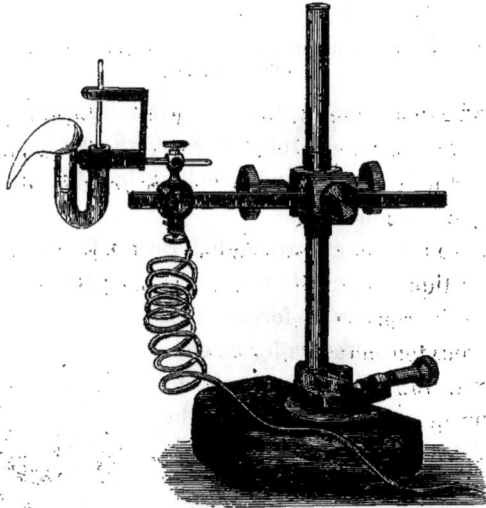

Fig. 103. — Porte électrodes avec un électrode non polarisable.

la vis *h* deux bras *ff*, supportant chacun un électrode au moyen d'un collier à ressort. De la sorte on peut rapprocher ou éloigner à volonté les deux pointes des électrodes. La tige de plomb, qu'il est préférable de choisir cylindrique, est très flexible, mais n'est pas élastique, et permet, par conséquent, de placer une paire d'électrodes exactement dans la position qu'on désire. Un autre porte-électrodes très commode est représenté dans la figure 103.

2° *Électrode à fourreau.* — Cet électrode consiste en une lame de zinc en forme de rame, à surface parfaitement unie et amalgamée, entourée d'un étui en peau de chamois, exactement appliqué et trempé dans une solution saturée de sulfate de zinc. Cet étui à son tour est enveloppé d'une couche de solution saline de kaolin, à laquelle on peut donner la forme que l'on désire. Souvent il est bon de réunir le tampon de kaolin avec le tissu par un fil humecté dans une solution de sel. De cette façon il est possible de limiter très exactement l'application de l'électrode au tissu sur lequel on veut expérimenter. Dans beaucoup de cas la grande résistance qu'oppose le fil au passage du courant est un avantage. On ne peut se servir des électrodes de ce genre que dans la chambre humide.

7. Commutateur. — Cet instrument sert à changer la direction d'un courant quand on étudie les effets des courants constants.

On peut se servir de n'importe quelle forme de commutateur; les plus commodes sont ceux qui permettent d'interrompre complètement le courant, aussi bien que d'en changer la direction. La figure 104 représente un instrument de ce genre très commode, mais d'un prix élevé; quand la poignée est horizontale le circuit est complètement séparé des électrodes; et, suivant qu'on l'élève ou qu'on l'abaisse, la direction donnée au courant varie. Les fils de la pile sont fixés aux bornes supérieures et ceux des électrodes aux bornes inférieures.

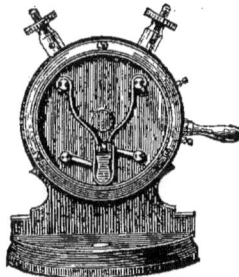

Fig. 104. — Commutateur.

8. Commutateur de Pohl. — Cet instrument est le commutateur le plus commode, et en même temps il sert à faire passer un courant donné d'une paire d'électrodes dans une autre. Il est représenté dans la figure 105. On voit que les capsules à mercure, correspondant aux bornes métalliques 1 et 2, communiquent l'une avec l'autre au moyen d'une poignée dont la partie centrale est formée d'un corps isolant et les extrémités de fils de cuivre épais. Chacun de ces fils, au moment où il pénètre dans la poignée, est croisé par un arc de même métal. Ces deux arcs plongent par une de leurs extrémités dans les capsules 3 et 4

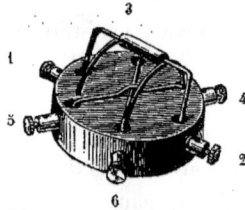

Fig. 105. — Commutateur de Pohl.

quand la poignée est inclinée à droite, comme c'est le cas dans la figure. Les fils d'une paire d'électrodes sont fixés sur les bornes 3 et 4, et ceux de la seconde paire aux bornes 5 et 6, les petites capsules sont remplies de mercure et les deux fils d'une batterie ou d'une bobine d'induction sont fixés sur

les bornes 1 et 2; puis on enlève les fils de communication qui réunissent 3 et 6, 4 et 5. Si l'on incline la poignée à droite, le courant passe dans les fils fixés aux bornes 3 et 4; si on l'incline à gauche, il passe dans les fils fixés aux bornes 5 et 6.

9. RHÉOCORDE. — Cet instrument nous servira simplement pour faire varier d'une quantité déterminée l'intensité d'un courant constant. La figure 106 représente le rhéocorde de du Bois-Reymond.

Les deux fils de la pile, ainsi que ceux des électrodes, aboutissent aux deux bornes placées à une des extrémités de la caisse

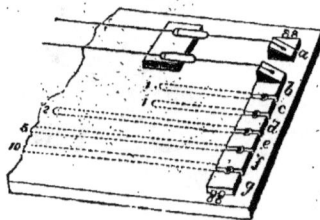

Fig. 106. — Rhéocorde.

en bois qui supporte l'appareil. Si tous les coins métalliques sont en place et si les dés de fer mobiles remplis de mercure sont tout contre les plaques de laiton a b c d, la résistance opposée par le rhéocorde au passage du courant comparée à celle du circuit des électrodes est pratiquement réduite à rien,

et, par conséquent, le courant suivra de préférence la voie du premier; si les dés de fer, qui glissent sur des fils de platine, sont placés à quelque distance des plaques de laiton, le courant, pour passer d'un des côtés du rhéocorde à l'autre côté, sera forcé de traverser la portion des fils de platine situés entre les dés de fer et les plaques de laiton a, b. Mais ces fils minces offrent une certaine résistance au passage du courant, et, par conséquent, une fraction proportionnelle du courant ira dans le circuit des électrodes. En faisant glisser à des distances variées, les dés de fer le long du bord gradué de l'instrument, on fait varier les résistances opposées par le rhéocorde et, par conséquent, aussi les fractions du courant qui passe par le circuit des électrodes. Si on enlève un des coins, on augmente la résistance du rhéocorde et simultanément une certaine fraction du courant est introduite dans le circuit des électrodes. L'enlèvement successif des coins introduit dans le circuit du rhéocorde des résistances croissantes correspondant à des fractions de plus en plus grandes du courant total qui passe par le circuit des électrodes. Les coins sont disposés de telle sorte que les résistances, quand on les enlève, soient des multiples de la résistance opposée par la longueur totale des fils de platine. Si, par exemple, on prend pour unité la résistance présentée par les fils de platine, quand les dés de fer sont placés à leurs extrémités du côté opposé aux plaques de laiton a et b et quand les coins sont tous en place, l'enlèvement du coin désigné par le chiffre 5 entre e et f, quintuplera cette résistance, et, par conséquent, fera passer dans le circuit des électrodes une fraction proportionnelle du courant.

10. LEVIER-CLEF ENREGISTREUR. — Cet instrument (fig. 107) se compose d'un levier de métal a a' mobile dans un plan vertical autour du pivot b, et dont le bras a est beaucoup plus lourd que le bras a'. Le pivot communique au moyen des bornes, que porte le petit pilier de laiton c avec les fils d'une pile ou d'un courant induit, etc. Le pilier c est placé à une des extrémités d'une pièce d faite d'une substance non conductrice, et qui, au moyen du collier à vis e, peut être fixée horizontalement ou verticalement sur un support. A l'autre extrémité de la pièce d, se trouve un pilier semblable muni également de bornes et sur lequel repose le bras a du levier; g est un ressort faible, destiné à maintenir l'extrémité du levier; h est un petit bout de gutta-percha ou de caoutchouc terminé par un style.

Si l'on joint *c* avec l'un des pôles d'une pile et *f* avec une des extrémités d'une bobine primaire, quand le levier est abaissé *a* est en contact avec le pilier et le courant passe à travers le levier de *c* en *f*. Quand le bras *a* vient à être subitement relevé, ce qu'on peut faire avec le doigt, le courant est instantanément ouvert, et le moment de l'ouverture est indiqué sur le papier noirci par la des-

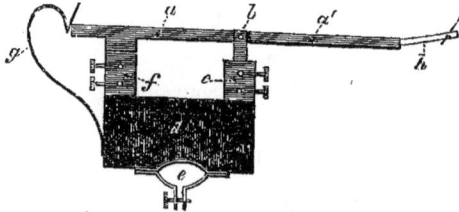

Fig. 107. — Levier-clef enregistreur.

cente du style du levier. Si l'on désire enregistrer la rupture du courant au lieu de sa fermeture, on fixe les deux fils positifs (ou négatifs) en *f* et les deux fils négatifs (ou positifs) en *c*. Le soulèvement de *a* correspondra à la fermeture du courant comme dans le levier-clef de du Bois-Reymond.

On peut remplacer avantageusement cet instrument par le signal de Deprez, que Marey a appliqué aux recherches physiologiques.

11. Diapason enregistreur. — Pour mesurer de petits intervalles de temps dans les expériences physiologiques, il est absolument nécessaire de se servir de diapasons dont le nombre de vibrations par seconde soit connu. La figure 108 représente un de ces appareils construit par König de façon à enregistrer les vibrations sur un cylindre. Un pied massif porte un diapason A solidement fixé. Les deux bobines *c c'* (que le petit chariot *k* permet de faire glisser le long du pied, pour les adapter aux diapasons de longueur différente) s'avancent au-dessus des deux extrémités du diapason, et chacune d'elles porte une vis *d* que l'on peut à volonté rapprocher ou éloigner de ces extrémités. Le bras supérieur du diapason est muni d'une petite tige de platine *a* qui plonge dans une capsule de mercure *b*.

Le diapason B, qui doit offrir le même nombre de vibrations par seconde que A, est fixé sur un pied facilement mobile ; ce qui permet d'approcher le style g du cylindre enregistreur, de façon que le contact soit aussi léger que possible. Ce diapason est du reste disposé de la même manière que le diapason A, avec ses extrémités placées entre les bobines e e' portant également des vis f f'.

L'un des fils d'une pile w communique, au moyen d'une borne métallique, avec le pied du diapason A et, par suite, avec la tige a. La capsule de mercure b est réunie par le fil z avec la bobine e du diapason B. L'autre pôle de la pile est réuni par x avec les bobines c et c' de A, et de là par y avec la bobine e' de B.

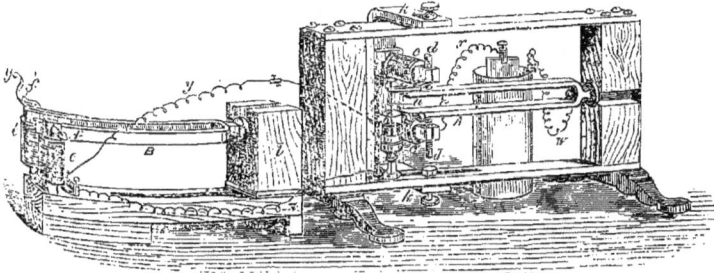

Fig. 108. — Diapason enregistreur.

Rapprochez les vis d d', f f', des extrémités correspondantes des deux diapasons, placez une petite quantité de mercure recouverte d'une mince couche d'alcool dans la capsule b, et après avoir mis en vibration le diapason A, disposez la tige a de façon à interrompre le courant. B vibrera alors synchroniquement avec A et le style g tracera des courbes sur le cylindre enregistreur. Les vis d d' f f' doivent être éloignées des diapasons autant qu'il est possible sans interrompre le courant.

A cet appareil on peut en substituer un autre beaucoup plus simple. Il se compose d'un diapason interrupteur et d'un signal Deprez, placés tous les deux dans le même circuit. Le mouvement est enregistré sur le cylindre par le signal, qui vibre à l'unisson avec le diapason.

12. Disposition de la préparation de grenouille et de l'appareil pour faire une expérience. — Les électrodes sont fixés sur les porte-électrodes, ceux-ci adaptés au plateau de la chambre humide et les fils des électrodes réunis avec les bornes métalliques ; puis la préparation de grenouille est attachée par le fémur, de façon à ce que le muscle pende verticalement au-dessus de la fente. Saisissez avec les pinces le segment vertébral et placez doucement le nerf sur les électrodes. Assujettissez solidement le tendon d'Achille sur une pince de Kronecker (fig. 109) et réunissez la pince de Kronecker avec le levier à travers la

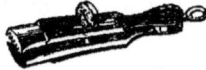

Fig. 109. — Pince de Kronecker.

fente, au moyen d'un fil de soie fort. Disposez les deux bras horizontaux qui portent le muscle et le levier de façon que le muscle soit parfaitement vertical et que, sans être tendu, la simple contraction fasse mouvoir le levier qui doit être parfaitement horizontal.

Réunissez les fils de la batterie ou du circuit d'induction aux bornes, auxquelles sont attachées les fils des électodes. Placez la cloche de verre sur le plateau, ainsi que des morceaux de papier à filtre mouillés, en prenant garde que ceux-ci ne touchent ni la préparation, ni les fils de cuivre.

Préparez des poids destinés à charger le levier ; ceux qui conviennent le mieux sont : 5, 10, 20, 30, 50, 150, 200 et 300 grammes. Enfin, placez tout cet appareil de façon que le style du levier soit en contact avec le cylindre enregistreur.

Quand on veut étudier le muscle sans que la circulation soit abolie, il faut avoir recours à une autre méthode.

Détruisez la moelle épinière et le cerveau d'une grenouille, et fixez solidement l'animal sur le ventre avec des épingles sur la lame de liège qui recouvre le plateau. Une des épingles doit être enfoncée tout contre le fémur, immédiatement au-dessus du genou. Faites une légère incision le long du tendon d'Achille ; sectionnez celui-ci aussi bas que possible, et disséquez-le soigneusement sur une étendue de quelques millimètres. Enfoncez dans le tendon un crochet en forme de S petit, mais fort, muni d'un fil de soie et, après avoir fait passer ce fil sur une des petites poulies fixées sur le plateau, attachez-le au levier situé au-dessous.

On peut ensuite disséquer le nerf sciatique sur la cuisse sans blesser les vaisseaux et glisser la pointe recourbée des électrodes au-dessous de lui.

Quand le cylindre enregistreur dont on se sert se meut autour d'un axe horizontal, on fixe le levier dans une position horizontale devant le plateau et le fil de soie réunit en ligne droite le tendon au levier. On peut opposer une résistance à l'action du muscle soit à l'aide d'un ressort faible, soit à l'aide d'un poids mobile autour d'une poulie. En règle générale, il vaut mieux autant que possible éviter de se servir d'une poulie.

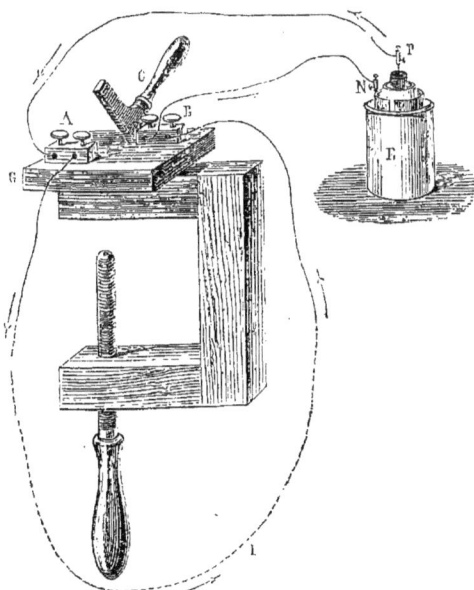

Fig. 110. — Levier-clef de du Bois-Reymond.

13. DISPÔSITION DE L'APPAREIL ÉLECTRIQUE. — COURANT CONSTANT. — Placez le nerf (ou le muscle quand on expérimente sur celui-ci seulement) sur les électrodes, en ayant soin qu'il soit bien en contact avec les deux électrodes. Quand on se sert d'électrodes non polarisables, les tampons doivent être maintenus humectés par la solution saline normale, tout en évitant qu'ils ne le soient trop et surtout qu'il ne se forme entre eux un pont de liquide le long du nerf.

Engagez les fils des électrodes dans les bornes A et B du levier-clef de du Bois-Reymond (fig. 110), ainsi que les fils de la pile. Colorez en rouge le fil positif, c'est-à-dire celui qui communique avec le cuivre, le charbon, le platine, etc., ainsi que le fil de l'électrode fixé sur la même borne. Cet électrode sera l'électrode positif ou *anode*. Colorez en bleu les deux autres fils qui font communiquer le zinc de la pile avec la clef, et celle-ci avec l'autre électrode, qui devient par conséquent l'électrode négatif ou *cathode*.

Quand le levier *C* est baissé, le prisme de laiton offre si peu de résistance au passage du courant comparée à celle offerte par le nerf, etc., que le courant tout entier traverse la clef et qu'aucune fraction ne passe à travers le nerf.

Par conséquent, l'ouverture de la clef fait passer le courant dans le nerf, et la fermeture de la clef le détourne du nerf. Pendant tout le temps que la clef est ouverte, le nerf est soumis à l'action du courant.

Quand le cathode (pôle négatif) est placé sur un point du nerf plus rapproché du muscle que l'anode, le courant est dit *descendant*; quand c'est l'anode qui est le plus près, le courant est *ascendant*.

14. COURANT D'INDUCTION SIMPLE. — Réunissez les deux fils de la pile avec la bobine primaire C, et les deux électrodes E, E' avec la bobine secondaire D. Dans chacun des deux circuits est interposé un levier-clef *a* et *b* (fig. 111).

Toutes les fois que la clef *b* est ouverte et que le courant de la pile passe à travers la bobine primaire, il se développe un courant *induit* dans la bobine secondaire; de même un courant induit se développe dans la bobine secondaire quand on ferme la clef. Dans l'intervalle il ne se développe aucun autre courant, pourvu que le courant qui passe dans la bobine primaire soit constant.

Si la clef *a* est ouverte, à chaque ouverture ou fermeture de la clef *b* un seul courant d'induction traverse le nerf.

Si *a* est ouvert quand on ouvre *b*, c'est-à-dire quand le courant passe dans la bobine primaire et si on le ferme avant qu'on ne ferme *b*, un courant de fermeture passe dans le nerf.

Si *a* est fermé quand *b* est ouvert, mais si on l'ouvre avant de fermer *b*, un courant d'ouverture passe dans le nerf.

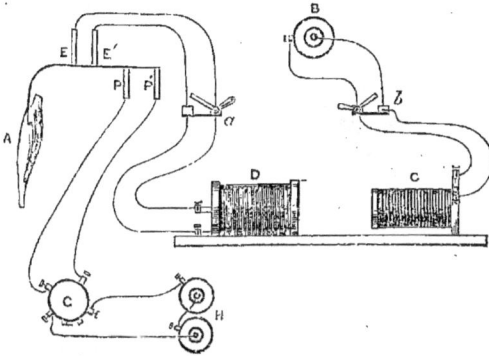

Fig. 111. — Disposition des appareils électriques pour étudier les effets de l'électrotonus. — *A*, muscle; sur son nerf sont placés les électrodes polarisateurs *P*, *P* et les électrodes excitateurs *E*, *E'*; *H* et *B*, éléments; *C* bobine primaire; *D*, bobine secondaire; *G*, commutateur; *a* et *b*, leviers clefs.

Quand on détermine la direction du courant induit, il faut se rappeler que lorsque le courant *commencé* dans la bobine primaire, le courant d'induction dans la bobine secondaire est *inverse*, et que lorsqu'il est *interrompu* dans la bobine primaire, le courant d'induction dans la bobine secondaire est *direct*.

15. COURANT INTERROMPU (FARADISATION). — Quand on veut produire des effets de tétanisation, on se sert de l'interrupteur magnétique de l'appareil de du Bois-Reymond (fig. 112). Joignez le fil positif de la pile à la borne métallique *g* et le fil négatif avec *a*. Le courant pénètre par *g*, traverse le ressort en maillechort qui, à l'état de repos, est en contact par une petite lamelle de platine soudée à sa partie supérieure avec la pointe de platine de la vis *f*. De *f* le courant passe à travers la lame de

laiton *d* surmontée d'une borne métallique et arrive dans la
bobine primaire *c;* puis il arrive dans l'électro-aimant *b* et retourne à la pile par le fil fixé à la borne *a*. Le marteau *h* est
maintenu au-dessus de l'électro-aimant par le ressort de maillechort. Quand le courant traverse *b*, le marteau avec le ressort
est attiré de façon que le courant est interrompu en *f*. L'aimant
cesse alors d'agir, et laisse le ressort prendre sa première position. En faisant glisser la bobine secondaire à une distance
plus ou moins grande de la bobine primaire, on fait varier à
volonté l'intensité du courant induit.

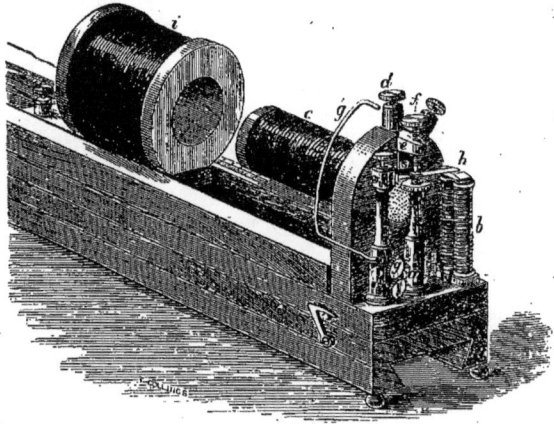

Fig. 112.— Appareil d'induction à chariot avec interrupteur électro-magnétique de du Bois-Reymond.

Quand il y a nécessité d'éviter l'induction unipolaire, on fait
subir à l'appareil la modification suivante indiquée par Helmholtz : on établit une communication permanente entre la
colonne *g* et la borne *d* et on relève la vis *f* de façon qu'elle ne
puisse toucher le ressort et on élève le sommet de *a*. La disposition de l'appareil est représentée (fig. 113). Le courant entre
comme précédemment en *g*, mais il traverse le fil latéral *g* pour
se rendre dans la bobine primaire. Quand le marteau est attiré
en bas, comme c'est le cas dans la figure, le ressort butte contre
le sommet de *a* et le courant se dirige vers la pile dans le sens
indiqué par les flèches en partie par *a*, en partie par le fil latéral

et la bobine. A ce moment, le courant qui passe par l'électro-
aimant est si faible qu'il ne suffit plus pour maintenir le marteau
abaissé, et le ressort se relevant de nouveau, le contact est interrompu en *a* et ainsi de suite. Les résultats de cette modification
apportée à l'appareil sont les suivants : 1° les courants induits
sont plus faibles, car les différences dans l'intensité du courant
sont moindres ; 2o l'intensité du courant induit d'ouverture qui,

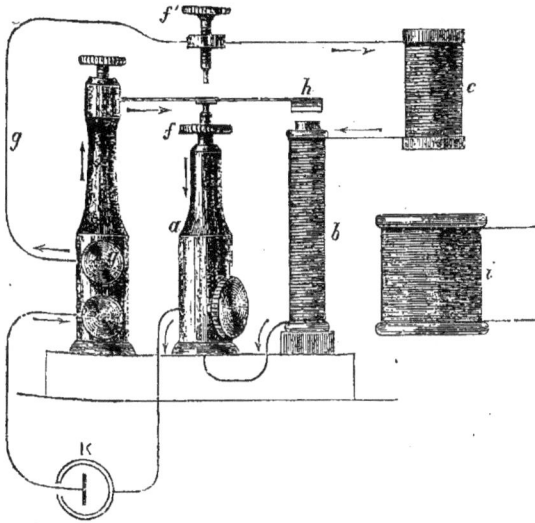

Fig 113. — Schéma de l'appareil précédent, pour montrer le jeu des différentes pièces.

dans la disposition primitive de l'appareil, est plus considérable
que celle du courant induit de fermeture, sont presque égales
en énergie.

Si l'on veut que le courant de la pile aille à la bobine primaire
sans passer par l'interrupteur, de façon à produire un seul courant d'induction d'ouverture ou de fermeture, on attache le fil
positif de la pile en *e* et le fil négatif comme précédemment en *a*.

Il est souvent commode de placer un levier-clef entre la pile
et la bobine d'induction et un autre entre la bobine secondaire
et les électrodes.

16. Courant interrompu a l'aide d'un métronome. —

Disposez l'appareil comme pour produire un courant simple d'induction, mais remplacez le levier-clef *b* par un métronome électrique, instrument qui n'est pas autre chose qu'une clef, qu'un mouvement d'horlogerie ouvre et ferme à des intervalles qu'on peut faire varier à volonté. On peut se passer du levier-clef *a*, car à moins d'une disposition spéciale, l'appareil donne des courants d'ouverture et de fermeture.

17. Courant interrompu au moyen d'une tige oscillante. — Réunissez un des fils de la pile à la bobine primaire, attachez l'autre fil à une mince lamelle élastique d'acier (sa longueur détermine la rapidité de l'interruption), dont une des extrémités est fixe et dont l'autre porte à angle droit une aiguille suspendue au-dessus d'une capsule de mercure et à une distance telle, que lorsque la lamelle d'acier est au repos, elle ne touche pas le mercure, mais que quand la lamelle oscille, à chaque oscillation elle plonge, puis ressort du mercure. Faites communiquer la capsule avec la seconde borne de la bobine primaire. A chaque oscillation de la lamelle le courant s'interrompt, puis se rétablit.

CHAPITRE II

PROPRIÉTÉS GÉNÉRALES DES MUSCLES
A L'ÉTAT DE REPOS

18. ÉLASTICITÉ. — *Observation I.* — Préparez le muscle gastrocnémien d'une grenouille, comme il a été indiqué au chapitre précédent, mais en négligeant complètement le nerf. Fixez le fémur au bras horizontal supérieur de la chambre humide et attachez le muscle au levier. Ayez soin que le levier soit parfaitement horizontal.

Tracez sur le cylindre enregistreur une ligne verticale, divisez-là en parties égales et, à partir du zéro, tracez des abcisses aux divisions 10, 30, 50, 100, 150, 200, 300, 400, etc.

Si l'on fait abstraction du levier (ou du plateau, etc., quand on emploie l'appareil d'Helmholz), on peut supposer que le muscle présente sa longueur naturelle quand on ne le charge d'aucun poids. C'est ce que l'on indique en portant la pointe du levier vis-à-vis le zéro du cylindre enregistreur. Faites mouvoir ensuite le cylindre jusqu'à ce que la pointe du levier soit vis-à-vis la division 10. Placez alors 10 grammes dans le plateau, ou suspendez au levier un poids équivalent, l'extrémité de ce dernier s'abaissera en suivant une ligne d'une certaine étendue. Cet abaissement indique le degré d'allongement subi par le muscle et correspondant à une charge de 10 grammes.

Enlevez avec précaution le poids ; l'extrémité du levier reprendra la position qu'elle occupait avant l'application du poids.

La distance du point d'attache du muscle et celle de l'extrémité du levier à partir du jarret étant connue, on peut déduire l'allongement du muscle sous une charge de 10 grammes, de la longueur de la ligne tracée sur le cylindre.

Les muscles possèdent une élasticité très faible ; mais cette élasticité est parfaite.

Observation II. — Faites mouvoir le cylindre enregistreur jusqu'à ce que la pointe du levier soit vis-à-vis la division 30; placez 30 grammes dans le plateau et procédez comme dans l'expérience précédente. Recommencez avec des poids de 50, 100, 200 grammes, etc. Avant d'employer des poids plus élevés (300, 400 grammes), assurez-vous que tout soit bien en ordre et que le fémur et le tendon soient solidement fixés, le premier au bras horizontal et le second au levier. En général, le muscle finit par céder à son insertion sur le fémur.

Avec les poids les plus lourds, on remarque qu'après l'enlèvement de la charge, le muscle revient vers son état primitif, d'abord rapidement, puis de plus en plus lentement, et que, même au bout de quelques minutes, il ne reprend plus entièrement sa longueur primitive.

Ce fait est dû à l'épuisement du muscle (voy. *Observ. IV*). L'étudiant fera bien, dans une série d'observations, de partir chaque fois du point de l'ordonnée où le levier s'est arrêté après l'extension précédente et en même temps du point suivant des abscisses, et, dans une autre série d'observations, d'abaisser le cylindre à chaque fois de façon que le levier parte toujours de la ligne des abscisses. Le levier doit être horizontal au début de chaque observation. Le plateau, ou le poids, ne doit s'abaisser que très graduellement et lentement. Quand l'appareil, dont on dispose, ne permet pas de conserver le style sur une ligne droite, on fait passer une ligne horizontale au sommet de chaque courbe; une ligne verticale tracée à partir du point de départ et coupant la ligne horizontale donne la distance verticale parcourue par la pointe du levier. Il est à peine besoin de dire que cette ligne ne représente pas la mesure exacte de l'allongement du muscle. Mais cette exactitude approchée est plus que suffisante pour l'objet que l'on se propose dans ces expériences, qui est de démontrer que, quoique l'allongement augmente à mesuré que la charge est plus forte, cependant cette augmentation est de plus en plus faible, à mesure que les poids sont plus considérables. *L'allongement du muscle n'est donc pas proportionnel aux poids, mais va en diminuant continuellement.* Si l'on fait passer une ligne par les points qui indiquent chaque fois la limite de l'allongement, cette ligne ne sera pas droite, comme cela devrait être si l'allongement était proportionnel à la charge, mais elle s'incline d'abord très rapidement, puis de plus en plus lentement jusqu'à ce qu'elle devienne presque horizontale.

Observation III.— Pour éliminer les effets de l'épuisement du muscle, qui introduisent une cause d'erreur dans les résultats, il faut répéter les observations avec le muscle non séparé du corps (voy. § **11**), et mettre suffisamment d'intervalle entre les observations, pour que le muscle soit complètement reposé.

Observation IV. — Tuez le muscle (soit le même muscle ou un muscle frais), en le plongeant pendant 5 minutes dans de l'eau à 40°.

Répétez les observations I et III sur un muscle ainsi tué, vous remarquerez que l'allongement est bien moins considérable, et qu'après l'enlèvement de la charge, le muscle ne reprend point sa longueur primitive.

Le muscle mort comparé au muscle vivant est plus élastique, c'est-à-dire est moins extensible; mais son élasticité est très imparfaite, puisque jamais il ne revient à sa longueur primitive.

19. RÉACTION.—*Observation V.*—Détruisez la moelle épinière et l'encéphale d'une grenouille, introduisez une canule dans l'aorte, fendez l'oreillette droite et chassez tout le sang en injectant une solution normale *parfaitement neutre* de sel. Disséquez un des deux gastrocnémiens avec des instruments parfaitement propres, et divisez-le en travers vers le milieu de son ventre. Prenez deux petits morceaux de papier de tournesol, l'un légèrement rouge, l'autre légèrement bleu; appliquez-les chacun sur une des surfaces de la section du muscle. Sur le papier rouge, on apercevra une tache bleue distincte; sur le papier bleu, il ne se produira pas de coloration rouge, ou s'il s'en produit une, elle sera bien moins intense que la coloration bleue sur le papier rouge.

La réaction du muscle vivant, débarrassé autant que possible du sang, est légèrement alcaline.

Observation VI. — Tuez par immersion dans de l'eau à 40° le gastrocnémien de l'autre jambe. Répétez l'observation précédente ; le papier bleu sera très distinctement coloré en rouge ; le papier rouge ne présentera aucune modification. Dans ce cas-ci, il faut employer un papier d'un bleu plus foncé. La réaction est permanente et n'est pas, par conséquent, due à l'acide carbonique.

Les muscles morts ou présentant les phénomènes de la rigidité cadavérique deviennent distinctement acides.

Observation VII. — Conservez un de ces muscles rigides dans un récipient chaud et humide. Essayez de temps à autre sa réaction. La réaction d'acide devient peu à peu alcaline et dépasse rapidement en intensité la réaction normale ; cette alcalinité provient de décompositions.

En même temps le muscle s'est beaucoup allongé et présente à peine quelques traces d'élasticité.

Observation VIII. — Divisez en deux un muscle frais, plongez pendant quelques minutes une moitié A dans de l'eau à 40°, et l'autre moitié B dans de l'eau bouillante ; essayez la réaction de ces deux parties. A a une réaction acide par suite de la rigidité cadavérique ; B a une réaction alcaline. Avant que la rigidité cadavérique n'ait eu le temps d'apparaître, l'albumine du muscle s'est coagulée. Cette coagulation a mis en liberté une certaine quantité d'alcali ; de là la réaction (Voy. 3° partie, chap. I).

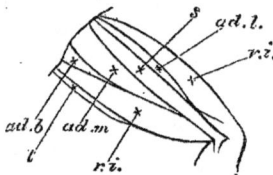

Fig. 114. — Muscles de la face antérieure de la cuisse chez la grenouille. — *S,* couturier ; *ad. m,* grand adducteur ; *r. i,* grand droit interne ; *v. i,* vaste interne ; *ad. l,* long adducteur, *ad. b,* petit adducteur ; *t,* petit droit interne.

20. TRANSPARENCE. — *Observation IX*. — Enlevez sur une grenouille une portion d'un muscle plat, tel que le mylo-hyoïdien ou le couturier (fig. **114,** *s*). Le muscle doit être parfaitement frais et on doit avoir soin que sa partie médiane au moins soit tout à fait intacte. Placez-le dans la solution normale de sel, ou dans du sérum sur une platine chauffante et examinez-le avec l'objectif n° 5 de Nachet.

Mettez au point de façon à voir un objet (vaisseau sanguin, etc.) placé au-dessous des fibres de la partie médiane du muscle. La netteté avec laquelle vous apercevez l'objet, sert de mesure à la transparence du tissu musculaire.

Chauffez la platine chauffante, tout en maintenant l'œil fixé sur l'objet. Quand la température du muscle atteindra 40° (ou même un peu moins), l'objet ne sera plus aussi distinct ou sera même totalement invisible.

Quand apparaît la rigidité cadavérique la fibre musculaire devient opaque.

Le muscle vivant est très extensible, parfaitement élastique, sa réaction est alcaline et sa transparence considérable. Quand apparaît la rigidité cadavérique il perd son extensibilité; son élasticité devient très imparfaite, sa réaction acide, et il est opaque.

CHAPITRE III

OBSERVATIONS PRÉLIMINAIRES SUR L'EXCITATION DES NERFS ET DES MUSCLES

21. EXCITATION ÉLECTRIQUE. — *Observation I.* — Préparez le sciatique et le gastrocnémien d'une grenouille, comme il a été indiqué, et placez le nerf sur deux électrodes ordinaires, ou mettez simplement à nu le nerf sciatique et glissez au-dessous les électrodes. Réunissez les électrodes à une pile de deux ou trois éléments, et interposez dans le circuit un levier-clef. Ouvrez la clef et au bout de quelques secondes, fermez-la, ce qui veut dire que vous faites passer un courant de fermeture et un courant de rupture dans le nerf. Vous remarquerez qu'il se produit une contraction musculaire simple à l'ouverture ou à la fermeture du courant, ou à toutes les deux et que le muscle reste relâché pendant tout le passage du courant, pourvu que son intensité soit uniforme.

Observation II. — Au lieu d'un courant constant, employez un courant d'induction. La production d'un courant induit, soit un courant de fermeture, soit un courant d'ouverture, détermine une simple contraction musculaire.

Observation III. — Au lieu d'un seul courant induit, faites passer une série de courants se succédant rapidement. Il se produit une contraction continue ou tétanos, qui dure tant qu'agissent les courants, ou tant que le muscle n'est pas complètement épuisé. On se sert, dans ce cas, de l'appareil de du Bois-Reymond.

Observation IV. — Mettez à nu le gastrocnémien ou tout autre muscle; appliquez directement les électrodes sur le muscle et non plus sur le nerf, et répétez les observations précédentes, les résultats seront les mêmes.

22. EXCITANTS MÉCANIQUES.—*Observation V.*—Pincez vivement le nerf avec des pinces, piquez le muscle avec une aiguille ; dans les deux cas il se produit une contraction.

23. ACTION DE LA CHALEUR. — *Observation VI.* — Touchez légèrement le nerf ou le muscle avec une aiguille portée à une haute température, il s'en suivra une contraction.

24. EXCITANTS CHIMIQUES.—*Observation VII.*—Plongez l'extrémité du nerf dans une solution concentrée de sel commun ; au bout de quelques instants, on observe une série de contractions tournant au tétanos dans le muscle auquel se distribue le nerf.

Observation VIII. — Tuez le muscle et le nerf en les plongeant pendant quelques minutes dans de l'eau à 40°. Les excitants appliqués soit sur le muscle, soit sur le nerf, ne déterminent plus aucune contraction.

CHAPITRE IV

PHÉNOMÈNES ET LOIS DE LA CONTRACTION MUSCULAIRE

25. COURBE MUSCULAIRE. — Pour étudier la courbe musculaire il faut que le cylindre enregistreur se meuve avec une rapidité suffisante. (On peut observer les caractères principaux de la courbe avec un cylindre de Secretan muni d'un régulateur de Foucault et fixé sur le second axe.)

Observation I. — Disposez à la manière ordinaire la préparation du gastrocnémien dans la chambre humide. Les électrodes doivent être placés à quelque distance l'un de l'autre sur le muscle même ; il n'y a donc pas besoin de préparer le nerf. Chargez le muscle de 10 ou 15 grammes. Faites inscrire sur le cylindre, au-dessous du levier, les vibrations d'un diapason enregistreur.

Disposez l'appareil électrique pour produire un courant induit, mais remplacez le levier-clef *b* par le levier-clef enregistreur, de façon que le courant passe quand le levier est baissé, et qu'il soit interrompu quand le levier est levé. La pointe du levier-clef enregistreur doit être placée au-dessous du levier du myographe, mais au-dessus du style du diapason. Les pointes des trois styles doivent être exactement situées sur une ligne verticale.

Le levier-clef enregistreur étant fermé et le diapason vibrant, ouvrez le levier-clef *a* et mettez le cylindre en mouvement. Quand le cylindre approche de la fin de sa première révolution ouvrez le levier-clef enregistreur, et, aussitôt que possible après, arrêtez le cylindre.

Sur le cylindre trois lignes sont tracées (fig. 115) ; *a* est tracée par le levier-clef enregistreur et le point où elle s'incline indique le moment où le courant a passé dans le muscle ; *b* est tracée par le diapason et chaque courbe complète exprime une fraction déterminée de seconde ; *c* est tracée par le myographe, m^1 indique le moment où commence la contraction, m^2 est le point culminant de la courbe musculaire, m^3 indique la fin de la contrac-

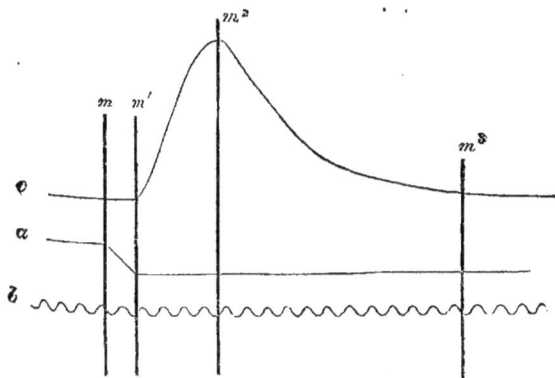

Fig. 115. — Tracé de la contraction musculaire. — *c*. Courbe tracée par le levier du myographe; *a*, ligne tracée par le levier enregistreur; *b*, ligne tracée par le diapason. La ligne verticale *m* indique le moment où l'excitant a été appliqué; m^1, commencement, m^2, maximum et m^3, fin de la contraction du muscle.

tion. Tirez une ligne verticale passant par le point où la ligne *a* s'abaisse, et des lignes verticales parallèles en m, m^1, m^2, m^3, coupant les lignes *a*, *b* et *c*.

L'intervalle $m\ m^1$, mesuré en *b*, indique la durée de la période d'excitation latente ; de même $m^1\ m^2$ indique la durée de la période d'ascension (période d'énergie croissante), $m^2\ m^3$ la période de descente (période d'énergie décroissante), et enfin $m\ m^3$ la durée de la contraction totale.

La rapidité du second axe du cylindre est à peine suffisante pour permettre de bien distinguer la période latente ; mais les autres caractères de la courbe se voient très bien.

On peut se servir du troisième axe ; mais son emploi présente certaines difficultés. Il faut avoir soin de réduire au minimum le frottement des styles sur la surface du cylindre, et on ne doit commencer l'expérience que vers la fin de la seconde révolution. Avant ce moment, le cylindre est loin d'avoir acquis son maximum de vitesse (uniforme) et après ce moment les tracés du diapason se recouvrent, de sorte qu'il est difficile de les déchiffrer.

On obtient de meilleurs résultats si l'on place le cylindre horizontalement, ce qui est, du reste, sa position naturelle. Les leviers doivent alors être disposés en conséquence.

Quand le levier du myographe est lourd, l'effet de l'inertie du levier se manifeste par l'apparition d'une courbe secondaire à la fin de la courbe musculaire.

Quand on veut avoir des résultats plus exacts que ceux qui sont fournis par le deuxième axe du cylindre muni du régulateur de Foucault, on se sert du *myographe à pendule.*

Une contraction musculaire, même produite par un courant életrique instantané, exige un temps appréciable pour se développer complètement. La contraction ne commence pas au moment même ou l'excitation est appliquée sur le muscle; elle est précédée d'une période latente. La courbe de la contraction s'élève d'abord rapidement, puis plus lentement et arrivée à son point culminant, s'abaisse d'abord lentement, puis plus rapidement et, enfin, plus lentement de nouveau.

On peut étudier par la même méthode les variations que présente la courbe musculaire sous l'influence :

1° *De l'épuisement.*— *Observation II.*—Après avoir recueilli la courbe musculaire produite par un courant induit, épuisez le muscle au moyen d'une succession de courants interrompus, et recueillez de nouveau la courbe produite par un seul courant induit. La courbe sera non seulement moins haute, mais plus longue, c'est-à-dire que la contraction sera plus lente, et que la période latente spécialement sera plus longue.

2° *De la chaleur et du froid.* — *Observation III.* — On élève ou on abaisse la température de la chambre humide en y introduisant un courant d'air chaud humide ou des morceaux de glace.

Il est plus commode cependant de placer la grenouille horizontalement, de mettre simplement à nu le gastrocnémien et de l'introduire après avoir divisé son tendon dans un fragment de tube de plomb recourbé. On recueille la courbe de la contraction normale, puis on fait passer un courant d'eau chaude ou d'eau à la température de zéro, et on recueille les courbes correspondant à ces différentes températures.

Quand la température est plus élevée que la température normale, la courbe est très raccourcie, quand elle est plus basse, elle est allongée.

3o *Des poisons; vératrine.* — *Observation IV.* — Disposez la grenouille comme pour une observation sur les muscles de l'animal vivant (voy. § **12**) et après avoir recueilli la courbe musculaire normale, injectez une petite quantité de vératrine ($\frac{1}{20}$ à $\frac{1}{30}$ de millig.) sous la peau du dos. Divisez au préalable le nerf sciatique près du genou sans toucher aux vaisseaux sanguins. Recueillez la courbe à divers intervalles après l'introduction du poison ; la durée de la contraction est très prolongée.

26. LA CONTRACTION VARIE AVEC L'EXCITATION. — *Observation V.* —Disposez la préparation de grenouille dans la chambre humide ; placez le nerf sur une paire d'électrodes, chargez le muscle avec un poids de dix grammes. Disposez l'appareil électrique pour produire un courant induit soit d'ouverture, soit de fermeture, mais en ayant soin d'employer la même espèce de courant dans la même série d'observations. Tirez une ligne des abcisses sur le cylindre enregistreur.

Faites glisser la bobine secondaire aussi loin que possible de la bobine primaire. Faites passer un courant à travers le nerf. S'il ne se produit pas de contraction, et ce sera très probablement le cas, rapprochez la bobine secondaire de quelques centimètres de la bobine primaire ; envoyez de nouveau un courant dans le nerf, continuez de la même manière, en rapprochant la bobine secondaire de la bobine primaire, jusqu'à ce qu'une contraction se manifeste.

En faisant glisser la bobine secondaire en avant et en arrière déterminez le minimum de stimulus.

Faites avancer maintenant la bobine secondaire, et chaque fois d'une distance déterminée et enregistrez chaque contraction sur la ligne des abcisses à des distances proportionnelles aux distances qu'à successivement parcourues la bobine secondaire (§ **18**. Obs. III).

- Les contractions se continuent ainsi pendant quelque temps, devenant plus fortes à mesure que le courant est plus puissant ; mais bientôt on observe que l'excitation augmente sans que pour cela la contraction devienne plus forte, ou en d'autres termes que le maximum de contraction a été atteint. Déterminez soigneusement les positions respectives des deux bobines à ce moment.

Si avec la pile employée on n'arrive pas à obtenir le maximum de contraction, il faut augmenter le nombre des éléments.

En faisant ces observations, on est presque sûr de rencontrer de grandes irrégularités qui rendent souvent les résultats confus. Elles sont dues en partie aux imperfections de l'appareil. Il faut, en conséquence, l'examiner avec soin, et voir que chaque chose soit en ordre, et spécialement que la pile fonctionne convenablement.

Mais, dans la plupart des cas, les variations sont dues à ce que le nerf après excitation, et le muscle après excitation et contraction, sont pendant un laps de temps variable dans une condition différente de ce qu'ils étaient avant. Ils souffrent plus ou moins d'épuisement, etc. Il est fort difficile d'éliminer complètement toutes ces causes d'erreurs ; mais on peut les réduire plus ou moins en laissant un laps de temps suffisant s'écouler entre deux observations consécutives, en commençant par les courants les plus forts et les diminuant graduellement, ou au contraire en commençant par les plus faibles, etc.

Quoi qu'il en soit, il sera toujours facile de constater que la la contraction augmente avec l'intensité du courant, d'abord rapidement, puis de plus en plus lentement, et cesse de s'accroître quand le maximum est atteint.

27. La contraction varie avec la résistance. — *Observation VI*. — Toutes choses étant disposées, comme dans l'observation précédente, placez la bobine secondaire de façon à produire un courant induit qui tienne le milieu entre le maximum et le minimum.

Recueillez les courbes musculaires sans aucune charge, puis

avec des charges de **10, 30, 50, 100** grammes, etc., en ayant soin que les tracés soient situés à des distances proportionnelles sur la ligne des abcisses.

Répétez l'expérience avec l'excitation maximum, puis avec l'excitation minimum.

Quand l'excitation reste la même, la contraction diminue à mesure que la charge augmente, mais sans régularité. Au début, à partir de zéro, quand la charge augmente peu à peu, la contraction augmente; mais à mesure que la charge augmente, l'accroissement de la contraction est plus lent, et bientôt fait place à une diminution; l'augmentation initiale de la contraction est plus marquée quand l'excitation ne dépasse pas un certain degré d'intensité.

28. Travail effectué. — *Observation VII.* — Les dimensions du levier étant connues, déterminez d'après les ordonnées le raccourcissement du muscle pendant chaque contraction. Le résultat multiplié par le poids donne le travail effectué dans chaque cas.

Tracez la ligne des abcisses et divisez-la en parties proportionnelles aux poids employés dans l'*Obs. VI.* A chaque division, tracez une ordonnée correspondante dont la hauteur indique le travail effectué chaque fois. La ligne passant par les sommets de toutes les ordonnées est la courbe du travail effectué pour une même excitation et pour des poids croissants.

Pour une même excitation et pour des poids croissants, le travail effectué augmente jusqu'à un maximum, à partir duquel il diminue.

Le maximum n'est pas le même quand l'intensité de l'excitant varie.

Il y a une relation définie entre la charge, le muscle et l'excitant, qui permet d'obtenir le maximum de travail avec un muscle donné.

CHAPITRE V

ONDE DE LA CONTRACTION MUSCULAIRE

29. — *Observation 1.* — Placez une préparation de grenouille dans une position horizontale de façon que le gastrocnémien repose sur une surface plate (par exemple une lame de verre) sur laquelle il puisse glisser librement. Fixez solidement le fragment de fémur ; au moyen d'une poulie, attachez le tendon au levier, etc., avec une charge de 10 à 15 grammes. Placez sur le milieu du muscle le bouton d'un cardiographe léger uni à un tambour de Marey (fig. 53). Si le bouton est grand, fixez à sa face inférieure un fragment conique de liège, de manière à ce que le contact avec le muscle ne se fasse que par une petite surface.

Appliquez le style du tambour à levier sur le cylindre, à une petite distance au-dessous de l'autre levier.

Placez le nerf sur les électrodes d'un circuit induit.

Quand le cylindre tourne (premier ou second axe) et que les deux leviers tracent des lignes parallèles, faites passer par les électrodes des courants d'induction d'intensité différente.

Le levier direct indique le raccourcissement du muscle ; le levier du tambour son épaississement. On remarque que les deux phénomènes sont simultanés et que, suivant l'intensité du courant, la course des leviers augmente ou diminue dans les mêmes proportions.

Observation II. — Empoisonnez complètement une grenouille avec du curare, de façon à éliminer autant que possible l'influence des nerfs. Disséquez soigneusement un des grands muscles de la cuisse, par exemple le grand droit interne (fig. 114, *r*, *i*). Enlevez-le avec le fragment du bassin sur lequel il s'insère.

Placez-le dans une petite auge, que l'on peut fabriquer soi-même avec de la gutta-percha (fig. 116) et posez en travers deux leviers aussi éloignés que possible l'un de l'autre. Les leviers doivent être disposés de façon que leurs styles soient appliqués sur le cylindre enregistreur, l'un au-dessous de l'autre et exactement sur la même ligne verticale. Fixez le muscle à une de ses extrémités par le fragment d'os et attachez, au moyen d'une poulie, au tendon un poids de 5 à 10 grammes.

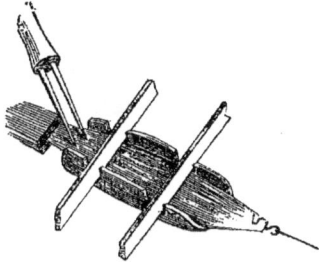

Fig. 116. — Muscle dans une auge de gutta-percha. Sur le muscle sont posés les deux leviers ; à gauche, on voit les électrodes et la pince à laquelle est fixée le muscle, à droite le fil qui se rend au levier.

Rapprochez les deux électrodes pointus d'un circuit induit d'une des extrémités du muscle de façon qu'ils reposent sur les fibres musculaires près de leur terminaison.

Faites écrire les leviers sur le cylindre animé de son mouvement de rotation le plus lent. Quand les leviers tracent des lignes parallèles, faites passer un courant induit à travers le muscle.

Chacun des deux leviers décrit une courbe qui indique l'épaississement ou le gonflement du muscle sous le levier pendant la contraction. Mais ces courbes ne seront pas exactement l'une au-dessous de l'autre ; l'une d'elles, par exemple, celle qui est tracée par levier le plus rapproché des électrodes, précède un peu l'autre. L'intervalle de temps entre le commencement des deux courbes est plus marqué sur un muscle épuisé ou sur un muscle exposé à une basse température que sur un muscle frais et très irritable.

La contraction ne se produit pas au même moment dans toute l'étendue de la fibre, mais se propage avec une certaine rapidité à partir du point où les électrodes appuient sur la fibre.

Observation III. — Répétez la même observation en plaçant les électrodes près du tendon, au lieu de les mettre sur l'autre extrémité.

Les résultats seront exactement les mêmes; l'onde de la contraction se propage dans les deux directions.

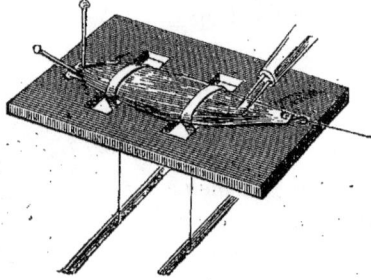

Fig. 117. — Leviers suspendus à de petites bandes d'étain qui entourent le muscle.

Observation IV. — Au lieu d'appuyer les leviers sur le muscle comme précédemment, placez le muscle sur une lame de liège percée de trous, entourez-le en deux points distants l'un de l'autre par une petite bande d'étain, dont les deux extrémités vont s'attacher au-dessous à un levier (fig. 117).

Si le style du diapason enregistreur est appliqué contre le cylindre au-dessous des leviers, l'intervalle de temps entre les débuts de deux contractions peut être déterminé exactement; et en mesurant la distance qui sépare les deux leviers, on peut calculer la vitesse de l'onde musculaire.

CHAPITRE VI

TÉTANOS

30. Courbe du tétanos. — *Observation I.* — Après avoir disposé comme d'habitude une préparation de grenouille dans la chambre humide, recueillez d'abord la courbe d'une simple contraction musculaire pour servir de terme de comparaison.

Unissez les électrodes avec un appareil muni d'un interrupteur magnétique ; intercalez entre la bobine secondaire et les électrodes le levier-clef enregistreur avec double circuit. Le soulèvement du levier fait passer dans le nerf un courant interrompu ; l'abaissement du levier interrompt le courant.

Tout étant disposé (l'axe à rotation la plus lente du cylindre donne une vitesse suffisante), faites passer dans le nerf un

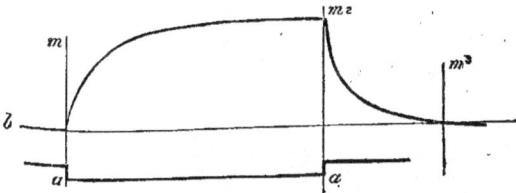

Fig. 118. — Diagramme de la courbe du tétanos.

courant interrompu d'une intensité très modérée (c'est-à-dire que la bobine secondaire recouvre à peine ou ne recouvre pas la bobine primaire et que la pile est faible) et, au bout de quelques secondes, arrêtez le courant.

On obtient une courbe semblable à celle qui est représentée dans la figure **118**; la ligne *m* élevée sur le premier *a* marque le commencement de l'excitation et de la contraction (la vitesse

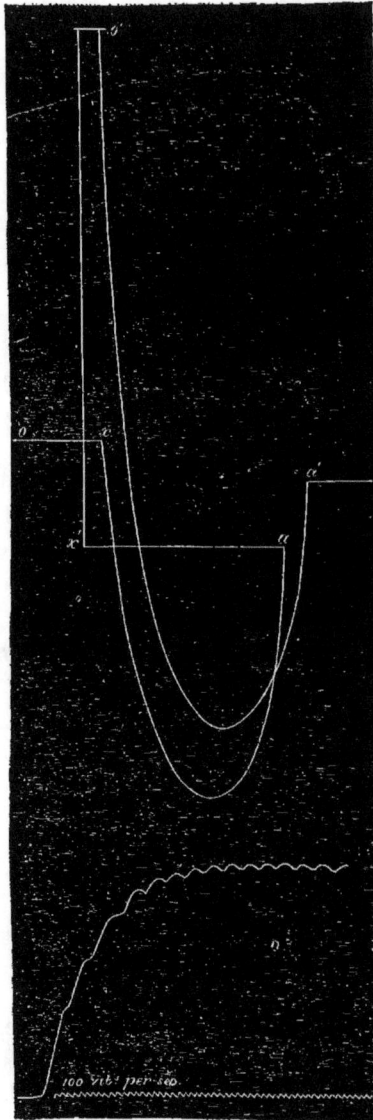

Fig. 119. — Portion d'une courbe de tétanos, pour montrer qu'elle se compose d'une série de courbes qui se succèdent rapidement. Au-dessous sont tracées les vibrations d'un diapason.

n'étant pas suffisante pour montrer la période latente); la ligne m^2 élevée sur le second *a* marque la fin de l'excitation et m^3 la fin de la contraction.

On voit que la courbe s'élève d'abord très rapidement [1], puis plus lentement et arrive promptement à son maximum, qui se maintient pendant toute la durée de l'excitation. Après la cessation de l'excitation, en m^2, la courbe s'abaisse subitement, d'abord très rapidement, puis plus lentement et à la fin très lentement.

Si l'excitant agit sur le muscle au delà de quelques secondes, la courbe commence à décliner, même quand l'excitant agit encore: mais après une excitation très prolongée, sa cessation est indiquée par une chute très marquée de la courbe.

[1] Dans la figure la courbe ne s'élève pas assez rapidement.

Le tétanos produit par un courant interrompu ordinaire est une contraction continue atteignant rapidement un maximum, se maintenant dans cet état (dans certaines limites) aussi longtemps que le courant passe et suivie d'un relâchement graduel quand le courant cesse.

Observation II. — Disposez l'appareil pour faire passer un seul courant, mais remplacez le levier-clef *b* par l'interrupteur oscillant. Employez le premier ou le deuxième axe du cylindre, et l'aiguille de l'interrupteur étant hors du contact du mercure, soulevez le levier-clef *a* et mettez le cylindre en mouvement. Quand la vitesse est devenue uniforme, faites osciller l'interrupteur, et après dix vibrations environ baissez le levier-clef *a*.

La figure 119 représente la courbe tracée sur le cylindre. Cette courbe par ses traits généraux ressemble à la courbe de la figure 118. On y observe la même ascension, le même maximum et la même descente ; mais au lieu d'être en apparence, comme dans la figure 118, une simple courbe, elle est évidemment composée d'une série de courbes. Chacune de ces courbes composantes correspond à une contraction causée par la rupture ou la fermeture du courant primaire au moyen de l'aiguille plongeant ou sortant du mercure. On remarque que la seconde contraction a commencé avant que la première n'ait fini ; il en est de même de la troisième et ainsi de suite. Le degré d'élévation produit par chaque courbe composante est plus considérable dans la première courbe et va en diminuant jusqu'au moment où le maximum est atteint.

En faisant varier la longueur de la baguette oscillante, on obtient une série de courbes, montrant les diverses phases entre une série de contractions complètement séparées, chacune cessant avant que la suivante ne commence, et une autre série dans laquelle (comme dans le tétanos produit par l'interrupteur magnétique) les contractions se succèdent si rapidement, que sur le tracé elles sont toutes confondues ensemble.

Le tétanos consiste en une série de contractions musculaires simples fusionnées ensemble.

31. Effets de l'épuisement. — *Observation III.* — Déterminez avec un fort courant interrompu le tétanos sur un muscle, sur lequel sont directement appliqués les électrodes. Enregistrez le mouvement sur le cylindre. Maintenez le courant pendant quelques minutes. La courbe s'abaisse graduellement depuis le point culminant jusque très près de la ligne des abcisses; et même après une action très prolongée, un abaissement soudain marquera l'arrêt du courant.

Observation IV. — Faites passer à travers un muscle un courant d'induction d'une certaine intensité. Enregistrez la contraction, tétanisez ensuite le muscle au moyen d'un courant interrompu pendant dix à vingt secondes; faites de nouveau passer le courant simple, vous observerez une contraction beaucoup plus faible que précédemment, ou même vous n'en observerez pas du tout. Répétez la même expérience au bout de quelques minutes, la contraction se rapproche beaucoup de son intensité primitive.

L'irritabilité d'un muscle est diminuée par la contraction et spécialement par le tétanos; après une période de repos, l'irritabilité est rétablie même dans un muscle dans lequel le sang ne circule plus.

Observation V. — Répétez l'observation sur un muscle dans lequel le sang circule. Le rétablissement de l'irritabilité sera beaucoup plus rapide et beaucoup plus complet.

Avec l'appareil d'induction de du Bois-Reymond, la transition d'un simple courant induit à un courant interrompu peut être facilement effectué de la façon suivante: l'appareil étant disposé pour faire passer un courant interrompu, le levier-clef *a* étant soulevé, pressez le ressort de l'interrupteur magnétique jusqu'à la pointe de platine et ouvrez le levier-clef *b*, le courant passe dans le circuit primaire et il en résulte un courant d'induction simple (de fermeture ou d'ouverture). En laissant aller le ressort on obtient des courants induits alternatifs. On peut les arrêter à volonté en pressant sur le ressort, et on peut obtenir de nouveau un courant simple en le laissant se relever contre la pointe de platine.

32. Phénomènes qui accompagnent la contraction musculaire. — On ne peut déterminer ces phénomènes d'une façon
satisfaisante qu'en étudiant le tétanos. Ceux que présente une
seule contraction sont trop peu marqués et trop fugitifs pour être
nettement distingués.

Observation VI. — *Pendant la contraction il n'y a pas de changement appréciable dans la masse du muscle.*

Prenez la jambe tout entière, ou mieux les deux jambes d'une
grenouille y compris les insertions des muscles de la cuisse sur
l'ilion et le coccyx, et enlevez la peau. Enroulez un fil de platine
autour de chaque extrémité de la jambe. Placez la cuisse dans
un flacon rempli d'une solution normale de sel, bouchez le flacon; faites passer au travers du bouchon deux fils de platine
ainsi qu'un tube de verre étroit. Remplissez le flacon jusqu'à une
certaine hauteur avec la solution saline. Assurez-vous qu'il ne
reste pas de bulles d'air au-dessous du bouchon ou contre la
jambe et que le bouchon est fermé hermétiquement. Disposez
une échelle derrière le tube de verre, de façon à déterminer
exactement le niveau de la solution, et mettez les fils de platine
en communication avec une bobine d'induction disposée pour
envoyer des courants interrompus.

Tétanisez la jambe avec des courants d'induction puissants;
on n'observe aucun changement dans le niveau du liquide dans
le tube.

Observation VII. — *Pendant la contraction l'élasticité du muscle
est diminuée, c'est-à-dire que son extensibilité est accrue.*

Chargez un muscle avec un poids de **50** grammes et notez
l'étendue de l'extension. Enlevez la charge et tétanisez le
muscle. Quand le tétanos est à son maximum, chargez de nouveau le muscle de **50** grammes et notez l'extension. Elle est
beaucoup plus considérable dans le second cas que dans le premier. Si on recueille les graphiques de l'extension sur un
cylindre enregistreur, on obtient des courbes semblables à
celles de la figure **119.** Quand le muscle est à l'état de repos et
ne supporte aucune charge, le style du levier décrit la ligne
droite *o x.* L'application et l'enlèvement soudain de la charge

produit la courbe x a ; dans ce cas, le muscle ne reprend pas sa
longueur primitive. Par la tétanisation, le muscle se raccourcit
de toute la distance qui s'étend entre x' u, et o et l'application
de la même charge que précédemment produit la longue
courbe o' a'.

Observation VIII. — *Pendant la contraction, il y a une diminution, une variation négative du courant musculaire naturel.*

Ce phénomène s'observe au moyen du galvanomètre. (Voy. le
chapitre suivant.)

On peut aussi l'observer en excitant, au moyen des variations
du courant musculaire, un nerf se rendant à un autre muscle.

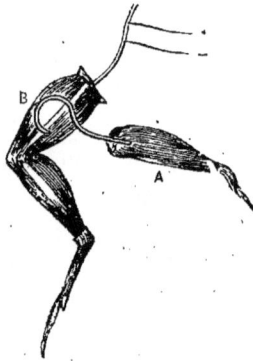

Procurez-vous deux pattes galva-
noscopiques aussi irritables que possible ; l'une d'elles comprend toute
la jambe avec le fémur coupé près
du genou et le nerf sciatique aussi
long que possible (fig. 120, A) ; l'autre
doit comprendre, en outre, tous les
muscles de la cuisse (fig. 120, B.).
Toutes les deux sont du reste dé-
pouillées de leur peau.

Placez B sur une lame de verre et
de façon que le bout (central) du nerf
repose sur deux électrodes communiquant avec une bobine d'induction.

Fig. 120. — Muscles et nerfs
de grenouille disposés pour
l'expérience de la gre-
nouille rhéoscopique.

Appliquez le nerf de A sur les
muscles de la cuisse de *B*, comme le représente la figure.

Faites passer un courant d'induction simple à travers B ; il se
produit une contraction simple des muscles de B, et presque en
même temps une contraction simple des muscles de A.

Faites passer un courant induit interrompu à travers les électrodes de B. Les muscles de B sont tétanisés, il en sera de même
des muscles de A.

La contraction simple des muscles de B détermine une simple
variation dans les courants naturels des muscles de B ; celle-ci
agit comme un excitant pour le nerf de A et détermine ainsi
une contraction simple dans les muscles de A.

Quand les muscles de B sont tétanisés, chacune des contractions dont l'ensemble constitue le tétanos, détermine une variation correspondante dans le courant naturel, qui, par conséquent, pendant la durée du tétanos, subit une succession de variations. Chaque variation agit comme excitant sur le nerf de A et par suite les muscles de A sont tétanisés et chacune des contractions du tétanos correspond exactement à chacune de celles des muscles de B.

Avec le galvanomètre, on n'observe aucune série correspondante de variations dans la position de l'aiguille; la variation négative, pendant le tétanos, apparaît comme un simple retour en arrière de l'aiguille, ce qui est dû à ce que l'inertie de l'aiguille l'empêche de suivre avec une rapidité suffisante les variations du courant.

La preuve que la variation négative du tétanos est bien réellement composée d'une succession de variations est fournie, non par le galvanomètre, mais par l'expérience précédente avec les muscles de grenouille, ou, comme on l'appelle souvent, avec la *grenouille* rhéoscopique.

L'expérience ne réussit du reste que si les nerfs sont parfaitement frais et irritables.

Observation IX.—Après avoir obtenu des résultats satisfaisants, liez solidement dans un cas le nerf de B entre les muscles et les électrodes, et, dans un autre cas, le nerf de A entre les muscles et la portion du nerf qui repose sur les muscles de B.

Dans les deux cas les contractions secondaires de A feront complètement défaut. Si elles se manifestent, il faut alors recommencer l'expérience sur de nouvelles préparations avec des soins minutieux.

Observation X. — Pendant la contraction le muscle devient acide. — Préparez deux muscles, soit le gastrocnémien ou le muscle droit, ou mieux peut-être, prenez tous les muscles de la cuisse. Laissez l'un, A, sans y toucher, tétanisez l'autre, B, à plusieurs reprises. Faites une incision sur chacun d'eux et essayez leur réaction. A sera neutre ou alcalin; B sera distinctement acide.

Observation XI. — Pendant la contraction la température du muscle s'élève.—Préparez la jambe entière avec le nerf sciatique;

choisissez une grenouille vigoureuse et de forte taille. Enlevez le fémur dans la plus grande partie de sa longueur, en prenant soin de ne blesser que le moins possible le nerf et les muscles.

A la place du fémur introduisez le réservoir d'un thermomètre indiquant les dixièmes de degré; enveloppez soigneusement le réservoir avec les muscles; entourez la cuisse de ouate et attendez que le niveau du mercure reste constant dans le thermomètre. Le thermomètre doit être solidement fixé. Maintenant faradisez le nerf. Les muscles seront tétanisés et le mercure s'élèvera dans le thermomètre.

CHAPITRE VII

COURANTS ÉLECTRIQUES DES MUSCLES

33. Propriétés électriques du muscle inactif. — *Observation I.* — Placez le galvanomètre A (fig. **121**) et l'échelle B (avec la lampe allumée) à environ un mètre l'un de l'autre; mettez le galvanomètre parfaitement d'aplomb au moyen des vis calantes *c*, s'il est nécessaire soulevez le miroir au moyen du bouton moleté, que l'on voit à la partie supérieure du galvanomètre quand le cylindre de verre est enlevé et disposez la lampe de façon que la lumière soit bien réfléchie par le miroir[1].

Le galvanomètre le plus commode à employer dans le cas actuel est celui de W. Thompson. Le galvanomètre, représenté dans la figure, est un galvanomètre différentiel, mais il peut être employé comme galvanomètre ordinaire dans les expériences suivantes en réunissant par un fil de cuivre les deux bornes *a, a*.

Après avoir placé le cylindre de verre, vissez l'aimant directeur *d* avec son support *e* sur le galvanomètre. L'aimant, dont le pôle boréal est tourné vers le pôle boréal magnétique, doit être d'abord placé au sommet du support; abaissez-le graduellement en le faisant mouvoir à gauche et à droite, en observant soigneusement les oscillations de la tache lumineuse sur l'échelle. Avant que l'aimant soit beaucoup descendu, il faut qu'en le plaçant dans une certaine position à gauche ou à droite, on puisse suffisamment gouverner le miroir pour que la tache lumineuse tombe près du zéro.

---

[1] Quand cela est possible, on met soigneusement d'aplomb le galvanomètre une fois pour toutes, dans un endroit où on ne le touche plus.]

Cela fait, rapprochez ou éloignez l'échelle du galvanomètre jusqu'à ce que l'image de la fente *f*, à travers laquelle la lampe brille, et qui se forme au foyer du miroir, tombe bien exactement sur l'échelle.

Continuez maintenant à abaisser très graduellement l'aimant, en ayant soin de maintenir la tache lumineuse aussi rapprochée

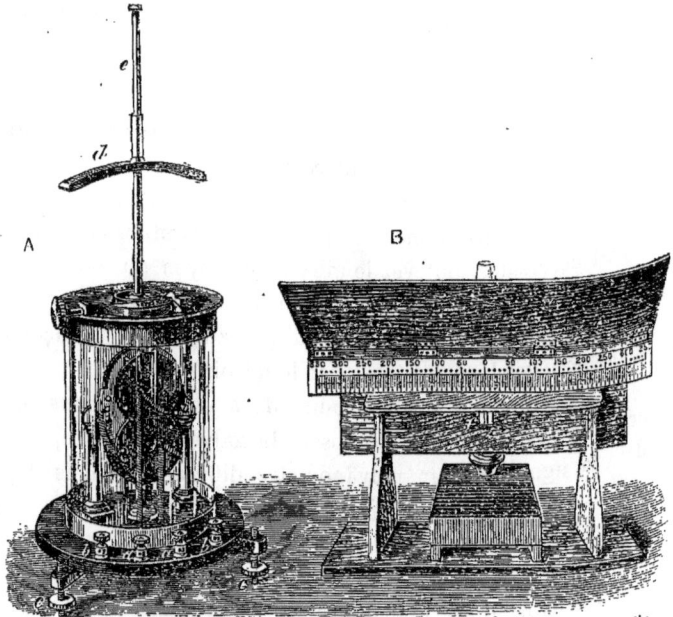

Fig. 121. — Galvanomètre à miroir de W. Thompson avec l'échelle.

que possible du zéro et en observant attentivement la rapidité avec laquelle la tache oscille de chaque côté de ce point. Vous trouverez qu'à mesure que l'aimant descend les oscillations deviennent plus lentes. Ce fait indique que l'influence du magnétisme terrestre est de plus en plus neutralisée par le magnétisme de l'aimant directeur. En continuant d'abaisser l'aimant, on dépasse facilement le point de neutralisation, et alors l'influence de l'aimant sur l'aiguille devient plus puissante que celle de la terre. Par conséquent, l'aiguille dont le pôle boréal était au début au-dessous du pôle boréal de l'aimant, décrirait, si elle était libre, **180** degrés, pour placer son pôle austral sous le pôle boréal de celui-ci; et de fait elle effectue ce mouvement, dans l'étendue que lui permettent les arrêts de l'appareil, et, par suite, la tache lumineuse se trouve portée en dehors des limites de l'échelle. Il faut donc, dans ce cas, élever l'aimant jusqu'au point de neutralisation, ou plutôt un peu au-dessus. Les oscillations de l'aiguille seront alors réduites au minimum, et l'aiguille aura atteint son maximum de sensibilité. Projetez la tache lumineuse exactement au zéro, en faisant mouvoir l'aimant d'abord à la main, puis avec la vis tangente f.

Les fils qui font passer le courant à travers le galvanomètre s'attachent aux bornes métalliques extérieures b, b.

La boîte de résistance (shunt) est un instrument qui sert à dériver une portion donnée d'un courant qui traverse le galvanomètre (fig. 122). Quand la cheville est placée dans le trou situé entre les deux bornes métalliques, l'appareil n'offre aucune résistance au passage du courant, par suite le courant tout entier le traverse sans qu'il en passe la moindre partie dans le galvanomètre. La boîte de résistance peut donc être employée comme levier-clef, et il est inutile d'interposer un autre levier-clef entre le galvanomètre et les électrodes. Si on enfonce une cheville dans le trou marqué $\frac{1}{9}$, et qu'on enlève la cheville enfoncée entre les deux bornes métalliques, la résistance que présente la boîte est telle que $\frac{1}{10}$ seulement du courant total de la pile traverse le galvanomètre, de même si la cheville est enfoncée dans le trou marqué $\frac{1}{99}$, ou dans le trou marqué $\frac{1}{999}$, $\frac{1}{100}$ ou $\frac{1}{1000}$ du courant total passera dans le galvanomètre au lieu du $\frac{1}{10}$.

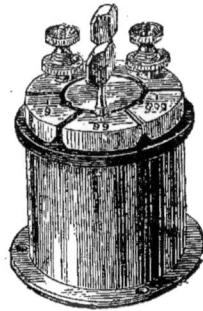

Fig. 122. — Boîte de résistance.

Pour déterminer qu'elle est la direction du courant indiquée par le mouvement de la tache lumineuse, touchez l'une des bornes b avec le doigt mouillé, et l'autre borne avec un morceau de zinc tenu dans l'autre main. Il se forme ainsi une pile, dont le zinc est l'élément positif. Notez la direction de ce courant, ainsi que le sens de l'inclinaison de la lumière; cela vous permettra dans toutes les expériences de déduire la direction du courant, par la seule inspection du sens de la déviation de la tache lumineuse.

L'étendue de la déviation de la tache lumineuse indique l'intensité du courant, mais dans les recherches très précises, on a recours au principe de compensation, c'est-à-dire qu'on mesure la force électro-motrice par l'intensité d'une autre force électro-motrice de sens opposé, nécessaire pour la contrebalancer, ou, en d'autres termes, capable de ramener à zéro la déviation produite. L'appareil employé est le suivant (fig. 123) : un petit élé-

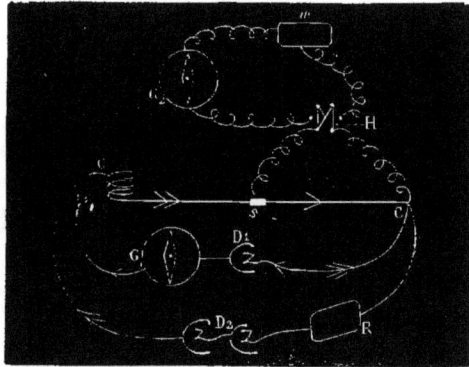

Fig. 123. — Schéma d'un appareil disposé pour mesurer l'intensité du courant électrique des muscles — D¹. Élément de Daniell ; D², deux éléments de Daniell ; C C, fil de platine ; S, curseur glissant sur C C ; R, rhéostat ; G¹ et G² galvanomètres ; M, muscle ; H, levier-clef.

ment de Daniell D¹ est uni aux deux bouts d'un fil de platine de même diamètre dans toute sa longueur C, C. Une batterie de deux autres éléments D² est aussi unie aux mêmes bouts, de façon que le courant qu'elle engendre soit de sens inverse, et on intercale le rhéostat R jusqu'à ce que le galvanomètre G¹ indique le passage du courant. Aux extrémités c, c on a les potentiels d'un élément de Daniell, et des longueurs données entre deux points quelconques du fil de platine sont directement proportionnelles aux différences de potentiel entre ces deux points. Prenez une fraction seulement du fil, et joignez au galvanomètre

G^2 l'une des extrémités C et le petit curseur S mobile le long de CC, faites mouvoir S jusqu'à ce que l'aiguille du galvanomètre G^2 qui a été déviée par la force électro-motrice du muscle m revienne au zéro. Au moyen d'une échelle vous reconnaîtrez la fraction de force électro-motrice nécessaire pour obtenir ce résultat.

Observation II. — Réunissez deux électrodes non polarisables avec une boîte de résistance disposée pour servir de levier-clef.

La cheville étant enfoncée et la tache lumineuse au zéro, placez les deux électrodes de façon que les chevilles se touchent, ou bien placez un morceau de papier humecté d'une solution normale de sel sur les deux chevilles et ouvrez le levier-clef, l'aiguille doit rester au zéro. S'il se manifeste une déviation, c'est l'indice qu'il existe un courant dans les électrodes eux-mêmes. Si la déviation est considérable il faut remplacer les électrodes par d'autres électrodes qui ne produisent aucune déviation.

Observation III. — Il faut maintenant préparer le muscle. Enlevez soigneusement un muscle, par exemple le couturier, et placez-le sur une lame de verre avec les électrodes dans une chambre humide. Le muscle présente une surface longitudinale naturelle et deux surfaces transversales artificielles. Placez un électrode sur la surface longitudinale à moitié distance entre les deux extrémités, et l'autre au centre de l'une des sections transverses. Fixez les électrodes aux bornes métalliques de la boîte de résistance avec la cheville entre les deux bornes métalliques. Enlevez la cheville, l'aiguille dévie. Très probablement la tache lumineuse se déplacera à droite, en dehors de l'échelle. S'il en est ainsi, replacez la cheville ; quand l'aiguille est revenue au zéro, placez, par exemple, la seconde cheville dans le trou marqué $\frac{1}{99}$, laissez de la sorte $\frac{1}{100}$ seulement du courant traverser le galvanomètre, puis enlevez la première cheville, la déviation sera bien moins grande. Elle indique qu'un courant traverse le galvanomètre, dirigé de la surface longitudinale à la section transversale. Replacez la cheville de façon qu'aucune partie du courant ne passe dans le galvanomètre.

Observation IV. — Laissez l'un des électrodes sur la section transversale, et transportez l'autre électrode du milieu de la surface longitudinale vers la section transversale, enlevez la cheville. La déviation de l'aiguille indique la présence d'un courant dans la même direction que précédemment, mais plus faible. Replacez la cheville.

Observation V. — Placez les électrodes dans les positions suivantes, en remettant toujours la cheville entre les bornes métalliques de la boîte métallique (pour servir de clef) après chaque observation, et en ayant soin que le contact entre les électrodes et le muscle soit autant que possible le même dans tous les cas :

L'un des électrodes est au milieu de la surface longitudinale, l'autre sur la section transversale. Le courant va, comme précédemment, de la surface longitudinale à la section transversale.

Observation VI. — L'un des électrodes est au milieu de la surface longitudinale, l'autre sur un point plus rapproché de la section transversale. La déviation sera légère et sa direction indique que le courant va du premier point vers le second.

Observation VII. — Les deux électrodes sont placées sur la surface longitudinale de chaque côté, mais à distance inégale du milieu ou équateur. Le courant sera faible et est dirigé du point situé le plus près du milieu vers le point le plus éloigné.

Observation VIII. — Les deux électrodes sont situés sur la surface longitudinale à égale distance et de chaque côté du milieu ; il ne se produit pas de courant ou un courant très faible.

Observation IX. — Répétez ces obsevations sur un muscle sur lequel on a pratiqué une surface longitudinale artificielle

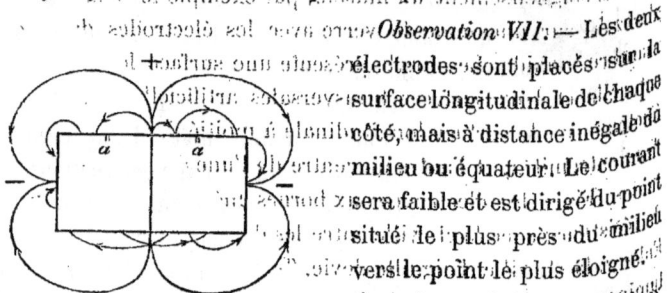

Fig. 124. — Schéma montrant la force et la direction des courants dans un muscle. L'équateur est indiqué par le signe positif et le milieu des sections transversales par le signe négatif. Les flèches indiquent la direction du courant dans le galvanomètre. Les courbes les plus grandes indiquent les courants les plus forts et *vice versâ*. *a* et *a*, deux points à égale distance de l'équateur ; entre ces deux points, il n'y a par conséquent pas de courant.

par une section nette, et aussi sur un muscle dont les tendons et les insertions ont été divisés sans blesser les fibres musculaires, c'est-à-dire sur un muscle dont les surfaces transversales sont naturelles aussi bien que la surface longitudinale.

Observation X. — Mettez à nu un gastrocnémien avec le plus de précautions possibles et placez les électrodes, l'un sur la portion charnue, l'autre sur la portion tendineuse; le courant va de la portion charnue à la portion tendineuse. Placez les électrodes sur deux points qui montrent une différence de potentiel ; appliquez sur le muscle, tout près d'un de ces points, un fil de fer incandescent ; vous remarquerez que si le point était déjà négatif, il le devient davantage; s'il est positif, il devient moins positif, ou même négatif vers l'autre point.

Observation XI. — Plongez le muscle sur lequel vous avez expérimenté dans de l'eau à 40°, afin de le tuer. Aussitôt qu'il s'est refroidi, répétez les observations précédentes. On n'obtiendra aucune déviation, ou des déviations insignifiantes si le muscle est parfaitement rigide.

Les courants que l'on observe sur un muscle vivant disparaissent quand la rigidité cadavérique est complète.

Dans tous les cas, examinez les électrodes avant et après chaque série d'observations, afin d'être sûr qu'ils n'ont subi, pendant les observations, aucune modification de nature à produire un courant.

34. Variation négative. — *Observation XII.* — Sur une préparation de grenouille faites une section transversale sur l'extrémité inférieure du muscle. Placez le muscle sur une lame de verre ; au moyen d'électrodes non polarisables réunissez la surface longitudinale et la surface transversale ou tendineuse du muscle avec la boîte de résistance, et par conséquent avec le galvanomètre ; placez l'extrémité du nerf (aussi loin que possible du muscle) sur une autre paire d'électrodes. Réunissez cette seconde paire d'électrodes, ou électrodes excitateurs, comme on peut les appeler, avec une bobine d'induction disposée pour produire une succession de courants. Éloignez la bobine d'induction autant que possible du galvanomètre, et, avant de commencer l'observation, assurez-vous que l'aiguille n'est pas influencée par l'appareil à induction.

La tache lumineuse étant au zéro, enlevez la cheville de la boîte à résistance, et quand la tache est immobile, faites passer une série de courants interrompus d'une intensité moyenne dans les électrodes excitateurs. Le muscle est tétanisé; en même temps la tache lumineuse revient en arrière vers le zéro, c'est-à-dire que le courant électrique produit par le muscle à l'état de repos est diminué ou subit une variation négative pendant le tétanos. Arrêtez le courant; l'aiguille reprend sa première position. Si le muscle est couché à plat sur la lame de verre, on peut produire un tétanos violent sans changer la position des électrodes par rapport au muscle, surtout si on les applique un peu fortement sur le muscle.

Observation XIII. — Après avoir déterminé comme précédemment la variation négative, liez solidement un morceau ou un fil de soie autour du nerf entre le muscle et les électrodes excitateurs, en ayant bien soin de ne rien blesser. Appliquez maintenant au moyen des électrodes excitateurs la faradisation, comme précédemment. Il ne se produit ni tétanos, ni variation négative.

Si le galvanomètre est influencé, c'est un indice que le courant passe des électrodes excitateurs dans les électrodes du galvanomètre. La ligature du nerf ne détruit pas la continuité électrique, bien qu'elle détruise sa continuité vitale.

Il faut alors employer un courant plus faible, de façon à empêcher la diffusion des courants et recommencer l'observation.

CHAPITRE VIII

COURANTS ÉLECTRIQUES NERVEUX

35. Propriétés électriques du nerf inactif. — *Observation I.* — Disposez le galvanomètre de façon qu'il soit aussi sensible que possible. La boîte de résistance est inutile dans ce cas, à moins qu'on ne s'en serve comme de levier-clef. Préparez le nerf dans une étendue aussi grande que possible, et en lésant les organes le moins possible. Suspendez le nerf par le milieu sur un électrode non polarisable recourbé, et appuyez ses deux extrémités sur le bouchon d'un autre électrode, comme dans la figure 125. De cette façon, un électrode est en contact avec la surface longitudinale, et l'autre avec les deux sections transversales. Le courant allant de la surface longitudinale à chaque section transversale ayant la même direction, le résultat de cet arrangement est que l'influence exercée sur l'aiguille sera deux fois plus forte.

Fig. 125. — Position d'un nerf sur les électrodes non polarisables pour démontrer le courant nerveux.

Le nerf produit comme le muscle une déviation qui indique que la surface longitudinale est positive par rapport à la section transversale.

36. Variation négative. — *Observation II.* — Préparez le nerf dans une étendue aussi grande que possible ; appliquez une paire d'électrodes communiquant avec un galvanomètre sur la section transversale correspondant au bout central et sur un point de la

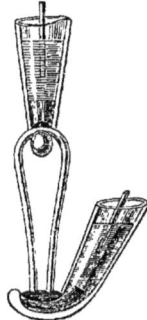

surface longitudinale rapproché de cette section. Faites passer une série de courants induits à l'aide d'une paire d'électrodes excitateurs, appliqués sur deux points de l'autre extrémité (périphérique) du nerf.

Déterminez le degré de déviation causé par le courant naturel. Faites passer une succession de courants par les électrodes excitateurs. Il se produit une diminution légère, mais distincte, une légère variation négative du courant. Quand un nerf est excité, la section transversale éprouve une diminution ou une augmentation de négativité.

Observation III. — Répétez l'observation, en plaçant le bout périphérique du nerf sur les électrodes du galvanomètre et le bout central sur les électrodes excitateurs.

Il se produit dans le nerf dans les deux sens un courant qui se manifeste, sur la surface transversale, par une diminution de négativité.

Observation IV. — Assurez-vous, comme précédemment, au moyen d'une ligature, que les phénomènes observés ne sont pas dus à ce que le courant induit passe des électrodes excitateurs aux électrodes du galvanomètre.

CHAPITRE IX

ÉLECTROTONUS

37. *Observation I.* — Préparez le nerf dans une étendue aussi grande que possible. Procurez-vous deux paires d'électrodes non polarisables. Placez le bout central du nerf sur une paire d'électrodes, *a a'*. La figure 126 représente schématiquement les effets d'un courant polarisant *p p'*, agissant sur le milieu d'un nerf, constatés par deux galvanomètres placés à chaque extrémité du

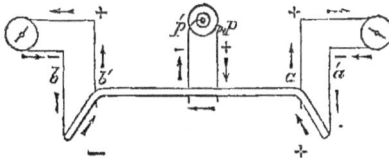

Fig. 126— Manière d'appliquer les électrodes sur un nerf pour étudier l'électrotonus.

nerf. Elle peut servir aussi à démontrer le cas simple de l'*Observation I*, si on suppose que l'on ait enlevé les électrodes *b b'*, et que l'on ait rapproché *p p'* de l'extrémité du nerf. Appliquez un électrode sur la section transversale du nerf, et l'autre sur la surface longitudinale à quelque distance, de façon à obtenir un courant suffisant. Réunissez cette paire d'électrodes avec le galvanomètre, en intercalant dans le circuit soit un levier-clef, soit une boîte de résistance.

Placez l'autre bout du nerf sur la seconde paire d'électrodes *p p'*; réunissez les électrodes à un élément qu'on peut appeler élément polarisant, et intercalez un commutateur dans le circuit! Placez le nerf, avec les électrodes, dans la chambre à nerf, pour le protéger contre l'évaporation.

Les deux leviers-clefs étant abaissés, et l'aiguille du galvanomètre étant au zéro, soulevez le levier de *a a'*, et notez la déviation de l'aiguille. Le courant traversera le galvanomètre dans la
direction des flèches dans la figure de *a* en *a'*, et on peut supposer que le circuit est complété par le courant passant dans l'intérieur du nerf dans la direction de la flèche. Fermez le levier-
clef de *a a'*.

Observation II. — Ouvrez le commutateur de façon que le
courant de l'élément polarisant passe de *p* en *p'* dans la direction des flèches, c'est-à-dire passe à travers le galvanomètre
dans la même direction que le courant nerveux naturel. Ouvrez
le levier-clef de *a a'*. Notez de nouveau la déviation de l'aiguille;
vous observerez quelle est plus grande que précédemment.

Fermez la clef de *a a'* et arrêtez le courant. Ouvrez de nouveau
la clef, vous observerez que l'aiguille est revenue à la position
qu'elle avait dans l'*Observation I*.

Observation III. — Répétez l'observation, mais en renversant
le courant polarisant, faites-le passer de *p'* en *p*, dans une direction opposée au courant nerveux naturel. La déviation de
l'aiguille du galvanomètre diminue au lieu d'augmenter.

*Quand un courant constant traverse un nerf, la négativité de la
surface sectionnée, même à quelque distance des électrodes, est
influencée pendant tout le temps que passe le courant constant polarisant; quand les courants naturel et polarisant ont la même direction, la négativité augmente; quand ils ont des directions opposées,
elle diminue.*

Cet état du nerf persistant pendant tout le temps du passage
du courant, est ce qu'on appelle l'*électrotonus*.

Observation IV. — Posez une ligature très serrée entre les
électrodes polarisants et les électrodes du galvanomètre, ou
sectionnez le nerf et affrontez soigneusement les bouts coupés, et
répétez les mêmes observations. Vous observerez que l'état
électrique du nerf, au delà, n'est pas influencé par le courant
polarisant.

Ces phénomènes ne sont par conséquent pas dus au passage

du courant de la pile; il faut, pour qu'ils se manifestent, autre chose qu'une simple continuité physique.

Observation V. — Répétez les observations en plaçant le bout périphérique du nerf sur les électrodes du galvanomètre, et le bout central sur les électrodes polarisants.

Les résultats sont les mêmes; l'électrotonus s'établit également bien dans les deux directions.

Observation VI. — On peut voir plus nettement le même résultat de la façon suivante : prenez trois paires [d'électrodes. Placez la paire d'électrodes polarisants *p p'* (fig. 126) sur le milieu du nerf, et appliquez les deux autres paires d'électrodes aux deux extrémités coupées comme dans la figure. Réunissez les fils de cuivre de *a a'* à un levier-clef et ceux de *b b'* à un autre levier-clef, puis rattachez les deux clefs aux mêmes bornes métalliques du galvanomètre. En ouvrant la clef de *a a'* et en laissant fermée la clef de *b b'*, ou *vice versâ*, on peut déterminer la négativité en *a a'* ou en *b b'*. On peut aussi employer la double clef (voy. ch. I, § **11**). Faites les mêmes déterminations avant que la clef de *p p'* soit ouverte. Puis ouvrez la clef de *p p'* et déterminez la déviation de *a a'* et de *b b'*.

On observe que, lorsque le courant passe de *p* en *p'* dans la direction de la flèche, le courant est diminué en *b b'* (dans le voisinage du *cathode*), tandis qu'il est augmenté en *a a'* (dans le voisinage de l'*anode)*. Si la direction du courant polarisant est renversée, si on le fait passer de *p'* en *p*, le courant est diminué de *a a'* et augmenté en *b b'*.

Observation VII. — Répétez l'observation, en plaçant les électrodes du galvanomètre, non plus comme précédemment aux extrémités sectionnées, mais sur deux points quelconques capables de produire une déviation. On observe des résultats semblables.

Observation VIII. — Après avoir déterminé la diminution de la déviation de *b b'*, et l'augmentation de la déviation de *a a'* quand l'électrode polarisant est exactement à égale distance des deux autres paires d'électrodes, rapprochez les électrodes polarisants de $b\,b$'. Ayez soin que dans leur nouvelle position les électrodes soient exactement placés à la même distance l'un de l'autre que précédemment, et que le contact du nerf avec les électrodes soit aussi le même, de façon que la seule différence consiste en ce que c'est une portion différente du nerf qui est placée entre les électrodes. Ayez soin de ne pas déranger la position des nerfs sur les deux paires d'électrodes du galvanomètre. Si l'on a disposé le tout convenablement avant de faire passer le courant polarisant dans le nerf, la déviation en $a\,a$' et en $b\,b$' sera la même que lorsque les électrodes polarisants étaient au milieu. Ouvrez maintenant la clef du circuit de la pile et déterminez la déviation en $a\,a$' et en $b\,b$'. La diminution de la déviation en $b\,b$' sera plus considérable, et l'augmentation en $a\,a$' sera moindre que lorsque les électrodes polarisants étaient placés sur le milieu du nerf. Renversez la direction du courant polarisant ; l'augmentation en $b\,b$' sera plus considérable, la diminution en $a\,a$' sera moindre que lorsque les électrodes étaient sur le milieu du nerf.

Observation IX. — Poussez (avec les mêmes précautions) les électrodes vers $a\,a$', au lieu de $b\,b$' et opérez comme dans l'*Observation VIII.* Comme précédemment, plus les électrodes du galvanomètre sont rapprochés des électrodes polarisants, plus l'augmentation ou la diminution, suivant les cas, de la déviation est considérable.

La diminution ou l'augmentation de la négativité est d'autant plus grande que les points sur lesquels on opère sont plus rapprochés des électrodes polarisants.

Observation X. — Après avoir déterminé l'électrotonus produit par le passage du courant provenant d'un seul élément, employez deux éléments, toutes choses restant d'ailleurs dans le même état, et comparez les résultats, puis trois éléments et enfin quatre.

L'accroissement ou la diminution de la négativité augmente avec l'intensité du courant polarisant.

Observation XI. — Déterminez l'augmentation et la diminution de la négativité produite par un courant donné sur un nerf parfaitement frais d'une grenouille de forte taille. Laissez pendant quelque temps le nerf dans la chambre humide, et répétez l'observation. Les effets produits seront moindres.

L'étendue de la variation dépend des conditions vitales du nerf.

CHAPITRE X

EXCITATION DES NERFS

Toutes les autres conditions restant constantes, on peut se servir des variations dans la contraction du muscle pour mesurer les variations dans l'état du nerf. Une contraction musculaire est l'indice du passage dans le nerf d'une excitation nerveuse ; l'étendue et le caractère de la première est la mesure de l'étendue et du caractère de la seconde : le tétanos du muscle indique l'existence dans le nerf d'une série d'excitations se succédant avec une certaine rapidité.

38. Effets du courant constant. — *Observation I.* — Disposez une préparation de grenouille dans la chambre humide, le nerf placé sur des électrodes impolarisables, le muscle chargé d'un poids de 10 à 15 grammes, le levier attaché, avec son style appliqué sur le cylindre enregistreur, etc.

Ayez une pile formée de deux éléments ou même davantage et intercalez un rhéocorde entre la batterie et les électrodes. Laissez en place tous les coins métalliques et poussez les dés remplis de mercure tout contre.

La résistance du rhéocorde comparée à celle des électrodes peut être considérée comme nulle ; par conséquent, aucun courant de la pile ne passera dans ceux-ci, et il n'y aura aucune contraction dans le muscle.

Enlevez un des coins métalliques, par exemple, celui dont l'enlèvement introduit dans le rhéocorde la plus faible résistance au passage du courant. Une fraction du courant traversera alors les électrodes par suite de la résistance introduite dans le courant par l'enlèvement du coin. S'il en résulte une contraction, enregistrez-la sur le cylindre ; s'il ne s'en produit pas, notez également ce fait, en inscrivant sur le cylindre le coin enlevé. Enlevez les coins un par un, et enregistrez le résultat à chaque fois. Replacez les coins l'un après l'autre, en notant aussi les résultats.

On observera qu'une contraction musculaire se produit, que l'activité du nerf se manifeste seulement quand le coin est enlevé ou replacé. Les contractions se produisent soit à l'enlèvement, soit au replacement du coin, soit dans les deux cas, ou bien ne se produisent dans aucun de ces cas ; mais jamais elle ne se produisent dans l'intervalle, soit de l'enlèvement, soit du replacement, tant que le courant de la pile est constant et que l'état du muscle et du nerf est normal.

L'activité d'un nerf n'est mise en jeu que lorsqu'il y a un changement soudain dans l'intensité d'un courant constant qui le traverse (même quand les changements consistent dans l'ouverture ou la fermeture du courant). Tant que le courant a une intensité uniforme, il n'y a pas de contraction dans le muscle, ni manifestation d'activité dans le nerf.

Les contractions ainsi produites sont de simples contractions, indiquant l'existence d'excitations nerveuses simples. Très souvent, surtout quand on opère au premier printemps avec des grenouilles d'hiver, les contractions, produites par des variations dans l'intensité d'un courant constant, ne sont pas simples, mais tétaniques. C'est un résultat anormal, qui n'a pas encore été suffisamment étudié.

Ces contractions sont non seulement variables, car elles se produisent, soit par la diminution (rupture), soit par l'augmentation (fermeture) du courant, soit par ces deux causes, mais diffèrent aussi en étendue, c'est-à-dire que les excitations nerveuses diffèrent d'intensité.

Ces variations dépendent de l'intensité du courant, de sa direction et de l'état du nerf.

39. Loi de la contraction. — *Observation II.* — Placez dans la chambre humide une préparation de grenouille aussi fraîche que possible. Posez le nerf sur un ou deux électrodes impolarisables situés à un centimètre l'un de l'autre. Intercalez entre les électrodes et une pile de deux ou plusieurs éléments, d'abord un commutateur, puis un rhéocorde. Colorez différemment les fils positifs et les fils négatifs dans tout l'appareil, et disposez l'appareil de telle sorte que, lorsque la poignée du commutateur est *élevée*, le courant est *ascendant* dans le nerf, et *descendant* quand elle est *abaissée*.

La poignée du commutateur étant horizontale, et tous les coins du rhéocorde à leur place, éloignez les dés à mercure de quelques degrés et baissez la poignée du commutateur ; ce qui équivaut au passage d'un courant descendant de fermeture extrêmement faible dans le nerf. Ramenez la poignée à l'horizontalité, et déterminez ainsi l'ouverture de ce faible courant ; notez le résultat.

Après avoir attendu quelques minutes, répétez l'observation avec un courant ascendant au lieu du courant descendant. On obtiendra ainsi les effets de l'ouverture et de la fermeture d'un courant constant extrêmement faible à la fois ascendant et descendant.

Éloignez les dés à mercure de plusieurs degrés et répétez les mêmes observations. On produit ainsi les effets de la fermeture et de l'ouverture d'un courant descendant et ascendant encore faible, mais déjà plus intense.

Continuez de même, éloignant ainsi de plus en plus les dés jusqu'à ce qu'ils soient arrivés à l'autre extrémité de la caisse en bois du rhéocorde, puis enlevez les coins un par un, l'enlèvement de chaque coin indique une augmentation correspondante dans l'intensité du courant qui passe par les électrodes dans les nerfs.

Groupez les résultats. Si l'on partage les intensités différentes du courant en quatre catégories, il en ressort la loi suivante :

INTENSITÉ DU COURANT	COURANT DESCENDANT		COURANT ASCENDANT	
	FERMETURE	OUVERTURE	FERMETURE	OUVERTURE
Très faible.	Contraction.	Repos.	Repos.	Repos.
Faible.	Contraction.	Repos.	Contraction.	Repos.
Moyenne.	Contraction.	Contraction.	Contraction.	Contraction.
Forte.	Contraction.	Repos.	Repos.	Contraction.

On remarque que les premiers effets qui se manifestent, sont ceux de la *fermeture* du *courant descendant*, qui reste dans toute la série l'excitant le plus certain et le plus énergique.

Vient ensuite la *fermeture* du courant *ascendant*, puis l'*ouverture* du courant *descendant*, et enfin l'*ouverture* du courant *ascendant*, de telle sorte que pour le degré d'intensité moyenne du courant, la fermeture et l'ouverture aussi bien du courant descendant que du courant ascendant déterminent une contraction.

Quand l'intensité du courant est plus considérable, la contraction qui suit la *fermeture* du courant *ascendant* diminue et finalement disparaît complètement. La contraction causée par l'*ouverture* du courant *descendant* subit ensuite le même sort, de sorte qu'avec un courant de forte intensité, on n'observe avec chaque courant qu'une seule contraction, à la *fermeture* pour le courant *descendant*, à l'*ouverture* pour le courant *ascendant*.

40. INFLUENCE DU COURANT CONSTANT SUR L'EXCITABILITÉ. — Placez dans la chambre humide une préparation de grenouille avec levier, etc. Préparez deux paires d'électrodes impolarisables. Placez l'extrémité du nerf sur deux électrodes situés à 1 ou 2 centimètres, et unis à une pile, et intercalez un commutateur dans le circuit. Placez la deuxième paire d'électrodes (électrodes excitateurs) entre la première paire et le muscle et réunissez-la avec un appareil d'induction.

Quand le courant polarisant est descendant, la partie du nerf sur laquelle reposent les électrodes excitateurs est très rapprochée du cathode; quand il est ascendant, elle est très rapprochée de l'anode.

Observation III. — Le courant polarisant étant interrompu (la poignée du commutateur est horizontale), faites passer un courant d'induction simple (d'ouverture) à travers les électrodes excitateurs et enregistrez la contraction, faites glisser la bobine secondaire si cela est nécessaire, jusqu'à ce qu'il se produise une contraction moyenne, et notez la distance qui sépare les deux bobines.

Faites passer un courant polarisant *ascendant* à travers le nerf (au moyen des électrodes polarisants), les électrodes excitateurs seront par suite très rapprochés de l'anode.

Négligez la contraction que peut déterminer la fermeture (et l'ouverture suivante) du courant polarisant constant; et tandis que ce courant est ascendant, faites passer par les électrodes excitateurs un courant induit simple de la même intensité que précédemment. Enregistrez la contraction.

Interrompez le courant polarisant, et, après quelques minutes de repos, faites passer une troisième fois le courant induit dans les électrodes excitateurs.

On remarquera que de ces trois contractions ainsi produites par le même excitant (le courant induit) dans des conditions différentes, la seconde est beaucoup plus faible que la première, mais que la troisième a à peu près la même intensité (quelquefois un peu plus forte) que la première.

Pendant le passage d'un courant constant, l'excitabilité d'un nerf est diminuée près de l'anode, le même excitant produisant une excitation nerveuse plus faible et par conséquent aussi une contraction plus faible.

Observation IV. — Éloignez suffisamment la bobine secondaire de la bobine primaire, pour qu'un courant induit ne produise aucune contraction quand on interrompt le courant polarisant qui passe dans le nerf. Faites passer un courant *descendant* à travers les électrodes polarisants. Faites passer de nouveau le même courant d'induction que précédemment; il se produit une contraction.

Pendant le passage d'un courant constant, l'excitabilité est diminuée près du cathode.

Observation V. — Tout étant disposé de la même façon que dans l'observation précédente, mettez l'interrupteur magnétique en communication avec la bobine primaire. Enregistrez les mouvements du levier sur le cylindre enregistreur.

Tétanisez le muscle avec un courant d'intensité moyenne, et, dès que le tétanos est établi, faites passer un courant ascendant à travers les électrodes polarisants pendant quelques secondes seulement, puis fermez la clef du courant interrompu.

La courbe du tétanos sur le cylindre enregistreur montre une descente très marquée (jusqu'au zéro, si le courant polarisant est assez fort), au moment où le courant polarisant passe dans le nerf, et une ascension correspondante quand le courant polarisant cesse.

Cette expérience montre d'une autre manière la diminution de l'excitabilité près de l'anode.

Observation VI. — Répétez l'observation précédente, en employant un courant tétanisant très faible, le courant polarisant étant descendant. La fermeture du courant polarisant sera signalée par une ascension, et la fermeture par une descente correspondante dans la courbe du tétanos, indiquant, comme précédemment, un accroissement de l'excitabilité près du cathode.

Observation VII. — Liez le nerf entre les deux paires d'électrodes. Le courant polarisant n'aura aucun effet sur les résultats du courant excitateur, autrement une portion des effets que nous venons de décrire serait due, non point à des changements vitaux dans le nerf, mais à la communication électrique entre les deux paires d'électrodes, ou a de simples changements électriques.

Observation VIII. — Placez les électrodes polarisants sur le nerf d'une préparation de grenouille; laissez de côté les électrodes excitateurs et faites plonger l'extrémité du muscle dans une goutte d'une solution concentrée de sel commun. Dès que les contractions tétaniques irrégulières résultant de l'action de la solution sur le nerf se manifestent, faites passer un courant *ascendant* à travers les électrodes. Les spasmes tétaniques deviennent plus faibles ou disparaissent tout à fait.

Faites passer un courant *descendant* à travers les électrodes, les spasmes augmentent d'intensité.

Par conséquent, *l'excitabilité générale* du nerf est affectée par le courant constant, et non pas simplement sa faculté de subir des modifications électriques.

Observation IX. — En intercalant un rhéocorde entre la pile et les électrodes polarisants et en variant le nombre d'éléments employés, on s'assure que cet affaiblissement ou cette augmentation d'intensité des spasmes tétaniques varient avec l'intensité du courant polarisant ; ils sont plus prononcés quand le courant est plus puissant.

Observation X. — En plaçant les électrodes polarisants à une distance variable l'un de l'autre, on observe que l'intensité du courant reste constante, l'effet est d'autant plus prononcé que la portion de nerf placée entre les électrodes est plus longue.

Observation XI. — Si l'on rapproche et si l'on éloigne les électrodes excitateurs des électrodes polarisants, on observe que les effets sont plus marqués dans le voisinage immédiat des électrodes polarisants et qu'ils diminuent d'intensité à mesure qu'on en éloigne les électrodes excitateurs.

Dans toutes les observations précédentes l'excitant, qu'il soit électrique, chimique, etc., doit être appliqué sur le nerf entre les électrodes polarisants et le muscle.

41. Variations de l'excitabilité dues a d'autres causes.
Plus la partie du nerf excitée est éloignée du muscle, plus la contraction est énergique.

Observation XII. — Appliquez sur une préparation de grenouille deux paires d'électrodes, l'une tout près du muscle, l'autre près du bout coupé du nerf.

Réunissez les électrodes à une clef double, et celle-ci à une bobine d'induction. Disposez l'appareil pour produire des courants simples d'ouverture.

Au moyen de la clef double, faites communiquer les électrodes les plus rapprochés du muscle avec la bobine secondaire, et diminuez graduellement l'intensité du courant induit, en éloignant la bobine secondaire, jusqu'à ce qu'il soit devenu incapable de provoquer une contraction.

Unissez ensuite à la bobine secondaire la seconde paire d'électrodes à la place de la première, et faites passer au travers un courant de la même intensité que celui qui, transmis par la première paire, ne déterminait aucune contraction. Vous observerez une contraction distincte.

Faites passer encore une fois le même courant à travers la première paire d'électrodes. Comme précédemment il ne se produira aucune contraction, ou, s'il s'en produit une, elle sera très faible.

Le même excitant produit, par conséquent, plus d'effet quand il est appliqué sur un point plus éloigné du muscle.

Observation XIII. — Le phénomène relaté dans l'observation précédente peut être partiellement provoqué par la section du tronc nerveux au-dessus des électrodes les plus éloignés.

Après avoir soigneusement détruit la moelle épinière d'une grenouille et mis à nu le nerf sciatique sans le diviser, placez une paire d'électrodes au-dessous du tronc du nerf sciatique, faites passer un faible courant d'induction et enregistrez la contraction du gastrocnémien ou déterminez la position de la bobine secondaire juste au moment où le courant produit devient trop faible pour provoquer une contraction.

Divisez le nerf sciatique à une petite distance au-dessus des électrodes et enregistrez de 15 en 15 minutes les contractions provoquées par l'application du même courant que précédemment, ou notez la position de la bobine secondaire correspondant au minimum d'intensité du courant.

Vous trouverez que l'effet de la section est *au début d'accroître,* *puis de diminuer* l'excitabilité des portions du nerf situées immédiatement au-dessous de la section.

Dans ces observations, il faut s'assurer que les électrodes sont exactement semblables, de sorte que les différences qui se manifestent, ne sont pas dues à des différences de résistance entre les deux paires d'électrodes, ou à ce que les électrodes d'une paire sont plus écartées que les électrodes de la seconde paire, etc.

Dans ce but, après une série d'observations, il est bon de changer de place les deux paires d'électrodes et de recommencer ensuite une nouvelle série d'observations.

Observation XIV. — Sur une grenouille, dont le cerveau et la moelle épinière ont été détruits et le cœur enlevé, de façon à arrêter la circulation, placez trois paires d'électrodes, une près du gastrocnémien, une autre près du bout central du nerf et une troisième entre les deux. Divisez le nerf au-dessus de la paire d'électrodes supérieure.

Placez avec soin la préparation dans la chambre humide. Faites passer un courant induit faible à travers chaque paire d'électrodes et enregistrez la contraction ; ou déterminez pour chaque paire d'électrodes le minimum d'excitant nécessaire.

Répétez la même observation à plusieurs reprises pendant tout un jour.

Vous observerez qu'après un accroissement temporaire dû à la section, l'excitabilité diminue du bout central coupé vers la périphérie, et que les dernières branches musculaires sont les dernières à mourir.

Ayez soin que certaines portions du nerf ne soient pas plus dénudées que le reste.

Observation XV. — Répétez l'observation précédente sur une grenouille, dont le cerveau et la moelle épinière sont détruits, mais chez laquelle la circulation n'est pas arrêtée.

L'excitabilité disparaîtra beaucoup plus lentement, mais toujours de la même manière.

CHAPITRE XI

PHÉNOMÈNES ACCOMPAGNANT LA TRANSMISSION NERVEUSE

42. — Le seul phénomène que l'on sait d'une manière certaine accompagner la transmission nerveuse est la variation du courant nerveux (voy. § **36**).

Dans le cas du muscle la variation que le galvanomètre révèle pendant le tétanos, consiste, comme le prouve la grenouille rhéoscopique, en une série de variations successives (voy. § **32**).

A première vue, la manière dont se comportent les nerfs semble apporter une preuve semblable.

Observation I. — Prenez une préparation de grenouille et d'autre part préparez un fragment de nerf isolé aussi long que

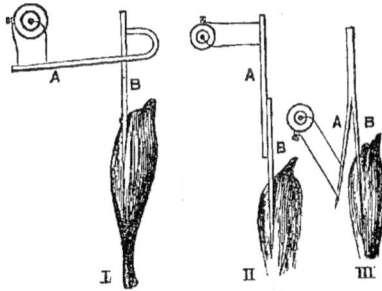

Fig. 127.— Disposition du muscle et des nerfs pour démontrer que le changement de l'électrotonus d'un nerf A produit une excitation dans un autre nerf B.

possible. Placez la préparation B sur une lame de verre (fig. 127) ; placez le nerf A sur le nerf de B dans une des deux positions représentées dans la figure 127, I. II ; unissez le bout de A avec une bobine d'induction.

Un courant d'induction transmis en A produira une contraction en B ; la faradisation produira en B le tétanos.

Observation II. — Liez A, entre les électrodes et le bout appliqué sur B. Un courant transmis par les électrodes ne produit aucune contraction en B, ce qui prouve que les résultats de l'*Observation I* ne sont pas dus à un simple phénomène de conductibilité électrique en A, ou à un passage du courant en B par un autre moyen quelconque.

Ce que l'on appelle le « paradoxe de contraction » en apporte aussi une autre preuve.

Observation III. — Chez la grenouille le sciatique se divise au niveau de la partie inférieure de la cuisse en deux branches, le nerf *péronier* et le nerf *tibial*. Disséquez en une, par exemple, la branche péronière et coupez-la vers son bout périphérique. Sectionnez le sciatique assez haut et placez la branche péronière sur les électrodes d'une bobine d'induction. La préparation est représentée figure 127, III.

Si on excite le nerf péronier A au moyen d'interruptions successives du courant voltaïque, il se produira des contractions dans les muscles, auxquels se rend le nerf tibial B.

Toutes ces « contractions secondaires » cessent quand le nerf A est lié entre les électrodes et le nerf B.

A chaque fermeture (qui met en jeu la conductibilité nerveuse) du courant excitateur en A, deux phénomènes se manifestent qu'il faut bien distinguer l'un de l'autre.

Premièrement : il y a accroissement électrotonique du courant nerveux naturel du côté de l'anode, ou décroissement du côté du cathode. Cet accroissement ou ce décroissement persiste pendant tout le temps du passage du courant excitateur et disparaît avec la rupture du courant.

Secondement : il y a une *variation* du courant naturel qui se propage avec la transmission nerveuse indifféremment dans les deux sens, et qui dans un point quelconque du nerf cesse dans un temps excessivement court après la fermeture du courant excitateur.

Pendant tout le temps du passage du courant (supposé uniforme et constant) il n'y a pas de variation, parce qu'il n'y a pas de transmission nerveuse.

A la rupture du courant excitateur une nouvelle variation se manifeste le long du nerf, si le courant est de telle nature que sa rupture mette en jeu la transmission nerveuse.

Avec un courant d'induction simple, il y a donc le double phénomène de la variation et de l'électrotonus momentané ; avec la faradisation, il y a une succession de ces doubles phénomènes.

Dans ces deux cas la contraction secondaire, produite dans les *Observations 1, 11* et *111*, est due à l'un ou l'autre de ces phénomènes ou à tous les deux à la fois. Auquel des deux est-elle due, c'est ce que l'emploi de ces courants seuls ne peut permettre de décider.

Si cependant l'accroissement de l'électrotonus est suffisant par lui-même pour causer une contraction secondaire, la contraction peut être produite à un moment quelconque pendant le passage d'un courant excitateur constant, quand il n'y a pas de variation.

Observation IV. — Faites passer en A (placé sur une lame de verre), un courant constant engendré par deux éléments et de façon que l'électrode positif soit placé vers l'extrémité libre du nerf ; suspendez le nerf de B au-dessus de A de façon qu'on puisse à volonté le laisser tomber sur A dans la position I ou II (fig. 127) :

A la fermeture du courant une variation se manifeste en A et disparaît. Il reste cependant un accroissement de négativité au bout coupé. Laissez maintenant tomber B sur A ; il se produit une contraction dans le muscle de B.

Ceci ne peut être dû qu'à l'état polarisé de la partie extrapolaire de A agissant comme excitant du nerf de B, quand le circuit est fermé par une portion de B et mettant ainsi en jeu la transmission nerveuse.

Les contractions secondaires dans les *Observations 1, 11* et *111*, sont principalement dues à cette polarisation.

CHAPITRE XII

DIFFÉRENTES FORMES D'EXCITATION DES MUSCLES ET DES NERFS

43. EXCITATION MÉCANIQUE. — Toute excitation mécanique suffisamment forte et brusque exercée sur un muscle ou sur un nerf, provoque une contraction, et cette contraction devient tétanique quand ces excitations sont assez rapidement répétées.

C'est ce qu'on peut démontrer en frappant simplement un muscle ou un nerf avec un instrument grêle, mais contondant.

Pour des observations plus précises, il faut se servir du tétanomoteur de Heidenhain, que l'on applique soit à un muscle, soit à un nerf. Voyez la description dans *Rosenthal, Electricitätslehre,* p. **116.**

Une méthode plus simple est celle de Marey avec un diapason.

Observation I. — Procurez-vous une préparation de grenouille. Placez le nerf sur une lame de caoutchouc tendue sur un anneau de bois ou de métal. Cette lame élastique sert à amortir la violence des coups que l'on frappe sur le nerf. Disposez le diapason sur un support de façon que les vibrations se produisent dans un plan perpendiculaire au nerf. Faites vibrer le diapason et mettez-le légèrement en contact avec le nerf. Le tétanos se manifeste immédiatement, et on peut en recueillir la trace sur le cylindre enregistreur.

Observation II. — On peut remplacer le nerf sur la membrane de caoutchouc par un muscle (le gastrocnémien, ou mieux un des muscles droits) d'une grenouille empoisonnée avec du curare.

Le tétanos se produira par excitation mécanique directe du muscle lui-même, sans l'intervention des nerfs.

44. Contractions idio-musculaires. — *Observation III.* — Placez sur une surface plane une préparation de grenouille, dont la vitalité a été très diminuée par une longue séparation du corps. Frappez vivement le milieu du ventre du muscle transversalement à la direction de ses fibres avec le manche d'un scapel, il se produira probablement une contraction, qui, comme d'habitude, se propage dans toute la longueur des fibres musculaires.

Quand la contraction a cessé, le point où a frappé le manche du scapel se distingue par un raccourcissement et un épaisissement local, qui dure plusieurs secondes pour disparaître ensuite.

Observation IV. — Attendez jusqu'à ce qu'un excitant électrique appliqué sur le muscle ou le nerf ne provoque plus de contraction. Frappez le muscle comme dans l'observation précédente ; la contraction idio-musculaire se manifeste encore. Le relâchement est d'autant plus lent que la rigidité cadavérique est plus rapprochée ; quand elle apparaît, la contraction idio-musculaire disparaît.

45. Excitation chimique des muscles. — *Observation V.* — Disséquez avec précaution le muscle couturier (fig. **114**, *s*) en ayant soin de l'endommager le moins possible et en enlevant avec lui les portions du bassin, sur laquelle il s'insère. Fixez solidement ce fragment d'os sur un support, de façon que le muscle pende verticalement. Si l'on veut enregistrer les contractions sur le cylindre, enfoncez dans le milieu du muscle une aiguille, dont l'extrémité libre est directement appliquée sur le cylindre enregistreur, contre lequel elle est maintenue en contact par un fil tendu par un poids, comme dans le kymographe (Ire partie, **§ 33**). Coupez avec des ciseaux bien tranchants le tendon inférieur du muscle, de façon à sectionner transversalement les fibres musculaires.

Placez une goutte de chacun des liquides mentionnés plus bas sur une plaque de verre graisseuse (de façon à ce que la goutte de liquide offre une surface bien convexe), et élevez très lentement la plaque jusqu'à ce que le fluide arrive en contact avec la section transversale du muscle. Immédiatement, ou très peu de temps après que le contact a eu lieu, commencent à apparaître les contractions spasmodiques du muscle.

Les substances suivantes appliquées sur les fibres musculaires provoquent des contractions : les acides minéraux, même extrêmement dilués, les solutions de sels méalliques, les solutions concentrées de sels neutres alcalins, l'acide lactique, la glycérine même très diluée.

Observation VI. — De simples traces de vapeur d'ammoniaque agissent comme un puissant excitant. Placez quelques gouttes d'ammoniaque dans un petit flacon large et à large embouchure fermée par une plaque de verre graissée. Placez le flacon au dessous du muscle. Le muscle ne présente aucune contraction (s'il ne se dégage pas de vapeur ammoniacale du flacon); enlevez la plaque de verre, les contractions se produisent immédiatement.

Il faut avoir soin, après chaque observation, de retrancher la couche superficielle de la section transversale, parce que les substances employées comme excitants détruisent la couche du muscle avec laquelle elles sont en contact immédiat.

Il faut aussi appliquer ces différentes substances aussitôt que possible après que la section a été faite, parce que la surface ainsi mise à nu, meurt rapidement.

46. EXCITATION CHIMIQUE DES NERFS. — *Observation VII.* Prenez une préparation de grenouille avec un fragment de nerf aussi long que possible. Tenez solidement le muscle et disposez le nerf de façon que son extrémité pende librement dans une direction verticale. Placez une goutte d'un des liquides mentionnés ci-dessous sur une lame de verre, et faites-y plonger le bout du nerf dans une étendue d'au moins quelques millimètres. Employez une nouvelle préparation pour chaque expérience, ou bien retranchez à chaque fois la partie du nerf qui a été exposée à l'action du liquide.

Les mouvements du muscle sont enregistrés comme d'habitude. Ne chargez le muscle qu'avec le levier seul.

Les substances suivantes appliquées sur un nerf déterminent des contractions dans les muscles, auxquels il se rend : les acides minéraux, les sels neutres alcalins, les sels métalliques, l'acide lactique et la glycérine ; ces substances n'agissent que lorsqu'elles sont *très concentrées*.

L'ammoniaque peut à peine être considéré comme un excitant des nerfs ; quand on expérimente avec ce corps, il faut avoir soin de mettre le muscle à l'abri de toute vapeur ammoniacale.

47. EXCITATION THERMIQUE DES MUSCLES. — *Observation VIII.* — Après avoir préparé le muscle couturier comme dans l'*Observation V*, approchez de la surface transversale une mince lame métallique chauffée. Dès que le contact a lieu, il se produit une contraction. Dans ce cas, la chaleur est appliquée à une partie seulement du muscle.

Observation IX. — Attachez un muscle gastrocnémien à un levier, de façon que le muscle tout entier puisse plonger aisément dans le liquide. La figure **128** représente un appareil très commode pour faire l'expérience. Le muscle *a* est fixé en *c*, à l'extrémité du support coudé *d*. Ce support peut se mouvoir sur la même tige verticale que le levier *e*. Le tendon du muscle est attaché par le fil *b* au levier, de façon que les contractions de ce dernier attirent en bas le levier. Le levier est équilibré par des poids supportés par une poulie. Le muscle peut de la sorte être aisément immergé dans un liquide, ou en être retiré. Équilibrez le levier avec **10** ou **15** grammes.

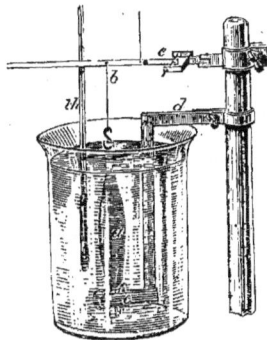

Fig. 128. — Appareil pour étudier les effets de la chaleur sur un muscle.

Plongez le muscle tout entier dans un petit vase rempli de solution saline normale, et contenu lui-même dans un vase plus grand, dans lequel passe un courant d'eau chaude.

Un thermomètre indique la température de la solution saline tout près du muscle. Quand la température s'élève de 38° à 40°, le tétanos apparaît. Dans ce cas la température s'est élevée, autant que cela est possible, en même temps, dans tout le muscle.

Dès que le tétanos s'est déclaré, retirez le muscle de la solution saline. Le tétanos disparaît rapidement, et la vitalité ainsi que l'irritabilité du muscle persistent.

Recommencez l'observation, mais maintenez le muscle pendant environ deux minutes à la température de 40°. Après l'enlèvement de la solution, la position du levier indique que la contraction tétanique persiste, et n'est suivie d'aucun relâchement. Aucun excitant quelque fort qu'il soit, ne peut plus provoquer de nouvelle contraction. La réaction du muscle est devenue acide, et son extensibilité est diminuée. En fait le tétanos musculaire a fait place à la rigidité cadavérique.

48. Excitation thermique des nerfs. — *Observation X.* — Disposez la préparation de grenouille comme dans l'*Observation VII*.

Appliquez un corps chaud sur le bout du nerf, ou plongez le bout dans une solution saline normale chaude, ou dans une petite quantité de solution que vous échaufferez graduellement.

Dans tous ces cas, il se produira des contractions dans le muscle.

CHAPITRE XIII

EMPOISONNEMENT PAR LE CURARE ET AUTONOMIE
DE L'IRRITABILITÉ MUSCULAIRE

Observation I. — Introduisez sous la peau du dos d'une grenouille de forte taille une goutte ou deux d'une solution de curare. (Le degré de concentration de la solution et la dose à employer dépend de la source d'où provient le curare.) La grenouille devient très vite parfaitement immobile, la respiration est arrêtée, mais le cœur continue à battre.

Mettez à nu le nerf sciatique dans la cuisse ; glissez au-dessous une paire d'électrodes communiquant avec une bobine d'induction, et excitez le nerf par la faradisation, en prenant soin que le courant ne passe pas dans les muscles environnants. On y parvient en glissant sous les électrodes un petit morceau de caoutchouc.

Si l'animal a été complètement empoisonné, l'application d'un excitant, même énergique, sur le nerf, ne provoque aucune espèce de contraction dans les muscles de la jambe. Si les contractions se manifestent, l'empoisonnement n'est pas complet ; il faut alors attendre ou injecter une nouvelle quantité de poison.

Quand on s'est ainsi assuré que le nerf est devenu insensible aux excitations, on met à nu un des muscles de la jambe et on y applique directement les électrodes. Un courant faible déterminera des contractions dans le muscle.

Observation II. — Faites une incision dans la peau du dos d'une grenouille de forte taille entre l'ilion et le coccyx, suivant a ligne *k m* (fig. 129). Coupez avec précaution le muscle ileo-coccygien (fig. 95, *d*) pour arriver à la cavité péritonéale. Les trois nerfs 7', 8', 9' (fig. 130), qui se réunissent pour former le sciatique, apparaissent quand on écarte les bords de la plaie. A l'aide d'une petite aiguille à anévrysme faites passer avec beau-

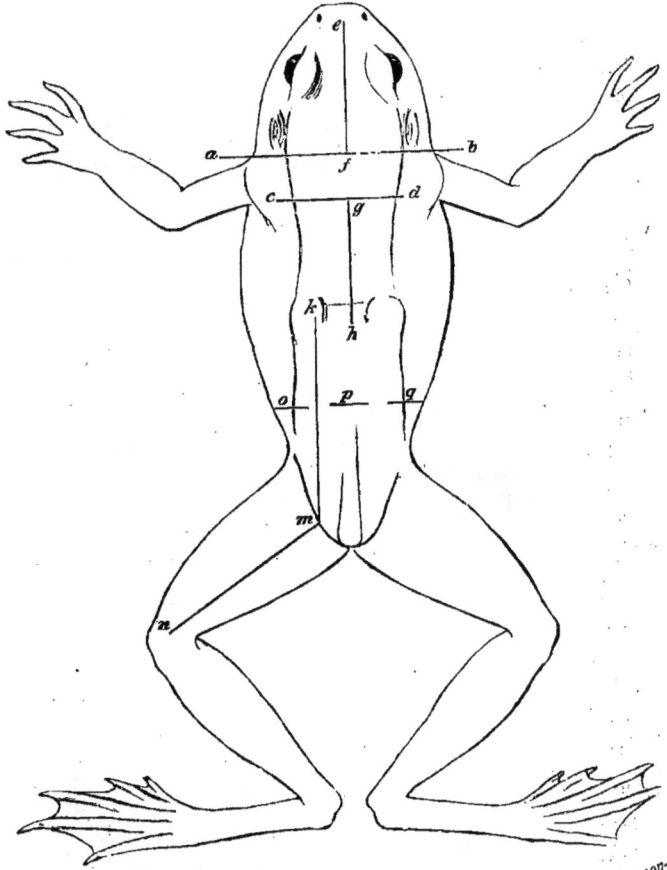

Fig. 129. — Diagramme d'une grenouille, vue par la face dorsale, pour montrer la direction suivant laquelle doivent être pratiquées les incisions dans les diverses opérations.

coup de précaution sous ces nerfs un fil, introduit par le côté extérieur et ressortant en dedans. Ayez bien soin de ne pas blesser les vaisseaux sanguins.

Répétez la même opération de l'autre côté, et faites passer le même fil, cette fois de dedans en dehors, sous les nerfs de ce côté. Le fil sera dans la position indiquée par la ligne *o p q* (fig. 129);

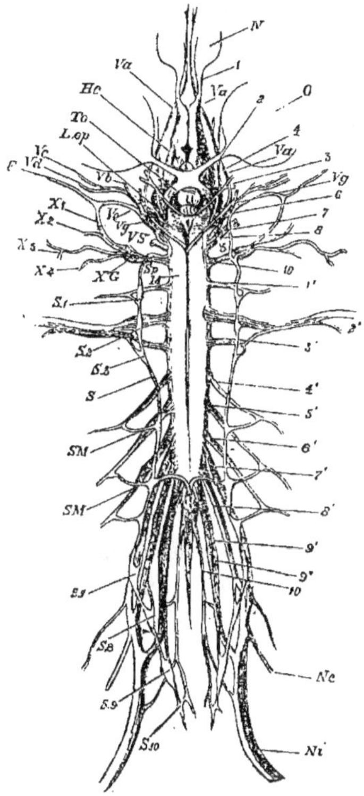

Fig. 130. — Système nerveux de la grenouille, vu par la face inférieure (légèrement modifié, d'après Ecker). — 1, 2, etc., à 10, nerfs crâniens; *Va*, branche opthalmique du trijumeau; *Vb*, nerf palatin; *Vc*, maxillaire supérieur : *Vd*, maxillaire inférieur; *Ve*, nerf tympanique, qui se réunit avec le rameau communiquant (X^1) du pneumogastrique pour former le facial *F*; *Vg*, ganglion de Gasser; X^1 à X^4, branche de la 10e paire; X^1, branche d'anastomose avec le nerf tympanique; X^2, nerf glosso-pharyngien; X^3 nerf pour l'estomac et l'intestin, X^4, branche cutanée; *XG*, ganglion du pneumogastrique; *M*, moelle épinière; 1' à 10', nerfs rachidiens; S^1 à S^{10}, ganglions du sympathique; *SM*, rameaux anastomotiques du sympathique avec les nerfs rachidiens; *Nc,* nerf crural; *Ni*, nerf sciatique.

les nerfs sont situés au-dessus du fil, ceux du côté gauche entre *o* et *p*, ceux du côté droit entre *p* et *q*. Liez le fil très solidement autour de l'abdomen de façon à empêcher complètement le sang de passer dans les membres inférieurs. Les nerfs constituent ainsi la seule voie de communication entre les membres postérieurs et le tronc, puisque la circulation est complètement arrêtée. Injectez maintenant une petite quantité de curare dans la peau du dos, et attendez que le poison ait eu le temps de produire ses effets dans la partie du corps dans laquelle il a accès, c'est-à-dire au-dessus de la ligature.

Vous observerez les faits suivants :

Bien qu'il ne se manifeste pas de mouvements volontaires dans le tronc, dans la tête et dans les membres antérieurs, on peut quelquefois apercevoir quelques légers mouvements (volontaires ?) dans les membres postérieurs.

Si on vient à pincer ou à exciter d'une façon quelconque l'extrémité d'une des pattes postérieures, il peut se produire des mouvements dans un des membres postérieurs ou dans les deux ; mais il ne s'en produit pas dans aucune autre partie du corps.

Si l'on vient à pincer on à exciter de toute autre façon la peau de la tête, des membres antérieurs ou du tronc au-dessus de la ligature, il peut se produire des mouvements dans les membres postérieurs, et il ne s'en produit dans aucune autre partie du corps.

Ces faits ne se comprennent que dans l'hypothèse que le curare a anéanti la propriété des nerfs moteurs de provoquer des contractions dans les muscles des régions où il parvient par le courant sanguin, mais n'a pas détruit l'irritabilité des nerfs sensitifs ou du système nerveux central. Le pincement de la peau du membre antérieur a donné naissance à une excitation nerveuse afférente, qui par action réflexe ou par volition s'est transformée en excitations efférentes incapables de se manifester dans les membres antérieurs et le tronc ; les mouvements des membres postérieurs prouvent l'existence de ces excitations.

Pour que ces résultats se manifestent bien nettement, la dose de poison doit être juste suffisante pour empoisonner les nerfs moteurs. Si elle est plus considérable, le poison agit sur le système nerveux central,

Observation III. — Sur une grenouille de forte taille, mettez à nu la partie inférieure du nerf sciatique d'un côté, du côté droit par exemple, glissez un fil au-dessous de lui, au point où il se divise en deux branches et liez solidement le fil autour de la jambe au-dessus du genou. La circulation de la jambe droite est ainsi complètement arrêtée; mais comme le nerf n'est pas compris dans la ligature, la communication nerveuse est intacte entre la jambe et le reste du corps. Injectez du curare. Dès que le poison agit, observez les faits suivants :

Il y a absence complète de mouvements spontanés sauf, peut-être, quelques faibles mouvements de la jambe droite.

L'excitation de l'extrémité de la patte droite produit des mouvements dans cette même patte, mais ne produit pas de mouvements dans aucune autre partie du corps.

Si l'on met à nu les deux nerfs sciatiques dans toute leur étendue, un excitant énergique appliqué sur le sciatique gauche ne produit pas de contractions dans aucun des muscles dans lesquels il se distribue; tandis qu'une faible excitation du sciatique droit appliquée au-dessus ou au-dessous de la ligature, même tout près de la moelle épinière, provoque des contractions dans les muscles de la patte postérieure droite seulement.

Le tronc tout entier du nerf sciatique droit, qui reçoit du sang empoisonné, est aussi bien soumis à l'influence du curare que le sciatique gauche. Malgré cela, tandis que le sciatique gauche semble avoir entièrement perdu son excitabilité, celle du sciatique droit semble être très peu atteinte. La différence consiste, en réalité, en ce que le sciatique gauche ne peut pas manifester son excitabilité, parce que toutes ses branches sont empoisonnées; le sciatique droit, au contraire, peut la manifester, au moyen des branches qui ont été soustraites, grâce à la ligature, à l'influence du sang empoisonné.

Observation IV. — Sur une grenouille de forte taille, disséquez le gastrocnémien, sectionnez-le à ses deux extrémités, liez les vaisseaux sanguins, de façon à ce qu'il reste uni au reste du corps par le nerf seulement. Empoisonnez la grenouille avec le curare.

On observe que l'excitation des fibres nerveuses, qui se distribuent au muscle, dans un point quelconque de son étendue, soit près du muscle, soit dans le tronc du sciatique aussi loin que possible du muscle, provoquera des contractions dans le muscle, bien que tous les autres nerfs moteurs du corps paraissent avoir perdu leur excitabilité.

De même on peut prouver que si, seule, la portion du nerf qui touche le muscle a été préservée de l'action du poison, quoique le reste y ait été soumis, on peut encore provoquer des contractions dans le muscle en appliquant un excitant sur un point quelconque du nerf. On suppose que le curare agit sur les plaques terminales.

Mais, comme nous l'avons vu, bien que les muscles soient eux-mêmes exposés à l'action du poison, ils ne perdent pas leur irritabilité. Ces deux faits : 1° que le curare empoisonne l'extrémité périphérique des nerfs, et 2° qu'il n'enlève pas l'irritabilité aux muscles, apportent un argument puissant à l'appui de l'opinion que les muscles possèdent une irritabilité propre.

Observation V. — Prenez une préparation de grenouille. Placez une paire d'électrodes A, aussi éloignées que possible sur le muscle, une seconde paire B, sur le nerf près du muscle, et une troisième C (non polarisable) également sur le nerf, un peu plus haut que B. Réunissez A et B à des bobines d'induction, et déterminez l'excitation minimum que doit transmettre chaque paire d'électrodes pour produire une contraction dans le muscle. Il est bon de recueillir des tracés de la contraction au moyen du levier, etc. De la sorte on peut observer isolément l'irritabilité du nerf (électrodes B) et en même temps celle du muscle et du nerf (électrodes A).

Faites maintenant passer un courant constant ascendant puissant en C; et pendant le passage du courant, déterminez comme précédemment le minimum d'excitation à transmettre en A et en B. Le courant constant ascendant détermine dans la portion du nerf, située entre les électrodes C et le muscle, une diminution d'excitabilité (anélectrotonus); ou, si le courant polarisant est suffisamment puissant et que les électrodes polarisants soient suffisamment éloignés, l'excitabilité est entièrement suspendue. Quand on fait passer un courant en B, les contractions ne se manifestent pas du tout, ou ne se manifestent que lorsque le courant est très puissant. En même temps, on constate que l'excitation minimum en A n'est pas très différente de ce qu'elle était précédemment. Il faut une excitation plus puissante pour produire une contraction, mais la différence est bien moins considérable que dans le cas des électrodes B ; et même cette différence peut s'expliquer en considérant que les électrodes A excitent à la fois les fibres musculaires et les fibres nerveuses intra-musculaires, et que, par conséquent, l'effet combiné est plus considérable quand les nerfs intra-musculaires sont intacts que lorsqu'ils sont paralysés par le courant ascendant.

Ainsi le courant ascendant, s'il est suffisamment puissant, suspend l'excitabilité des fibres nerveuses qui se distribuent à un muscle, et n'altère que peu la faculté du muscle d'être excité directement. Ce fait est encore un argument en faveur de « l'irritabilité musculaire propre ».

On peut également invoquer à l'appui le fait que les excitants chimiques des nerfs ou des muscles ne sont pas les mêmes (voy. chap. XII, *Observations V* et *VII*) ; que la partie inférieure du couturier des jeunes grenouilles, dans laquelle on ne peut découvrir de fibres nerveuses, est sensible aux excitants chimiques ; et que la contraction idio-musculaire peut être provoquée dans les muscles dont les nerfs ont complètement perdu leur irritabilité. (Chap. XII, *Observation IV.*)

CHAPITRE XIV

FONCTIONS DES RACINES DES NERFS RACHIDIENS

La racine *postérieure* d'un nerf rachidien est dite *sensitive* et sert à transmettre exclusivement les impressions *centripètes*, exercées sur les terminaisons nerveuses périphériques, vers certains organes centraux dans lesquels elle se transforment en sensations ou donnent naissance à des actions réflexes, etc. La racine *antérieure* est dite motrice ; elle sert exclusivement à la transmission *centrifuge* des organes centraux vers les terminaisons nerveuses dans les muscles, etc. La réalité de cette différence absolue dans les fonctions de ces deux ordres de racines est facile à démontrer chez la grenouille.

Les résultats sont plus clairs et plus distincts quand les centres conscients sont intacts, et que l'on se sert des signes ordinaires de sensation pour reconnaître si les excitations exercées sur les terminaisons nerveuses sont transmises ou non au système nerveux central. On peut aussi aisément démontrer ces faits, après l'ablation du cerveau, en se servant de l'action réflexe pour s'assurer s'il y a eu transmission centripète vers la moelle épinière. Dans le premier cas, la grenouille doit être soumise à l'action du chloroforme pendant qu'on met à nu les racines rachidiennes ; dans le second cas, il faut sectionner la moelle épinière dans le cou. (Voy. chap. xv.)

La grenouille est placée sur le ventre, et l'on pratique une incision le long de la ligne médiane du dos, depuis l'extrémité supérieure du coccyx jusqu'au niveau des membres antérieurs (fig. 129, *g h*). Après avoir écarté avec des érignes la peau sur les bords de la plaie, on continue l'incision plus profondément jusqu'aux apophyses épineuses et on dissèque de chaque côté les muscles longitudinaux, de manière à arriver sur les arcs vertébraux ; puis on maintient ces muscles écartés de chaque côté, ou on les coupe.

Avec une paire de ciseaux petite, mais forte, à pointes mousses, on sectionne de chaque côté l'arc de la dernière (huitième) vertèbre, en ayant bien soin de ne pas pénétrer trop profondément, et on enlève le fragment d'os ainsi détaché· On procède de la sorte successivement sur les arcs vertébraux des deux vertèbres situées en avant (septième et sixième). On aperçoit les racines des nerfs dans l'intérieur du canal rachidien. On retranche le reste des arcs vertébraux de chaque côté jusqu'à ce que les trois dernières (ou quatre) racines soient bien mises à nu, et en prenant bien garde que la pointe des ciseaux n'effleure pas les nerfs, et sans se préoccuper de l'hémorrhagie. Les racines postérieures sont situées à la superficie ; elles sont grandes et cachent les racines antérieures. On peut séparer les différentes racines les unes des autres en se servant avec précaution d'une aiguille courbe mousse.

Faites passer doucement une fine aiguille à anévrysme munie d'un fil de soie, ou une fine aiguille à coudre, dont la tête est légèrement recourbée et la pointe fixée dans un manche, sous la volumineuse racine postérieure qui semble appartenir à la dernière paire nerveuse. C'est la racine de la neuvième paire ; la dixième paire est beaucoup plus petite, et est accolée au fil terminal. (Voy. fig. 130.) La septième, la huitième et la neuvième paire forment le nerf ischiatique, d'où se détachent le nerf crural Ne et le nerf sciatique Ni ; la septième fournit la plupart des fibres du crural. Liez lâchement le fil de soie autour du nerf tout près de sa jonction avec la moelle. Évitez soigneusement de comprimer le nerf.

Observation 1. — La grenouille étant à l'état de repos complet, serrez fortement la ligature, et observez l'animal pendant ce temps. Si la grenouille est en bonne condition, vous apercevrez dans quelques parties du corps des mouvements dus à la sensibilité ou à l'action réflexe. Coupez maintenant le nerf entre la ligature et la moelle, il se manifestera encore probablement quelque mouvement.

Observation II.— Soulevez avec précaution le *bout périphérique* du nerf au moyen du fil de la ligature et glissez au-dessous les électrodes recourbés, représentés dans la figure 100, soutenus à la main ou portés par un support mobile. Pour qu'il n'y ait point dérivation du courant, placez un fragment de caoutchouc au-dessous du nerf et des électrodes, de façon à les isoler de la moelle et des autres nerfs. Appliquez la faradisation. Si le courant est isolé des tissus environnants, l'animal ne manifestera pas le moindre mouvement.

Observation III. — Répétez la même observation sur la racine de la paire nerveuse située immédiatement en avant (la huitième), mais rapprochez la ligature autant que possible des parois du canal rachidien, divisez le nerf entre la ligature et la paroi et appliquez les électrodes sous le *bout central* au lieu du *bout périphérique*.

Ligature et section produisent, comme précédemment, des mouvements. La faradisation très faible appliquée au bout central détermine des mouvements très étendus dans différentes parties du corps, c'est-à-dire des preuves manifestes de sensation ou d'action réflexe, suivant le cas.

La ligature ou la section des racines postérieures des nerfs rachidiens détermine des mouvements dans différentes parties du corps. L'excitation du bout périphérique ne détermine aucun mouvement; l'excitation du bout central détermine des mouvements étendus. Ces mouvements, qu'ils soient dus à de simples actions réflexes, ou qu'ils soient des mouvements volontaires complexes mis en jeu par des sensations perçues, indiquent qu'il y a eu transmission centripète dans les racines postérieures et que cette transmission est sensitive.

Observation IV. — Examinez maintenant la sensibilité du membre postérieur, sur lequel vous avez opéré. Si vous pincez les orteils ou la peau à la face postérieure du membre, il ne se produira pas d'action réflexe, ou du moins, s'il s'en produit, elle sera très faible. La face antérieure de la jambe, par contre continue à manifester une vive sensibilité.

Observation V. — Divisez les racines postérieures des septième et huitième paires, ainsi que celles de la dixième paire : le membre tout entier est maintenant complètement insensible ; mais on peut cependant provoquer des mouvements de la jambe en pinçant la peau du dos ou de toute autre partie du corps, sauf la jambe.

La division des racines postérieures arrête la transmission sensitive, mais n'empêche pas la transmission motrice.

Observation VI. — Enlevez soigneusement les racines postérieures sur lesquelles vous avez expérimenté. Les racines antérieures, plus minces, sont maintenant visibles.

Répétez sur une de ces racines antérieures (9ᵉ paire) l'*Observation II*. Il suffit, le plus souvent, de toucher simplement le nerf pour produire un mouvement dans le membre postérieur du même côté. Ce résultat accompagne toujours la ligature et la section.

L'excitation, même très faible, du bout périphérique détermine le tétanos dans le membre.

Observation VII. — Répétez sur la racine antérieure du 8ᵉ nerf rachidien l'*Observation III*.

L'excitation du bout central n'est suivie d'aucune espèce d'effet.

Les racines antérieures sont le siège des transmissions motrices centrifuges, mais non des transmissions sensitives centripètes.

Observation. VIII. — Sur une grenouille de forte taille, mettez à nu les racines des nerfs rachidiens et divisez les racines postérieures des 7ᵉ, 8ᵉ, 9ᵉ et 10ᵉ paires sur le côté droit, et sur le côté gauche les racines antérieures correspondantes.

La jambe gauche est incapable de mouvements ; elle est traînée par le reste du corps, mais ne peut plus se mouvoir par elle-même. (Si le cerveau a été préalablement détruit ou séparé de la moelle épinière, la jambe droite sera repliée sous le corps, comme d'habitude, mais la jambe gauche restera étendue. Voy. chap. xv.)

Si l'on pince le pied droit ou qu'on excite de toute autre façon la jambe droite, il ne se manifestera ni mouvement dans aucune partie du corps, ni trace de sensation.

Si l'on pince le pied gauche, ou qu'on excite de toute autre façon la jambe gauche ou une partie quelconque du corps, à l'exception de la jambe droite, il se manifestera des mouvements dans une partie quelconque du corps, sauf dans la jambe gauche.

Dans ce cas, les racines postérieures de la jambe droite ont été entièrement coupées, de même que les racines antérieures de la jambe gauche. Il n'y a pas de transmission centripète de la jambe droite vers le système nerveux central, ni de transmission centrifuge du système nerveux central vers les muscles de la jambe gauche.

Dans les racines postérieures la transmission est centripète (sensitive), dans les racines antérieures la transmission est centrifuge (motrice).

CHAPITRE XV

ACTIONS RÉFLEXES

Pour étudier les actions réflexes chez la grenouille, il faut enlever le cerveau ou au moins le séparer de la moelle épinière. On doit choisir de préférence les animaux les plus vigoureux et se familiariser au préalable avec la forme générale du crâne de la grenouille, ce qui permettra de reconnaître facilement sur l'animal vivant la position de l'articulation occipito-atloïdienne.

Section de la moelle allongée. — Après avoir entouré d'un linge les pattes de derrière et le corps de la grenouille, passez le quatrième doigt de la main gauche au-dessous des pattes de devant, et maintenez-les à l'aide du doigt du milieu et du petit doigt, qui doivent aussi tenir solidement le linge. Avec le pouce de la même main, appuyez sur l'extrémité du nez de l'animal, de façon à courber autant que possible le cou. Si maintenant vous promenez l'indicateur de la main droite sur le crâne, sur la ligne médiane d'avant en arrière, vous sentirez une dépression peu prononcée, mais distincte sur le cou, au point où finit l'occiput, et où la moelle est recouverte non plus par un os, mais par la membrane occipito-atloïdienne. Cette dépression est située sur une ligne transversale tangente au bord postérieur des deux membranes du tympan. (Fig. 129, ligne *a b*.)

Après avoir bien déterminé la position de ce point, faites une petite incision transversale longue de quelques millimètres avec un scalpel bien tranchant. L'incision ne doit pas être prolongée trop loin sur les côtés. Si l'on a soin d'éponger rapidement le sang, et de maintenir le cou recourbé, on aperçoit distinctement la moelle. Il faut alors la couper entièrement en travers et éponger rapidement la plaie, pour s'assurer que la section est complète, puis on détruit l'encéphale en introduisant par la plaie dans l'intérieur du crâne, un morceau de fil de fer à extrémité obtuse et en le faisant mouvoir en tous sens. Si l'on abandonne la blessure à elle même, l'hémorrhagie, dans la plupart des cas, cesse bientôt; si elle ne cesse pas, on bouche le trou occipital avec un petit tampon de bois (l'extrémité amincie d'une allumette); cependant, il vaut mieux, quand cela est possible, éviter d'y avoir recours. Ce mode opératoire, qui permet de voir nettement ce que l'on a fait, est préférable à celui qui consiste à diviser la peau, la membrane et la moelle d'un seul coup, sans que l'on puisse savoir bien exactement si la section est complète.

Décapitation. — Introduisez l'une des lames d'une forte paire de ciseaux dans la bouche de la grenouille et poussez-la aussi loin que possible en arrière, dans une direction transversale par rapport à l'axe antéro-postérieur de la tête. Placez la seconde lame derrière l'occiput, et retranchez rapidement la tête, en veillant à ce que les lames des ciseaux ne glissent pas en avant. Il suffit de jeter les yeux sur la plaie pour voir si l'encéphale tout entier a été enlevé ou non. Dans beaucoup de cas, l'hémorrhagie est excessive; on l'arrête alors soit à l'aide du perchlorure de fer, soit à l'aide du cautère actuel. Un procédé préférable consiste à employer le galvano-caustique thermique. On introduit le fil de platine (anse coupante) dans la bouche, et on le fait passer derrière l'occiput dans la direction de la ligne *a b* (fig. 129).

Quand on veut étudier d'une manière générale les actions réflexes, la section de la moelle doit être préférée à la décapitation. La perte considérable de sang, l'action de l'air et peut-être d'autres causes conduisent souvent, dans ce dernier cas, à des résultats anormaux, par exemple, à des mouvements pseudo-volontaires d'une part, et, d'autre part, à l'absence de réaction.

Observation I. — Placez la grenouille, immédiatement après la section de la moelle, sur le ventre, les jambes étendues. Dans la plupart des cas les jambes resteront étendues, et, au début, les excitants, appliqués sur quelque part que ce soit du corps, ne détermineront pas de mouvements. L'animal (ou plutôt la moelle épinière), est dans un grand état de prostration à la suite de l'opération.

Si l'on continue à observer l'animal, on voit qu'au bout d'un certain temps, les pattes de derrière, sans intervention apparente d'aucun excitant externe, sont brusquement repliées l'une après l'autre sous le corps et reprennent ainsi leur position habituelle. C'est le signe que l'état de prostration est passé. Si maintenant on vient à étendre une des pattes et qu'on la lâche, elle se replie immédiatement de nouveau sous le corps.

Quand l'état de prostration est passé et que les jambes se sont repliées sous lui, l'animal semble avoir repris sa position naturelle. En l'observant plus attentivement, on voit cependant que sa position n'est pas complètement naturelle. Le dos est trop horizontal, la tête est inclinée, le cou touche presque la table et les pattes de devant sont étendues. Tandis qu'une grenouille non opérée tient sa tête et son cou élevés, les pattes de devant sont presque verticales et le corps fait un angle considérable avec le plan de la table.

Abandonnée à elle-même, la grenouille ne manifeste plus de mouvements d'aucune sorte. Elle ne s'écarte pas de la position qu'elle occupe, à moins qu'elle n'y soit poussée par une excitation extérieure. Cette absence de mouvements spontanés est surtout bien marquée, quand on évite les brusques variations de température, et qu'on empêche la peau de se dessécher. Aussi est-il bon de placer l'animal sur une assiette renfermant une petite quantité d'eau et de le couvrir avec une cloche de verre.

Si on retourne la grenouille et qu'on la place sur le dos, elle reste indéfiniment dans cette position, sans essayer de reprendre sa position naturelle. Pendant qu'elle est sur le dos, on peut observer les battements du cœur; mais les mouvements respiratoires font complètement défaut.

Projetée dans un vase plein d'eau, elle tombe au fond, comme un bloc de plomb (à moins que les poumons ne soient trop distendus par l'air), sans faire mine de nager.

En excitant de différentes façons la grenouille, on peut lui faire exécuter une grande variété de mouvements, mais, dans aucun cas, on ne peut la faire sauter en avant.

Observation II. — Piquez légèrement la paroi latérale de l'abdomen avec une aiguille. Vous observerez une légère contraction dans les muscles de la région. C'est là une des formes les plus simples de l'action réflexe. La contraction ne s'est manifestée que dans les muscles du côté du corps dont les nerfs afférents ont été influencés par l'excitant, et on peut s'assurer que les nerfs afférents et efférents, dont l'action a été mise en jeu, se rattachent assez exactement au même segment de la moelle épinière.

Si l'on augmente graduellement l'excitation en faisant subir à l'animal des piqûres de plus en plus fortes, on voit que les contractions se produisent sur une étendue de plus en plus grande, envahissent l'autre côté de la paroi abdominale et finalement les pattes de devant et de derrière.

L'excitation pas trop forte d'un nerf afférent ne produit les phénomènes de l'action réflexe que dans un petit groupe défini de fibres efférentes ; mais quand son intensité s'accroît, l'effet se fait sentir sur un nombre de plus en plus grand de fibres.

Observation III. — Au moyen d'un crochet en forme de S, attachez par la mâchoire inférieure la grenouille à un support disposé de façon que le corps et les pattes pendent librement.

Ou bien prenez une mince planchette large de dix centimètres et longue de douze ; placez-y la grenouille sur le ventre de façon que la planchette ne dépasse pas la partie postérieure de l'abdomen, et attachez-l'y avec deux cordons de caoutchouc, placés l'un immédiatement en arrière des pattes antérieures, et l'autre un peu en avant des cuisses. En fixant verticalement la planchette sur un support, les membres postérieurs pendront librement, tandis que le corps sera solidement maintenu.

Dans la plupart des cas, la première méthode, qui est la plus simple, suffit ; mais on doit employer la seconde quand on désire étudier avec quelque précision les mouvements des pattes.

Les pattes pendant ainsi librement et le corps étant au repos complet, pincez légèrement l'extrémité d'un orteil. La patte se repliera immédiatement, et, après être restée pendant un temps variable dans la position fléchie, reprendra lentement la première position.

Répétez l'observation sur l'autre patte. Seule la patte, dont les orteils ont été pincés se replie; et, si l'on a eu soin de ne pas trop maltraiter l'orteil, il ne se produit pas d'autre mouvement que celui de la flexion de la patte.

Observation IV. — Pincez fortement les plis de la peau qui entoure l'anus; les deux pattes se replient soudainement et si complètement que les orteils viennent toucher les pinces, puis, brusquement aussi s'étendent de nouveau. Le mouvement brusque de flexion et d'extension peut se répéter rapidement plusieurs fois à la suite d'un seul pincement sur la région en question.

Observation V. — La grenouille étant suspendue au support, placez au-dessous un verre de montre ou un petit vase de verre quelconque renfermant de l'acide sulfurique très dilué (une goutte pour vingt, trente ou cinquante centimètres cubes, de façon à donner la saveur acide), de telle sorte que l'extrémité du plus long des orteils seule y trempe. Au bout d'un temps plus ou moins court, suivant l'acidité de la solution et l'état de la grenouille, la patte se fléchit et est retirée du liquide. Très fréquemment ce mouvement, même après que la solution a été enlevée, ne se borne pas à une simple flexion suivie de relâchement, mais consiste en une série de flexions et de relâchements de moins en moins marqués.

Répétez l'observation en faisant varier la quantité d'acide; commencez par de l'eau distillée pure et ajoutez-y graduellement de l'acide. Ayez soin de laver soigneusement la patte avec de l'eau, après chaque observation, de laisser un intervalle de quelques minutes entre les observations successives, et de plonger seulement l'extrémité de l'orteil dans le liquide.

Mesurez, au moyen d'un métronome à mouvement très rapide, le temps exact qui s'écoule depuis le moment où l'orteil est mis en contact avec le liquide et celui où il est retiré.

Avec une solution de titre donné, appliquée sur la même grenouille dans des circonstances différentes, la durée de ce temps peut être considérée comme la mesure de la puissance de l'action réflexe. Plus l'intervalle est court, plus la moelle est disposée aux actions réflexes. Pour faire les mensurations, il est bon d'employer une solution très étendue qui ait tout juste la saveur acide.

Observation VI. — A la place d'acide on peut employer simplement de l'eau à une température suffisamment élevée (25° à 35°), qui est moins sujette que l'acide à exercer une action permanente sur la peau ; mais la difficulté de maintenir exactement la même température ne permet pas de s'en servir pour les expériences comparatives.

Dans toutes les expériences précédentes les mouvements produits concourent manifestement à un but défini. Si on excite une région particulière de la surface du corps, on obtient comme résultat un mouvement complexe, produit par la contraction de certains muscles ou de certaines séries de muscles, dont l'action est parfaitement coordonnée. Quand on pince la patte d'une grenouille ou qu'on y applique un acide, les mouvements, qui en sont la conséquence, écartent ou au moins tendent à écarter la patte de l'agent qui agit sur elle ; quand on pince la peau de la marge de l'anus, les mouvements des pattes tendent à écarter les pinces.

Ce caractère des actions réflexes d'être adaptées à un but défini est encore plus manifeste quand on emploie la méthode suivante :

Observation VII. — Disposez une grenouille de façon que ses pattes seules soient libres, d'après la méthode indiquée plus haut. Coupez de petits morceaux de papier à filtre d'environ 1 ou 2 millimètres carrés, plongez-les dans de l'acide acétique, enlevez-leur tout l'acide qui est de trop, et placez-les sur différentes régions de la peau. De cette façon, on peut limiter l'excitation à de très petites étendues choisies à volonté ; et on observe que l'application des morceaux de papier dans différentes régions du corps détermine dans les pattes postérieures des mouvements très différents. Si, par exemple, on place un de ces morceaux de papier sur le talon d'un des pieds, les deux pieds seront violemment frottés l'un contre l'autre, tandis que le haut des pattes reste étendu. Si on le place sur un des flancs, le pied du même côté viendra l'enlever ; si on le place sur le milieu du dos, l'un des pieds ou tous les deux s'efforceront de l'enlever, et ainsi de suite.

Pour étudier ces phénomènes, il est bon de diviser les pattes et le corps de la grenouille en régions de peu d'étendue, et de déterminer les mouvements qui résultent de l'excitation de chacune de ces régions. On observe de la sorte de nombreux exemples de mouvements dirigés en vue d'un but apparent.

Observation VIII. — On a vu que lorsque le papier imbibé d'acide est placé, par exemple, sur le flanc droit, c'est la patte droite seule, qui, dans les circonstances ordinaires, agit pour l'enlever. Choisissez une grenouille de forte taille, chez laquelle on s'est assuré que l'action réflexe est très manifeste, suspendez la comme il a été indiqué, chargez la patte droite d'un poids qu'elle soit incapable de soulever, et appliquez un morceau de papier imbibé d'acide sur le flanc droit. Vous observerez d'abord des secousses et des mouvements convulsifs dans la patte droite, puis la patte gauche s'efforcera de frotter le flanc droit.

Placez sur une table et sur le dos une grenouille chez laquelle l'action réflexe est également très manifeste.

L'application du papier sur la surface de la cuisse droite déterminera les mouvements du pied droit, qui tâchera d'enlever le papier, tandis que le pied gauche restera au repos. Maintenez solidement le pied droit, ou mieux, placez une ligature au-dessous du genou et retranchez la jambe droite avec le pied. L'application subséquente du papier imbibé d'acide sur la cuisse droite sera suivi de secousses convulsives dans le moignon (qui seront sans effet sur le papier), et ensuite le pied gauche se mettra en mouvement pour chasser le papier.

Dans ces deux cas, nous avons les preuves d'une faculté manifeste de l'organisme, même en l'absence totale du cerveau, de changer ses procédés ordinaires, et de s'adapter sur-le-champ à des conditions nouvelles. Ces preuves ont conduit certains physiologistes à attribuer à la moelle une sorte d'activité psychique consciente.

Observation IX. — L'expérience suivante tend au contraire à contredire cette supposition :

Versez dans un vase de verre peu profond ou dans un plat de porcelaine une quantité d'eau suffisante pour atteindre la tête d'une grenouille. Recouvrez les parois intérieures ainsi que le fond du vase avec du papier à filtre.

Placez une grenouille non mutilée dans l'eau et élevez graduellement la température. Recouvrez le vase avec une toile métallique afin d'empêcher l'animal de s'échapper.

A mesure que la température s'élève, la grenouille paraît mal à l'aise et vers 20° à 30° fait de violents efforts pour s'échapper.

Répétez l'expérience avec une grenouille dont la moelle a été sectionnée. L'eau doit recouvrir tout l'animal jusqu'au niveau de la plaie dans le cou, mais on doit avoir soin qu'elle n'arrive pas en contact avec la moelle épinière.

Jusqu'à 30° et au-dessus, on n'aperçoit de mouvement d'aucune sorte. Vers 35°, de légères secousses se manifestent dans quelques muscles des membres et des flancs. A 38°—40° le corps tout entier tombe en rigidité de chaleur et la grenouille est morte sans avoir fait la moindre tentative pour s'échapper de l'eau chaude.

Cette observation prouve que la grenouille, privée de cerveau, n'a ni conscience, ni volition, contrairement à ce que l'*Observation VIII* tendrait à faire admettre.

Observation X. — On peut se proposer comme un exercice instructif de mettre à nu les racines des 7°, 8°, 9° et 10° nerfs spinaux de la façon qui a été indiquée au chapitre XIV, après avoir divisé préalablement la moelle. On sectionne ensuite la racine postérieure d'un de ces nerfs, par exemple du 7°, et on recherche quelles sont les régions de la peau sur lesquelles on peut placer des petits morceaux de papier imbibés d'acide sans amener la production d'actions réflexes. On arrive ainsi à connaître la distribution dans la peau des filaments sensitifs de ce nerf. On opère de même sur tous les autres nerfs.

Observation XI. — Après avoir sectionné la moelle, faites une incision transversale sur le dos de la grenouille un peu en arrière du niveau des pattes de devant (fig. 129 *c d*), coupez avec beaucoup de précaution la lame vertébrale de chaque côté et enlevez l'arc vertébral ainsi détaché. A l'aide d'un scapel à pointe aiguë, divisez la moelle à ce niveau.

Quand l'animal s'est remis de l'opération, on trouve que l'on peut provoquer des actions réflexes dans les membres antérieurs en irritant la peau de ces membres ou de la partie antérieure du corps, sans qu'il se manifeste aucun mouvement dans les membres postérieurs, et *vice versâ*. L'opération a divisé le corps en deux segments, qui, au point de vue des actions réflexes, sont complètement indépendants l'un de l'autre. Quelquefois, quand les mouvements d'un des segments sont très violents, l'autre segment est déplacé ; le déplacement agit alors comme excitant et il se produit de la sorte indirectement une action réflexe. Mais il ne faut pas la confondre avec les actions réflexes directes que peut seule provoquer, dans chaque segment, l'excitation de ce segment.

Observation XII. — A l'aide d'un fil de fer ou d'une aiguille à pointe mousse, détruisez complètement la moelle épinière dans une des grenouilles qui ont servi aux expériences précédentes et chez lesquelles l'action réflexe se produisait bien manifestement. L'animal est devenu pour toujours incapable de manifester aucune action réflexe.

Observation XIII. — L'action de certains poisons, et principalement de la strychnine, modifient singulièrement cette propriété que présentent les actions réflexes d'avoir visiblement un but défini.

Après avoir sectionné la moelle chez une grenouille, suspendez l'animal, comme dans l'*Observation III*, et déterminez la rapidité avec laquelle se produit une action réflexe provoquée par une excitation mécanique. Cette détermination peut servir de mesure de l'excitabilité réflexe de la moelle épinière. Dans ce cas, la méthode d'excitation au moyen d'un acide ne doit pas être employée.

Introduisez sous la peau du dos de la grenouille $\frac{1}{2000}$ à $\frac{1}{3000}$ de grain de sulfate de strychnine, et déterminez de nouveau, au bout d'un court espace de temps, les effets de l'excitation mécanique. Vous trouverez qu'ils sont plus énergiques, c'est-à-dire que l'excitabilité réflexe a augmenté.

Injectez maintenant une plus grande quantité de poison et, dans très peu de temps, se manifeste un changement très marqué. Le mouvement provoqué par l'excitation n'est plus simple, ce n'est plus par exemple un simple mouvement de retrait, mais une extension tétanique de la jambe, qui devient de plus en plus violente et prolongée.

Bientôt chaque application de l'excitant donne naissance à un mouvement tétanique prolongé qui n'est plus limité au membre ou même au côté excité. Les membres postérieurs sont violemment étendus, les membres antérieurs repliés sous le sternum, et des convulsions prolongées se manifestent dans tous les muscles du tronc.

Au bout d'un certain temps, ces convulsions disparaissent, et le tronc ainsi que les membres sont de nouveau à l'état de repos. Chaque application de l'excitant provoque le même tétanos du corps tout entier, quelle que soit la partie du corps excitée et quelle que soit la nature de l'excitant. Les actions réflexes normales concourant à une fin déterminée se perdent dans un spasme complet de tout l'organisme.

On peut considérer le résultat comme provoqué par une suractivité déterminée par l'excitant dans les nerfs afférents, ou par une irritabilité anormale du système musculaire tout entier, ou par un état anormal de la moelle épinière. L'expérience suivante démontre que cette dernière cause est la seule vraie.

Observation XIV. — Liez les membres postérieurs d'une grenouille, dont la moelle a été au préalable sectionnée, en ayant soin de ne pas léser les nerfs, comme il a été indiqué au chapitre XIII, et injectez ensuite une petite dose de strychnine.

Bien que la circulation soit complètement suspendue dans les membres postérieurs, les actions réflexes se produisent d'une façon aussi manifeste, et sont aussi faciles à provoquer que dans les conditions ordinaires; mais la ligature empêche la strychnine d'arriver aux nerfs sensitifs ou moteurs et aux muscles des membres postérieurs. Par conséquent, le caractère tétanique des actions réflexes qui s'y manifestent doit être entièrement rapporté aux conditions différentes dans lesquelles se trouve la moelle épinière elle-même.

CHAPITRE XVI

DE QUELQUES FONCTIONS DE CERTAINES PARTIES DE L'ENCÉPHALE

La plupart des expériences qui ont trait aux fonctions de l'encéphale, de même que celles qui se rapportent à la transmission dans la moelle, ne sont pas de nature à être faites par des commençants; aussi les passerons-nous sous silence. Il y a cependant plusieurs observations très instructives que l'on peut faire sur la grenouille.

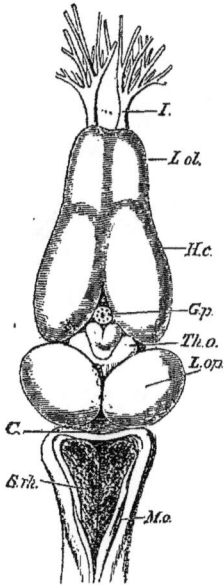

Fig. 131. — Encéphale de la grenouille vu par la face supérieure et grossi. — L. ol, lobes olfactifs ; Hc, hémisphères cérébraux ; Gp , corps pinéal; *Th*. o, couches optiques; L. o p, lobes optiques ; . C, cervelet; M o, moelle allongée; S. rh, sinus rhomboïdal.

Le cerveau de la grenouille peut être considéré, à un point de vue physiologique, comme divisé en trois régions. On rencontre d'abord la moelle allongée M.o (fig. 131), le cervelet C très petit, puis les lobes optiques L.op, facilement reconnaissables par le pigment que contient la pie-mère qui les recouvre, et enfin, les hémisphères cérébraux H.c. recouvrant les corps striés avec les couches optiques peu developpées Th.o, situées entre eux et les lobes optiques.

La position des lobes optiques (tubercules bijumeaux) correspond assez bien à la partie postérieure des os fronto-pariétaux, que l'on voit distinctement quand on a enlevé la peau du crâne. Une incision transversale faite avec un couteau fort et étroit sur le crâne suivant une ligne tangente au bord antérieur des deux membranes du tympan sépare les hémisphères cérébraux des lobes optiques. Cette petite opération peut s'effectuer sans enlever même la peau. Cependant, dans la plupart des cas, il est préférable d'enlever la paroi supérieure du crâne, de façon à voir les parties du cerveau sur lesquelles on doit agir.

Après avoir chloroformé la grenouille, incisez d'avant en arrière les téguments du crâne sur la ligne médiane, à partir du nez, jusqu'à la rencontre d'une incision transversale pratiquée immédiatement en arrière des deux membranes du tympan (fig. 129 e f, a b). Écartez avec des érignes les bords de l'incision en T ainsi faite. Avec des pinces coupantes ou une forte paire de ciseaux coupez les fronto-pariétaux au point où ils recouvrent l'ethmoïde. Saisissez ensuite chacun de ces os par son extrémité antérieure et arrachez-les sans toucher au cerveau placé au-dessous. Cela fait, glissez avec précaution au-dessous de chaque pariétal, près de son bord externe, la lame d'une paire de ciseaux, puis, coupez-le. Saisissez cet os avec des pinces par son bord antérieur, soulevez-le et arrachez-le. Si l'on a évité de toucher aux vaisseaux sanguins placés sur les côtés, l'hémorrhagie sera peu de chose et s'arrêtera bientôt. Il faut alors séparer le cerveau des lobes optiques par une simple incision transversale et l'enlever. Une méthode préférable pour éviter toute lésion des nerfs optiques et des couches optiques consiste à couper les hémisphères cérébraux au niveau de leur réunion avec les lobes olfactifs (fig. 131, L.ol), et à les soulever avec précaution et graduellement d'avant en arrière, à partir de la section. Pour séparer les lobes optiques de la moelle, il suffit tout simplement d'une incision transversale, mais on doit prendre garde de ne pas blesser le cervelet; il est bon aussi d'enlever toutes les parties en avant de l'incision. On rapproche les bords de la peau, on les réunit par quelques points de suture, et on laisse l'animal se remettre de l'opération.

Observation I. — Mouvements que peut exécuter une grenouille, chez laquelle la moelle allongée, le cervelet ainsi que la moelle

épinière sont intacts, et dont le reste de l'encéphale a été enlevé.
— Quand l'animal s'est remis de l'opération, on observe les faits suivants, que l'on doit comparer avec ceux que présente une grenouille dont tous les centres nerveux, sauf la moelle épinière, ont été détruits.

L'attitude est tout à fait normale et entièrement différente de ce qu'elle est quand la moelle épinière est seule intacte. La tête est élevée.

La respiration s'effectue comme d'ordinaire.

Si l'animal est abandonné à lui-même et préservé de toute excitation extérieure, il reste complètement immobile. Pendant un court espace de temps après l'opération, on observe fréquemment des mouvements en apparence volontaires, c'est-à-dire sans cause connue. Généralement ils cessent vite, et disparaissent entièrement, si l'animal vit assez longtemps pour que la blessure se guérisse.

L'animal ne peut pas se nourrir lui-même. On peut mettre à sa portée, ou même introduire entre ses dents des mouches, des vers, etc., sans qu'il essaie de les prendre. Si on ouvre cependant la bouche, et qu'on introduise des aliments dans le pharynx, il les avale. De cette façon, en le nourrissant avec des morceaux de viande, ou des vers, ou des fragments de muscle de grenouille, on peut indéfiniment conserver l'animal vivant ; il faut avoir soin seulement que les morceaux ne soient pas trop gros et ne pas en donner trop souvent.

Si l'on pince la peau dans le voisinage de l'anus, l'animal fait plus que de donner un coup de patte avec ses pattes postérieures ; il saute en avant, fait souvent plusieurs sauts et s'avance à une distance considérable ; parfois il rampe au lieu de sauter, parfois aussi il saute et rampe. Placé sur le dos, il reprend immédiatement sa position naturelle. Il exécute ce dernier mouvement instantanément et avec vigueur. Il faut employer la force pour le maintenir sur le dos.

Jeté dans un vase plein d'eau, il se met de suite à nager, et continue ainsi jusqu'à ce qu'il rencontre une place où il puisse se reposer. Quand il l'a trouvée, il y rampe, prend l'attitude normale, et y reste immobile jusqu'à ce qu'on le dérange.

Si l'on a enlevé le cervelet tous ces mouvements sont très altérés, bien plus faibles et moins marqués ; ils peuvent même ne pas se manifester du tout, à l'exception des mouvements respiratoires ; mais, comme il est impossible d'enlever le cervelet tout entier sans léser la moelle, il est difficile de déterminer la part prise par chacun des centres nerveux dans l'exécution de ces mouvements compliqués.

Tous ces faits indiquent qu'il y a dans cette partie du cerveau un mécanisme destiné à la coordination des mouvements. Les mouvements de ramper, de sauter, de nager et de se retourner sur le ventre exigent un mécanisme nerveux beaucoup plus complexe que celui qui est nécessaire pour les actions réflexes dont le siège est dans la moelle, quelque compliquées qu'elles soient.

La persistance de ce que nous avons appelé l'attitude normale est très remarquable. A proprement parler, la grenouille vivante et intacte varie constamment son attitude ; mais celle qui lui est le plus habituelle et qu'elle prend naturellement, quand elle est au repos, est celle que nous avons décrite. C'est aussi celle que prend toujours la grenouille à laquelle on a laissé le cervelet et la moelle, celle à laquelle elle revient quand on la dérange, et dans laquelle elle meurt, si on l'abandonne sans la nourrir.

Observation II. — *Influence de la présence des lobes optiques.* — Enlevez les centres nerveux en avant des lobes optiques, comme il a été indiqué, et, avant de procéder aux expériences, laissez l'animal tranquille pendant un jour, ou au moins plusieurs heures après l'opération.

Vous observerez tous les faits énumérés dans l'*Observation 1*, et, en outre, certains phénomènes qui ne se manifestent que lorsque les lobes optiques sont intacts.

Expériences de Goltz. — 1° Placez la grenouille sur une planchette d'environ vingt centimètres carrés, et près de l'un des bords. Tenez la planchette horizontale, la grenouille restera complètement immobile dans son attitude normale.

Inclinez graduellement la planchette, de façon que le bord le plus éloigné de la grenouille, et vers lequel elle doit être tournée s'élève graduellement. Jusqu'à une inclinaison de 45° et au delà, la grenouille ne bouge pas; mais, aussitôt que la planchette est assez inclinée pour que le centre de gravité de l'animal soit rejeté en dehors du bord inférieur, il se met à ramper sur la planchette. La grenouille s'élève à mesure que la planchette s'incline jusqu'à ce que celle-ci soit verticale; la grenouille est alors placée dans la position normale sur le bord supérieur. Si on continue le mouvement de la planchette de façon que sa face supérieure devienne inférieure, la grenouille passe sur la nouvelle surface, et lorsque, par suite du mouvement de révolution, celle-ci s'incline à son tour, elle rampe, comme précédemment, vers le bord le plus élevé.

Évidemment le déplacement du centre de gravité a pour effet de produire des mouvements destinés à rétablir l'équilibre, et qui se continuent jusqu'à ce que le but soit atteint. Au premier abord, on croit avoir affaire à un acte conscient; mais, si on étudie avec soin comparativement comment se comporte dans le même cas une grenouille intacte, le contraste est frappant. La grenouille opérée ne fait pas autre chose que ramper, et cesse de ramper aussitôt que la cause qui avait dérangé son équilibre disparaît. Quand l'expérience réussit, elle reste immobile penchée sur le bord vertical, et ne cherche pas à échapper. Au contraire une grenouille intacte saute tout de suite et s'échappe.

2° Placez la grenouille sur la table, et pressez légèrement d'avant en arrière les flancs de l'animal avec le pouce et l'indicateur, l'animal profère un coassement aigu et bien distinct, qu'il fait entendre de nouveau chaque fois que l'on recommence l'opération.

Dans ce cas aussi, une grenouille intacte se conduit bien différemment. En effet, quand on lui fait subir le même traitement, elle peut ou non coasser; une seule manœuvre peut provoquer plusieurs coassements ou n'en provoquer aucun. La grenouille privée des hémisphères cérébraux, mais pourvue encore des lobes optiques, coasse à chaque manœuvre et ne coasse qu'une seule fois pour chacune d'elles.

On est par conséquent conduit à considérer ce fait comme le

résultat d'un mécanisme spécial et non point comme un acte conscient.

Observation III. — Après avoir enlevé soigneusement les hémisphères cérébraux de façon à laisser intacts les lobes optiques, exécutez l'expérience suivante de Goltz destinée à montrer la persistance des sensations visuelles.

Placez une grenouille sur une table, la tête tournée vers la fenêtre et, à 15 ou 20 centimètres en avant de la tête, un livre ou tout autre objet opaque. Pincez doucement la grenouille par derrière en un point exactement situé sur la ligne médiane. Dans les circonstances ordinaires la grenouille sauterait en avant en droite ligne, et, si la vision était abolie, viendrait buter avec sa tête contre le livre ; mais dans le cas actuel, si l'expérience réussit, on observe qu'au lieu de s'échapper en faisant des sauts droit devant lui, l'animal oblique un peu à gauche ou à droite de façon à éviter le livre.

S'il oblique à gauche, poussez le livre du même côté et répétez l'expérience. Il sautera maintenant en droite ligne ou en obliquant à droite. De même si le livre avait été poussé à droite, il obliquerait à gauche.

On fera bien d'essayer cette expérience, mais il faut savoir qu'elle échoue fréquemment. Il faut avoir soin que la lumière qui pénètre dans la chambre tombe bien en face de l'animal, afin d'augmenter l'ombre produite par le livre. Il est probable que l'image du livre opaque produit une sorte d'impression visuelle suffisante pour guider les mouvements de l'animal. Mais il serait hasardeux d'affirmer que l'animal voit, car il est difficile ou même impossible d'avoir aucune autre preuve de l'influence de la vision sur une grenouille ainsi mutilée.

Nous avons rapporté ces observations pour montrer qu'en l'absence des hémisphères cérébraux, que les lobes optiques soient ou non intacts, la grenouille ne manifeste plus de volition. Elle n'exécute aucun de ces mouvements spontanés que nous attribuons d'ordinaire à la volition ; il y a, par conséquent, absence de la conscience que nous trouvons toujours inséparablement unie à la volition. En même temps, nous voyons qu'à la présence de certaines parties de l'encéphale situées derrière le cerveau est due la nature des mouvements provoqués par les excitations extérieures, mouvements qui peuvent être très compliqués et très délicats. C'est à elle que ces mouvements doivent ces caractères qui les font ressembler si étroitement aux mouvements volontaires et qui suggèrent l'idée de dispositions très complexes dans le cerveau, dans les nerfs efférents et afférents, y compris les nerfs des sensations spéciales, ainsi que dans les centres nerveux, qui peuvent être mis en jeu, d'une part par la volition, de l'autre par quelque excitant extérieur.

Observation IV. — Action modératrice (inhibition) du cerveau sur les actions réflexes de la moelle épinière.

Les actions réflexes de la moelle épinière se produisent plus facilement, sont plus énergiques et plus complètes en l'absence du cerveau. Le cerveau doit par conséquent réagir sur les actions réflexes.

Excitation des lobes optiques. — Après avoir préparé une grenouille, comme dans l'*Observation II*, etc., déterminez l'intensité de l action réflexe par la méthode de l'acide sulfurique (chap. XV, *Observation V.*)

Touchez avec un petit cristal de chlorure de sodium ou avec la pointe d'un pinceau trempé dans la solution saline la surface de section des lobes optiques et déterminez, au bout de quelques secondes, avant que les convulsions qui se manifestent quelquefois n'aient apparu, le temps qui s'écoule depuis le contact de l'acide avec le pied jusqu'au moment où le pied se retire vivement. Vous observerez qu'il s'est beaucoup accru, ou en d'autres termes, l'excitation des lobes optiques a exercé une influence inhibitrice sur l'action réflexe de la moelle. Si on retranche les lobes optiques et que l'excitation soit portée sur la moelle, le résultat est bien moins marqué.

Observation VI — Ablation des hémisphères cérébraux chez les oiseaux. — Choisissez un jeune pigeon de forte taille, mais déjà en état de voler. Nourrissez-le pendant quelques mois avec des aliments secs, afin d'éviter une trop grande hémorrhagie.

Après l'avoir chloroformé, faites une incision longitudinale sur le milieu de la voûte du crâne et rejettez à droite et à gauche les bords de l'incision. Coupez alors avec des ciseaux la voûte du crâne, qui est très mince, et enlevez-là. Sans attendre que l'hémorrhagie ait cessé, attirez doucement en avant les hémisphères cérébraux, avec un bistouri boutonné, divisez transversalement d'un côté à l'autre le cerveau en avant des tubercules bijumeaux, et avec une spatule enlevez en masse d'arrière en avant les hémisphères. Placez l'animal sur un perchoir et abandonnez-le à lui-même, et n'essayez pas de tamponner, ni d'étancher le sang qui s'écoule ; il se forme bientôt un caillot qui est le meilleur préservatif contre toute hémorrhagie ultérieure. Attendez, pour réunir par une suture les deux bords cutanés de la plaie, que l'hémorrhagie se soit complètement arrêtée.

Si l'on veut conserver pendant longtemps l'animal en vie, il est bon de le laisser parfaitement tranquille après l'opération et de remettre à plus tard toute expérience ou observation. Au bout du deuxième ou du troisième jour, on commence à le nourrir graduellement avec quelques grains d'orge ou de riz ramollis dans l'eau. Dans le cas contraire, on peut commencer les observations aussitôt que l'hémorragie s'est arrêtée.

L'oiseau, ainsi privé de ses hémisphères cérébraux (y compris les corps striés et les couches optiques), placé sur le doigt ou sur un perchoir, se tient en équilibre et y reste indéfiniment dans l'immobilité la plus complète, il ne présente absolument d'autres mouvements que les mouvements respiratoires. Il semble plongé dans un profond sommeil, la tête affaissée et les paupières closes.

Si on l'irrite, il paraît s'éveiller ; il ouvre les yeux, lève la tête ; il étend plus ou moins ses ailes et meut son corps ou ses membres.

Si, quand il est à l'état de repos, perché sur le doigt, on vient à faire tourner doucement le doigt de façon à lui faire perdre l'équilibre, il étend immédiatement ses ailes comme pour voler.

Jeté en l'air, il vole à quelque distance, puis retombe dans son sommeil. Si, dans son vol, il rencontre un objet quelconque, il s'y heurte.

Voyez, pour plus de détails, l'ouvrage de Flourens sur le système nerveux, p. 123.

Observation VII. — Ablation des hémisphères cérébraux chez les mammifères. — L'animal le plus favorable pour ces expériences est un jeune lapin de deux mois, nourri pendant quelques jours avec des aliments secs. Le mode opératoire est semblable à celui que l'on emploie pour les oiseaux. Fixez l'animal sur l'appareil de Czermak, qui doit être incliné de façon à faire avec la table un angle d'environ 60°; de la sorte la tête est aussi haute que possible et l'hémorrhagie est moins considérable. On facilite l'enlèvement de la voûte du crâne, en perforant, à l'aide de la tréphine, un petit trou d'environ un centimètre de diamètre dans chaque pariétal et en faisant glisser une des lames d'une paire de ciseaux d'un de ces trous dans l'autre, entre l'os et la dure-mère; puis, on sectionne l'os. On enlève ensuite le reste de la voûte crânienne pièce à pièce; on évite soigneusement de blesser les sinus veineux, et on opère aussi rapidement que possible. On ne doit aussi administrer à l'animal que la dose d'éther ou de chloroforme strictement suffisante. La ligature préalable de la carotide est peu avantageuse et ne sert qu'à compliquer l'opération.

L'animal ne survit pas longtemps à l'opération. Cependant, pendant plusieurs heures après qu'elle a été faite, on peut observer, comme chez la grenouille et l'oiseau, des mouvements complexes consécutifs à une excitation, mais avec absence totale de volition.

Observation VIII.— Section des canaux semi-circulaires. — Cette opération réussit surtout chez les oiseaux, par exemple, chez un jeune pigeon. Il est nécessaire au préalable d'acquérir une connaissance exacte de la position et des rapports des canaux semi-circulaires chez l'animal mort. Faites une incision verticale derrière la tête, écartez les bords de l'incision, coupez à leur insertion les muscles du cou, enlevez la table externe du diploé du crâne derrière chaque oreille, et, avec de petites pinces, arrachez par morceaux la substance osseuse spongieuse, jusqu'à ce que vous trouviez les canaux semi-circulaires osseux très durs, qui y sont enfouis.

Après avoir ainsi déterminé leur position exacte chez l'oiseau mort, on les atteindra facilement en procédant de la même façon chez l'oiseau vivant. On en coupe alors un ou deux de chaque côté avec une paire de ciseaux petits, mais forts. On arrête l'hémorrhagie, qui est généralement considérable, avec des styptiques.

Immédiatement après l'opération et pendant un temps indéfini, l'animal manifeste le plus grand désordre dans ses mouvements. Bien qu'il soit capable de mouvoir chacun de ses muscles, il a complètement perdu la faculté de coordonner ses mouvements. (Voir, pour plus de détails : Flourens, *Système nerveux*, p. 454; Goltz dans *Archives de Pflüger*, vol. III, p. 172, et Cyon, ibid, vol. VIII.)

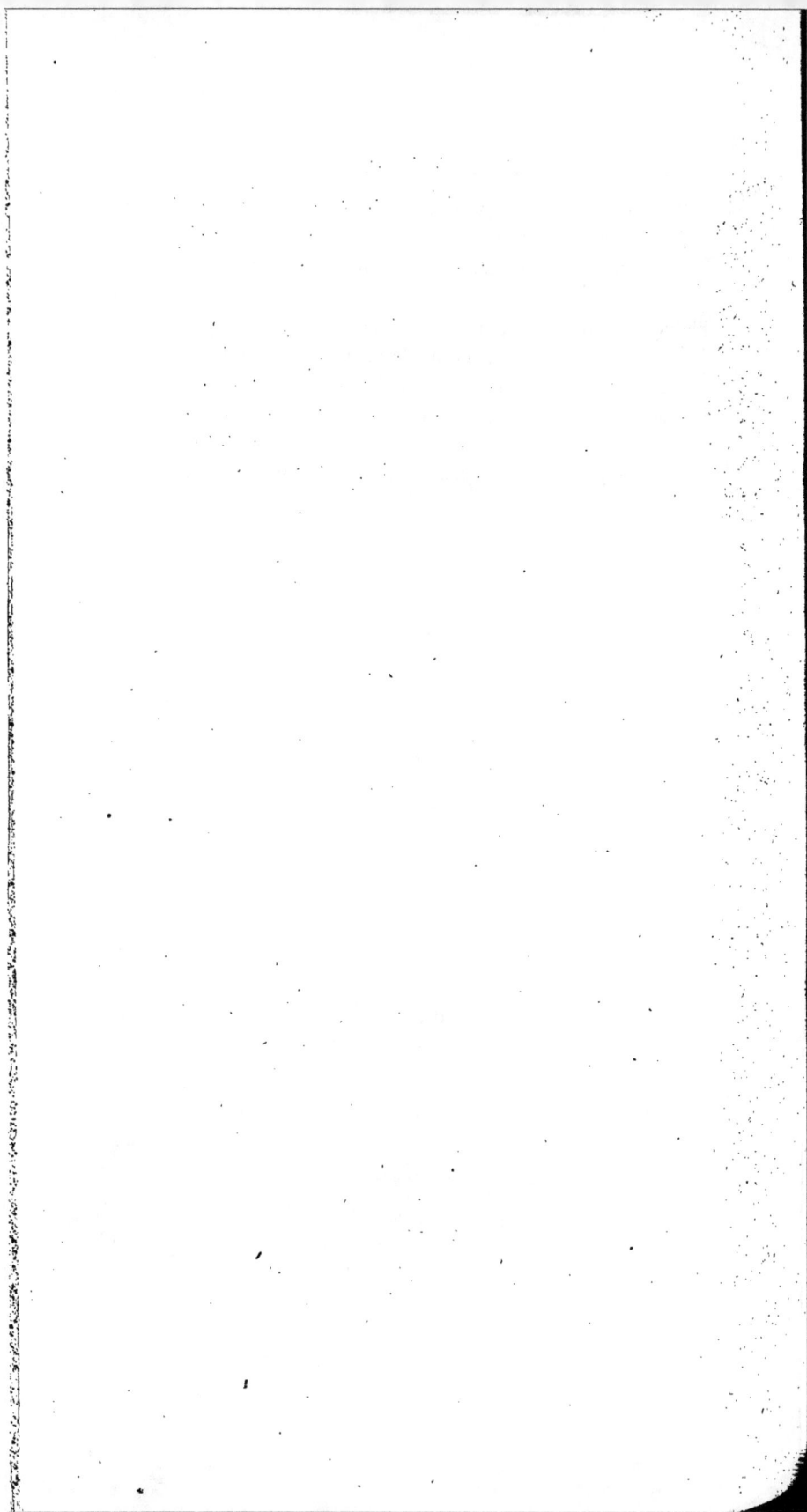

TROISIÈME PARTIE

DIGESTION ET SÉCRÉTION

AVEC DES NOTIONS PRÉLIMINAIRES

SUR LES

SUBSTANCES ALBUMINOÏDES ET LA CHIMIE DES TISSUS

CHAPITRE I

SUBSTANCES ALBUMINOÏDES

SECTION I. — PROPRIÉTÉS DE L'ALBUMINE

1. Les substances albuminoïdes se rencontrent dans tous les tissus des animaux supérieurs et forment la plus grande partie de leur masse. Leur nom leur vient du blanc d'œuf, qui peut être pris comme type du groupe, et elles se ressemblent toutes très étroitement par leurs propriétés et leur composition. Elles renferment 52,7 à 54,5 pour cent de carbone, 6,9 à 7,3 d'hydrogène, 20,9 à 23,5 d'oxygène, 15,4 à 16,5 d'azote et 0,8 à 1,6 de soufre. On les rencontre dans le corps vivant en partie à l'état solide, en partie à l'état de dissolution. Les herbivores les tirent des végétaux et les carnivores des animaux dont ils font leur nourriture. Elles ne sont point diffusibles, et une petite partie seulement de la matière albuminoïde contenue dans les aliments traverse les parois du tube digestif sans subir de modifications. La plus grande partie est transformée en composés diffusibles, très voisins de l'albumine, appelés peptones, qui sont promptement absorbés.

L'organisme possède le pouvoir non seulement de transformer les corps albuminoïdes les uns dans les autres, par exemple, la caséine du lait qui se change en muscles chez l'enfant à la mamelle, mais encore de les combiner avec d'autres substances de façon à former des composés tels que l'hémoglobine du sang, et de les altérer de manière à en faire dériver les substances collagènes qui constituent les tissus connectif et élastique, le cartilage et les épithéliums.

Après avoir rempli leur rôle dans l'organisme, elles sont rejetées au dehors, non point sous la forme d'albumine, mais sous celle d'urée. Il est peu probable qu'elles se changent directement en urée, mais plutôt en leucine et en tyrosine, en acide urique, en créatine, en créatinine, et en d'autres substances, qui donnent de l'urée par décomposition. Dernièrement quelques auteurs ont été portés à croire que les peptones, après leur absorption, au lieu de se retransformer en corps albuminoïdes, subissent de nouvelles décompositions et se dédoublent en hydro-carbonés qui se brûlent dans l'économie, et en substances azotées qui se convertissent rapidement en urée et sont excrétées, tandis que les pertes des tissus sont réparées par l'albumine non altérée absorbée à travers les parois du tube digestif (Fick).

2. Préparation d'une solution d'albumine. — Albumine du blanc d'œuf. — Pour préparer une solution d'albumine, on verse les blancs de deux ou trois œufs de poule dans une capsule et on les coupe avec une paire de ciseaux, de façon à débarrasser l'albumine du réseau de fines membranes, dans lequel elle est contenue ; on remue vivement le liquide visqueux avec un agitateur de verre et on l'exprime à travers un linge. Cela fait, on ajoute une égale quantité d'eau, on laisse reposer et on filtre. Le liquide passe très lentement à travers le filtre et en obstrue rapidement les pores. Il faut donc se servir de plusieurs petits filtres de préférence à un ou deux grands filtres, et les changer aussitôt que le liquide ne les traverse plus. La filtration peut être activée à l'aide de la pompe à gaz (Voy. Appendice § **215**).

Le liquide ainsi obtenu, bien que contenant des sels inorganiques, suffit parfaitement pour étudier la plupart des propriétés de l'albumine. Dans beaucoup de cas il est bon d'étendre la solution avec de l'eau avant de s'en servir. Parfois il est préférable d'employer l'albumine du sérum (Voy. § **18**).

3. PRÉPARATION DE L'ALBUMINE PURE. — Si l'on a besoin d'albumine pure, on peut la préparer en séparant les sels inorganiques par dialyse; cette opération a l'avantage de montrer que l'albumine n'est pas diffusible.

Avant de soumettre la solution filtrée d'albumine à la dialyse, il est avantageux de la concentrer en l'évaporant à 40°, de façon à hâter la diffusion des sels. On verse ensuite la liqueur concen - trée dans un dialyseur qu'on place dans un vase renfermant de l'eau distillée (Appendice § **216**). Toutes les six heures, on change l'eau jusqu'à ce qu'elle ne se trouble plus avec l'azotate d'argent. Le chlorure de sodium étant le sel le plus abondamment contenu dans l'albumine de l'œuf, son absence dans le liquide qui a diffusé peut être considérée comme la preuve que l'albumine est débarrassée de tous les autres sels. Les vases dont on se sert doivent être parfaitement propres, et l'on doit s'assurer également, avant l'opération, de la pureté de l'eau distillée, parce que la réaction avec l'azotate d'argent est très délicate. L'albumine retient toujours une petite proportion de sels inorganiques, mais l'on ne connaît aucun moyen de les en séparer sans altérer sa constitution.

4. CONSERVATION DE L'ALBUMINE. — Si l'on conserve l'albumine, en solution, elle ne tarde pas à se décomposer, et, d'un autre côté, il est incommode d'être obligé de la préparer chaque fois que l'on en a besoin. On peut la conserver pendant longtemps sans altération en évaporant la solution à siccité à la température de 40° (Voy. Appendice § **212**). L'albumine desséchée se présente sous la forme d'une masse vitreuse, transparente, jaunâtre que l'on peut garder dans un flacon bouché et redissoudre quand on en a besoin.

5. ALBUMINE DU SÉRUM (SÉRINE). — Préparation : Ajouter à du sérum du sang ou à de la sérosité des hydrocèles de l'acide acétique goutte à goutte, en remuant constamment, jusqu'à ce qu'il se produise un précipité floconneux. Filtrer, neutraliser la liqueur avec une solution étendue de carbonate de sodium et évaporer à 40°, jusqu'à ce qu'elle soit réduite à un petit volume; séparer les sels par diffusion et évaporer à siccité à la température de 40°. L'albumine du sérum renferme toujours de petites quantités de sels, qu'il est presque impossible de lui enlever.

6. Différences entre l'albumine du sérum et l'albumine de l'œuf. — L'albumine du sérum présente une grande ressemblance avec l'albumine de l'œuf. Elle en diffère par les caractères suivants :

1° Ses solutions ne sont pas coagulées par l'éther ;

2° Elle est plus facilement précipitée de ses solutions par l'acide chlorhydrique ;

3° Elle se dissout plus facilement dans l'acide nitrique et l'acide chlorhydrique concentrés; si l'on ajoute à la solution de l'eau, il se forme un précipité, qui se redissout aisément et complètement dans ces mêmes acides concentrés, tandis que le précipité de l'albumine de l'œuf reste insoluble.

Injectée sous la peau elle n'apparaît point dans les urines, comme l'albumine de l'œuf, que celle-ci ait été injectée sous la peau, ou qu'elle ait été introduite en grandes quantités dans l'estomac ou le rectum (Stockvis).

7. Solubilité de l'albumine desséchée. — Pour reconnaître si l'albumine ou les autres substances dont nous parlerons plus loin, sont solubles ou non, on doit d'abord les pulvériser, puis les mêler et les agiter avec le liquide qui sert de véhicule. Si la substance pulvérisée reste en grumeaux, il faut diviser ceux-ci avec un agitateur de verre, ce que l'on fait plus facilement lorsque l'agitateur est très épais ou épaissi seulement à son extrémité.

Si la simple agitation ou la chaleur suffit pour dissoudre une substance, on la met dans un tube à essai; mais s'il est nécessaire de la remuer avec un agitateur, on se sert d'une éprouvette (parce que l'agitateur pourrait briser le tube de verre), qu'on remplace ensuite par un tube à essai, dans le cas où on voudrait faire chauffer.

On constate qu'une substance est soluble dans un liquide en la voyant diminuer graduellement et finalement disparaître. Lorsqu'elle est peu soluble, on n'observe aucune diminution; il faut alors décanter ou filtrer le liquide, et en y ajoutant un réactif, en lui faisant subir un traitement approprié, on découvrira la présence de la substance, si une portion s'est dissoute. Il est parfois préférable, particulièrement lorsqu'on emploie l'alcool et l'éther comme dissolvants, d'évaporer à siccité le liquide après filtration et de voir s'il laisse ou non un résidu.

Pulvérisez une petite quantité d'albumine dans un mortier; distribuez la poudre ainsi obtenue dans plusieurs tubes à essai et observez sa solubilité dans les réactifs suivants :

1° Eau : L'albumine se dissoudra ; sa présence dans la solution est indiquée par la chaleur qui la précipite ;

2° Solution de potasse : L'albumine se dissout; elle se précipite par neutralisation de la solution ;

3° Alcool ;

4° Ether : L'albumine ne se dissout ni dans l'alcool, ni dans l'éther. La liqueur reste claire, et, après filtration et évaporation, ne laisse aucun résidu ;

5° Acide acétique : L'albumine se dissout. Le ferrocyanure de potassium détermine un précipité dans la solution ;

6° Acide chlorhydrique concentré : L'albumine se dissout. La solution devient graduellement bleue, puis violette et finalement brune. Observez cette réaction à la température de la chambre et en exposant une éprouvette à la flamme d'une lampe à alcool. Les mêmes phénomènes se manifesteront; mais plus rapidement dans le second cas. Un précipité se forme quand on neutralise la solution ;

7° Acide sulfurique concentré : L'albumine se dissout; la dissolution est hâtée par la chaleur ;

8° Acide nitrique concentré : L'albumine se dissout; la solution est jaunâtre. L'ébullition hâte le phénomène. Si on laisse refroidir la solution et que l'on ajoute de l'ammoniaque la liqueur prend une teinte orangée.

8. COAGULATION DE L'ALBUMINE. — Une des propriétés les plus remarquables de l'albumine est d'être précipitée de ses solutions neutres à l'état de coagulum insoluble par la chaleur.

En chauffant les solutions d'albumine il faut prendre garde de ne pas les tenir trop près de la flamme, ni de les remuer, autrement le coagulum adhère au verre, se brûle et le tube à essai se brise. Portez à l'ébullition une solution aqueuse d'albumine dans une éprouvette, il se forme un coagulum.

Circonstances qui influent sur la coagulation. Température à laquelle elle a lieu. — Bien que l'on fasse généralement bouillir les solutions d'albumine pour obtenir la coagulation, ce phénomène se produit cependant à une température bien inférieure à celle du point d'ébullition. On utilise quelquefois le fait que les substances albuminoïdes ne se coagulent pas à la même température pour séparer certains corps, qu'il est impossible de distinguer autrement (Voy. § **60**). La méthode à employer pour déterminer la température de la coagulation est la suivante : versez une solution aqueuse d'albumine dans un tube à essai; placez le tube côte à côte avec un thermomètre dans une capsule renfermant de l'eau; faites chauffer avec précaution jusqu'à ce que la coagulation commence à se manifester et que la solution devienne laiteuse par la formation d'un précipité. Observez alors la température de l'eau. Si la solution est chauffée directement, la chaleur ne lui arrive pas aussi également, ni aussi graduellement, et la température à laquelle la coagulation apparaît ne peut pas être observée avec autant de précision.

Effet des acides et des bases sur la température de la coagulation. — La température à laquelle se produit la coagulation est abaissée par l'addition d'acide acétique ou d'acide phosphorique très dilué, et élevée, au contraire, par l'addition d'une très petite quantité de carbonate de sodium. Une quantité un peu considérable de ce sel l'empêche complètement.

Versez une solution d'albumine dans trois tubes à essai, ajoutez dans l'un une petite quantité d'acide acétique ou d'acide phosphorique très dilué et dans un autre une goutte ou deux de carbonate de sodium; collez sur chacun d'eux une étiquette pour pouvoir les distinguer et placez-les tous les trois dans une capsule que vous soumettrez à l'action de la chaleur, comme dans l'expérience précédente. Dès que la température s'élèvera, la coagulation se manifestera d'abord dans la solution acide, puis dans la solution neutre, et, en dernier lieu, dans la solution alcaline.

Effet des sels neutres alcalins sur la température de la coagulation. — L'addition de sels neutres alcalins, tels que le chlorure ou le sulfate de sodium, à une solution d'albumine, abaisse la température à laquelle se manifeste la coagulation. Ces sels produisent cet effet dans les solutions neutres, acides ou alcalines.

Répétez l'expérience précédente, en divisant chaque solution en deux parties, à l'une desquelles seulement vous ajouterez une solution saturée de sulfate de sodium. La coagulation aura lieu à une température plus basse dans les solutions contenant du sulfate, que dans celles auxquelles on n'en a point ajouté.

Comme l'acide acétique seul abaisse la température de coagulation, et que l'addition des sels neutres agit de même, la solution à laquelle ces deux réactifs auront été ajoutés sera la première à se coaguler. Si la quantité d'acide acétique et de sel ajoutée est considérable, la coagulation peut se produire entre 20° et 30° (Hoppe-Seyler).

La coagulation n'est pas due à la chaleur seule, mais à la présence de l'eau. — Placez de l'albumine parfaitement sèche dans un tube à essai; bouchez l'ouverture du tube et placez son extrémité inférieure dans l'eau bouillante. Maintenez-l'y suffisamment longtemps pour être sûr que l'albumine a été portée à la température de 100°. Enlevez-le, laissez refroidir et ajoutez de l'eau à l'albumine. L'albumine se dissoudra. Plongez le tube une seconde fois dans de l'eau bouillante, la solution se coagulera.

9. PRÉCIPITATION DES SUBSTANCES ALBUMINOÏDES. — Bien que l'action des réactifs suivants puisse être étudiée sur une solution d'albumine de l'œuf, leur propriété de précipiter l'albumine n'est pas limitée à celle qui provient des œufs, mais s'étend également à toutes les autres substances albuminoïdes.

Versez une solution aqueuse d'albumine dans dix tubes à essai, ajoutez dans chacun d'eux l'un des réactifs suivants. Tous précipiteront l'albumine.

1. Acide azotique concentré.

2. Acide chlorhydrique concentré.

3. Acide sulfurique concentré.

4. Acide acétique, ou une petite quantité d'acide chlorhydrique, puis une solution de ferrocyanure de potassium.

5. Acide acétique et une grande quantité d'une solution concentrée de sulfate de sodium. D'autres sels neutres de métaux alcalins ou de métaux alcalino-terreux, aussi bien que la gomme arabique ou la dextrine ont une action semblable à celle du sulfate sodique.

6. Acétate de plomb basique.

7. Chlorure mercurique.

8. Tannin.

9. Carbonate de potassium pulvérisé jusqu'à saturation presque complète de la solution.

10. Alcool.

10. RECHERCHE DE L'ALBUMINE. — Les trois réactions qui servent d'ordinaire pour rechercher la présence de l'albumine dans un liquide, sont :

1° Sa précipitation par ébullition après addition d'acide azotique ;

2° Sa précipitation par l'acide acétique et le ferrocyanure de potassium ;

3° Sa précipitation par l'ébullition après addition d'acide acétique et d'une solution concentrée d'un sel neutre.

Afin de se familiariser avec ces trois réactions, il faudra les observer d'abord sur des solutions connues, les unes renfermant de l'albumine, les autres n'en renfermant point.

1. Placez une portion de la liqueur dans un tube à essai, et chauffez à la flamme d'une lampe à esprit de vin ou d'un bec de Bunsen jusqu'à ébullition. Ajoutez une goutte ou deux d'acide azotique de manière à déterminer une réaction plus distinctement acide. Si, par suite de l'ébullition, il se forme un pré-

cipité persistant après l'addition de l'acide azotique, ou bien si l'acide azotique en fait naître un, la liqueur renferme certainement de l'albumine.

On ajoute l'acide pour deux raisons : — (a) Premièrement, pour dissoudre les substances qui pourraient exister dans la solution et précipiter par l'ébullition, de façon à simuler la coagulation de l'albumine. Ces substances sont le phosphate de calcium qui se rencontre dans l'urine de l'homme, et le carbonate de calcium dans l'urine des herbivores. Comme cette réaction est très fréquemment employée pour découvrir l'albumine dans l'urine, ces substances pourraient très facilement induire en erreur. L'albumine coagulée par la chaleur n'est pas soluble dans l'acide azotique ; si le précipité, produit dans la liqueur par l'ébullition, disparaît par l'addition d'acide, c'est que celle-ci ne contient pas d'albumine.

(b) Secondement, pour neutraliser l'alcali qui pourrait empêcher l'albumine d'être précipitée par l'ébullition.

Versez dans une solution aqueuse d'albumine quelques gouttes d'une solution de potasse et faites bouillir. Il ne se produit pas de précipité. Ajoutez une goutte d'acide azotique dilué, le précipité qui se forme disparaît en agitant la liqueur. Ajoutez suffisamment d'acide pour donner une réaction nettement acide à la solution, il se produira un coagulum persistant. La quantité d'acide ne doit pas être trop petite, parce qu'une partie de l'albumine resterait dissoute. Quelquefois, au lieu d'employer l'acide azotique, on ajoute goutte à goutte de l'acide acétique à la liqueur bouillante, jusqu'à neutralisation. Cette méthode peut induire en erreur, si l'on ne prend grand soin de neutraliser exactement la liqueur, parce qu'un excès d'acide acétique empêche l'albumine de se coaguler. Quand la neutralisation est parfaite, l'albumine se précipite et peut être isolée par filtration ;

2. Ajoutez de l'acide acétique à la liqueur jusqu'à réaction acide, ainsi que quelques gouttes de ferrocyanure de potassium ; il se forme un précipité blanc floconneux dans le cas où la liqueur renferme de l'albumine ;

3. Versez de l'acide acétique dans la liqueur de manière à avoir une réaction fortement acide, ajoutez un volume égal

d'une solution concentrée de sulfate de sodium et portez à l'é-bullition. La formation d'un précipité permanent indiquera la présence d'une substance albuminoïde.

Cette dernière méthode a l'avantage non seulement de décou-vrir la présence de l'albumine, mais de la séparer du reste de la solution, de façon à permettre ensuite l'emploi des réactifs d'autres substances, telles que le sucre, qui peuvent accompagner l'albumine.

11. SÉPARATION DES SUBSTANCES ALBUMINOÏDES D'AVEC LES AUTRES SUBSTANCES DISSOUTES DANS LES MÊMES LIQUIDES. — Le moyen que l'on emploie habituellement pour séparer les subs-tances albuminoïdes dissoutes dans un liquide, consiste à faire bouillir celui-ci de façon à ce que l'albumine se coagule. Si le liquide est déjà acide, on se contente simplement de le faire bouillir ; dans le cas contraire, on y ajoute au préalable de petites quantités d'acide acétique, en ayant grand soin d'éviter d'en verser en excès.

Si l'ébullition avec l'acide acétique seul ne détermine pas la coagulation complète, il faut ajouter un volume égal d'une solu-tion concentrée de sulfate de sodium, et faire bouillir de nou-veau la liqueur.

12. RÉACTIONS QUI DÉCÈLENT LES TRACES D'ALBUMINE DISSOUTE. — 1. *Potasse caustique et sulfate de cuivre*. — Il est bon, avant d'employer cette réaction, qui sert également pour rechercher le sucre, de connaître la réaction qui a lieu quand on ajoute un alcali caustique à une solution de sulfate de cuivre, et que l'on chauffe le mélange, sans qu'il y ait aucune substance étrangère en dissolution. Versez une petite quantité d'eau distillée dans un tube à essai avec une ou deux gouttes d'une solution diluée de sulfate de cuivre, ajoutez-y une petite quantité de solution de po-tasse, et il se déposera un précipité bleu clair d'hydrate d'oxyde de cuivre. Faites bouillir le liquide, et le précipité bleu se chan-gera en une poudre noire qui est de l'oxyde anhydre. Si, au lieu de porter à l'ébullition, on ne chauffe que légèrement, la poudre est brun foncé.

L'hydrate d'oxyde de cuivre est insoluble dans un excès de la solution ordinaire de potasse, mais il est légèrement soluble dans les solutions très concentrées et leur donne une couleur bleu clair. La présence de certaines substances organiques rend le sulfate de cuivre hydraté soluble dans les solutions alcalines faibles. Versez de l'eau et une solution de sulfate de fer dans un tube à essai, ajoutez un petit cristal d'acide tartrique ou quelques gouttes d'une solution de cet acide et ensuite de la solution de potasse. Ou bien il ne se formera pas de précipité, ou bien le précipité formé se dissoudra, et, en agitant le tube, la liqueur prendra une belle couleur bleue. Faites bouillir, il ne se produira pas de précipité et la couleur ne changera point.

Application de cette réaction à la recherche de l'albumine. — Versez une solution d'albumine dans un tube à essai, ajoutez une ou deux gouttes de sulfate de cuivre et de la solution de potasse ; un excès de potasse ne masque point la réaction. Ou bien il ne se dépose point de précipité, ou bien le précipité formé se redissout en agitant le tube, et la liqueur prend une coloration violette. Faites bouillir ; il ne se forme pas de précipité, mais la couleur violette devient plus intense.

2. *Réaction xanthoprotéique.* — Faites chauffer le liquide avec de l'acide azotique concentré. Laissez refroidir et ajoutez une petite quantité d'ammoniaque. S'il existe de l'albumine dans le liquide, celui-ci prendra une coloration orange. C'est là une des réactions des plus sensibles des substances albuminoïdes.

3. *Réaction de Millon.* — Chauffez la liqueur avec une petite quantité de réactif de Millon. Si l'albumine existe en quantité considérable, il se déposera un précipité blanc, qui devient rouge sous l'influence de la chaleur. La couleur rouge se produit à la température ordinaire, mais elle est plus prononcée si l'on chauffe jusqu'à 60° ou 70°.

Pour préparer le réactif de Millon, prenez deux capsules de capacité très différente, placez chacune d'elles sur un des plateaux d'une balance et ajoutez des poids ou de la grenaille de plomb sur le plateau qui supporte la plus petite capsule de façon à établir l'équilibre. Versez dans la petite capsule une petit quantité de mercure, et dans l'autre, le même poids d'acide azotique (poids spécifique 1042). Dissolvez le mercure dans l'acide azotique d'abord à froid, puis en chauffant modérément. Versez la dissolution dans une éprouvette graduée et ajoutez-y deux fois son volume d'eau. Laissez reposer pendant quelques heures, puis séparez la liqueur du dépôt cristallin par décantation.

SECTION II. — ACTION DES ALCALIS SUR L'ALBUMINE

L'albumine de l'œuf est transformée en albuminate alcalin lorsqu'elle est dissoute dans de la potasse ou de la soude caustique, ou lorsqu'on ajoute ces bases à ses solutions. Cet albuminate alcalin est la matière que Mulder a décrit le premier, sous le nom de protéine. Il la considérait comme la substance essentielle, d'où dérivent tous les corps albuminoïdes.

Les corps albuminoïdes ne se convertissent pas immédiatement en albuminate alcalin, mais ils subissent cette transformation lorsqu'on les met en présence d'alcalis caustiques. La chaleur active beaucoup le phénomène.

L'albuminate alcalin ne se coagule pas sous l'influence de la chaleur. Il est soluble dans les alcalis faibles. Il se précipite lorsqu'on neutralise les solutions alcalines par les acides. Il est également soluble dans les acides très dilués, principalement dans l'acide chlorhydrique, et quand l'acide est ajouté en excès dans une solution alcaline, le précipité, qui s'était formé par la neutralisation de la liqueur, se redissout très promptement. Quand la solution acide est neutralisée par un alcali, l'albumine est précipitée de nouveau.

Si l'albuminate alcalin est précipité par neutralisation, et si le précipité est immédiatement dissous dans l'acide, il se change rapidement en syntonine. S'il est précipité et qu'on le laisse reposer pendant quelque temps, il se dissoudra encore dans les acides dilués, mais pas aussi vite que dans le premier cas et il faudra chauffer jusqu'à 60° pour qu'il se transforme en syntonine.

Si la solution renferme des phosphates alcalins, l'albuminate alcalin n'est pas précipité lorsqu'on la neutralise. Lorsqu'on ajoute à une solution d'albuminate alcalin juste la quantité d'acide nécessaire pour transformer le phosphate basique en phosphate acide, le moindre excès d'acide, ou même l'acide carbonique, produira un précipité. Dans l'étude de l'action des alcalis sur l'albumine, il est bon d'observer d'abord leur action sur les solutions d'albumine, puis d'examiner ensuite l'albuminate alcalin solide.

13. Albuminate alcalin. — Dans une capsule dissolvez de l'albumine dans l'eau ; ajoutez quelques gouttes d'une solution de potasse et versez une petite quantité du mélange dans quatre tubes à essai. — *L'albuminate alcalin ne se forme pas immédiatement.* Au contenu du premier tube à essai ajoutez une goutte de teinture de tournesol (voy. Appendice § **221**) ; puis versez de l'acide très dilué jusqu'à ce que la couleur bleue du tournesol commence à virer au rouge. Il ne se produit pas de précipité, ou s'il s'en forme un, il est très faible. Faites bouillir la liqueur neutre, le précipité qui se produit montre qu'il existe encore une grande quantité d'albumine non modifiée. S'il se dépose un précipité, la présence de l'albumine non modifiée peut encore être manifestée en filtrant et en faisant bouillir la liqueur, ou en y ajoutant du tannin. — *L'albuminate alcalin se forme rapidement sous l'influence de la chaleur. Il ne se coagule pas par ébullition.* Chauffez avec précaution le second tube à essai jusqu'à la température d'ébullition ; il ne se forme pas de précipité. Laissez refroidir, ajoutez une goutte de teinture de tournesol et neutralisez. Dès que le bleu commence à virer au rouge la liqueur se trouble par précipitation de l'albuminate alcalin. Laissez déposer le précipité, filtrez et faites bouillir le liquide filtré, il ne se forme aucun précipité, ce qui montre que toute l'albumine est devenue insoluble dans l'eau et s'est précipitée quand on a neutralisé. — *L'albuminate alcalin est soluble dans les acides dilués.* Chauffez et neutralisez la solution dans le troisième tube, comme dans l'expérience précédente, puis ajoutez après neutralisation un excès d'acide chlorhydrique, la liqueur redeviendra claire. Neutralisez une seconde fois, le précipité réapparaît. — *L'albuminate alcalin se forme à la température ordinaire, mais plus lentement.* Laissez la solution contenue dans le quatrième tube reposer pendant quelque temps, puis neutralisez-la. Le précipité sera plus abondant que dans la solution neutralisée immédiatement après l'addition de potasse. Filtrez la liqueur et retranchez la quantité d'albumine qu'elle renferme en y versant du tannin. Cette quantité variera, elle sera plus ou moins considérable, suivant que le temps pendant lequel on l'aura laissée reposer aura été plus court ou plus long.

14. Préparation de l'albuminate alcalin solide. — *a*. Avec les œufs. Coupez avec des ciseaux le blanc de un ou deux œufs dans une capsule; agitez vigoureusement dans un ballon jusqu'à ce que les membranes se séparent et se rassemblent avec l'écume à la surface. Filtrez à travers un linge, ajoutez goutte à goutte une solution concentrée de potasse caustique jusqu'à ce que toute la masse se transforme en une gelée ferme. Réduisez cette gelée en fragments de la grosseur d'un haricot et jetez-les dans une grande quantité d'eau distillée. Remuez le tout pendant quelque temps, et versez l'eau en retenant les morceaux d'albuminate à l'aide d'une gaze placée en travers sur la capsule. Lavez ensuite à plusieurs reprises pour enlever l'alcali libre jusqu'à ce que les morceaux d'albuminate commencent à devenir blancs sur les bords et ne présentent plus qu'une faible réaction alcaline. Comme l'albuminate est soluble dans l'eau renfermant de l'alcali, une bonne partie se perd pendant l'opération. Lorsqu'il est privé de son alcali par des lavages prolongés, ou par immersion dans les acides dilués, il constitue la *pseudofibrine*. De même que la fibrine, cette substance est élastique et se gonfle, mais ne se dissout pas dans l'acide chlorhydrique étendu. Contrairement à la fibrine, elle ne contient point de cendres et ne décompose point rapidement l'eau oxygénée, de sorte qu'il ne se produit qu'un petit nombre de bulles de gaz.

b. Avec le lait. On peut préparer de l'albuminate alcalin en agitant du lait avec une solution de potasse caustique et d'éther; on décante la solution éthérée et l'on précipite l'albuminate par l'acide acétique. On lave le coagulum à l'eau, à l'alcool et finalement à l'éther.

15. PROPRIÉTÉS. — Faites chauffer quelques fragments d'albuminate dans l'eau ; ils renferment encore de l'alcali et se dissolvent dans l'eau bouillante, en formant une solution faiblement alcaline. Laissez refroidir, divisez en petites portions et traitez par les réactifs suivants :

1° Un courant d'acide carbonique donne naissance à un précipité floconneux. Le précipité ne se forme pas si la solution est fortement alcaline ;

2° L'alcool ne détermine aucun précipité ;

3° Le sulfate de magnésium cristallisé ajouté à la solution jusqu'à saturation donne un précipité. Le même effet se produit avec du chlorure de calcium.

L'albuminate alcalin est précipité, comme les autres corps albuminoïdes, par les sels métalliques. Il est également précipité par neutralisation et il se comporte vis-à-vis des phosphates alcalins comme la solution d'albuminate alcalin préparée en chauffant une solution d'albumine avec de la potasse.

L'albuminate alcalin n'est pas précipité par neutralisation en présence des phosphates alcalins. — Une très petite quantité d'acide est suffisante pour donner une réaction acide à une solution pure d'albuminate alcalin ; mais si la solution renferme du phosphate de sodium ou de potassium, il faut ajouter une grande quantité d'acide dilué après que l'on a atteint le point de neutralisation sans que la réaction acide se manifeste très distinctement, parce que l'acide acétique et le phosphate neutre réagissent l'un sur l'autre et forment de l'acétate de sodium ou de potassium et du phosphate acide. Toutes les fois que la solution est nettement acide, l'albumine est précipitée, qu'il y ait ou qu'il n'y ait pas de phosphate de sodium. Si l'on ajoute une quantité suffisante d'acide pour convertir tout le phosphate de sodium, à quelques traces près, en phosphate acide, l'acide carbonique déterminera un précipité. La chaleur déterminera aussi un précipité, car elle change le phosphate acide en phosphate neutre, et l'acide, mis ainsi en liberté, agit exactement comme le ferait celui que l'on ajouterait à la liqueur.

Versez de la solution d'albuminate alcalin dans deux tubes à essai ; ajoutez à l'un deux une solution de phosphate de sodium, et colorez-les tous deux également avec de la teinture de tournesol.

Neutralisez avec une solution très étendue d'acide acétique, une minime quantité d'acide neutralisera la solution d'albuminate pure, et le moindre excès d'acide rougira la teinture de tournesol. Une plus grande quantité d'acide peut être ajoutée à la seconde solution sans que le tournesol rougisse, et aucun précipité ne se formera tant que la coloration rouge ne se sera pas produite[1].

16. L'ALBUMINATE ALCALIN NE CONTIENT PAS DE SOUFRE. — On a admis que le soufre contenu dans l'albumine est enlevé par l'alcali employé pour transformer celle-ci en albuminate alcalin et que ce corps diffère de la caséine et de la syntonine qui en renferment tous deux. La présence du soufre est recherchée par le procédé suivant : On plonge un fragment d'albuminate alcalin dans une solution de potasse, on ajoute une goutte d'une solution d'acétate de plomb et on porte à l'ébullition. La liqueur ne prend point la couleur brune qui se produirait par la formation de sulfate de plomb, si l'albuminate alcalin contenait du soufre. Toutefois le soufre ne disparaît pas toujours dans la préparation de l'albu-

---

[1] On dit habituellement que l'albuminate alcalin est précipité par neutralisation. J'ai employé dans le texte cette expression, qui est assez juste puisque la quantité d'acide nécessaire pour produire la neutralisation étant extrêmement petite, et le précipité se dissolvant dans un excès d'acide, on arrivera au résultat désiré en cherchant à neutraliser la liqueur, plutôt qu'en cherchant à l'aciduler. Du reste, on se convaincra facilement que l'albuminate alcalin n'est pas précipité de ses solutions par une exacte neutralisation, et qu'il est nécessaire pour cela qu'il y ait un léger excès d'acide. Je suis porté à croire que le phosphate de sodium agit simplement en compensant l'addition involontaire d'un excès d'acide, ce qui arrive très facilement dans les solutions d'albuminate alcalin, et que la syntonine est précipitée par neutralisation en présence de phosphate de sodium, tandis que l'albuminate ne l'est point, parce que le degré de légère acidité nécessaire pour que l'albumine précipite est atteint dans le premier cas avant le point de neutralisation, de sorte qu'avant que la neutralisation n'ait pu s'effectuer l'albumine s'est déjà déposée, dans le second cas, au contraire, la solution ne devient pas acide, et l'albumine en conséquence n'est précipitée qu'après que la neutralisation a eu lieu. Depuis la rédaction de cette note en 1873, cette question a été étudiée par Soyka (*Archives de Pflüger*, 1876, vol. XII, p. 347), qui a montré que le précipité ne se forme que lorsque les $\frac{4}{5}$ du phosphate de sodium se sont transformés en phosphate acide, c'est-à-dire lorsque Na ^{2}H SO^4 est à Na H^2 SO^4 comme 1 est à 9. — Consultez aussi sur ce sujet *Rollet, Wiener Sitzungsberichte*, vol. XXXIX, p. 547; *Moleschott's Untersuchungen*, vol. VII, p. 230 et *Soxhlet, Journal für pract. Chemie*, N. F., vol. VI. 1872. p. 1.

minate alcalin et il est très probable qu'il se produira une couleur brune.

SECTION III. — ACTION DES ACIDES SUR L'ALBUMINE. ACIDALBU-MINE OU SYNTONINE.

Quand de l'albumine en solution est traitée par des acides très
étendus, ou quand de l'albumine solide est dissoute dans des
acides concentrés, elle se convertit en acidalbumine qui est
identique, ou qui tout au moins paraît être identique à la syntonine. La myosine, la vitelline et la fibrine sont rapidement dissoutes par les acides dilués et transformées en syntonine. Cette
substance est soluble dans les acides très étendus, mais insoluble
dans l'eau et se précipite par conséquent quand on neutralise la
liqueur qui la contient. Elle se redissout dans un excès d'alcali,
car elle est soluble dans les alcalis et les carbonates alcalins.
Contrairement à l'albuminate alcalin, la présence des phosphates
alcalins ne l'empêche pas de précipiter. Lorsque ses solutions
sont nettement acides, l'ébullition ne les précipite pas, mais elle
les précipite lorsqu'elles sont presque neutralisées ou que leur
réaction n'est que très faiblement acide.

17. Préparation d'une solution d'acidalbumine ou syntonine.
— Mêlez dans une capsule des volumes égaux d'une solution
d'albumine et d'acide chlorhydrique étendu (quatre centimètres
cubes d'acide du commerce dans un litre d'eau). Versez le mélange
dans plusieurs tubes à essai. — *L'acide dilué ne convertit pas immédiatement l'albumine en syntonine.* Ajoutez à la liqueur dans le
premier tube à essai une goutte de teinture de tournesol, puis
neutralisez exactement avec une solution faible de potasse. Il
se formera un précipité peu abondant, ou il ne s'en formera pas
du tout. S'il s'en produit un, filtrez et faites bouillir la liqueur
ou ajoutez-y du tannin. Il se déposera un précipité abondant, ce
qui montre qu'il y avait encore beaucoup d'albumine en solution.
— *L'action prolongée de l'acide transforme l'albumine en syntonine,
qui se précipite par neutralisation.* Examinez un des tubes à essai

au bout de quelques heures seulement, versez-y une goutte de teinture de tournesol ; divisez la solution qu'il contient en deux portions et neutralisez exactement l'une d'elles ; toute l'albumine se précipitera ; si en effet vous filtrez, et si vous portez à l'ébullition la liqueur ne précipitera plus. — *L'acidalbumine n'est pas précipitée de ses solutions acides par l'ébullition.* Faites bouillir la deuxième portion de la solution, l'albumine s'est déjà changée en syntonine ; il ne se manifestera aucune coagulation. — *La formation de l'acidalbumine est accélérée par la chaleur.* Chauffez avec précaution un tube à essai contenant une solution d'albumine mêlée à de l'acide jusqu'à la température d'ébullition. Ajoutez une goutte de teinture de tournesol et neutralisez. L'albumine se précipitera complètement, et la solution filtrée et chauffée de nouveau ne donnera plus de précipité.

La syntonine est précipitée par neutralisation de sa solution, même en présence des phosphates alcalins. — Répétez l'expérience précédente en ajoutant une petite quantité de phosphate de sodium avant de neutraliser. La syntonine se précipitera comme précédemment.

18. ACTION DES ACIDES SUR LA SYNTONINE. — La syntonine est soluble dans les acides minéraux concentrés ; elle ne se dissout pas dans les mêmes acides modérément dilués, mais se dissout quand ils sont très dilués.

Chauffez avec précaution jusqu'au point d'ébullition un mélange d'un volume de solution aqueuse d'albumine avec un volume d'acide chlorhydrique ou d'acide azotique très étendus (4 parties d'acide du commerce pour 1,000 parties d'eau), il ne se produit pas de coagulation. Ajoutez une petite quantité d'acide concentré, il se forme un précipité qui se redissout dans une grande quantité d'acide, surtout lorsqu'on chauffe.

Versez de l'albumine du sérum dans trois tubes à essai ; ajoutez dans l'un de l'acide azotique concentré, dans un autre de l'acide chlorhydrique et dans le troisième de l'acide sulfurique. Dissolvez l'albumine à l'aide de la chaleur.

Étendez les solutions avec deux fois leur volume d'eau, un précipité se formera. Laissez reposer, décantez ou filtrez la liqueur ;

jetez le précipité encore humecté d'acide dans de l'eau, il s'y dissoudra. La dissolution ne s'est pas effectuée dans l'eau pure, mais dans de l'acide très étendu, car le précipité conserve toujours une quantité considérable d'acide. L'albumine de l'œuf diffère de l'albumine du sérum dans la façon dont elle se comporte en présence des acides; ce fait, joint à la faculté qu'elle possède de se coaguler dans l'éther, constitue le principal caractère distinctif de ces deux corps.

Répétez l'expérience précédente avec de l'albumine de l'œuf. Cette substance ne se dissoudra pas aussi facilement dans l'acide azotique ou l'acide chlorhydrique; le précipité qui se produit par addition d'eau ne se redissoudra que lentement et d'une manière incomplète dans une nouvelle quantité d'eau. La précipité formé dans l'acide chlorhydrique est fibrineux et cassant si la solution est récente, mais si on chauffe la solution jusqu'à l'apparition d'une couleur violette, ou si on l'abandonne au repos pendant plusieurs heures, le précipité sera floconneux et soluble comme celui de l'albumine du sérum.

19. PRÉPARATION DE LA SYNTONINE. — (a) Avec de l'albumine du sérum ou de l'œuf. Neutralisez avec une solution diluée de potasse la solution dans l'acide étendu, obtenue dans l'expérience précédente; il se déposera un précipité gelatineux et floconneux de syntonine pure.

(b) Avec de la fibrine. Dissolvez de la fibrine dans de l'acide chlorhydrique concentré; filtrez la solution, si cela est nécessaire, et procédez comme avec de l'albumine du sérum.

(c) Avec des muscles. Traitez les muscles hâchés et lavés dans l'eau, par une grande quantité d'acide chlorhydrique étendu (4 cc d'acide par litre d'eau). Agitez de temps en temps le mélange et laissez de nouveau reposer. Au bout de quelques heures passez à travers un filtre plissé; étendez d'une nouvelle quantité d'eau, neutralisez avec une solution de carbonate de sodium et lavez à l'eau le précipité.

20. PROPRIÉTÉS. — Récemment préparée, la syntonine forme une gelée visqueuse, mais non filante. Elle est soluble dans l'eau de chaux, dans l'acide chlorhydrique étendu et dans les solutions alcalines faibles. Elle est insoluble dans une solution de 6 parties d'azotate de potasse pour 100 parties d'eau.

Ses solutions se comportent comme celles que l'on obtient en chauffant les solutions d'albumine avec des acides dilués.

21. Réactions caractéristiques. — Dissolvez de la syntonine dans de l'eau de chaux et portez à l'ébullition, la solution se coagulera.

Ajoutez du sulfate de magnésium ou du chlorure de calcium à une solution alcaline froide de syntonine, elle ne se précipitera pas. Faites bouillir, et il se formera un précipité. Ou encore faites bouillir une solution alcaline de syntonine, et ajoutez du sulfate de magnésium ou du chlorure de calcium tandis que la solution est chaude, à l'instant il se déposera un précipité.

22. La syntonine contient du soufre. — Dissolvez de la syntonine dans une solution de potasse, ajoutez une goutte d'une solution d'acétate de plomb et faites bouillir. La liqueur prendra une couleur brune due à la formation de sulfure de plomb.

23. Distinction alléguée entre l'albumine alcaline et la syntonine. — Si l'on neutralise une solution d'albuminate alcalin contenant un phosphate alcalin, l'albumine alcaline ne se précipite pas, tandis que la syntonine précipite par neutralisation de sa solution, qu'il y ait ou il n'y ait pas de phosphate alcalin. Cela n'est vrai que pour une solution acide de syntonine. Les solutions alcalines de syntonine se comportent comme les solutions d'albuminate alcalin. D'un autre côté les solutions acides d'albuminate alcalin se comportent comme les solutions de syntonine, de sorte que, dans une solution alcaline, la syntonine se transforme en albuminate alcalin ou bien ne peut pas en être distinguée, et il en est de même de l'albuminate alcalin dans une solution acide.

TABLEAU ANALYTIQUE DES PRINCIPALES SUBSTANCES ALBUMINOÏDES (HOPPE-SEYLER)

24. — I. ALBUMINES. — Substances albuminoïdes solubles dans l'eau. Les solutions ne sont précipitées ni par les acides très étendus, ni par les carbonates alcalins, ni par le chlorure de sodium, ni par l'acide platino-cyanhydrique. Elles sont coagulées par l'ébullition.

1° *Albumine du sérum (sérine)*. — Non coagulée après agitation avec l'éther. Soluble dans l'acide chlorhydrique concentré : l'eau ajoutée à cette solution fait naître un précipité, qui se redissout facilement dans une plus grande quantité d'eau.

2° *Albumine du blanc d'œuf*. — Précipitée par l'éther. Plus difficilement soluble dans l'acide chlorhydrique concentré : l'eau ajoutée à cette solution fait naître un précipité difficilement soluble dans une plus grande quantité d'eau,

25. — II. GLOBULINES. — Substances albuminoïdes insolubles dans l'eau, solubles dans le chlorure de sodium étendu. La solution est coagulable par la chaleur. L'acide chlorhydrique très dilué les dissout et les transforme en syntonine. Elles sont précipitées de leurs solutions neutres par l'eau, mais se redissolvent, si l'on ajoute une petite quantité d'un sel alcalin.

1° *Vitelline*. — Sa solution n'est pas précipitée par l'addition jusqu'à saturation de cristaux de chlorure de sodium ;

2° *Myosine*. — Sa solution dans le chlorure de sodium dilué est précipitée par l'addition de cristaux de ce sel ;

3° *Substance fibrinogène* et

4° *Substance fibrinoplastique* (paraglobuline) analogues par leurs réactions à la myosine, se transforment en fibrine dans les solutions neutres

26. — III. FIBRINES. — Insolubles dans l'eau et dans les solutions de chlorure de sodium ; se gonflent dans les acides étendus

et à un degré moindre dans les solutions de soude. La matière
gonflée se coagule par la chaleur.

27. — IV. Albuminates. — Insolubles dans l'eau et dans la
solution de chlorure de sodium. Se dissolvent facilement dans
l'acide chlorhydrique très dilué et dans les carbonates alcalins.
Les solutions ne sont pas précipitées par l'ébullition. La présence
des phosphates alcalins empêche leur précipation lorsqu'on neutralise leurs solutions.

1o *Caséine.* — Donne avec une solution de potasse du sulfure de
potassium. La réaction est activée par la chaleur;

2° *Albuminates alcalins (protéines).* — Avec une solution de
potasse ne forment pas de sulfure de potassium. La chaux et la
magnésie forment aussi des albuminates aussi bien que le plomb,
le mercure et d'autres métaux.

28.— V. Acidalbumines ou syntonine. — Insolubles dans l'eau
et dans les solutions de chlorure de sodium; facilement
solubles dans l'acide chlorhydrique étendu; précipitables après
neutralisation de la solution, même en présence des phosphates
alcalins.

29. — VI. Substance amyloïde. — Insoluble dans l'eau, dans
l'acide chlorhydrique étendu et dans le carbonate de sodium;
ne se gonfle pas d'une manière sensible dans les solutions de
chlorure de sodium; colorée en rouge brun ou en violet par l'iode;
non digérée par le suc gastrique à la température du sang.

30. — VII. Substances albuminoïdes coagulées. — Insolubles
dans l'eau, dans l'acide chlorhydrique étendu et dans le carbonate
de sodium; ne se gonflent pas d'une manière sensible dans les
solutions de chlorure de sodium; colorées en jaune par l'iode;
transformées facilement en peptones par le suc gastrique à la
température du sang.

31. — VIII. Peptones.— Solubles dans l'eau, non précipitables
par les acides, les alcalis ou la chaleur.

32. SUBSTANCES ALBUMINOÏDES EN SOLUTION.

COAGULABLES PAR LA CHALEUR.

- Non précipitées par CO^2. / Non précipitées par l'acide chlorhydrique très étendu. — **Albumines**
  - Précipitée par agitation avec l'éther. } **Albumine de l'œuf.**
  - Non précipitée par l'éther. — **Albumine du sérum.**

- Non précipitées quand les solutions sont saturées avec NaCl. / Précipitées par CO^2. / Le précipité produit par CO^2 est soluble dans les solutions très diluées de NaCl. — **Globulines**
  - Non précipitée par l'addition de cristaux de NaCl jusqu'à saturation. } **Vitelline.**
  - Précipitées par saturation des solutions avec des cristaux de NaCl. } **Myosine. Substance fibrinogène. Substance fibrinoplastique.**

NON COAGULABLES PAR LA CHALEUR.

- Précipitées après neutralisation avec l'acide acétique. La présence des phosphates alcalins empêche la précipitation. — **Albuminates**
  - Avec une solution de potasse donne du sulfure de potassium. } **Caséine.**
  - Avec une solution de potasse ne donnent pas de sulfure de potassium. } **Albuminates alcalins,**

- Précipitées après neutralisation. La présence des phosphates alcalins n'empêche pas la précipitation. — **Acidalbumines. (Syntonine.)** — **Acidalbumines ou syntonine.**

- Non précipitées par CO^2, non précipitées après neutralisation, mais précipitées par l'alcool. — **Peptones.** — **Peptones.**

33. Décomposition de l'albumine. — L'étude des décompositions de l'albumine sous l'influence des divers réactifs est d'un grand intérêt, car elle seule peut nous faire connaître la constitution de ce corps.

Traitées par des agents d'oxydation puissants, les matières albuminoïdes donnent naissance aux acides formique, acétique, propionique, butyrique, valérianique, caproïque et benzoïque, et aux aldéhydes correspondantes, à de l'ammoniaque et à des bases organiques volatiles.

Ces substances sont toutefois par leur composition trop éloignées de l'albumine; ce ne sont point, en effet, ces produits ultimes de décomposition qui peuvent nous renseigner beaucoup; il vaut mieux avoir plutôt recours à ces corps d'une nature plus complexe qui sont les premiers produits de dédoublement de l'albumine, qui subissent plus tard à leur tour de nouvelles décompositions et produisent des substances d'une constitution simple.

La décomposition la plus importante des matières albuminoïdes est celle qu'elles subissent lorsqu'on les porte à l'ébullition en présence de l'eau ou des acides, ou lorsqu'on les soumet à l'action d'un des ferments pancréatiques. Dans ces circonstances, il se forme d'abord des peptones, qui se décomposent ensuite en produisant de la leucine et de la tyrosine.

34. Peptones. — Les peptones se distinguent des autres substances albuminoïdes en ce qu'elles ne sont point précipitables par la chaleur, les alcalis et les acides, ni par l'acide acétique et le ferrocyanure de potassium. Elles sont précipitées par l'alcool. Elles diffusent facilement à travers le parchemin végétal, ce qui n'est pas le cas pour l'albumine. Traitées par la potasse caustique et le sulfate de cuivre, elles donnent un précipité qui se dissout quand on l'agite; la solution prend alors une couleur rouge qui devient violette après l'addition d'une plus grande quantité de sel de cuivre.

On peut produire des corps très analogues aux peptones formées pendant la digestion, en faisant bouillir pendant longtemps des matières albuminoïdes, telles que la fibrine, avec de l'eau et sous pression dans une marmite de Papin, ou dans un tube de verre fermé. On les obtient plus facilement en portant ces matières à l'ébullition en présence d'acide sulfurique étendu ou d'acide chlorhydrique concentré. Nous étudierons plus loin la formation des peptones sous l'action des ferments digestifs.

35. LEUCINE. — *Préparation*. — On peut préparer la leucine en faisant bouillir longtemps de la fibrine avec un acide dilué, ou en la faisant digérer avec des fragments de pancréas, mais on la retire habituellement de la corne de mouton. Faites bouillir 2 parties de corne rapée avec 5 parties d'acide sulfurique étendu de 13 fois son poids d'eau pendant vingt-quatre, heures, en ayant soin de renouveler constamment la quantité d'eau évaporée au moyen de l'appareil décrit au § **211**. Saturez la liqueur encore chaude avec de la chaux, filtrez-la et évaporez jusqu'à ce qu'elle soit réduite de moitié. Ajoutez de l'acide oxalique pour précipiter l'excès de chaux, filtrez et évaporez une seconde fois jusqu'à ce qu'il se forme de l'écume à la surface de la liqueur; et laissez cristalliser. Il se dépose d'abord une quantité considérable de cristaux de tyrosine; décantez, il se formera alors des cristaux de leucine. Pour les purifier faites les bouillir avec de l'eau et de l'hydrate de plomb, filtrez, enlevez l'excès de plomb par un courant d'hydrogène sulfuré, filtrez de nouveau et évaporez à siccité la liqueur filtrée au bain-marie. Le résidu est enfin traité par de l'alcool faible, à chaud, puis abandonné au repos jusqu'à cristallisation.

La leucine peut-être préparée par voie de synthèse, et si on désire l'obtenir à l'état pur, c'est le meilleur procédé à employer. A cet effet, on fait bouillir dans une cornue un mélange d'aldéhyde valérique, d'acide cyanhydrique et d'acide chlorhydrique jusqu'à disparition complète de la couche huileuse de valéraldéhydate d'ammoniaque. On évapore la liqueur à siccité, on fait bouillir le résidu avec de l'eau et de l'hydrate de plomb; et l'on purifie le produit par le procédé déjà indiqué.

Caractères. — La leucine se présente sous la forme de lamelles extrêmement minces, blanches et brillantes. Laissez évaporer une goutte d'une solution de leucine dans l'eau ou dans l'alcool sur le porte-objet et examinez-la au microscope. Tantôt elle forme des grumeaux arrondis hyalins et semblables à des globules de graisse, ou à disposition radiée, tantôt des lamelles très minces groupées en étoile. Elle diffère des urates, qui présentent une forme cristalline semblable, en ce qu'elle réfracte plus faiblement la lumière.

Solubilité. — 1° Eau. La leucine pure est soluble dans trente-sept parties d'eau froide ; elle se dissout très lentement. Elle est plus soluble dans l'eau chaude. Sa solubilité est plus grande quand elle n'est pas pure.

2° Alcool. La leucine pure se dissout, à froid dans 1040 parties d'alcool, et à chaud dans 800 parties. A l'état impur elle est beaucoup plus soluble.

3° Dans la potasse, l'ammoniaque et 4° les acides dilués, elle se dissout facilement.

5° Les acides chlorhydrique et sulfurique concentrés la dissolvent sans décomposition. Quand on les neutralise elle se précipite.

Action de la chaleur. — A 170° elle se sublime sans se décomposer ; une température plus élevée la décompose.

Chauffez avec précaution une petite quantité de leucine dans un tube à essai sec ; il s'élèvera des vapeurs blanchâtres qui se déposeront sur les parties froides du tube. Chauffez brusquement ce dépôt et il se développera une forte odeur d'amylamine.

Décomposition. — Décomposée par la chaleur, la leucine donne naissance à de l'acide carbonique, de l'ammoniaque et de l'amyla-mine.

Pour le démontrer introduisez une petite quantité de leucine dans un ballon en verre résistant que vous réunirez au moyen d'un tube en caoutchouc avec un tube assez long pour arriver jusqu'au fond d'une éprouvette. Disposez deux autres tubes analogues et trois éprouvettes à moitié remplies, la première d'une solution de baryte caustique, la seconde de réactif de Nessler et la troisième d'eau. Chauffez graduellement le ballon, en ayant soin de commencer par la partie supérieure, de façon à ce que, à mesure que la leucine se sublime, ses vapeurs soient portées à une haute température et décomposées. Faites passer ces vapeurs dans la solution de baryte, puis après avoir démonté l'appareil et remplacé le tube de verre muni du tube de caoutchouc par un autre tube, faites les passer dans le réactif de Nessler et dans l'eau. La baryte donne un précipité blanc de carbonate, le réactif de Nessler prend une couleur brune, caractéristique de la présence de l'ammoniaque, et l'eau dans la troisième éprouvette acquiert l'odeur particulière de l'amylamine et une réaction alcaline. Versez dans la solution de baryte une petite quantité d'acide azotique, elle deviendra claire et laissera dégager un gaz, ce qui prouve que le précipité était formé par du carbonate de baryum. Quand la leucine est chauffée sans aucun réactif, il ne se produit qu'une petite quantité d'ammoniaque et la caloration du réactif de Nessler est par conséquent très faible. L'addition d'une petite quantité de chaux et de soude caustique ou de potasse rend le dégagement de ce gaz beaucoup plus abondant.

36. Préparation du réactif de Nessler. — Faites dissoudre 4 grammes d'iodure de potassium dans **250** centimètres cubes d'eau distillée. Mettez de côté quelques centimètres cubes de la solution et ajoutez au reste une solution saturée à froid de chlorure mercurique, jusqu'à ce que le précipité d'iodure de mercure, ne se dissolve plus en remuant; versez dans la liqueur la portion d'iodure de potassium qui a été mise de côté, afin de dissoudre le précipité, puis ajoutez de nouveau et très graduellement du chlorure mercurique jusqu'à ce qu'il se produise un très léger précipité persistant. Si l'on ne met point de côté une petite quantité de la solution d'iodure de potassium, il faut verser le chlorure mercurique avec précaution afin d'éviter un excès. Dissolvez **150** grammes d'hydrate de potassium dans **150** centimètres cubes d'eau distillée, laissez refroidir la solution et ajoutez-la graduellement à la solution d'iodure de potassium. Versez le mélange dans une éprouvette ou dans un matras gradué et ajoutez de l'eau distillée de façon à obtenir un litre de liquide. Ce réactif doit être conservé dans un flacon bien bouché. Il laisse déposer un précipité brun, devient tout à fait clair et prend une teinte jaune-verdâtre très pâle.

37. Recherche de la leucine dans les tissus. — Pour rechercher la présence de la leucine, réduisez les organes à examiner en petits fragments, traitez-les avec de l'eau en ayant soin de remuer fréquemment, filtrez à travers un linge et exprimez l'eau d'abord à la main, puis à la presse. Reprenez une seconde fois ce même traitement. Faites bouillir les liqueurs ainsi obtenues avec une petite quantité d'acide acétique afin de coaguler l'albumine; filtrez et ajoutez une solution d'acétate de plomb. Filtrez, faites passer un courant d'hydrogène sulfuré pour enlever l'excès de plomb, filtrez et évaporez à siccité. Reprenez le résidu par de l'alcool bouillant, filtrez une dernière fois, faites évaporer jusqu'à consistance sirupeuse et abandonnez au repos. S'il y a de la leucine, au bout d'un jour ou deux elle se cristallisera en masses sphériques, ou, peut-être en lamelles brillantes, mais ces cristaux ne sont pas purs ils contiennent de nombreuses substances étrangères. Pour .es en débarrasser Hoppe-Seyler recommande la méthode suivante : Dissolvez les dans de l'ammoniaque, ajoutez de l'acétate de plomb jusqu'à ce qu'il ne se forme plus de précipité. Filtrez et lavez le précipité dans un peu d'eau; mettez-le en suspension dans l'eau, faites passer un courant d'hydrogène sulfuré, filtrez et évaporez la liqueur au bain-marie.

38. RÉACTIONS DE LA LEUCINE. — La formation de masses sphériques ou de paillettes n'est par suffisamment caractéristique de la leucine ; il est nécessaire de traiter ces masses ou ces paillettes par différents réactifs. Mais il faut au préalable leur faire subir une purification, qui consiste à les sécher entre deux feuilles de papier buvard, à les dissoudre dans l'alcool bouillant et à les laisser cristalliser de nouveau. On les soumet ensuite aux réactions suivantes,

1º Chauffez la matière dans un tube à essai au-dessus d'un bec de Bunsen ou d'une lampe à alcool. Si elle est formée de leucine, elle développera l'odeur caractéristique de l'amylamine.

2º *Réaction de Scherer.* — Faites évaporer avec précaution un fragment de la leucine supposée avec de l'acide azotique sur une lame de platine, si le corps à analyser est de la leucine il reste un résidu incolore presque invisible qui, chauffé avec quelques gouttes d'une solution de potasse, se colore en jaune ou en brun et se rassemble ensuite en une goutte huileuse, qui roule sur le platine.

39. Tyrosine. — *Préparation*. — On obtient de la tyrosine cristallisée en faisant bouillir de la corne râpée avec de l'acide sulfurique, comme cela a été indiqué dans la préparation de la leucine. On lave les cristaux dans l'eau froide, on les dissout dans l'ammoniaque et on concentre la liqueur jusqu'à cristallisation.

La tyrosine se présente sous la forme d'aiguilles microscopiques incolores et brillantes, sans saveur et sans odeur.

Pour la préparation de la tyrosine par l'action de l'infusion de pancréas sur la fibrine. (Voyez § **175**).

Caractères. — Faites évaporer une goutte d'une solution de tyrosine dans l'eau chaude sur le porte-objet d'un microscope ; il se formera de longues aiguilles cristallisées, réunies en petites masses simples ou affectant une disposition radiée.

Solubilité. — Très peu soluble dans l'eau froide, soluble dans l'eau bouillante et se déposant presque intégralement par le refroidissement. Insoluble dans l'alcool absolu et l'éther. Facilement soluble dans l'ammoniaque, la potasse, les carbonates de potassium et de sodium, la solution alcoolique de potasse caustique, les acides chlorhydrique et sulfurique concentrés et les acides minéraux faibles. L'acide acétique la dissout difficilement. Quand on dissout la tyrosine dans l'acide azotique, il se dépose au bout d'un certain temps une poudre jaune cristalline de nitro-tyrosine, qui, mise en présence de la potasse, forme une solution colorée en rouge.

40. Recherche de la tyrosine. — Pour rechercher la tyrosine, suivez exactement la même méthode que dans la recherche de la leucine. Le résidu desséché, après avoir été épuisé par l'alcool bouillant pour enlever la leucine, renferme de la tyrosine que l'on fait cristalliser dans de l'eau bouillante ou dans le l'ammoniaque.

41. Réactions de la tyrosine. — La tyrosine est caractérisée par la forme de ses cristaux microscopiques et par les réactions suivantes :

1° *Réaction d'Hoffmann.* — Mettez dans un tube à essais une petite quantité de la matière, que l'on suppose renfermer de la tyrosine, avec un peu d'eau, ajoutez quelques gouttes d'une solution d'azotate de mercure ; chauffez et maintenez quelque temps à l'ébullition. S'il y a de la tyrosine, il se produit une coloration rose et plus tard un précipité rouge.

2° *Réaction de Piria.* — Chauffez modérément pendant quelque temps deux ou trois fragments de tyrosine de la grosseur d'une tête d'épingle avec quelques gouttes d'acide sulfurique concentré dans un verre de montre. Quand la solution est refroidie, ajoutez-y un peu d'eau et du carbonate de chaux et de baryte, tant qu'il y a effervescence, filtrez, évaporez, si cela est nécessaire, à une douce chaleur, de façon à n'avoir plus qu'un petit volume de liquide et ajoutez quelques gouttes d'une solution neutre de chlorure de fer. On obtient une coloration d'un beau violet.

3° *Réaction de Scherer.* — Évaporez lentement une petite quantité de la matière avec de l'acide azotique sur une lame de platine. S'il y a réellement de la tyrosine, elle prendra rapidement une couleur jaune brillant, et laissera un résidu jaune foncé, qui, traité par la potasse, forme une solution rouge-jaunâtre. Cette solution évaporée donne un résidu brun.

CHAPITRE II

CHIMIE DES TISSUS

42. TISSUS ÉPITHÉLIAUX. — Les tissus épithéliaux — ongles, poils, épiderme, épithélium, ainsi que la corne et les plumes — renferment une petite quantité de graisse et une substance qui constitue la plus grande partie de leur masse, et à laquelle ils doivent leur forme. On a donné à cette substance le nom de *kératine*. On la prépare en faisant bouillir l'un quelconque de ces tissus avec de l'éther, de l'eau et des acides étendus, qui enlèvent la graisse, etc. Comme les analyses élémentaires qu'on en a donné, ne concordent pas entre elles, il est bien possible qu'elle ne soit qu'un mélange de plusieurs substances; toutefois, cela n'est pas encore prouvé d'une manière certaine. Elle est voisine de l'albumine; elle donne, en effet, les mêmes produits, la leucine et la tyrosine, lorsqu'elle est décomposée par la chaleur en présence de l'acide sulfurique dilué (voy. § 35). Elle contient du soufre qui paraît lui être uni en combinaison très instable. Le cheveux sont, comme on sait, noircis par du sulfure de plomb lorsqu'on fait usage d'un peigne de plomb. Pour démontrer la présence du soufre, faites bouillir des rognures d'ongles avec une petite quantité de potasse caustique dans un tube à essai, ajoutez ensuite de l'acide sulfurique ou de l'acide chlorhydrique à la liqueur, il se dégagera de l'hydrogène sulfuré reconnaissable à son odeur caractéristique.

43. TISSUS CONNECTIFS. — Parmi les tissus que l'on range dans ce groupe, il en est plusieurs qui semblent assez différents les uns des autres. Tels sont le tissu muqueux, le tissu connectif ordinaire et réticulé, le tissu adipeux, les cartilages, les os et la dentine. Leur étroite parenté est démontrée par les formes intermédiaires qui les relient et par ce fait qu'ils peuvent passer de l'un à l'autre, en sorte qu'il est impossible d'établir entre eux de limites bien tranchées, et qu'enfin ils peuvent parfois se remplacer. Ils contiennent tous des substances qui sont dérivées de l'albumine, ou qui en sont très voisines.

44. SUBSTANCES DÉRIVÉES DES MATIÈRES ALBUMINOÏDES. — Ces substances sont azotées; elles ressemblent aux substances albuminoïdes par leur composition, mais en diffèrent par la manière dont elles se comportent avec l'acide acétique, le ferrocyanure de potassium et les acides azotique et chlorhydrique. Ce sont la mucine, la gélatine et la chondrine.

45. MUCINE. — On la rencontre dans le tissu connectif fœtal, et, bien qu'elle n'existe pas dans les faisceaux connectifs, elle constitue un élément constitutif important du tissu tendineux. On la trouve aussi dans toutes les sécrétions muqueuses, qu'elle rend visqueuses. Les caractères distinctifs de la mucine sont les suivants: ses solutions ne sont pas coagulées, ni troublées par l'ébullition; traitée par l'acide acétique, elle donne un précipité qui se rétracte dans de l'acide pur, au lieu de se gonfler et de se dissoudre, comme dans le cas des substances albuminoïdes. L'addition de ferrocyanure de potassium à l'acide acétique empêche la coagulation, de sorte qu'il ne se produit aucun trouble dans la liqueur, à moins qu'il n'y ait des substances albuminoïdes. La mucine ne donne pas de précipité avec le chlorure mercurique; sa solution, chauffée avec une solution de potasse et du sulfate de cuivre, reste bleu clair.

Préparation.—(a). *Avec les glandes salivaires.*—Lavez les glandes salivaires de bœuf ou de mouton, divisez-les en petits fragments, passez-les dans un peu d'eau pour enlever le sang qui a pu rester, puis faites bouillir dans une grande quantité d'eau et filtrez à travers un linge. Ajoutez graduellement au liquide filtré, de l'acide acétique jusqu'à ce qu'il se forme un précipité en partie fibreux et en partie floconneux. Filtrez une dernière fois à travers un linge, et lavez le précipité successivement à l'eau, à l'alcool et à l'éther pour enlever la graisse.

(*b*). *Avec les tendons*. — Séparez les tendons de la jambe d'un bœuf ou d'un mouton de leurs muscles, lavez-les convenablement et divisez-les en petits fragments. Épuisez-les par l'eau, puis abandonnez-les au repos pendant plusieurs jours dans un vase clos avec une grande quantité d'eau de chaux ou d'eau de baryte. Filtrez, ajoutez à la liqueur de l'acide acétique étendu afin de précipiter la mucine, lavez le précipité blanc floconneux, ainsi obtenu avec de l'acide acétique étendu, puis avec de l'alcool faible.

(*c*). *Avec la bile de bœuf*. Voy. § **137**.

Solubilité. — 1° Eau. La mucine ne se dissout pas, mais se gonfle beaucoup; quand le mélange est filtré, une partie de la mucine passe souvent à travers le filtre, rendant la liqueur trouble. Le mélange avec l'eau n'est pas visqueux, et il ne se forme pas d'écume quand on l'agite. — 2° Solution de chlorure de sodium. Mettez quelques cristaux de chlorure de sodium dans un mélange de mucine et d'eau; ce dernier deviendra plus clair. Plongez-y un agitateur de verre, vous trouverez qu'il est filant; par l'agitation il se forme de l'écume. Ajoutez une grande quantité d'eau à la solution ou au mélange (car on n'est pas certain de sa nature), et la mucine se précipitera. — 3° L'acide chlorydrique ou tout autre acide minéral très dilué à moins de 1 p. 100, ne dissout pas la mucine. — 4° L'acide chlorydrique étendu dans les proportions de 5 p. 100 la dissout en partie, beaucoup plus facilement après addition de chlorure de sodium. La solution agitée mousse. — 5° L'acide chlorhydrique et les autres acides minéraux concentrés la dissolvent complètement. — 6° La solution de potasse la dissout; ajoutez à de la mucine une quantité de solution de potasse insuffisante pour la dissoudre complètement et filtrez, la liqueur filtrée n'est pas filante et est *neutre*. — 7° L'eau de chaux et l'eau de baryte dissolvent la mucine; employées en petite quantité elles donnent, comme la potasse, après filtration, une solution neutre.

Précipitation de la mucine. — 1° Faites bouillir la solution neutre ou légèrement alcaline, elle ne se modifie pas.

2° Traitez par de l'acide acétique; il se forme un précipité. Laissez reposer, décantez le liquide et versez de l'acide acétique cristallisable sur le précipité, généralement il ne se redissoudra pas.

3° Traitez par l'acide acétique additionné d'une solution de ferrocyanure de potassium. Si la mucine est pure, la liqueur ne se troublera qu'au bout d'un certain temps.

4° Traitez par le chlorure de mercure; pas de précipité.

5° Traitez par l'acétate basique de plomb; il se produira un précipité abondant.

Réaction avec l'oxyde de cuivre. — Ajoutez une solution de potasse et une petite quantité de sulfate de cuivre à une solution de mucine. L'hydrate de cuivre se dissoudra. Faites bouillir, la liqueur conservera une couleur bleu clair. Ce caractère distingue la mucine de l'albumine, de la pepsine et de la gélatine, qui prennent une coloration violette ou rouge.

46. TISSU CONNECTIF ORDINAIRE. — TENDONS. — SUBSTANCE GÉLATINEUSE, OU COLLAGÈNE. — Cette substance forme la base organique des os et des dents et la partie fondamentale ou fibreuse du tissu connectif, des tendons, des ligaments et des fascias.

Préparation. — *(a). Avec les os.* — Faites macérer des os dans de l'acide chlorhydrique étendu de 8 à 9 fois son volume d'eau, que vous changerez plusieurs fois. L'acide chlorydrique enlève aux os les sels inorganiques qu'ils contiennent et qui les rendent durs; de sorte que, lorsque les os en sont entièrement débarrassés, tout en conservant leur forme, ils sont devenus mous et flexibles. Le temps nécessaire, pour que l'opération soit complète, varie avec la grosseur des os; mais, si on les divise en petits fragments, ou si l'on emploie des os minces, tels que les côtes, un jour ou deux suffisent. Lavez les os ainsi traités à l'eau pour enlever l'acide et séchez-les au bain-marie.

(b). Avec les tendons. — Après avoir enlevé la mucine des tendons au moyen de l'eau de chaux ou de l'eau de baryte (voy. § **45**), dans lesquelles ils se gonflent, lavez-les d'abord à l'eau, puis avec une petite quantité d'acide acétique très dilué, qui leur font reprendre leur premier volume et les empêchent de se gonfler de nouveau. Faites les tremper ensuite pendant quelque temps et lavez-les dans de l'eau que vous aurez soin de changer fréquemment.

Caractères. — Récemment préparée, la substance collagène est molle, mais elle se rétracte et se durcit lorsqu'on la dessèche ou qu'on y ajoute de l'alcool.

Solubilité. — 1° Elle est insoluble dans l'eau froide. 2° L'eau bouillante la dissout et la transforme en gélatine. En se refroidissant, la solution se change en gelée. 3° L'acide acétique étendu ainsi que les autres acides la font gonfler. 4° A chaud, ils la dissolvent et la transforment en gélatine plus facilement que l'eau bouillante. 5° La solution de potasse chaude produit le même effet.

47. Gélatine (Glutine). — *Préparation.* — Faites bouillir la substance collagène obtenue en traitant les os ou les tendons comme il a été décrit plus haut. Filtrez la solution chaude, et faites trois parts de la liqueur filtrée. Laissez refroidir l'une d'elle, elle se prendra en gelée; évaporez la seconde jusqu'à siccité au bain-marie et étudiez sur la troisième l'action des agents précipitants.

Solubilité. — 1° La gélatine desséchée se gonfle dans l'eau froide sans se dissoudre; elle est extrêmement soluble dans l'eau chaude. 2° Les acides étendus et les alcalis étendus la dissolvent à froid.

Précipitation. — La gélatine est précipitée : 1° par l'acide tannique, 2° par le chlorure de mercure. Au contraire de l'albumine, la gélatine pure n'est pas précipitée : 1° par l'acide acétique et le ferrocyanure de potassium, 2° par un grand nombre de sels métalliques, tels que l'acétate de plomb et les sulfates de cuivre et ferrique. Elle n'est pas non plus précipitée par les acides et les alcalis.

Action de la chaleur. — Faites bouillir pendant quelque temps une solution de gélatine avec un alcali ou un acide. Après re froidissement la solution restera fluide et ne se prendra pas en gelée. Essayez ces réactions, elles sont les mêmes qu'auparavant. Le même effet est produit par ébullition prolongée dans l'eau seule.

48. Tissu élastique. — Élastine. — Les fibres élastiques qui se rencontrent au sein du tissu connectif dans différentes parties du corps, et qui sont particulièrement abondantes dans la tunique moyenne de l'aorte et des grandes artères, ainsi que dans le ligament cervical et les ligaments jaunes, sont formées, pense-t-on, par de l'élastine.

Préparation. — Dépouillez le ligament cervical d'un bœuf récemment tué du tissu cellulaire adhérent, divisez-le en petits fragments et faites bouillir successivement avec de l'alcool et de l'éther pour séparer les matières grasses, avec de l'eau pendant vingt-quatre heures pour dissoudre la substance collagène en ayant soin de remplacer l'eau évaporée, et enfin pendant long-temps avec de l'acide acétique concentré. Enlevez l'acide acétique par ébullition dans l'eau, et laissez bouillir dans de la soude ou dans de la potasse étendue jusqu'à ce qu'il se manifeste un commence-ment de gonflement. Neutralisez l'alcali par l'ébullition avec de l'acide acétique étendu et lavez à grande eau. Traitez enfin le résidu à froid dans de l'acide chlorhydrique pendant vingt-quatre heures, et lavez à l'eau jusqu'à ce que les eaux de lavage ne montrent plus de réaction acide et ne laissent plus de résidu après évaporation.

Caractères. — L'élastine obtenue à la suite de ces divers traite-ments est jaune et flexible tant qu'elle est humide, mais elle devient dure et cassante après dessiccation.

Solubilité. — 1° L'élastine se gonfle, mais ne se dissout pas dans l'eau. Au contraire de la substance collagène du tissu con-nectif, elle est insoluble dans l'eau bouillante; elle ne se trans-forme pas en gélatine et ne se prend pas en gelée après refroidisse-ment. 2° Elle est insoluble dans l'alcool, l'éther et l'acide acétique, mais se gonfle dans ce dernier réactif. 3° Elle se dissout à chaud dans une solution de potasse caustique concentrée.

Précipitation. — La solution de gélatine dans la potasse ne précipite pas par l'acide chlorhydrique et les autres acides. Sa solution neutre ne précipite que par le tannin.

Réactions. — 1° Réaction xanthoprotéique. Traitée par l'acide azotique l'élastine se gonfle au bout d'un certain temps, puis jaunit et finalement se transforme en une solution mucilagineuse. L'addition d'ammoniaque lui donne une coloration rouge orange foncé.

2° Réaction de Millon. Traitée par le réactif de Millon l'élastine prend une légère coloration rouge.

Décomposition. — L'élastine se décompose à l'ébullition en présence de l'acide sulfurique concentré en donnant naissance à la leucine, mais pas à la tyrosine.

49. CARTILAGE. — SUBSTANCE CHONDROGÈNE. — La substance intercellulaire des cartilages hyalins, ainsi que la substance interposée entre les faisceaux fibreux des fibro-cartilages est principalement constituée par de la substance chondrogène, ainsi nommée par ce qu'elle se dissout dans l'eau bouillante qui la transforme en chondrine.

Solubilité. — Prenez un fragment du cartilage costal de mouton ou de bœuf et examinez sa solubilité dans les réactifs suivants :— 1° Eau froide : insoluble. Desséchée avant d'être mise en présence de l'eau, elle se gonfle légèrement. 2° Eau bouillante : soluble ; se prend en gelée après refroidissement. 3° Acide acétique : insoluble. Desséchée, elle se gonfle très légèrement.

50. CHONDRINE. — *Préparation.* — Faites bouillir des cartilages costaux ou trachéens de mouton ou de bœuf dans l'eau, jusqu'à ce que le périchondre s'en sépare facilement. Enlevez le périchondre, coupez les cartilages en petits fragments et soumettez-les à l'ébullition dans l'eau pendant plusieurs heures, à l'air libre, ou dans une marmite de Papin sous une pression de deux à trois atmosphères. La liqueur filtrée à chaud est fortement opalescente. Laissez-en refroidir une portion dans une capsule, elle se prendra en gelée. Ajoutez au reste de l'acide acétique, la chondrine se précipitera.

Solubilité. — Étudiez la solubilité de la chondrine précipitée ou à l'état de gelée dans les réactifs suivants : 1° dans l'eau froide elle est insoluble, mais se dissout dans l'eau chaude ; 2° elle est soluble dans les solutions de sels alcalins tels que le sulfate de sodium ; 3° elle est facilement soluble dans les acides minéraux étendus, les solutions de potasse et l'ammoniaque; 4° elle est insoluble dans l'alcool et l'éther.

Précipitation. — Une solution chaude de chondrine dans l'eau, traitée par l'acide acétique, donne un précipité qui se dissout par l'addition d'une petite quantité de chlorure ou de sulfate de sodium. Une solution de chondrine dans l'eau traitée par du sulfate de sodium, puis par de l'acide acétique ne précipite pas. La chondrine est précipitée par l'acétate de plomb, l'azotate d'argent et l'eau de chlore. Elle est également précipitée par l'acide chlorhydrique et les autres acides minéraux étendus ainsi que par l'alun; le précipité se redissout dans un excès de réactif.

Action de la chaleur. — Bouillie pendant longtemps avec de l'eau, elle perd la propriété de se prendre en gelée par refroidissement; ses réactions sont du reste les mêmes qu'avant d'avoir été ainsi modifiée.

Décomposition. — Bouillie avec de l'acide chlorhydrique concentré, la chondrine se décompose en donnant naissance à du sucre de raisin et a des composés azotés. La présence du sucre de raisin est démontrée par les réactions indiquées § **79** et § **158**.

51. Caractères distinctifs de la mucine, de la chondrine, de la gélatine et de l'albumine :

Mucine. — Précipitée par l'acide acétique; le précipité est insoluble dans le sulfate de sodium.

Chondrine. — Précipitée par l'acide acétique; le précipité est soluble dans le sulfate de sodium.

Gélatine. — Non précipitée par l'acide acétique seul ou additionnée de ferrocyanure de potassium.

Albumine. — Dissoute par l'acide acétique; la solution est précipitée par le ferrocyanure de potassium ou par les sels alcalins et la chaleur.

Généralement on reconnaît la gélatine et la chondrine à ce que leurs solutions chaudes se prennent en gelée en se refroidissant; mais comme elles perdent toutes les deux cette propriété par ébullition dans les acides ou par ébullition prolongée dans l'eau seule, cette réaction n'est pas toujours sûre.

52. Os. — Lorsque les os sont soumis à l'action des acides, ils perdent leurs sels terreux. Le résidu, auquel on a donné le nom d'osséine, est formé principalement de substance collagène. Les sels terreux qu'ils contiennent, sont les phosphates tribasiques de calcium et de magnésium, le carbonate de calcium et de petites quantités de fluorure de calcium.

Pour enlever les sels terreux et isoler l'osséine, il faut faire macérer quelque temps l'os dans de l'acide chlorhydrique très étendu, à une basse température. Traité à chaud par l'acide chlorhydrique dilué, l'os laisse dégager de l'acide carbonique, et a une tendance à se séparer en lamelles. L'osséine est molle, flexible et élastique tant qu'elle est humide; elle devient dure après dessiccation. Elle conserve la forme de l'os. Par ses caractères chimiques, elle ressemble à la substance collagène du tissu connectif.

On obtient les sels terreux en incinérant l'os. Quand la matière organique est toute brûlée, le résidu est formé de ces sels terreux mêlés à d'autres sels formés pendant la combustion; ici, en effet, comme dans d'autres cas, les sels, dans les cendres, diffèrent considérablement des sels qui existent dans le tissu.

53. TISSU ADIPEUX. — GRAISSES. — Les graisses diffèrent les unes des autres par leur aspect et leur consistance. Pour étudier leurs propriétés générales, on peut se servir d'huile d'olive, à laquelle on peut substituer l'huile de foie de morue ou l'huile de baleine, si l'on désire employer une huile d'origine animale.

Solubilité. — Les graisses sont insolubles : 1° dans l'eau et 2° dans l'alcool à froid. 3° Elles sont solubles dans l'alcool à chaud. Faites chauffer un tube à essais renfermant de l'huile et de l'alcool au-dessus d'une lampe à esprit de vin ou d'un brûleur de Bunsen. Dès que l'alcool devient chaud, une portion de l'huile se dissout. Versez une partie de la solution alcoolique dans un autre tube et laissez refroidir. Elle prend l'aspect laiteux par suite du dépôt des gouttelettes d'huile. 4° Ether à froid. Agitez une petite quantité d'huile avec de l'éther, elle se dissout rapidement. Il faut avoir soin dans cette expérience de ne pas approcher le tube à essais trop près de la flamme, parce que la vapeur d'éther est très facilement inflammable. 5° Le chloroforme. 6° L'essence de thérébentine et les autres huiles essentielles dissolvent rapidement aussi la graisse.

Émulsion des graisses. — Agitez une petite quantité d'huile avec une solution d'albumine dans un tube à essai. L'huile est divisée en petites gouttelettes et donne à la solution un aspect laiteux. Une goutte de ce liquide, observée au microscope, paraît formée de très petits globules de graisse. Ces globules se réunissent les uns aux autres dans l'émulsion pour former de gros globules, mais très lentement. Une petite quantité d'acide acétique ajoutée à l'émulsion et agitée avec elle active encore le phénomène. On peut répéter ces expériences avec une solution de gélatine ou avec de la bile, qui jouissent également de la propriété d'émulsionner les graisses.

Réaction. — Lavez un morceau de lard dans l'eau et appliquez dessus un papier de tournesol, ou faites-le fondre dans un tube à essai et laissez tomber une goutte sur du papier de tournesol. Dans les deux cas, la réaction est neutre.

Composition des graisses. — La graisse est composée d'un radical triatomique, le propéryle ou glycéryle combiné avec trois atômes d'un acide gras monoatomique. Le glycéryle peut être déplacé par des bases inorganiques, tels que le potassium, le plomb, etc., et il se produit un hydrate de glycéryle, ou alcool glycérylique (glycérine). Le déplacement de la glycérine par d'autres bases porte le nom de saponification.

Faites bouillir pendant quelques heures deux grammes et demi d'huile d'olive, avec un gramme d'oxyde de plomb finement pulvérisé et environ cinquante centimètres cubes d'eau, en ayant soin de remuer le mélange afin d'empêcher le dépôt de l'oxyde, et de remplacer l'eau au fur et à mesure qu'elle s'évapore. Le plomb se combine avec l'acide gras de l'huile, en formant une masse jaunâtre et la glycérine devient libre.

Pour séparer la glycérine, filtrez le liquide, faites passer un courant d'hydrogène sulfuré, ajoutez une petite quantité de charbon animal pour décolorer, laissez reposer dans un endroit chaud, filtrez de nouveau et évaporez.

45. GLYCÉRINE. — La glycérine est un liquide sirupeux d'une saveur sucrée, à réaction neutre.

Solubilité. — Elle se dissout rapidement : 1° dans l'eau, et 2° dans l'alcool; 3° dans l'éther elle est insoluble.

Pouvoir dissolvant. — Elle dissout un grand nombre d'oxydes métalliques. Versez une petite quantité de potasse dans une solution de sulfate de cuivre, ou d'acétate de plomb, il se forme un précipité. Ajoutez un peu de glycérine, le précité se redissout.

Elle agit aussi dans une certaine mesure comme un dissolvant des acides gras.

Décomposition. — Placez dans un tube à essais une petite quantité de glycérine avec de l'acide phosphorique anhydre ou avec du sulfate acide de potassium. La glycérine est décomposée et il se produit de l'eau et de l'acroléine, corps qui a une odeur extrêmement désagréable et qui exerce une action très irritante sur les muqueuses du nez et des yeux.

Réaction caractéristique de la glycérine. — Aucun autre corps, en se décomposant, ne donne naissance à de l'acroléine; aussi, sa formation est-elle la réaction caractéristique de la glycérine, et, comme son odeur est extrêmement pénétrante, elle permet de reconnaître facilement de très petites quantités de glycérine.

55. MUSCLES. — *Réaction.* — Les muscles à l'état de repos ont une réaction amphichromatique, c'est-à-dire qu'ils font virer au bleu la teinture rouge du tournesol, et au rouge la teinture bleue. Mais le changement de la teinture bleue est moins prononcée que celui de la teinture rouge, ce qui prouve que leur réaction est alcaline.

Changement de la réaction dû à la contraction. — La réaction devient acide après la contraction du muscle ou après la mort. (Voy. 2e part., chap. ii, *Observ. VI*).

56. COMPOSITION DES MUSCLES. — Le sarcolemme est considéré habituellement comme se rapprochant du tissu élastique par ses caractères et comme ne produisant pas de gélatine; mais on a montré qu'il est soluble, légèrement il est vrai, dans les alcalis et les acides aussi bien que dans le suc gastrique, et par conséquent, il offre bien plus de ressemblances avec le tissu connectif.

57. Sarcous elements. — On ne sait que peu de chose sur la composition chimique des *sarcous elements*; ils se gonflent légèrement et perdent la propriété de la double réfraction quand on les fait bouillir ou simplement quand on les chauffe avec des alcalis ou avec des acides très étendus. L'alcool ne les altère pas.

58. Plasma musculaire. — Quand on soumet à la pression des muscles à la température de 0°, on obtient un liquide, que l'on appelle plasma musculaire. Le plasma des muscles, de même que le plasma du sang, jouit de la propriété de se coaguler spontanément et de se dédoubler en caillot et en sérum. On a donné à ce caillot, qui correspond à la fibrine du sang, le nom de myosine. La coagulation du plasma fait perdre aux muscles leur élasticité, les rend durs et raides et produit ainsi la rigidité cadavérique. Au bout de quelque temps la décomposition survient et les muscles redeviennent mous et flexibles. Le plasma musculaire est quelque peu difficile à obtenir, parce qu'il se coagule trop rapidement dans les muscles des animaux à sang chaud pour qu'on puisse l'en retirer, et parce qu'on ne peut pas toujours se procurer en suffisante quantité des muscles de grenouilles où sa coagulation est plus lente.

Préparation. — Préparez un mélange réfrigérant en mettant ensemble dans un vase parties égales de sel et de neige, ou de glace pilée, et plongez-y un creuset de platine ou une petite boîte en étain. Remplissez un autre vase d'une solution à un demi pour cent de sel et placez-le dans un récipient contenant de la neige ou de la glace. Préparez d'un autre côté plusieurs grenouilles de la façon suivante. Ouvrez le thorax, incisez la pointe du cœur, introduisez l'extrémité d'une canule dans le bulbe aortique et injectez une solution de sel à un demi pour cent jusqu'à ce que le liquide qui revient par les veines soit complètement incolore. Coupez les muscles près de leurs insertions et lavez-les dans une solution de sel à un demi pour cent, maintenue à la température de 0°. Après les avoir lavés, pressez-les dans un morceau de toile et mettez le tout dans le creuset. Ajoutez successivement dans le creuset les muscles de chaque grenouille et laissez-les dans le mélange réfrigérant jusqu'à ce qu'ils soient congelés et complètement durs. Prenez un couteau bien tranchant et refroidissez-le dans le même mélange; coupez la masse congelée des muscles en tranches très minces, mettez-les dans un mortier préalablement abaissé à la même température et broyez-les. Enfermez le tout dans un morceau de forte toile et placez-le sous une presse à vis puissante. A mesure que la température des muscles remonte par la chaleur de l'air ambiant à 0° le plasma congelé se fond et s'échappe de la presse. On le recueille dans un vase refroidi dans la glace; on le filtre sur un papier humecté d'une solution de sel à un demi pour cent et on le conserve dans un cristallisoir également refroidi. L'entonnoir est maintenu pendant toute l'opération à une basse température au moyen de l'appareil de Plantamour (voy. § **215**), rempli de neige ou de glace pilée au lieu d'eau chaude. Les pores des filtres se bouchent très rapidement, aussi faut-il avoir soin de changer souvent ces derniers. Le plasma filtré est un liquide jaunâtre et opalescent, sirupeux, mais non filant.

Réaction. — La réaction du plasma est alcaline comme celle des muscles.

Coagulation du plasma musculaire. — Versez une petite quantité de plasma dans des tubes à essais préalablement refroidis et observez les phénomènes suivants :

La coagulation a lieu spontanément quand le plasma est exposé à l'action de la température extérieure et il se forme un caillot gélatineux qui commence sur les parois du tube et s'étend graduellement vers le centre.

En agitant le liquide, on obtient un coagulum floconneux et non fibreux comme le caillot du sang.

La chaleur accélère la coagulation; à 40° le plasma se coagule presque instantanément.

L'eau froide le coagule immédiatement, de sorte que, si on l'y laisse couler goutte à goutte, il se forme de petites sphères blanches élastiques. La solution froide de chlorure de sodium à

15 p. 100 le coagule aussi, mais la solution à 5 pour cent ne le coagule pas. L'acide chlorhydrique étendu à 10 p. 100 le coagule instantanément, mais dissout le caillot, et forme presque immédiatement de la syntonine.

59. EXAMEN DE L'EXTRAIT AQUEUX DES MUSCLES. — Pour obtenir l'extrait aqueux des muscles, on décapite un chien et on chasse le sang des membres postérieurs au moyen de la circulation artificielle. Dans ce but, on ouvre rapidement l'abdomen, on introduit une canule dans l'aorte et on injecte une solution de chlorure de sodium à 10 p. 100 jusqu'à ce que le sang qui revient par la veine cave soit incolore. Cela fait, coupez rapidement les muscles de la cuisse et hachez-les menu. Ajoutez à la masse de l'eau distillée, remuez et laissez reposer pendant un quart d'heure. Filtrez à travers un linge en pressant la masse pour accélérer l'opération.

60. MATIÈRES ALBUMINOÏDES DES MUSCLES. — ALBUMINATE ALCALIN. — L'extrait aqueux ainsi obtenu renferme un albuminate alcalin. Il est d'abord alcalin ou neutre, puis devient plus tard acide et l'albuminate alcalin forme au fond du vase un précipité floconneux. La source de l'acide est inconnue ; il doit-être produit par l'action d'un ferment spécial. Si l'extrait est obtenu avec des muscles à réaction acide, le précipité ne se forme pas.

Ajoutez, très graduellement, à l'extrait aqueux de l'acide lactique, de l'acide acétique ou de l'acide chlorhydrique très dilué, il se dépose un précipité floconneux.

Répétez cette expérience en employant exactement les mêmes quantités d'extrait et d'acide ; mais ajoutez une petite quantité de phosphate de sodium à l'extrait avant d'y verser l'acide, il ne se forme pas de précipité. Voyez § **15.**

Albumines. — Outre l'albuminate alcalin, l'extrait contient deux autres matières albuminoïdes, l'une, qui est insoluble dans les solutions salines, se coagule à **45°**, l'autre à **75°**. Filtrez l'extrait aqueux après que l'albuminate alcalin s'est déposé, versez-le dans un tube à essais et chauffez-le dans un bain-marie maintenu à la température de **45°**, il se formera un précipité. On peut rendre au préalable la liqueur alcaline ou neutre, sans influer en rien sur la coagulation. Laissez reposer la liqueur jusqu'à ce que le précipité se soit déposé, séparez-le par filtration et chauffez-le à 70°, il se produit une seconde coagulation.

61. MYOSINE. — Débarrassez le reste des muscles des tendons, des aponévroses, de la graisse, des nerfs et des vaisseaux, et coupez-le en petits morceaux. Mêlez la masse ainsi divisée avec cinq ou six fois son poids d'eau, et agitez avec soin. Laissez reposer pendant plusieurs heures, puis enfermez la masse dans un linge et exprimez le liquide à l'aide d'une presse à vis. Traitez une seconde fois les muscles par l'eau, et faites leur subir le même traitement. Réunissez tous les liquides ainsi obtenus et conservez-les pour les étudier. Laissez la masse, qui est restée sur le filtre avec de l'eau, jusqu'à ce qu'elle prenne une teinte grisâtre et que l'eau devienne incolore. Broyez-la ensuite dans un mortier avec une solution de sel marin à 10 p. 100 en quantité suffisante pour que la masse ne soit pas trop épaisse et qu'elle puisse couler facilement. Laissez reposer pendant quelques heures, filtrez d'abord à travers un linge, puis à travers un papier à filtre, et ajoutez à la liqueur filtrée quelques fragments de sel gemme. A mesure que ceux-ci se dissolvent, la myosine, qui est insoluble dans une solution de myosine concentrée de chlorure de sodium, se précipite en flocons. Après que la myosine semble entièrement précipitée, s'il reste encore quelques cristaux de sels, enlevez-les et filtrez la solution. La myosine, qui contient une grande quantité de chlorure de sodium, reste sur le filtre. Pour l'en débarrasser, on la dessèche aussi bien que possible en la pressant entre deux feuilles de papier à filtre ; on la dissout dans une petite quantité d'eau, et on jette la solution dans un grand vase rempli d'eau, où elle se précipite de nouveau. Laissez reposer pendant un jour, décantez le liquide avec précaution et recueillez le précipité sur un filtre. Après que la plus grande partie de l'eau a traversé le filtre, mais pendant que le précipité est encore humide, placez ce dernier dans une capsule, parce qu'il est impossible de le séparer du filtre quand il est desséché.

Solubilité. — Étudiez la solubilité de la myosine humide avec les réactifs suivants : 1° solution de chlorure de sodium à 10 p. 100. La myosine se dissout. L'addition de sel solide dans la solu-

BURDON SANDERSON, labor. de physiologie.   27

tion la précipite; 2° la solution de sulfate de sodium, ou de tout autre sel neutre; 3° la potasse très diluée, et 4° l'acide chlorhydrique très étendu dissolvent la myosine.

Action des acides et des alcalis. — Les alcalis et les acides très dilués dissolvent la myosine, comme nous venons de le voir, d'abord sans altération, puis en la transformant au bout de quelque temps en acidalbumine ou en albuminate alcalin. Faites deux parts d'une solution de myosine dans de la potasse très diluée et d'une solution dans de l'acide chlorhydrique étendu préparé depuis peu; à l'une d'elles, ajoutez une solution de sel marin, versez une goutte de teinture de tournesol et neutralisez. Il ne se forme aucun précipité, parce que la myosine non modifiée est soluble dans la solution saline. Laissez l'autre portion reposer pendant dix minutes et faites-lui subir le même traitement. Il se déposera un précipité, quand on neutralisera la liqueur, parce que la myosine s'est transformée en albuminate alcalin et en syntonine, et n'est plus soluble dans la solution de chlorure de sodium.

Coagulation de la myosine. — 1° Chauffez une solution de myosine dans du chlorure de sodium; à 55°, la myosine se transforme en albumine coagulée et à 60°, il se dépose un précipité floconneux; 2° ajoutez de l'alcool à une solution de myosine, il se forme un semblable coagulum.

Effet de la dessiccation. — Desséchée la myosine est flexible, difficile à pulvériser et presque insoluble dans la solution de chlorure de sodium.

Ferments. — On peut retirer des muscles les ferments suivants: 1° un ferment qui est analogue ou peut-être identique à la pepsine. Ce ferment peut être isolé à l'aide des méthodes que l'on emploie pour retirer la pepsine de la muqueuse de l'estomac; 2° un ferment qui détermine la coagulation de la myosine, et qui est analogue à celui auquel est due la coagulation du sang. Il n'a pu encore être isolé; 3° un ferment amylobytique, que l'on peut isoler par le procédé décrit § **85**; 4° un ferment diastasique, qui semble avoir la faculté de transformer le glycogène en sucre de raisin; 5° un ferment produisant de l'acide lactique.

62. Matières extractives des muscles. — L'extrait aqueux froid des muscles contient, outre les matières albuminoïdes, les éléments suivants : créatine, créatinine, hypoxanthine (sarkine), xanthine, acide urique, acide inosique (ce dernier probablement pas toujours), glucose, inosite, lactates et sels d'acides gras volatils et phosphates alcalins acides. On en a aussi isolé certains ferments. Si l'on ne peut pas opérer sur de grandes quantités de muscles, il vaut mieux employer pour la préparation de ces substances de l'extrait de Liebig. Placez l'extrait aqueux des muscles dans une chaudière d'étain, chauffez rapidement jusqu'au point d'ébullition, de façon à coaguler l'albumine. Filtrez à travers un linge. Laissez refroidir la liqueur filtrée, et ajoutez de l'acétate de plomb jusqu'à ce qu'il se forme un précipité, en évitant autant que possible de verser un excès d'acétate. Recueillez le précipité sur un filtre. . . . .   A.

63. Créatine. — Précipitez par l'hydrogène sulfuré le plomb existant dans la liqueur filtrée ; filtrez et évaporez au bain-marie jusqu'à consistance sirupeuse. Laissez reposer pendant

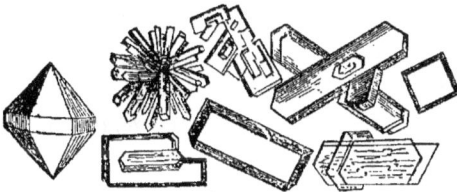

Fig. 132. — Créatine.

quelques jours dans un endroit frais, la créatine se déposera sous la forme de petits cristaux incolores (fig. 132). Quand il ne se forme plus de cristaux, décantez la liqueur mère et ajoutez-y deux ou trois fois son volume d'alcool à 88°, de façon à précipiter la créatine encore en suspension. Filtrez et lavez les cristaux avec un peu d'alcool. Lavez les cristaux, qui sont restés sur le cristallisoir avec l'alcool qui découle du filtre, placez-les sur ce dernier et lavez-les tous réunis avec de l'alcool. Recueillez les liqueurs qui ont filtré, mêlez-les et conservez-les à part. . .B.

Faites dissoudre les cristaux dans une petite quantité d'eau bouillante et laissez refroidir la solution, la créatine se cristallisera sous la forme de prismes obliques rhomboïdaux, incolores, transparents et brillants qui perdent leur eau de cristallisation quand on les chauffe légèrement sur une lame de platine et deviennent ternes et blanchâtres.

Solubilité. — La créatine est à peine soluble dans l'eau froide; elle est très soluble dans l'eau bouillante, presque insoluble dans l'alcool concentré et tout à fait insoluble dans l'éther.

Réaction. — La solution de créatine dans l'eau chaude offre une réaction neutre et une saveur amère.

Réactions caractéristiques. — La créatine n'offre pas de réactions véritablement caractéristiques, et le meilleur moyen d'en reconnaitre la présence est de la transformer en créatinine. Si elle est pure l'addition de chlorure de zinc ne produit aucun précipité dans ses solutions, si elle est mêlée à de la créatinine, il se dépose un précipité.

Décomposition. — Bouillie pendant longtemps, avec de la baryte caustique, la créatine se décompose en urée et en sarcosine. Si l'ébullition est prolongée, l'urée se dédouble en acide carbonique et en ammoniaque. Cette réaction est très intéressante, car elle montre une des sources d'où provient l'urée dans l'économie. Bouillie pendant longtemps avec de l'eau ou avec des acides, elle perd de l'eau et se transforme en créatinine.

64. Créatinine. — Faites bouillir pendant une demi-heure de la créatine avec de l'acide chlorhydrique étendu, neutralisez avec de l'hydrate d'oxyde de plomb, filtrez et évaporez jusqu'à siccité au bain-marie. Traitez le résidu par l'alcool et évaporez l'extrait alcoolique. La créatinine cristallise sous la forme de prismes brillants, incolores, qui, chauffés sur une lame de platine, ne se déssèchent pas comme la créatine (fig. 133). (Pour la préparation de la créatinine aux dépens de l'urine, voyez § **192**).

Solubilité. — La créatinine est soluble dans l'eau, surtout à chaud. Contrairement à la créatine, elle est soluble dans l'alcool chaud.

Réaction. — La solution aqueuse de créatinine bleuit le papier de tournesol, brunit le curcuma, et offre une saveur caustique comme l'ammoniaque étendu.

Caractères. — La créatinine se comporte comme une base énergique, et forme avec les métaux des sels doubles. Le plus important est celui qu'elle forme avec le chlorure de zinc. Versez, dans une solution aqueuse ou alcoolique de créatinine, du chlo-

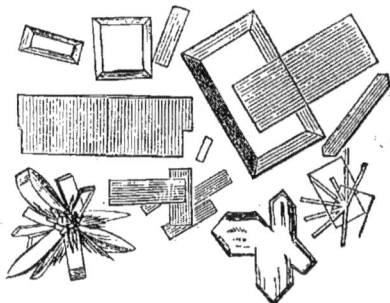

Fig. 133. — Créatinine.

rure de zinc en solution sirupeuse et dépourvue de toute trace d'acide chlorhydrique, il se produit instantanément un précipité de granules ovoïdes, si la liqueur est concentrée, ou lentement des groupes d'aiguilles très fines si la liqueur est étendue. Au microscope, on constate que ces granules se composent d'aiguilles très fines, disposées concentriquement. Ils sont très peu solubles dans l'eau froide, plus solubles dans l'eau chaude, insolubles dans l'alcool, mais très solubles dans les acides minéraux.

Cette réaction est suffisante pour caractériser la créatinine. Ce corps est en outre précipité par l'azotate d'argent, le chlorure de mercure et par l'azotate de bioxyde de mercure, dans ce dernier cas, lorsqu'on ajoute goutte à goutte du carbonate de sodium.

65. SARKINE (HYPOXANTHINE). — Évaporez au bain-marie l'alcool de la liqueur B, étendez-la d'eau, rendez-la alcaline au moyen de l'ammoniaque et ajoutez-y une solution ammoniacale d'azotate d'argent. La sarkine se précipite. Laissez reposer le précipité floconneux, lavez-le plusieurs fois par décantation avec de l'eau renfermant de l'ammoniaque, portez sur un filtre, lavez complètement, faites-le chauffer dans un petit ballon avec de l'acide azotique d'un poids spécifique de **1,100** et ajoutez de l'acide jusqu'à ce que tout soit dissous. La liqueur doit être maintenue un peu au-dessous du point d'ébullition. Quelquefois il peut rester quelques flocons de chlorure d'argent. On les sépare par décantation et on laisse reposer. Au bout de six heures, il se dépose des cristaux d'azotate double d'argent et d'hypoxanthine.

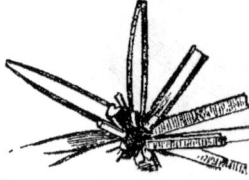

Fig. 134. — Azotate d'hypoxanthine.

Séparez le liquide C des cristaux par décantation et mettez-le de côté pour la préparation de la xanthine. Traitez les cristaux par une solution ammoniacale de nitrate d'argent pour éliminer l'acide azotique libre. Suspendez-les dans l'eau et faites passer un courant d'hydrogène sulfuré. Filtrez pour séparer le sulfure d'argent, et évaporez le liquide filtré. La sarkine se dépose sous forme d'aiguilles (fig. **134**).

Par ses réactions, la sarkine ressemble à la xanthine, mais elle en diffère en ce qu'elle est précipitée par le nitrate d'argent. Elle est légèrement soluble dans l'alcool ; elle est soluble dans **300** parties d'eau à froid et **78** parties d'eau à chaud, dans les alcalis, dans l'acide chlorhydrique étendu et dans les acides sulfurique et nitrique concentrés.

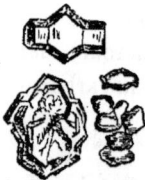

Fig. 135. — Chlorhydrate de xanthine.

66. Xanthine. — Versez de l'ammoniaque en excès dans la liqueur mère d'hypoxanthine C. Il se formera un précipité floconneux de nitrate d'argent et de xanthine. Lavez-le par décantation, mettez-le en suspension dans l'eau bouillante, et décomposez-le par l'hydrogène sulfuré. La xanthine se sépare sous forme d'une pellicule écailleuse consistant en granules blancs amorphes (fig. **135**).

Caractères. — Dans l'ammoniaque, la xanthine se dissout. La xanthine dissoute dans l'acide nitrique et évaporée à siccité laisse un résidu jaune, qu'une goutte de soude caustique colore en rouge, mais qui, chauffée, prend une couleur rouge pourpre.

67. ACIDE URIQUE. — Suspendez le précipité plombique A dans l'eau, décomposez-le complètement par le sulfure d'hydrogène, filtrez et concentrez le liquide filtré au bain-marie ; les cristaux d'acide urique se séparent peu à peu.

Filtrez et mettez à part le liquide filtré (D). Lavez les cristaux sur le filtre, d'abord avec de l'eau, puis avec de l'alcool. Pour les purifier, on les dissout dans de la soude, on précipite par le sulfure d'ammonium, on filtre et on traite par de l'acide chlorhydrique dilué. Ces cristaux (fig. 136) ont la forme de tables rhombiques. Ils sont insipides et inodores, insolubles dans l'alcool et l'éther. Ils sont solubles dans la glycérine bouillante, très peu solubles dans l'eau froide ou bouillante.

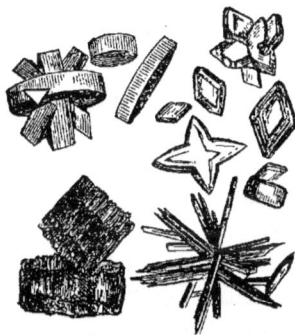

Fig. 136. — Acide urique.

Réaction de la murexide. — Placez de l'acide urique dans un verre de montre avec une ou deux gouttes d'acide azotique et évaporez jusqu'à siccité à une température peu élevée, il reste un résidu jaune, qui devient rouge, quand il est complètement sec. Versez une goutte d'ammoniaque sur le bord du verre, l'acide urique prend une coloration pourpre magnifique. Si on traite le résidu par une goutte de potasse ou de soude, au lieu d'ammoniaque on obtient une coloration bleu-violet.

68. INOSITE. — Évaporez le liquide filtré (D) jusqu'à ce qu'il se trouble d'une manière persistante au contact de l'alcool. Ajoutez un égal volume d'alcool et chauffez, le trouble disparaît. Laissez reposer pendant plusieurs jours, l'inosite cristallise. Ses cristaux appartiennent au système clino-rhombique et sont groupés en forme de choux-fleurs. Si les cristaux ne se forment pas, ajoutez de l'éther et, si cela est nécessaire, évaporez presque à siccité ;

ajoutez un peu d'acide azotique, évaporez de nouveau, humectez le résidu avec du chlorure de calcium et enfin évaporez une troisième fois. Si l'inosite est présente dans la liqueur, il restera une tache rosée.

S'il s'est formé des cristaux, dissolvez-en quelques-uns dans l'eau et essayez la même réaction.

69. Cerveau. — Le cerveau renferme de la cholestérine et du protagon, qui se décompose facilement en lécithine et cérébrine, outre des matières albuminoïdes, qui forment principalement le cylinder axis et qui sont insolubles dans l'eau. Le protagon se trouve probablement dans la substance blanche des nerfs.

Le poids spécifique du cerveau se détermine par le procédé indiqué dans l'appendice § **220**, et la quantité d'eau qu'il renferme est donnée par la perte de poids qu'il subit, après qu'on l'a desséché dans une étuve ou au-dessus d'une capsule renfermant de l'acide sulfurique. Pour séparer les matières contenues dans le cerveau, on le débarrasse autant que possible des vaisseaux et des membranes qui l'entourent, on le lave avec de l'eau, et on le réduit en bouillie dans un mortier. On le mélange avec un grand excès d'alcool qu'on laisse agir pendant plusieurs jours, en ayant soin de remuer souvent la masse. On sépare par filtration l'alcool, et on le met de côté pour préparer la lécithine. . . . . . . A.

On broie de nouveau le cerveau et on l'épuise par de grandes quantités d'éther, jusqu'à ce que le liquide ne se charge plu de lécithine, ni de cholestérine, ce que l'on reconnaît en faisant évaporer une petite quantité d'éther chaque fois qu'on le sépare du cerveau. On conserve l'éther et on traite à plusieurs reprises le cerveau par de l'alcool bouillant, et on filtre à chaud. Par le refroidissement, la cérébrine cristallise mêlée à de la lécithine.

70. Protagon. — En **1865**, le Dr Oscar Liebreich découvrit dans le cerveau un principe immédiat défini, contenant du phosphore, auquel il donna le nom de protagon. L'existence de ce corps, d'abord admise par Hermann et Hoppe-Seyler, fut ensuite remise en question par les expériences de Diaconow, qui tendaient à prouver que c'était simplement un mélange de lécithine avec un corps dépourvu de phosphore : la cérébrine. Le professeur Arthur Gamgee et le Dr Ernest Blankenhorn se sont récemment occupés de ce sujet et sont arrivés à la conclusion, que le protagon est un composé chimique défini, dont la formule est $C^{160} H^{308} N^5 Ph^{35}$. Ce corps peut-être isolé de la manière suivante : des cerveaux de bœufs parfaitement frais sont débarrassés autant que possible du sang et des membranes qui y adhérent. Ils sont ensuite mis à digérer pendant 18 à 24 heures avec de l'alcool à 85° dans une étuve maintenue à une température de 45°. La liqueur est filtrée pendant qu'elle est encore chaude, et la substance cérébrale insoluble est traitée avec de nouvelles quantités d'alcool, tant que le refroidissement à 0° détermine un précipité floconneux blanc jaunâtre. Le précipité est recueilli sur un filtre et porté de là dans un flacon bouché où on l'agite avec de l'éther, de façon à dissoudre la cholestérine. L'éther est ensuite séparé par filtration et décantation, et la matière insoluble qui reste est desséchée d'abord à l'air entre des feuilles de papier à filtre suédois et ensuite sous la cloche pneumatique en présence de l'acide sulfurique. La masse ainsi obtenue, qui doit être d'un blanc de neige, est réduite en poudre, humectée avec un peu d'eau et mise à digérer pendant plusieurs heures dans de l'alcool chauffé à 45°. On laisse ensuite refroidir *très* graduellement la liqueur, et le protagon se sépare sous la forme de cristaux microscopiques ordinairement disposés en rosettes. Ces cristaux sont recueillis sur un filtre, lavés avec de l'éther, desséchés d'abord à l'air, puis à l'aide de l'acide phosphorique, et enfin on les fait recristalliser aussi souvent qu'il est nécessaire. Avant de faire recristalliser les cristaux, il faut les pulvériser et terminer l'opération en agitant avec de l'éther.

Le protagon ainsi obtenu est une substance qui n'est point hygroscopique, qui se dissout difficilement dans l'alcool et l'éther à froid, plus facilement à chaud. Elle est soluble dans l'acide acétique cristallisable, mais précipite par refroidissement. Quand on chauffe du protagon avec une solution d'hydrate de baryum, il se décompose et donne naissance à de l'acide phospho-glycérique, à des acides gras et à une base, à laquelle Liebreich a donné le nom de neurine, et qui paraît être identique à la choline.

71. CÉRÉBRINE. — *Purification*. — Aprés avoir séparé par filtration les cristaux de cérébrine de l'alcool qui a servi à les extraire (§ **69**), lavez-les dans de l'éther froid et faites-les bouillir pendant une heure avec de l'eau de baryte. Faites passer un courant d'acide carbonique à travers le liquide pour précipiter l'excès de baryte ; filtrez et lavez le précipité avec de l'eau froide et puis avec de l'alcool froid. Faites chauffer ensuite le précipité avec de l'alcool dans une capsule pour extraire la cérébrine et filtrez à chaud. Par refroidissement les cristaux de cérébrine se déposent. On les redissout de nouveau dans de l'alcool chaud, on laisse recristalliser, on lave avec de l'éther et on dessèche à une température modérée.

La cérébrine se présente sous la forme d'une poudre blanche hygroscopique. Chauffée sur une lame de platine, elle brunit, fond et puis brûle.

Sa préparation montre qu'elle est insoluble dans l'alcool froid, mais soluble dans l'alcool chaud, et qu'elle n'est point décomposée par l'ébullition en présence de l'eau de baryte.

Placée dans l'eau elle se gonfle lentement, à peu près comme l'amidon.

72. LÉCITHINE. — Ajoutez à l'extrait alcoolique (A) une solution de chlorure de platine acidifiée avec de l'acide chlorhydrique ; il se forme un précipité floconneux jaunâtre de chlorure de platine et de lécithine. Filtrez ; dissolvez le précipité dans l'éther, et faites passer dans la liqueur un courant d'hydrogène sulfuré pour précipiter le platine. Filtrez de nouveau et évaporez. Le résidu est du chlorure de lécithine qui a l'apparence d'une masse analogue à la cire.

Décomposition. — Cette masse, traitée par les acides ou par de l'eau de baryte bouillante, se décompose en acide phosphoglycérique, en neurine et en acides gras.

La solution de chlorure de lécithine dans l'alcool versée dans de l'eau de baryte bouillante se décompose, et il se dépose un précipité visqueux.

73. NEURINE. — Filtrez ; faites passer un courant d'acide carbonique à travers la liqueur pour enlever la baryte, filtrez de nouveau ; évaporez à siccité, et épuisez par l'alcool. Ajoutez à l'extrait alcoolique du chlorure de platine, il se forme une composition de chlorure de platine et de neurine. Le platine peut être enlevé par l'hydrogène sulfuré de façon à obtenir du chlorure de neurine ; mais ce corps cristallise difficilement.

CHAPITRE III

DIGESTION

SECTION I. — SALIVE ET SÉCRÉTION SALIVAIRE

74. Manière de se procurer de la salive mixte. — Lorsqu'on veut se procurer chez l'homme de la salive en quantité suffisante pour l'étude, il faut exciter artificiellement la sécrétion des glandes salivaires. Dans ce but, on emploie un des existants mécaniques ou chimiques énumérés au paragraphe **87**. Les premiers doivent être préférés, parce que l'on évite de la sorte le risque d'altérer la salive par son mélange avec la substance destinée à en activer la sécrétion. Il n'y a cependant aucun inconvénient à employer la vapeur d'éther.

75. Examen de la salive mixte. — *Aspect.* — La salive est un liquide transparent ou opalin, à réaction alcaline. Sa densité varie de **1,002** à **1,006**. Elle laisse parfois déposer un précipité blanc, presque immédiatement après avoir été recueillie. Lorsqu'on la verse d'un vase dans un autre, on voit qu'elle est plus ou moins filante, aussi est-elle généralement remplie de bulles d'air. Si elle n'en contient pas, on en produira facilement en y insufflant de l'air au moyen d'un tube de verre effilé. Si on laisse reposer pendant longtemps la salive, il se forme à sa surface une mince pellicule de carbonate de chaux.

Examen microscopique. — La salive renferme de nombreuses bulles d'air, des cellules provenant de l'épithélium pavimenteux de la bouche et des cellules rondes (corpuscules salivaires), ressemblant à des cellules lymphatiques, dans l'intérieur desquelles on voit des granulations animées d'un mouvement constant.

76. DÉTERMINATION DE LA QUANTITÉ D'EAU ET DE MATIÈRES SOLIDES. — Faites dessécher un petit creuset de porcelaine muni d'un couvercle dans une étuve à 100°; puis laissez-le sous une cloche de verre au-dessus d'une capsule renfermant de l'acide sulfurique concentré, jusqu'à ce qu'il soit complètement refroidi ; pesez alors immédiatement et notez soigneusement son poids. Cela fait, replacez-le pendant une heure dans l'étuve, refroidissez et pesez de la même manière que la première fois. Si le chiffre obtenu est moindre que le premier, il faut recommencer la même opération jusqu'à ce que le poids reste constant. Versez de la salive dans le creuset et pesez. Le poids de salive employée est obtenu en déduisant le poids du creuset seul du poids du creuset et de son contenu, par exemple :

Poids du creuset et de la salive.	33,462 gr.
Poids du creuset seul.	23,296
Poids de la salive employée.	10,166 gr.

Évaporez à siccité la salive, soit dans une étuve, soit au bain-marie, puis dans une étuve. Faites refroidir et pesez le creuset comme précédemment. Le poids du résidu solide s'obtient de la même façon que le poids de la salive :

Poids du creuset et du résidu desséché.	23,342 gr.
Poids du creuset seul.	23,296
Différence.	0,046 gr.

Le poids du résidu solide est donc 0,046 grammes.

Le poids de l'eau est égal au poids de la salive moins le poids du résidu solide.

Poids de la salive employée.	10, 166
Poids du résidu solide. . . .	0, 046
Poids de l'eau.	10, 120

La proportion d'eau pour 100 est donc égale à

$$\frac{10,120 \times 100}{10,166} = 99,5$$

et la proportion du résidu solide égale à

$$\frac{0,046 \times 100}{10,166} = 0,45$$

77. Analyse qualitative des matières inorganiques. — Pour rechercher les matières inorganiques qui font partie de la salive, il faut la filtrer de manière à en séparer l'épithélium et le mucus. Elle renferme des carbonates, des chlorures, des phosphates et des sulfates de potassium, sodium, calcium et magnésium, et, dans beaucoup de cas, du sulfocyanure de potassium. La présence de ces différents sels peut être démontrée de la façon suivante:

Carbonates. — Une goutte de salive placée sur un porte-objet et recouverte d'un verre mince, à laquelle on ajoute une goutte d'acide acétique, dégage des bulles de gaz.

Chlorures. — On ajoute une solution d'azotate d'argent à de la salive fortement acidulée avec de l'acide azotique; le précipité qui se forme est insoluble dans un excès d'acide, mais promptement soluble dans l'ammoniaque.

Sulfates. — Le trouble produit par la solution de chlorure ou d'azotate de baryum ne disparaît pas lorsqu'on ajoute de l'acide azotique et que l'on fait bouillir la liqueur.

Potassium. — Si l'on fait évaporer de la salive sur une lame de platine et que l'on porte cette dernière au-dessus d'une lampe de Bunsen, la flamme, vue à travers un verre bleu, a une coloration violette.

Sodium. — Dans les mêmes conditions, mais sans le verre bleu, la flamme offre la coloration jaune caractéristique du sodium.

Le *calcium* peut être précipité à l'état d'oxalate par l'oxalate d'ammonium, et le *magnésium* à l'état de phosphate ammoniaco-magnésien par l'addition d'abord de chlorure d'ammonium et d'ammoniaque, et puis de phosphate de sodium.

Sulfocyanure de potassium. — Ce sel est presque toujours présent dans la salive mixte. Il provient de la salive parotidienne et ne se trouve pas dans la salive sous-maxillaire. Pour démontrer sa présence, on ajoute une solution de perchlorure de fer, assez diluée pour être presque incolore, à de la salive contenue dans une capsule de porcelaine, et on agite. Il se produit une coloration rouge que l'acide chlorhydrique n'altère pas, mais que le sublimé corrosif fait disparaître instantanément. Le perchlorure de fer traité par l'acide acétique ou l'acide méconique donne une coloration semblable ; mais, dans le premier cas, elle est détruite par l'acide chlorhydrique, et dans le second, par le chlorure mercurique. Lorsqu'on emploie le perchlorure de fer concentré, la couleur est rouge foncé. Si la réaction ne se produit pas, on évapore la salive jusqu'à ce qu'elle soit réduite aux deux tiers et on ajoute ensuite le réactif.

Pour faire l'*analyse quantitative* des sels inorganiques, on incinère le résidu desséché (§ **218**), on le pèse et on procède comme il est indiqué au § **76**.

78. MATIÈRES ORGANIQUES. — Ces matières sont l'albumine, la mucine et la ptyaline.

Albumine. — Si la salive est fortement acidifiée par l'acide azotique, elle se trouble, mais il ne se forme pas de précipité. Si, après cela, on la fait bouillir, le trouble disparaît et elle prend une coloration jaune ; l'ammoniaque la fait virer au rouge orangé. Un mélange d'acide acétique et de ferrocyanure de potassium détermine dans la salive un précipité blanc.

Globuline. — La salive contient deux substances albuminoïdes : l'albumine proprement dite unie à des alcalis et la globuline. La globuline est précipitée de ses solutions étendues par l'acide carbonique, tandis que l'albumine ordinaire ne l'est pas. Pour les séparer, on fait passer un courant d'acide carbonique à travers de la salive étendue d'une grande quantité d'eau. Il se forme un précipité très finement floconneux, qui tend à disparaître quand on agite la liqueur dans l'air. Quand le précipité s'est déposé, on décante la liqueur avec un siphon et on filtre si cela est nécessaire ; l'addition d'acide acétique et de ferrocyanure de potassium démontre la présence de l'albumine. L'opération doit être faite avec beaucoup de précaution.

Mucine. — C'est ce corps qui rend la salive visqueuse et filante. Lorsqu'on verse goutte à goutte de l'acide acétique dans de la salive, que l'on remue avec un agitateur, on voit la liqueur devenir de plus en plus visqueuse, et finalement la mucine se sépare en filaments blanchâtres ; on les lave avec de l'eau et de l'acide acétique et on essaye ensuite les réactifs indiqués § **45**.

79. ACTION DE LA SALIVE SUR L'AMIDON. — La salive transforme l'amidon en sucre. Pour constater cette propriété, on délaye de l'amidon dans de l'eau froide et on y ajoute une grande quantité d'eau bouillante (0,065 grammes d'amidon pour 100 centimètres cubes d'eau) ou on porte à l'ébullition dans un matras. On filtre la salive destinée à l'expérience et on la verse dans trois tubes à essais, contenant l'un de la solution d'amidon, le second de la salive, et le troisième de la salive avec trois fois son poids d'amidon. On agite ces tubes et on les chauffe à 40° pendant quelques minutes au bain-marie, ou simplement au-dessus d'une lampe à alcool. Enfin, on verse dans chaucun d'eux de la potasse en excès et une goutte ou deux d'une solution de sulfate de cuivre. Dans le premier et le second tube il se dépose un précipité bleu clair, et la liqueur reste incolore ; mais, dans le troisième, le précipité à peine formé se redissout et forme une solution bleue. Si on fait chauffer les trois liqueurs, le précipité dans le premier tube, qui ne renferme que de l'amidon, se noircit seul, le liquide restant toujours incolore. Dans le second tube, contenant de la salive, le précipité se dissout en partie et donne au liquide une couleur violette, produite par l'albumine de la salive (§ **12**). Dans le troisième, il se forme un précipité jaune ou orange. Cette réaction, qui est connue sous le nom de réaction de Trommer, montre qu'il n'y a de sucre ni dans l'amidon, ni dans la salive, mais qu'il s'en forme quand l'une réagit sur l'autre.

Rapidité de la transformation de l'amidon en sucre. — Bidder et Schmidt ont prétendu à tort que la transformation de l'amidon en sucre était presque instantanée. Placez un petit récipient contenant de la salive dans un bain-marie à 40°, puis laissez tomber goutte à goutte de l'eau chargée d'empois et colorée par l'iode. A mesure que chaque goutte tombe, elle se décolore. La disparition de la coloration bleue ne dépend pas de la transformation de l'amidon en sucre, mais de la transformation de l'iode en acide iodhydrique. D'autres liquides organiques, tels que l'urine de chien, suivant Schiff, présentent la même réaction, probablement due à ce qu'elles renferment des substances désoxygénantes, car le même effet est produit par l'acide sulfureux et la morphine, qui tous deux absorbent l'oxygène avec avidité. On peut s'en assurer en mettant de l'eau chargée d'empois et colorée par de l'iode dans un tube à essais et en la diluant jusqu'à ce qu'on obtienne une solution transparente bleu clair. Cette solution portée à 40° au bain-marie ne s'altère point, mais sa coloration disparaît instantanément si l'on y ajoute un de ces agents réducteurs.

80. Effet de la température sur le pouvoir diastasique de la salive. — Prenez quatre tubes à essais, et introduisez dans chacun d'eux une petite quantité de salive avec une pipette. Placez le premier dans un mélange de neige ou de glace et de sel, le second sur un support sur une table, le troisième dans un bain-marie maintenu à une température de 40°, et faites rapidement bouillir le quatrième pendant deux ou trois minutes, puis laissez-le refroidir. Cela fait, versez dans chacun d'eux de la solution d'amidon, en les laissant à la même place pendant cinq à dix minutes. Puis recherchez s'ils contiennent du sucre à l'aide de la réaction de Trommer ou de Moore (§ **158**). Le premier et de quatrième n'en contiennent pas, le second en renferme un peu et le troisième davantage. Ceci nous montre que la salive n'agit point ou qu'elle n'a qu'une action très faible au point de congélation, qu'elle agit à la température de l'air ambiant et plus énergiquement à la température du corps. Chauffez maintenant le premier et le quatrième tubes à 40° au bain-marie et recherchez de nouveau s'ils renferment du sucre. Vous en trouverez dans le premier, mais vous n'en trouverez pas dans le quatrième ; on en conclut qu'une basse température empêche le pouvoir de la salive de transformer l'amidon en sucre, et que l'ébullition le fait complètement disparaître.

81. Influence des acides et des alcalis sur le pouvoir diastasique de la salive. — Les *acides* étendus n'arrêtent point l'action que la salive exerce sur l'amidon ; les acides concentrés l'arrêtent, mais elle reparaît, si on vient à les neutraliser.

Prenez trois tubes à essais et, dans chacun d'eux, placez parties égales de salive et d'eau chargée d'empois. Ajoutez au premier un poids égal d'eau, au second et au troisième la même quantité d'eau distillée renfermant, dans le premier cas, 0,15 p. 100 d'acide chlorhydrique du commerce, et dans le second 1 p. 100. Maintenez-les pendant cinq minutes à la température de 40°. Versez dans le premier et dans le second de la potasse et dosez le sucre. Vous trouverez qu'ils en renferment à peu près la même quantité. Faites la même opération sur une partie du liquide contenu dans le troisième tube, vous n'y trouverez aucune trace de sucre. Neutralisez avec précaution le reste de la liqueur par du carbonate de potasse, et replacez pour quelques instants le tube dans le bain-marie ; les réactifs employés de nouveau y décéleront cette fois la présence du sucre.

Comme la plus grande partie de l'amidon que nous consommons n'est point transformée en sucre dans la bouche, mais est avalée sans avoir subi aucune modification, il est important de savoir si cette transformation a lieu dans l'estomac où si elle est empêchée par le suc gastrique. Or le liquide que nous venons d'employer renferme une quantité d'acide chlorhydrique à peu près égale à celle du suc gastrique (0,2 p. 100), et l'expérience montre que, dans l'estomac d'un homme bien portant, la transformation de l'amidon en sucre s'opère rapidement. Dans quelques cas pathologiques, l'acidité du suc gastrique s'accroît d'une façon anormale et l'action de la salive sur l'amidon est alors suspendue tant que les aliments restent dans l'estomac ; mais elle s'exerce de nouveau lorsque l'acide est neutralisé par le suc intestinal.

Alcalis. — La soude et la potasse caustiques mêlées en excès à la salive détruisent son pouvoir diastasique, sans que la neutralisation puisse le faire réapparaître. Il est également suspendu par les carbonates de sodium et de potassium, l'ammoniaque et l'eau de chaux, mais, dans ce cas, la neutralisation le fait réapparaître. Versez de la salive dans deux tubes à essais ; ajoutez à l'un quelques gouttes de potasse, à l'autre quelques gouttes d'une solution de carbonate de potassium, et à tous les deux une petite quantité d'eau chargée d'empois, et laissez-les pendant une demi-heure à 40° au bain-marie. Après vous être assuré que ni l'un ni l'autre ne renferme de sucre, versez-y une goutte de teinture de tournesol et neutralisez la liqueur avec de l'acide chlorhydrique étendu; au bout d'une demi-heure, vous trouverez du sucre dans celui des tubes qui renferme du carbonate, vous n'en trouverez pas dans l'autre.

82. ACTION DE LA SALIVE SUR L'AMIDON CRU. — La salive, on l'a vu, transforme rapidement l'amidon delayé dans l'eau chaude en sucre; cette transformation est beaucoup plus lente lorsque l'amidon est cru. Les grains d'amidon sont constitués par des couches concentriques disposées autour d'un point appelé le hile (fig. 137).

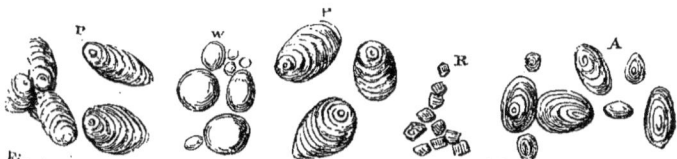

Fig. 137. — P, amidon de pomme de terre; W, amidon de blé; R, amidon de riz; A, amidon d'arrow-root.

Ces couches sont alternativement formées par deux substances : la cellulose amylacée et la granulose. Cette dernière est colorée en bleu par l'iode seul; la première ne se colore que si on a traité au préalable les grains par de l'acide sulfurique ou du chlorure de zinc. Quand l'amidon est digéré par la salive, la granulose seule est dissoute, et, bien que les grains conservent toujours leur forme, l'iode n'y détermine plus de coloration bleue.

Pour vérifier ces faits, on mêle de la fécule de pomme de terre avec de la salive et on l'abandonne pendant deux ou trois jours à une température de 25°. Toutes les deux ou trois heures, on décante la salive usée et on la remplace par une nouvelle quantité. L'amidon nécessaire pour cette opération est obtenu en raclant une pomme de terre crue et en lavant avec un petit filet d'eau, au-dessus d'un linge tendu sur l'orifice d'un vase, les raclures. Les grains d'amidon se rassemblent dans le vase et il reste sur le linge un résidu filamenteux.

83. SALIVE ARTIFICIELLE. — La ptyaline existe toute formée dans les glandes salivaires; aussi peut-on obtenir, en faisant infuser ces glandes, un liquide qui jouit, comme la salive, de la propriété de transformer l'amidon en sucre.

Prenez les glandes salivaires d'un bœuf, d'un mouton, d'un lapin ou d'un cochon d'Inde, enlevez le tissu cellulaire, hachez-les menu et laissez reposer pendant plusieurs heures avec un peu d'eau. Pressez à travers une mousseline et filtrez. La liqueur filtrée peut être employée à la place de la salive, dans toutes les expériences que nous venons de décrire.

84. Préparation de la ptyaline des glandes salivaires. — On peut séparer la ptyaline de l'infusion des glandes salivaires, de la même manière que de la salive; mais comme elle est très soluble dans la glycérine, il vaut mieux l'extraire à l'aide de cet agent. Dans ce but, on prépare les glandes salivaires d'un bœuf ou d'un mouton, comme il a été dit plus haut, on les hache très menu et on les met avec de l'alcool absolu dans un flacon bien bouché, et on laisse reposer pendant vingt-quatre heures. On décante alors la liqueur et on presse le résidu dans un linge, afin d'exprimer le plus possible l'extrait alcoolique. La masse ainsi obtenue est mêlée avec de la glycérine en quantité suffisante pour la recouvrir, et on laisse reposer le tout pendant quelques jours, en ayant soin seulement de remuer de temps à autre. Au bout de ce temps, on presse dans de la mousseline et on filtre à travers du papier. On précipite la ptyaline en versant dans la liqueur filtrée de l'alcool en excès. On recueille le précipité en laissant déposer et en décantant, et on le dessèche au-dessus d'une capsule renfermant de l'acide sulfurique.

85. Préparation de la ptyaline de la salive. — La méthode employée pour séparer la ptyaline ainsi que les autres ferments des sécrétions qui les contiennent repose sur ce fait que, lorsqu'un précipité abondant se produit dans ces liquides, le ferment adhère aux particules du précipité et peut être enlevé avec elles. L'adhérence aux particules n'est pas très intime et on peut l'en séparer facilement par des lavages. Le précipité que l'on produit pour isoler la ptyaline est le phosphate de calcium. Ce corps entraîne avec lui non seulement la ptyaline, mais aussi

l'albumine de la salive. Mais l'albumine est retenue plus fortement que la ptyaline, de sorte que celle-ci est entraînée
d'abord et se trouve en solution dans les premières eaux
de lavage. On recueille un flux de salive abondant en
remplissant la bouche de vapeur d'éther ; on acidule
fortement la salive ainsi obtenue et encore fraîche avec de
l'acide phosphorique, de façon que le précipité, que l'on veut
produire, soit copieux, puis on ajoute de l'eau de chaux jusqu'à
réaction alcaline et on filtre. On sépare le précipité, on y ajoute
de l'eau en quantité, qui ne doit pas excéder la quantité de la
salive employée, on remue et on filtre de nouveau. On verse
un excès d'alcool, qui détermine un précipité floconneux blan-
châtre, que l'on recueille sur un filtre et que l'on dessèche dans le
vide avec de l'acide sulfurique. On obtient ainsi une poudre blanche constituée par de la ptyaline mélangée avec des sels inorganiques. On l'isole de ces derniers en la dissolvant dans l'eau et
en précipitant par l'alcool absolu. On décante l'alcool, on redissout dans l'eau et on précipite de nouveau. On répète cette opération plusieurs fois; on recueille le précipité sur un filtre, on le
lave avec de l'alcool étendu, puis avec un peu d'eau et on le dessèche à une basse température sous une cloche de verre avec de
l'acide sulfurique.

86. PROPRIÉTÉS DE LA PTYALINE. — Pour étudier les propriétés
de ce corps, on peut se servir soit de solutions aqueuses séparées
du phosphate de calcium par filtration, soit de solutions de
ptyaline pure. La ptyaline diffère entièrement de l'albumine par
ses réactions :

1° Avec l'acide azotique, pas de précipité. Faites bouillir la
liqueur, laissez refroidir et ajoutez de l'ammoniaque, il ne se produit pas de coloration jaune.

2° Le chlorure mercurique, l'acide tannique, l'acide acétique
et la solution de ferrocyanure de potassium, le chlorure de
platine, la solution d'iode ne donnent aucun précipité; l'iode
seul produit une coloration jaune.

3° L'acétate et le sous-acétate de plomb déterminent, au bout
d'un certain temps, un précipité; mais, dans les deux cas, on

observe que la liqueur filtrée est sans action sur l'amidon ; la ptyaline a été entraînée avec le précipité.

4° Avec la potasse et le sulfate de cuivre, il ne se produit aucune réduction d'oxyde de cuivre.

87. Sécrétion de la salive. — La sécrétion de la salive a lieu lentement, ou cesse même complètement quand les glandes ne sont pas sous l'influence d'un stimulant. Le stimulant peut être mécanique, chimique, électrique ou psychique. On peut étudier sur soi-même l'effet de ces divers stimulants ; par exemple : Avalez la salive contenue dans la bouche de manière à vider complètement celle-ci ; au bout de deux minutes, crachez dans une petite capsule, dont vous avez au préalable fait la tare, la salive qui s'est accumulée dans la bouche, et pesez (§ **219**). Videz de nouveau la bouche, faites agir le stimulant, recueillez la salive pendant deux minutes et pesez comme précédemment. La comparaison des deux poids ainsi obtenus, permet d'apprécier l'action du stimulant. Les meilleurs modes d'excitation sont les suivants :

1° *Excitation mécanique.* — Faites tourner dans la bouche un caillou ou un bouchon de verre et essayez de le mâcher.

2° *Excitation chimique.*—Touchez la langue : 1° avec un cristal d'acide tartrique ou d'acide nitrique, ou 2° avec un cristal de carbonate de sodium ; 3° remplissez la bouche de vapeur d'éther en la laissant pénétrer dans le pharynx et laissez-l'y pendant quelque temps.

3° *Excitation électrique.* — Appliquez les deux électrodes de l'appareil de Dubois Reymond sur la langue et la face interne de la joue.

L'effet qu'un excitant, appliqué dans la bouche, chez l'homme, exerce sur la sécrétion des glandes parotides et sous-maxillaires peut être étudié avec précision au moyen d'une sonde ou d'une seringue. Si l'on se sert de ce dernier instrument, la canule doit avoir la forme d'un entonnoir. On l'applique sur la papille qui entoure l'orifice du conduit de Wharton ou du conduit de Stenon, et on exerce une légère traction sur le piston. On applique alors l'excitant sur la bouche et on note le point jusqu'où la salive coule. Il est cependant plus avantageux de se servir d'une sonde, qu'on arrive, avec un peu de pratique, à introduire facilement dans l'un ou l'autre de ces conduits.

88. PROCÉDÉS POUR RECUEILLIR SÉPARÉMENT CHEZ L'HOMME LES DIVERSES ESPÈCES DE SALIVE. — *Introduction d'une sonde dans le conduit de la glande maxillaire.* — Étirez en pointe très fine un tube de verre étroit, au point où il paraît suffisamment mince pour pénétrer dans l'orifice du conduit faites une encoche avec une lime triangulaire, brisez-le, arrondissez le bord à la flamme du gaz et laissez refroidir. Pour s'introduire soi-même cette sonde dans le conduit sous-maxillaire, il faut se placer devant un miroir et de façon que la bouche soit bien éclairée. On remplit la bouche de vapeur d'éther ou bien on mâche un morceau de pyrèthre. On renverse en arrière l'extrémité de la langue contre le palais, et on aperçoit alors à la racine du frein de la langue, de chaque côté de la ligne médiane, une papille portant un petit point noir. La salive jaillit par ces deux points, qui sont les orifices des conduits de Wharton. On insère l'extrémité d'une sonde dans l'un d'eux; cette petite opération cause une sensation désagréable, mais qui ne va pas jusqu'à la douleur. Au début, la sonde se remplit assez rapidement, mais l'afflux du liquide diminue rapidement dès que l'effet de l'éther cesse. Quand on veut recueillir la sécrétion, il faut attacher un tube de caoutchouc à l'autre extrémité de la sonde avant de l'introduire dans le conduit.

Introduction d'une sonde dans le conduit de la glande parotide. — Comme il est presque impossible de s'introduire soi-même une sonde dans le conduit parotidien, l'opération doit se faire sur une autre personne, que l'on fait asseoir vis-à-vis de soi, exposée à une vive lumière et mâchant de la racine de pyrèthre. Voici comment il faut procéder : On attire en dehors et en avant le coin de la bouche de façon à tendre la joue. Au niveau de la deuxième molaire supérieure, on aperçoit une papille, qui indique l'orifice du canal de Sténon. On insère la sonde et on la maintient en place avec précaution; une troisième personne insuffle alors dans la bouche de la vapeur d'éther, ou y introduit une petite quantité de teinture de pyrèthre étendue.

Par ces méthodes, on peut recueillir une quantité de liquide suffisante pour étudier les principales propriétés de ces deux espèces de salive. Toutes les deux jouissent de la propriété de transformer l'amidon en sucre.

89. Étude de la salive chez les lapins. — Les conduits des glandes salivaires sont trop petits chez les lapins pour qu'il soit possible d'y introduire aisément une canule, mais on peut facilement étudier leur sécrétion en sectionnant leur conduit. La salive s'échappe par l'extrémité coupée et se rassemble en gouttelettes. Quand la sécrétion est peu abondante, on la rend visible en plaçant sur l'extrémité du conduit un morceau de papier à filtre rougi par de la teinture de tournesol. La salive est bue par le papier et produit une tache bleue, qui s'accroît plus ou moins rapidement, suivant que la sécrétion est plus ou moins abondante.

Glande parotide. — Le conduit de cette glande traverse d'arrière en avant le masséter vers le milieu, recouvert par l'aponévrose. Il est accompagné de chaque côté par des branches du nerf facial et est parallèle à l'artère faciale transverse. Au bord antérieur du masséter, il se dirige vers la ligne médiane pour pénétrer dans la bouche.

Une incision verticale faite à travers la peau et l'aponévrose de la joue, de la cornée au masséter, coupe les rameaux du nerf facial et l'artère faciale transverse aussi bien que le conduit.

Dès que l'hémorrhagie a cessé, le flux de salive à l'extrémité coupée du conduit peut être observé en suivant les indications données au § **92.**

90. Étude de la salive chez le chien. — Fistules salivaires permanentes. — On peut établir des fistules à demeure avec ou sans introduction de canule dans le conduit de la glande. Dans la méthode que nous allons décrire, qui est due à Schiff, on n'emploie pas de canule.

Fistule sous-maxillaire. — L'animal est fixé sur la table à vivisection ; on lui maintient la tête à l'aide du mors de Claude Bernard, et on l'anesthésie avec du chloroforme[1]. On rase les poils qui recouvrent la mâchoire inférieure, on divise la peau et le paucier le long du côté interne du bord inférieur du maxillaire jusqu'au niveau du bord antérieur du digastrique. On pose deux ligatures sur toutes les veines que l'on rencontre et on les divise entre les ligatures ; on incise avec précaution le muscle mylo-hyoïdien ; au-dessous, on trouve côte à côte les conduits sous-maxillaire et sublingual ; le premier est plus grand et plus rapproché du maxillaire. On l'isole et on le sectionne aussi près que possible de son entrée dans la bouche. On ferme la plaie par des sutures en laissant saillir au dehors l'extrémité du conduit. Pour empêcher celui-ci de se rétracter, on passe un fil tout autour. Quand la plaie est cicatrisée, l'extrémité du conduit se détache laissant une ouverture béante. On l'examine chaque jour, et si on voit qu'elle a de la tendance à se boucher, on y introduit une sonde très fine.

Fistule sublinguale. — On l'établit de la même manière que la fistule sous-maxillaire ; le même animal peut servir pour les deux opérations, mais alors on doit établir les deux fistules sur les côtés opposés de la tête.

91. Fistule parotidienne. — L'animal est fixé sur la table de vivisection et soumis à l'action du chloroforme comme précédemment ; le poil est rasé entre l'orbite et la commissure labiale. En passant le doigt d'arrière en avant sur le bord inférieur de l'arcade zygomatique, on sent sa racine antérieure et inférieure à son insertion sur le maxillaire supérieur ; elle forme un arc dont la convexité est dirigée en arrière. A l'extrémité de cet arc, entre son insertion sur le maxillaire et l'alvéole de la deuxième molaire, on perçoit une petite dépression ; sectionnez obliquement

---

[1] En administrant du chloroforme à un chien, on doit veiller avec grand soin à ce que la vapeur soit suffisamment mélangée d'air, et à ce que l'éponge ne soit pas en contact avec le museau. On doit aussi surveiller la respiration pendant que l'on administre l'anesthésique. Si elle s'arrête, on essaie d'y remédier en comprimant et en dilatant alternativement le thorax. Si on n'y réussit point, il faut sans perdre de temps ouvrir la trachée et employer la respiration artificielle.

la peau au niveau de cette dépression, depuis le bord interne de l'œil jusqu'à l'angle de la bouche. En divisant le tissu cellulaire sous-cutané, on rencontre la veine et l'artère faciale, un nerf et le conduit parotidien. Le conduit est situé plus profondément et se dirige d'arrière en avant, tandis que l'artère et la veine qui l'accompagnent le croisent de haut en bas. Il est blanc nacré. Isolez-le et coupez-le aussi près que possible de la bouche. La plaie doit être fermée tout autour du conduit et celui-ci fixé au moyen d'une ligature, comme cela a été indiqué pour la glande sous-maxillaire.

92. Effet des stimulants sur la sécrétion. — On peut démontrer sur les animaux, qui portent une fistule parotidienne ou sous-maxillaire à demeure, que les glandes ne sécrètent que lorsque la sécrétion est excitée par ces stimulants. L'excitation peut consister soit à introduire dans la bouche des substances sapides, telles que le vinaigre, la quinine, la coloquinthe, l'éther, ou à appliquer l'électricité sur la langue. Il est également facile de manifester l'action des stimulants psychiques, par exemple, en plaçant un os devant le nez d'un chien à jeun, sans lui permettre d'y toucher. Les expériences de Schiff montrent que ce genre d'excitation n'a d'action ni sur la parotide, ni sur la sous-maxillaire. La mastication d'un os produit une abondante sécrétion des deux glandes ; mais la mastication de matières insipides telles qu'un morceau de bois n'a aucun effet sur la parotide, et un effet fort peu sensible sur la sous-maxillaire. Pour les lapins, on se sert d'un morceau de biscuit dur à la place d'un os.

ÉTUDE EXPÉRIMENTALE DES FONCTIONS DE LA GLANDE SOUS-MAXILLAIRE.

93. Grâce à leur position plus facilement abordable, les glandes sous-maxillaires ont été plus complètement étudiées qu'aucune des deux autres espèces de glandes. L'étude de leurs fonctions a conduit à des résultats, qui sont bien plus importants que la seule connaissance de la sécrétion de la salive. Elles forment en effet la base de tout ce que l'on sait sur la nature de l'action glandulaire et sur l'influence qu'exerce sur elle le système nerveux. Avant de décrire les méthodes employées, il est nécessaire de donner quelques notions anatomiques indispensables, principalement en ce qui concerne les nerfs et les vaisseaux qui se distribuent dans la glande sous-maxillaire.

La glande sous-maxillaire reçoit des nerfs de trois sources ; du facial, du ganglion sous-maxillaire et du sympathique cervical. La branche du facial, connue sous le nom de corde du tympan,

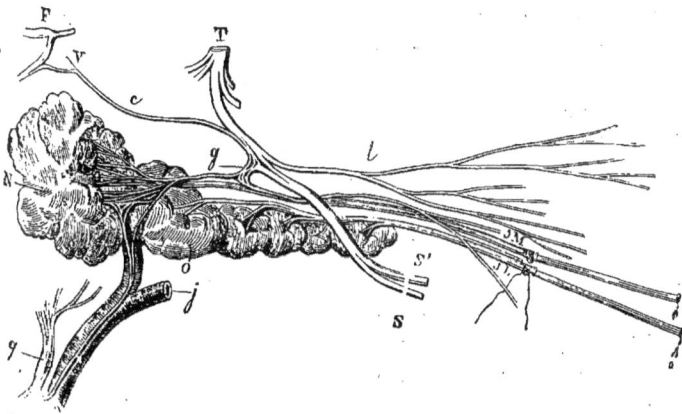

Fig. 138. — Rapports des nerfs avec la glande sous-maxillaire du chien (d'après Cl. Bernard). — *N*, glande sous-maxillaire; *O*, glande sublinguale; *JM*, canal de Wharton et *JL*, canal de la langue sublinguale munis chacun d'une canule; *T, S, S'*, branche linguale de la cinquième paire; *T*, facial; *c*, corde du tympan; *g*, ganglion sous-maxillaire; *q*, ganglion cervical supérieur; *P*, branche du sympathique allant du ganglion dans la glande sous-maxillaire; *j*, artère maxillaire interne; *V*, nerf vidien; *l*, branche du nerf lingual allant se distribuer dans la muqueuse buccale.

arrive jusqu'au conduit de la glande, réunie au tronc du lingual, et l'abandonne pour accompagner le conduit au moment où ce nerf croise ce dernier (fig. 138). C'est dans l'angle qu'elle forme de la sorte avec le lingual, qu'est situé le ganglion sous-maxillaire ou le plexus ganglionnaire mentionné plus haut. De ce dernier partent des fibres qui pénètrent dans la glande avec la corde. Les filets du sympathique viennent du ganglion cervical supérieur.

Physiologiquement, il est impossible de distinguer les nerfs provenant du ganglion sous-maxillaire des filets de la corde du tympan. Quand la corde du tympan est excitée, les artères de la glande se dilatent, et le courant sanguin devient plus rapide; il en résulte que les veines, qui sortent de l'organe, donnent des pulsations, et que si on les ouvre, le sang qui en jaillit, a la couleur du sang artériel. En même temps, le liquide excrété par le conduit salivaire est plus abondant et aqueux. Quand les fibres du sympathique sont excitées, les artères se contractent, la circulation est ralentie dans la glande, et les veines ouvertes ne laissent couler qu'un sang noir. La salive excrétée est filante et visqueuse.

Ludwig avait, le premier, démontré expérimentalement que l'activité de la sécrétion produite par l'excitation de la corde dépend directement d'un accroissement dans l'activité de la fonction des éléments sécréteurs de la glande, et non pas de modifications dans les vaisseaux sanguins, ou, en d'autres termes, que dans la glande sous-maxillaire, le mécanisme de la sécrétion ne consiste pas simplement dans la filtration, mais est dû à des changements qui s'opèrent dans la glande elle-même, de nature à déterminer un courant des vaisseaux, qui la traversent, vers le conduit vecteur. Cette conclusion était basée sur ce fait que, d'abord, si le conduit est étranglé, la sécrétion continue, quoique la pression dans l'intérieur de la glande soit plus considérable que dans les artères, et secondement que la sécrétion continue après que la circulation s'est arrêtée, par exemple lorsque l'animal a été décapité.

Des observations plus récentes portent à penser que la corde du tympan amène à la glande des fibres nerveuses de deux sortes, des fibres qui influencent directement la sécrétion, et d'autres qui sont vaso-constrictrices, c'est-à-dire qui diminuent le tonus artériel. Parmi les observations les plus importantes qui ont trait à cette question, il faut citer celles qu'a publiées dernièrement Heidenhain. Cet observateur a trouvé que l'injection de l'atropine dans les artères ou les veines d'un animal enlève à la corde du tympan la propriété d'activer la sécrétion, sans lui ôter son action constrictrice sur les vaisseaux. Les expériences plus anciennes de Giannuzzi, faites sous la direction de Ludwig, avaient conduit au même résultat par l'injection dans la glande même de solution de quinine, d'acide chlorhydrique à 1/2 p. 100 ou de carbonate de sodium à 5 p. 100

94. DÉMONSTRATION DE L'INFLUENCE DE LA CORDE DU TYMPAN ET DU SYMPATHIQUE SUR LA GLANDE SOUS-MAXILLAIRE CHEZ LE CHIEN. — L'animal est immobilisé à l'aide de l'appareil de contension de Claude Bernard et soumis à l'action du chloroforme avec les précautions habituelles ; le poil du cou et des joues est coupé et la peau lavée avec une éponge humide ; cela fait, voici comment il faut procéder :

1. Incisez la peau et le peaucier le long du bord interne de la mâchoire inférieure, à partir de son tiers antérieur, un peu en avant de l'insertion du muscle digastrique, jusqu'à l'apophyse

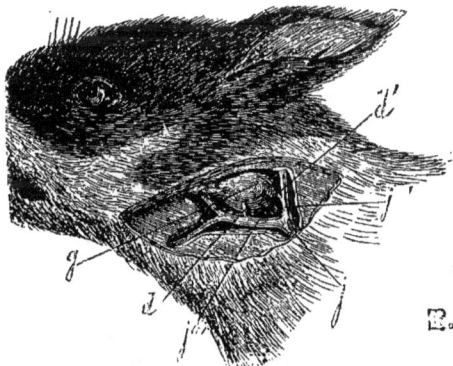

Fig. 139. — Veines de la glande sous-maxillaire (d'après Cl. Bernard). — g, glande sous-maxillaire ; j, veine jugulaire externe se divisant en deux branches j' et j'' qui passent de chaque côté de la glande ; d' et d, veines glandulaires antérieure et postérieure.

transverse de l'atlas (fig. 139).— 2. Mettez à nue la veine jugulaire externe au point ou près du point, où elle se divise en deux branches j' et j'', et mettez également à nu ces deux branches. L'une d'elles, j', se dirige en haut, derrière la glande, l'autre, j'', se dirige en avant, au-dessous de la glande, et se subdivise bientôt à son tour. La glande reçoît deux veines, l'une d' postérieure se rend dans la veine j', l'autre d antérieure se jette dans la veine j''. Tantôt l'une, tantôt l'autre est plus volumineuse. — 3. Liez les deux branches de subdivision de la veine j'', posez en outre une seconde ligature sur la branche supérieure au moment où elle croise la branche ascendante de la mâchoire, et enlevez toute la portion située entre les deux ligatures.—4. Liez la veine j'' en avant du point où se jette la veine glandulaire d. — 5. Enlevez le tissu cellulaire, qui recouvre le muscle digastrique et qui remplit le creux situé entre ce muscle et le masséter. Ayez bien soin de ne pas blesser l'artère faciale ni le conduit de la glande, qui passent entre ces muscles. — 6. Séparez le digastrique de l'artère faciale au moyen d'une sonde cannelée ou d'une aiguille à anévrysme. Liez la branche artérielle qui se rend au muscle. Divisez le muscle digastrique vers le tiers antérieur, ou près de son insertion sur le maxillaire en prenant garde de ne pas blesser le conduit glandulaire et les nerfs, qui sont situés au-dessous de lui. — 7. Saisissez avec une érigne le bout inférieur du digastrique et tirez-le en arrière; vous découvrirez une cavité triangulaire, dont le sommet est situé en avant, et dont la base est formée par la portion réfléchie du digastrique (fig. 140). Son bord inférieur (en supposant, comme dans la figure, le chien debout) correspond au muscle genio-hyoïdien et le bord supérieur à la mâchoire inférieure et au bord inférieur du masséter. Le fond, dans sa moitié antérieure, est formé par le muscle mylo-hyoïdien, sur lequel viennent se ramifier plusieurs nerfs. La carotide pénètre dans cet espace triangulaire par l'angle inférieur et suit sa base en fournissant, chemin faisant, l'artère linguale, puis l'artère faciale; au moment où elle passe devant le digastrique elle est croisée par le nerf hypoglosse P et elle est accompagnée par des filets du grand sympathique tt'. A l'angle supérieur se voient plusieurs organes, qui se rendent au hile de la glande, près du bord du digastrique. Ce sont : le conduit de la glande, les nerfs et l'artère glandulaire principale, qui provient de la faciale. La carotide est située au-dessous des nerfs; on peut l'atteindre facilement en écartant les nerfs. — 8. Isolez avec précaution au moyen d'une sonde cannelée ou d'une aiguille à anévrysme le digastrique des organes que nous venons

d'énumérer. Divisez-le près de son insertion sur le temporal. —
9. Divisez transversalement le muscle mylo-hyoïdien vers son
milieu; renversez sa moitié supérieure en ayant soin de ne pas
blesser le nerf mylo-hyoïdien qui repose sur lui et posez une
double ligature sur toutes les veines qu'on aperçoit à sa surface,

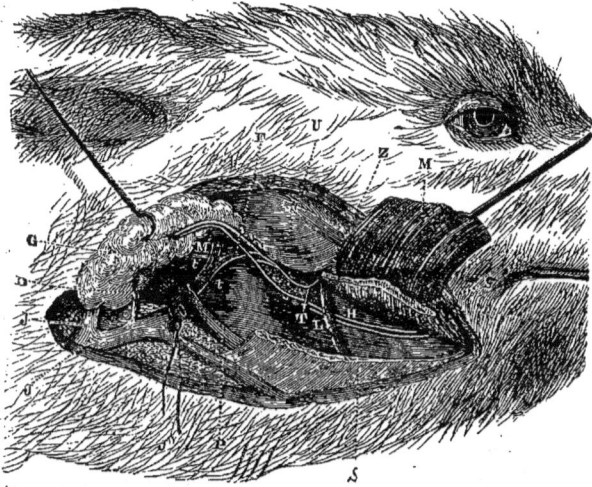

Fig. 140.— Procédé opératoire pour agir, sur le vivant, sur la glande sous-maxillaire (d'après Cl. Bernard.) — *M*, moitié antérieure du digastrique relevée
par une érigne; *M'*, insertion de la moitié postérieure du muscle qui a été
enlevée pour mettre à nu la carotide; *tt'*, filets du sympathique; *G*, glande
sous-maxillaire soulevée pour montrer sa face profonde; *H*, conduits salivaires de la sous-maxillaire et de la sublinguale; *J*, tronc de la veine jugulaire externe; *J'*, branche postérieure; *J''*, branche antérieure; *D*, veine
sortant de la glande sous-maxillaire; *tt'*, carotide accompagnée de chaque
côté par un filet symparhique; le filet *t*, seul se voit distinctement sur la
figure; *F*, origine de l'artère inférieure de la glande; *P*, hypoglosse; *L*,
nerf lingual; *T*, corde du tympan; *SS'*, muscle mylo-hyoïdien sectionné
pour montrer le nerf lingual et les conduits salivaires; *U*, masséter recouvrant l'angle de la mâchoire inférieure; *Z*, origine du nerf mylo-
hyoïdien.

vous découvrirez alors le nerf lingual *L*, qui traverse, vers le
milieu, le fond de la cavité triangulaire pour pénétrer dans la
muqueuse buccale. — 10. Soulevez avec une érigne le bord interne de la portion supérieure du mylo-hyoïdien, remontez le
long du nerf ligual. Vous apercevez un petit rameau *T*, qui s'en

détache en arrière et qui, après avoir décrit une courbure à concavité supérieure, se dirige vers le hile de la glande en suivant le conduit salivaire; ce rameau est la corde du tympan. Dans l'angle formé par la corde et le lingual est situé le ganglion sous-maxillaire. — 11. Isolez la corde du tympan, passez un fil au-dessous et nouez en les bouts, de façon à pouvoir soulever à volonté le nerf. — 12. Isolez le nerf lingual à son entrée dans la bouche et passez un fil au-dessous. — 13. Pour atteindre le grand sympathique, divisez le nerf hypoglosse *T*, au moment où il croise la carotide externe et soulevez son bout central. En dedans de la carotide se trouve le pneumogastrique; soulevez ce nerf et vous verrez, au-dessous et en dedans le grand sympathique. Le grand sympathique se sépare en ce point du pneumogastrique pour se rendre dans le ganglion cervical supérieur (fig. 141). De ce ganglion se détachent des fibres qui accompagnent la carotide et qui pénétrent dans la glande sous-maxillaire, les uns en suivant l'artère glandulaire principale *O*, les autres en suivant l'autre artère glandulaire *P'*. On peut aisément découvrir le ganglion en longeant en arrière les filets carotidiens. — 14. Introduisez une sonde dans le conduit de la glande sous-maxillaire. Les conduits des glandes sous-maxillaire et sublinguale traversent d'avant en arrière la cavité triangulaire accolée l'un à l'autre. Le premier est plus grand et plus rapproché de la mâchoire. Isolez-le à l'aide d'une aiguille à anévrysme; passez au-dessous un fil pour fixer la canule. Placez au-dessous du conduit un petit morceau de carton long d'environ 12 millimètres et large de 3. Liez le conduit aussi près que possible de la bouche. Soulevez la corde du tympan au moyen du fil qui l'entoure et irritez-la avec un courant faible d'induction; de la sorte le conduit sera distendu par la salive et l'introduction de la sonde sera plus facile. Saisissez avec des pinces l'extrémité du conduit qui repose sur le morceau de carton, pendant qu'un aide saisit l'autre extrémité; fendez le conduit avec des ciseaux fins; introduisez la sonde dans l'incision et fixez-la avec une ligature. — 15. Placez une ligature autour de la jugulaire externe un demi-pouce ou un pouce au-dessous de sa bifurcation, de manière à pouvoir y introduire rapidement une sonde, quand ce sera nécessaire.

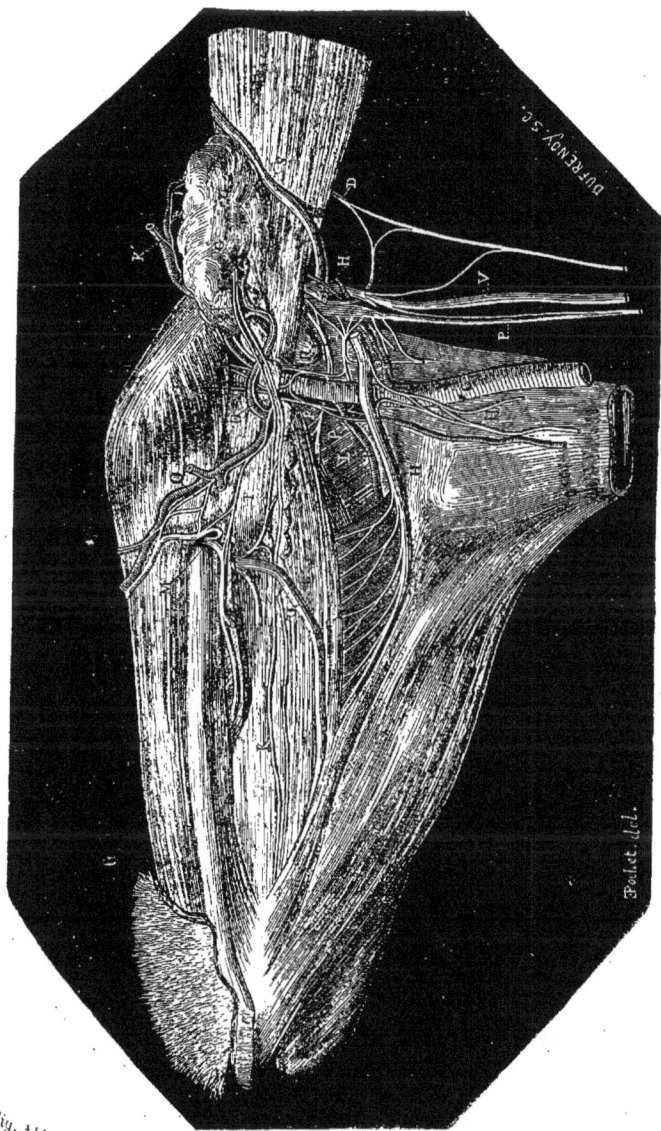

Fig. 141. — Nerfs de la glande sous-maxillaire chez le chien (d'après Cl. Bernard). — G, glande sous-maxillaire; K, son conduit excréteur; C, artère carotide primitive; L, artère linguale; O, artère glandulaire issue de la faciale; HH', hypoglosse coupé pour laisser voir le ganglion cervical

supérieur; *V*, pneumogastrique; *P*, filet sympathique se continuant en haut avec le ganglion cervical supérieur, et accolé plus bas au pneumogastrique; *D*, filet de la première paire cervicale s'anastomosant avec le ganglion cervical supérieur; *RR*, glosso-pharyngien; *I*, filets antérieurs du ganglion cervical supérieur formant le plexus inter-carotidien qui accompagne la carotide externe; *P*, un petit filet allant plus haut dans la glande sous-maxillaire en accompagnant d'abord l'artère inférieure *O* et une autre artère glandulaire supérieure *P'*; *Q*, filets sympathiques de la même source, accompagnant l'artère faciale et donnant des anastomoses au nerf mylo-hyoïdien de la cinquième paire; *U*, nerf lingual, d'où émerge en arrière la corde du tympan *T*, qui va se distribuer dans la glande sous-maxillaire, en s'anastomosant avec des filets du sympathique; *S*, branche externe du nerf spinal.

Dans la description qui précède, nous avons donné tous les détails du procédé opératoire que l'on doit employer dans l'étude complète des fonctions de la glande sous-maxillaire pendant la vie. Ce procédé opératoire doit naturellement être modifié suivant qu'on veut se borner à observer l'influence de l'excitation directe ou réflexe de la corde du tympan sur la sécrétion de la glande, ou qu'on veut étudier aussi les changements qui se produisent dans les vaisseaux ainsi que les fonctions des nerfs vasculaires.

95. EXCITATION DIRECTE ET RÉFLEXE DE LA CORDE DU TYMPAN. — Procédez exactement comme au paragraphe précédent, mais en omettant ce qui a été prescrit sous les numéros 13 et 15. On peut aussi en faire autant pour les numéros 2, 3 et 4, pourvu qu'on divise entre deux ligatures les veines qui se trouvent nécessairement intéressées dans les phases successives de l'opération.

Excitation réflexe. — Divisez le nerf lingual près de son entrée dans la bouche et excitez son bout central avec l'appareil de Dubois-Reymond, la bobine secondaire étant placée loin de la bobine primaire. La sécrétion de la salive est augmentée. Il faut au préalable attendre que l'animal ne soit plus sous l'influence du chloroforme, autrement on n'observe aucune augmentation. L'action réflexe du lingual est abolie pendant l'anesthésie avec l'opium, aussi bien que pendant l'anesthésie avec le chloroforme.

Excitation directe. — Divisez la corde du tympan au point où elle se sépare du nerf lingual et placez le bout périphérique sur l'excitateur (fig. 47), en ayant soin d'éloigner beaucoup la bobine secondaire de la bobine primaire. Si l'on vient à ouvrir la clef, la salive s'échappe par la sonde (à laquelle on a au préalable fixé un tube de caoutchouc qui se déverse dans une éprouvette). Elle commence à couler quelques secondes après l'excitation, mais pas immédiatement après. En répétant l'excitation à de courts intervalles réguliers, le jet est continu, et on peut de la sorte en recueillir une quantité considérable.

96. DÉMONSTRATION DU FAIT QUE LA PRESSION EXERCÉE DANS LE CONDUIT DE LA GLANDE SOUS-MAXILLAIRE PAR LE LIQUIDE SÉCRÉTÉ EST PLUS GRANDE QUE LA PRESSION ARTÉRIELLE. — Une canule est placée dans la carotide sur le côté opposé du corps et unie à un manomètre à mercure; un second manomètre communique également de la sorte avec une sonde introduite dans le conduit de la glande. La pression indiquée par le dernier manomètre augmente graduellement jusqu'à ce qu'elle dépasse celle que marque le premier. Dans cette expérience, il est bon que le tube du manomètre qui est relié avec le conduit soit étroit. Sa branche libre doit communiquer par une ouverture latérale avec son réservoir placé à environ quatre pieds au-dessus de la table; la disposition est la même que pour le manomètre du kymographe. De la sorte, avant qu'on ait commencé l'expérience, on exerce dans le conduit une pression équivalente à environ **50** millimètres de mercure. Quand on excite la corde du tympan, le mercure s'élève, et atteint le double de cette hauteur ou même plus. L'opération est la même pour cette expérience que pour l'expérience précédente, et le même animal peut servir. Dans ce cas, il est avantageux de ne point mesurer la pression artérielle; on la suppose égale à la pression moyenne.

97. EXCITATION DES NERFS VASCULAIRES. — Lorsqu'on excite les filets qui accompagnent la carotide ou l'artère principale de la glande, quelques gouttes de liquide sont sécrétées, mais la quantité est si petite, qu'à moins d'avoir soin que la sonde et le conduit soient complètement pleins, avant que la clef ne soit ouverte, il est presque impossible de s'en apercevoir. La sécrétion produite est si épaisse et si visqueuse qu'elle peut obstruer la canule.

98. Dméonstration de l'influence de l'excitation de la corde du tympan et des nerfs vasculaires sur la circulation de la glande sous-maxillaire. — Pour faire cette démonstration, il est nécessaire d'introduire une sonde dans la veine jugulaire préalablement mise à nu (voy. § **94** n° **15**). Il faut veiller à ce que la veine ne soit pas tordue et à ce que la sonde soit introduite avec les précautions voulues, afin que le sang qui vient de la glande puisse la traverser librement; on se rappellera aussi que toutes les branches de la veine, à l'exception de celles qui proviennent de la glande, doivent être liées au préalable. Quand on excite la corde, le sang s'écoule par la sonde plus rapidement et présente une couleur plus rutilante. L'excitation des nerfs vasculaires produit un effet opposé.

99. Excitation simultanée ou alternative de la corde du tympan et des nerfs vasculaires de la glande sous-maxillaire. — Le même degré d'excitation de la corde du tympan, qui est suffisant pour produire un accroissement notable de la sécrétion de la glande, demeure sans effet si l'on excite en même temps les filets du sympathique. On a conclu que les fonctions de ces deux sortes de nerfs sont antagonistes, et que cet antagonisme se manifeste non seulement par leur action sur la circulation de la glande, mais encore par leur influence directe sur la sécrétion. C'est ce qu'on prouve expérimentalement en excitant d'abord la corde avec la bobine secondaire placée à une distance de la bobine primaire telle que l'effet produit ne soit que juste appréciable, et ensuite en excitant simultanément la corde et les nerfs vasculaires. Dans ce dernier cas, l'effet de l'excitation de la corde est nul. Si, avec un commutateur de Pohl, on fait passer les mêmes courants induits à de courts intervalles alternativement à travers la corde et à travers les filets du sympathique, l'influence de l'excitation de ces derniers se manifeste de la même manière que si l'excitation était exercée simultanément sur les deux ordres de nerfs. Ici comme précédemment ces résultats doivent être vérifiés par des expériences comparatives.

100. Section simultanée de la corde du tympan et des nerfs

VASCULAIRES. — *Salive paralytique.* — Après la section des deux nerfs, la sécrétion de la glande sous-maxillaire, qui ne se produit, à l'état normal, que lorsque l'organe est excité directement ou par action réflexe, devient constante et abondante. Cet effet ne se produit que quelque temps après que la section a été opérée et peut durer pendant des jours et des semaines. On provoque le même résultat en injectant une petite quantité de curare dans l'artère qui se rend à la glande. On opère, dans ce cas, de la façon suivante: On cherche et on prépare l'artère faciale; on y introduit et on y fixe une sonde, à l'extrémité de laquelle on a adapté un tube de caoutchouc. On remplit la sonde d'une solution saline et on la fixe à une seringue de Pravaz contenant une solution de curare à 1 p. 100. On ouvre le robinet, on injecte la valeur de cinq divisions de la seringue (environ 2 milligrammes de curare) et on referme le robinet. On peut injecter de même une solution d'atropine, si on veut répéter les expériences de Heindenhain, que nous avons rapportées plus haut.

101. FONCTION DU GANGLION SOUS-MAXILLAIRE. — Claude Bernard a découvert que l'excitation du bout central du nerf lingual divisé près de la bouche produit des effets semblables à ceux de l'excitation de la corde du tympan, c'est-à-dire détermine la sécrétion de la glande sous-maxillaire, même quand le tronc du lingual et de la corde a été divisé en un point plus rapproché du cerveau que celui où il est en rapport avec le ganglion.

Claude Bernard en concluait que le ganglion sous-maxillaire agit comme centre réflexe indépendant du système nerveux central. Des observations plus récentes portent à croire que ce résultat s'explique par l'existence, chez certains animaux, d'un filet de la corde qui accompagne le nerf lingual environ un pouce et demi au delà du point où la corde s'en sépare. L'effet en question doit être attribué à l'excitation de ce filet qui se rend en arrière, parallèlement au nerf lingual, au plexus sous-maxillaire et de là dans la glande. (Voyez Schiff, *Physiologie de la digestion*, t. I, p. 248, et la thèse de Haartman. Helsingfors, 1846, p. 37.)

102. GLANDE PAROTIDE. — Chez la plupart des animaux, la parotide, de même que la sous-maxillaire, ne secrète que lorsque les nerfs qui président à sa sécrétion sont excités ; chez le mouton, d'après Eckhard, la sécrétion serait continue. La sécrétion se produit lorsque des substances sapides sont en contact avec la partie postérieure de la langue, et surtout lorsqu'on les mâche ; mais le mouvement seul des mâchoires sur des substances insipides ne la détermine point. La glande reçoit deux nerfs sécréteurs, dont l'un vient du facial et l'autre du sympathique. La branche du facial qui fournit le premier est le petit pétreux superficiel, qui quitte le facial dans la portion pétreuse de l'os temporal, passe dans le ganglion otique et de là rejoint la branche auriculo-temporale de la cinquième paire pour aboutir finalement à la glande. La démonstration expérimentale de ces faits résulte en premier lieu de ce que l'irritation des racines du facial dans l'intérieur du crâne détermine la production de salive dans la parotide ; secondement de ce que l'excitation intra-crânienne de la cinquième paire n'est point suivie du même effet, et enfin de ce que l'application d'excitants dans la bouche, après la section du facial à sa sortie du trou stylo-mastoïdien, amène, comme auparavant, la sécrétion de la parotide. Ces faits, rapprochés les uns des autres, montrent que les nerfs sécréteurs de la parotide sont fournis par le facial pendant son passage à travers le rocher. Cette conclusion se trouve encore directement confirmée par une expérience de Claude Bernard, qui prouva que la destruction du facial dans le temporal arrête la sécrétion de la parotide.

Des trois nerfs qui partent du facial pendant son passage à travers l'os temporal, savoir : la corde du tympan, le grand et le petit pétreux superficiel, ce dernier donne, suivant Claude Bernard, les nerfs sécréteurs de la parotide. Ce physiologiste a démontré, en effet, que la section de la corde dans le tympan n'influe point sur la sécrétion de la parotide ; et quant au grand pétreux superficiel, on sait qu'il ne se rend point à la parotide, et l'expérience a montré que la section du ganglion de Meckel est sans effet sur la glande. L'opinion de Claude Bernard a été directement confirmée par des expériences postérieures, qui ont fait voir que l'activité de la sécrétion de la parotide est très affaiblie par l'extirpation du ganglion otique et entièrement anéantie par la section du nerf auriculo-temporal. Schiff a montré, qu'après la section de ce nerf, l'écoulement de la salive ne peut plus être causée par l'application d'excitants dans la bouche et que l'électricité appliquée sur le bout périphérique détermine la sécrétion de la même manière que l'excitation de la corde du tympan[1].

103. SÉCRÉTION DE LA SALIVE APRÈS DÉCAPITATION. — Établissez une fistule parotidienne sur un lapin, décapitez-le ; fendez la tête sur la ligne médiane avec un fort couteau et un marteau ; enlevez le cerveau de la moitié de la tête, sur laquelle est placée la fistule, appliquez un morceau de papier à filtre coloré en rouge sur l'orifice du canal et irritez les racines du facial au moment ou elles pénètrent dans le trou auditif interne, soit avec l'électricité, soit avec une goutte d'acide. Une tache bleue apparaîtra sur le papier, montrant que de la salive a été sécrétée.

SECTION II. — DIGESTION DANS L'ESTOMAC.

104. — Les principes albuminoïdes des aliments, que la salive n'attaque point, sont dissous dans l'estomac par le suc gastrique et transformés jusqu'à un certain point en peptones. S'ils n'étaient que simplement dissous, ils ne pourraient être absorbés qu'en très petite quantité, car l'albumine diffuse très difficilement à travers les membranes animales. Les peptones, au contraire, qui résultent de la métamorphose des substances albuminoïdes, diffusent avec

[1] On trouvera dans ECKHARD, *Beiträge zur Anatomie und Physiologie*, vol. III, p. 49, la description de la méthode à employer pour sectionner le facial à la sortie du trou stylo-mastoïdien. La section du facial dans l'intérieur du temporal est décrite par CLAUDE BERNARD dans ses *Leçons sur la physiologie et la pathologie du système nerveux*, vol. II, p. 58 et 141. Quant à la section de la corde dans le tympan, l'excision du ganglion sphéno-palatin et la division du petit pétreux superficiel, voyez : SCHIFF, *Physiologie de la digestion*, vol. I, p. 229. L'extirpation du ganglion otique est décrite *Ibidem*, p. 227. Le mode d'excitation du nerf auriculo-temporal est exposé dans NAWROCKI, *Studien d. physiol. Inst. zu Breslau*, fasc. IV, p. 135.

facilité et sont, par conséquent, aisément absorbées. Les matières gélatineuses des aliments sont aussi quelque peu changées par le suc gastrique ; après son action, elles ne peuvent plus se prendre en gelée. La transformation de l'amidon en sucre par l'action de la salive, commencée dans la bouche, se continue dans l'estomac tant que l'acidité du mélange n'est pas trop prononcée. Le suc gastrique contient aussi un ferment spécial qui coagule le lait.

Le suc gastrique ne peut pas, comme la salive, être recueilli à l'état de pureté, chez l'homme et chez les animaux, sans que l'on ait recours à une opération. Il est donc nécessaire, pour pouvoir recueillir une quantité de suc gastrique suffisante pour l'étude, d'établir une fistule gastrique sur un chien.

105. Etablissement d'une fistule gastrique. — Le but qu'on se propose en établissant une fistule gastrique est double : 1° recueillir du suc gastrique pour l'étudier et 2° observer le mécanisme de la sécrétion dans l'intérieur de l'estomac.

La méthode adoptée par Bassow consistait simplement à inciser la paroi abdominale et à ouvrir l'estomac après l'avoir au préalable fixé aux bords de l'incision. La fistule était bouchée avec un morceau d'éponge ; mais cette fistule était très sujette à se fermer et trop petite d'ailleurs pour permettre d'observer l'intérieur de l'estomac. Blondlot remédia au premier de ces inconvénients en plaçant dans la plaie une canule fermée par un bouchon, de sorte que les sucs gastriques et les produits de la digestion ne pussent pas se perdre dans l'intervalle des observations.

Cette méthode, perfectionnée par Claude Bernard, est la seule que l'on emploie d'ordinaire. La canule de Claude Bernard est formée de deux tubes présentant chacun à une de leurs extrémités un large rebord (fig. 142). Les deux tubes se vissent l'un sur l'autre, de façon à faire varier à volonté l'intervalle entre les deux rebords ; ce que l'on obtient au moyen d'une clef qui se fixe sur deux petites saillies du tube intérieur et qui le fait tourner, pendant que l'on maintient entre les doigts le tube extérieur. L'avantage de cette double canule sur une canule simple munie d'un rebord à chacune de ses extrémités est d'éviter les ulcérations qui surviennent par suite de la pression du rebord

externe du tube sur la peau, la cicatrisation de la plaie amenant
fréquemment une tuméfaction de ses bords. Son inconvénient
est qu'elle est trop petite pour observer commodément l'intérieur de l'estomac, et aussi, suivant moi, que le bord de la plaie

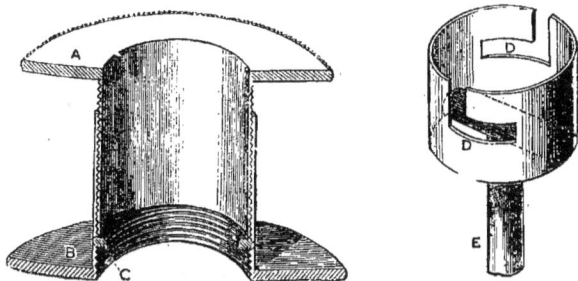

Fig. 142. — Coupe verticale d'une canule à fistule gastrique avec la clef. —
A, rebord interne; B, rebord externe; C, saillies qui rentrent dans la clef;
D, clef destinée à visser et à dévisser les deux parties de la canule.

est en contact avec le pas de vis du tube interne et non point
avec une surface lisse.

On peut remédier facilement à ces inconvénients, en augmentant le diamètre du tube ainsi que la largeur du rebord. La figure 142 représente une canule de cette espèce.

106. MANUEL OPÉRATOIRE. — Donnez à un chien un repas copieux de façon à distendre complètement son estomac[1]. Anes-
thésiez-le avec de la vapeur d'éther[2]. Placez-le sur le dos sur la
table à vivisection, rasez les poils de la région épigastrique et des
hypochondres et enlevez-les soigneusement avec une éponge
pour empêcher qu'ils ne puissent s'introduire dans la cavité péritonéale. Pratiquez une incision verticale d'environ un pouce et
demi sur un des côtés de la ligne blanche, de préférence sur
le côté gauche, parallèlement à elle, et s'étendant du bord infé-

[1] Holmgren recommande de distendre l'estomac avec de l'air au moyen
d'un tube introduit dans l'œsophage, plutôt qu'avec des aliments.
[2] Pour employer cet anesthésique, on en verse une certaine quantité dans
une vessie dont l'orifice est hermétiquement appliquée sur le museau du
chien, de façon que l'animal ne respire que de la vapeur d'éther mêlée à
une petite quantité d'air.

rieur des cartilages costaux à une distance moindre que le diamètre du rebord de la canule. Divisez les muscles dans le sens de leurs fibres, en ayant soin d'arrêter par des ligatures les hémorrhagies qui peuvent se produire, de façon à ce qu'aucune goutte de sang ne pénètre dans la cavité péritonéale. Ouvrez le péritoine en vous aidant d'une sonde cannelée; saisissez avec une pince l'estomac en un point qui offre peu de vaisseaux et attirez-le au dehors. Avec une aiguille recourbée faites passer deux fils à travers les parois de l'estomac, à une distance à peu près égale au diamètre du tube de la canule. Entre ces deux fils, divisez l'estomac, de façon à ce que l'incision soit un peu plus courte que le diamètre du tube de la canule. Introduisez une pince avec les mors rapprochés dans l'incision, et dilatez cette dernière en écartant les mors jusqu'à ce que la largeur soit suffisante pour laisser passer la canule. A l'aide des fils, fixez l'estomac sur la canule, et sur les bords de la plaie abdominale par quelques points de suture, de façon à ce qu'en même temps les bords soient appliqués l'un contre l'autre. Il n'est pas besoin d'autre suture. Il faut laisser la canule ouverte pendant une demi-heure ou une heure après que l'opération est terminée, parce que le chien est pris de vomissements lorsque l'influence du chloroforme cesse, et que si la canule était bouchée, le contenu liquide de l'estomac pourrait passer entre les parois abdominales sur les côtés de la canule et déterminer de la sorte une péritonite. Le chien doit être nourri avec du lait pendant un ou deux jours, et si l'opération a eu lieu en hiver, enfermé nuit et jour dans une pièce chaude. Le jour qui suit l'opération, les bords de la plaie sont fortement tuméfiés; mais la tuméfaction disparaît au bout de vingt-quatre ou de quarante-huit heures. Quand la plaie a commencé à se cicatriser, la cicatrice s'épaissit et le rebord externe de la canule exerce une pression sur la peau capable d'amener des ulcérations. Si cela arrive, on allonge la canule en écartant ses deux rebords au moyen de la clef. On ferme la canule avec un bouchon de liége ou de caoutchouc. Dans le cas où le chien essaie, avec ses dents, de déchirer le bouchon, on trempe ce dernier dans une décoction de coloquinte, ou on frotte sa surface externe avec un peu d'acide phosphorique.

Pour recueillir le suc gastrique on laisse l'animal jeûner pendant quelques heures, de façon à ce que l'estomac soit complètement vide, mais pas plus longtemps qu'un jour, parce que la membrane muqueuse se recouvrirait d'un épais revêtement de mucus. Pendant qu'un aide caresse le chien pour qu'il se tienne tranquille, on enlève le bouchon de la canule et l'on irrite légèrement la face interne de l'estomac avec une plume fixée sur un bâton de verre ; puis on place au-dessous de l'extrémité libre du bâton de verre un petit vase ; le suc gastrique s'y rassemble en suivant les bords du bâton.

107. EXAMEN DU SUC GASTRIQUE. — Le suc gastrique est un liquide peu épais, presque incolore, à peine opalescent et d'une saveur très légèrement acide. Son poids spécifique (**1,001** à **1,003**) diffère à peine de celui de l'eau. Sa réaction est fortement acide ; il colore en rouge intense le papier de tournesol bleu.

Composition chimique. — Chez le chien, le suc gastrique contien 3 pour 100 de principes solides ; chez l'homme, 1 pour 100 seulement. Les deux tiers environ de ces principes sont formés par des matières organiques consistant en pepsine et peptones ; le dernier tiers est formé par des matières minérales, c'est-à-dire par des chlorures de potassium, de sodium, d'ammonium, de calcium et par des phosphates de magnésium, de calcium et de fer. *Le poids spécifique*, ainsi que *le dosage de ces substances solides*, organiques ou inorganiques, se déterminent de la même façon que pour la salive.

L'acidité du suc gastrique est réellement due à un acide libre et non point à des sels acides. Pour le démontrer, il faut doser les bases et l'acide qu'il renferme ; cela fait, on trouve que la quantité d'acide est plus que suffisante pour former des sels acides avec toutes les bases qu'il contient, et qui sont susceptibles de former des sels de ce genre ; il faut donc que l'acide existe en partie à l'état de liberté. On trouvera les détails de l'expérience dans la traduction française du traité d'analyse chimique appliquée à la physiologie de Hoppe-Seyler.

108. Détermination de la nature de l'acide. — Le suc gastrique est introduit dans une grande cornue réunie à un condensateur de Liebig, et on le distille jusqu'à ce qu'il soit très concentré et qu'à sa surface apparaissent des vapeurs. Pour enlever l'excès d'eau contenu dans le liquide qui a distillé, on neutralise par le carbonate de sodium, on évapore à siccité au bain-marie, on traite par l'alcool absolu et on filtre. La liqueur filtrée est évaporée au bain-marie, et le résidu dissous dans un peu d'eau. Une petite quantité de la solution est versée dans un tube à essais, dans lequel on ajoute quelques gouttes d'une solution neutre de chlorure ferrique. S'il existe de l'acide acétique, la liqueur se colore en rouge foncé et, portée à l'ébullition, laisse déposer un précipité jaune. Dans une autre portion de la liqueur, on verse de la solution d'azotate d'argent ; s'il y a de l'acide chlorhydrique, il se dépose un précipité blanc insoluble dans l'acide nitrique, mais soluble dans l'ammoniaque. Le reste de la liqueur traitée par de l'acide sulfurique étendu et abandonné à lui-même, répand une odeur analogue à celle du beurre rance, s'il renferme de l'acide butyrique. Le résidu de la distillation du suc gastrique demeuré dans la cornue, après que l'acide chlorhydrique et les autres acides ont distillé, est transvasé dans un matras et agité avec de l'éther. La couche d'éther, qui surnage, est décantée et évaporée au bain-marie. Si l'acide acétique existe dans le suc gastrique, il reste à l'état de résidu acide. On obtient des cristaux de lactate de zinc en traitant le résidu par de l'oxyde de zinc et de l'eau, et en laissant reposer la liqueur.

109. Action du suc gastrique. — La propriété que possède le suc gastrique de dissoudre les matières albuminoïdes coagulées, est surtout manifeste quand on le fait agir sur de la fibrine provenant du sang. Pour *préparer la fibrine*, on bat le sang au sortir de la veine avec un petit balai d'osier, on la recueille sous forme de fibres et de flocons et on la lave jusqu'à ce qu'elle soit parfaitement blanche. On peut la conserver pendant longtemps dans la glycérine ; mais on la lave chaque fois que l'on veut s'en servir. Placez un petit morceau de fibrine dans un tube à essais avec du suc gastrique et plongez le tube pendant une heure ou deux dans un bain-marie à la température de 35°. La fibrine se gonfle, devient un peu transparente, puis se dissout et forme un liquide opalescent, qui ne se précipite pas par l'ébullition et qui ne se précipite que très peu ou même pas du tout quand on neutralise. Comme il n'existe aucun autre liquide qui ait cette action sur la fibrine, cette réaction est caractéristique du suc gastrique. La pepsine seule ne suffit pas pour la produire, à moins qu'elle ne soit en présence d'un acide libre, comme dans le suc gastrique. Ces phénomènes se manifestent également quand on emploie de la fibrine bouillie, comme le recommande Kühne. Enfin, le suc gastrique renferme un ferment spécial, qui a la propriété de coaguler le lait. Il est connu sous le nom de ferment de la présure ou chymosine.

110. SUC GASTRIQUE ARTIFICIEL. — Pour étudier les propriétés du suc gastrique, il est préférable d'employer le suc gastrique artificiel par la raison qu'on peut s'en procurer des quantités bien plus considérables. Le mode de préparation est le suivant : Ouvrez l'estomac d'un cochon ou d'un lapin récemment tué, ou encore le quatrième estomac d'un veau, enlevez le contenu et lavez avec précaution les parois avec un filet d'eau. Étendez-le sur une planchette, la muqueuse tournée en haut, fixez-l'y avec des épingles et recueillez le mucus en raclant la surface avec un couteau à papier en ivoire ou avec le dos d'un couteau ordinaire. Broyez le mucus dans un mortier avec de l'eau et du sable siliceux ou du verre pilé, laissez reposer en ayant soin seulement de remuer de temps à autre la masse, puis filtrez. Le liquide filtré est du suc gastrique très pur. Il est légèrement opalescent ; il contient beaucoup de pepsine, mais peu de peptones. Mêlé à un poids égal d'acide chlorhydrique dilué à 0,2 pour 100, il digère la fibrine très rapidement. On peut le conserver dans un flacon pendant longtemps et bien qu'il se développe des champignons à sa surface, il n'en conserve pas moins ses propriétés digestives.

On peut obtenir du suc gastrique plus énergique, mais moins pur que par le premier procédé, en faisant macérer dans de l'acide chlorhydrique dilué à 0,1 pour 100 la muqueuse, préalablement détachée de la tunique musculaire, coupée en petits morceaux et en filtrant la liqueur. Le suc gastrique ainsi préparé est très actif et convient très bien pour les expériences sur la digestion, bien qu'il renferme une grande quantité d'albumine dissoute dans l'acide. On peut le débarrasser de la plus grande partie de l'albumine en le laissant pendant plusieurs heures au bain-marie à une température de 35° de façon à convertir l'albumine en peptones. On le transvase ensuite dans un dialyseur, dont on change l'eau plusieurs fois. Les peptones diffusent dans l'eau, tandis que la plus grande partie de la pepsine reste dans le dialyseur.

111. Préparation de l'acide chlorhydrique dilué a 0,2 pour 100. — L'acide chlorhydrique ordinaire, dont le poids spécifique est 1,16, renferme en poids 31,8 pour 100 de gaz acide chlorhydrique. Pour préparer la solution d'acide renfermant réellement 0,2 pour 100 de gaz, mesurez dans une pipette graduée 6,25 centimètres cubes d'acide chlorhydrique ordinaire et versez-les dans un flacon d'une contenance d'un litre que vous achèverez de remplir avec de l'eau distillée, et agitez de façon à bien opérer le mélange.

112. Préparation d'une solution de pepsine dans la glycérine. — La solubilité des ferments de la digestion dans la glycérine a été découverte par von Wittich ; c'est grâce à cette propriété qu'on peut les obtenir facilement. Ouvrez l'estomac d'un cochon ou d'un lapin (récemment tué, si c'est possible) et lavez la membrane muqueuse, comme cela a été indiqué plus haut ; retranchez la région pylorique ; étendez le reste sur une planchette, et séparez la muqueuse de la tunique musculaire. Coupez la muqueuse en petits morceaux et faites-la digérer avec de la glycérine en quantité suffisante pour la recouvrir. Au bout de quelques heures, la solution manifeste déjà les propriétés de la pepsine, mais il est bon de laisser digérer pendant plusieurs jours ; filtrez et ajoutez une nouvelle quantité de glycérine. Cette opération peut être répétée plusieurs fois et chaque fois la glycérine entraînera de la pepsine.

On peut préparer rapidement du suc gastrique artificiel en ajoutant une petite quantité de cette solution à de l'acide chlorhydrique dilué au centième.

113. PRÉPARATION DE LA PEPSINE PURE AVEC LA SOLUTION DE GLYCÉRINE. — Faites digérer pendant vingt-quatre heures avec de l'alcool absolu la membrane muqueuse de l'estomac préparée et coupée en petits morceaux, comme précédemment. Séparez l'alcool par filtration; séchez les morceaux de muqueuse avec du papier à filtre, et faites-les digérer pendant plusieurs jours ou plusieurs semaines avec de la glycérine. Filtrez la glycérine d'abord à travers un linge, puis à travers du papier. Ajoutez à la liqueur de l'alcool absolu en excès, il se forme un précipité floconneux. Après avoir filtré l'alcool, dissolvez le précipité en versant sur le filtre de l'acide chlorhydrique à **2** p. **100.** Faites bouillir une petite quantité de la solution avec de l'acide azotique concentré et ajoutez de l'ammoniaque après refroidissement, vous ne devez apercevoir aucune trace de la réaction xanthoprotéique. Dans une autre portion de la solution, laissez macérer à 40° un fragment de fibrine crue ou cuite, au bout de quelques jours la fibrine est complètement digérée. Essayez les autres réactifs mentionnés §**119.** Très probablement le chlorure de platine ne déterminera aucun précipité.

114. PRÉPARATION DE LA PEPSINE PAR LA MÉTHODE DE BRÜCKE. — Le procédé par lequel Brücke a séparé la pepsine et a réussi ainsi à isoler pour la première fois un des ferments de la digestion, repose sur la propriété que possèdent ces substances d'être entraînées mécaniquement par les précipités que l'on produit dans leurs solutions. Nous avons déjà mentionné cette propriété à propos de la salive, dont Cohnheim a séparé la ptyaline par le procédé de Brücke. Coupez en petits morceaux la muqueuse de l'estomac de deux porcs préparée de la manière indiquée au §**110.** Faites-les digérer à 40° avec un grand excès d'une solution étendue d'acide phosphorique (à 5 p. 100 d'acide). Si cela est nécessaire, enlevez l'acide et remplacez-le par de nouvelles quantités, jusqu'à ce que toute la muqueuse soit dissoute, à l'exception d'un petit résidu, et continuez l'opération jusqu'à ce que la liqueur filtrée ne donne plus de précipité par le ferrocyanure de potassium. Filtrez la liqueur, mettez une petite quantité de côté dans un tube à essais et ajoutez de l'eau de chaux au reste jusqu'au moment où le papier bleu de tournesol commence à virer au violet. Recueillez le précipité sur un filtre en toile, exprimez-en tout le liquide à l'aide d'une presse et dissolvez-le pendant qu'il est encore humide dans de l'eau acidulée d'acide chlorhydrique étendu (50 centimètres cubes d'acide du commerce pour un litre d'eau).

Précipitez la solution une seconde fois avec de l'eau de chaux, recueillez le précipité sur un filtre de toile, exprimez le liquide qu'il contient à la presse, versez dessus une petite quantité d'eau pendant qu'il est encore humide et ajoutez-y de l'acide phosphorique par petites quantités et à de longs intervalles. Le phosphate tribasique de calcium $Ph\ Ca^3\ O^4$, qui est pâteux, est ainsi converti en phosphate bibasique $Ph\ Ca^2\ HO^4$, qui est granuleux. Filtrez, la liqueur renferme la pepsine encore mêlée avec les matières albuminoïdes. Essayez sa propriété digestive sur la fibrine, après y avoir ajouté au préalable quelques gouttes d'acide chlorhydrique à 0,1 p. 100. La réaction xanthoprotéique se produira encore, mais moins abondamment que dans la solution primitive. Lavez à plusieurs reprises le précipité sur le filtre avec de l'eau distillée, bouchez l'entonnoir et versez de l'acide phosphorique étendu; une partie du phosphate bibasique $Ph\ Ca^2\ HO^4$ s'est dissoute, et il s'est formé du phosphate acide $Ph\ Ca\ H^2O^3$. Au bout de quelques heures, enlevez le bouchon et laissez couler la liqueur; elle digèrera la fibrine et la réaction xanthoprotéique sera moins sensible. Lavez à plusieurs reprises le précipité à l'eau distillée, bouchez de nouveau l'entonnoir, versez une nouvelle quantité d'acide phosphorique et répétez plusieurs fois l'opération. A la fin, on obtient une liqueur qui, bien que possédant la propriété de digérer la fibrine, manifeste à peine des traces de la réaction xanthoprotéique.

Pour obtenir la pepsine à l'état solide, préparez une solution avec de l'acide phosphorique et de l'eau de chaux, comme ci-dessus. Précipitez une seconde fois par l'eau de chaux, pressez le précipité, dissolvez-le dans de l'acide chlorhydrique étendu et filtrez dans un grand flacon. Préparez une solution saturée à froid de cholestérine dans 4 parties d'alcool (densité 0,808) et dans une partie d'éther. Placez sur le col du flacon un long entonnoir dont l'extrémité atteigne le fond du flacon et versez-y, par petites quantités, la solution de cholestérine. Elle formera à la surface du liquide une couche épaisse d'écume. Quand cette couche atteint l'épaisseur d'environ un pouce (25 millim.), enlevez l'entonnoir, bouchez le flacon et agitez vivement, de façon à ce que la plus grande quantité possible de pepsine adhère à la cholestérine. Filtrez et lavez le précipité avec de l'eau acidulée avec de l'acide acétique, puis avec de l'eau pure à plusieurs reprises jusqu'à ce que l'eau de lavage n'ait plus de réaction acide et ne donne plus de précipité avec l'azotate d'argent. Placez la cholestérine humide dans un vase à précipiter et traitez-la par de l'éther qui a été au préalable agité avec de l'eau pour le débarrasser de toute trace d'alcool. La cholestérine, se dissout dans l'éther et la solution éthérée se superpose à un liquide aqueux, qui forme une couche trouble au fond du vase. Décantez la solution éthérée, et agitez à plusieurs reprises le liquide aqueux avec de nouvelles quantités d'éther jusqu'à ce que quelques gouttes de solution éthérée, n'abandonnent plus de cristaux de cholestérine par évaporation. Laissez alors le vase à découvert de façon à ce que la mince couche d'éther, qui n'a pu être décantée, s'évapore. Filtrez ; il reste sur le filtre une petite quantité de matière visqueuse, mais la liqueur filtrée est claire. C'est une solution concentrée de pepsine. Par évaporation on obtient la pepsine sous forme d'une masse amorphe blanc grisâtre.

115. RÉACTIONS DE LA PEPSINE.—Pour démontrer les réactions suivantes, on peut employer indifféremment les solutions de pepsine, dont la préparation est exposée dans les deux paragraphes précédents. La pepsine n'est point précipitée : — 1° par l'acide azotique concentré ; 2° par l'acide tannique ; 3° par l'iode ; 4° par le chlorure mercurique. Elle est précipitée : — 1° par le chlorure de platine ; 2° par l'acétate de plomb neutre ou basique.

Quand la solution est absolument pure, elle ne produit pas de

réaction xanthoprotéique. Évaporée en présence de l'acide sulfurique, elle laisse une matière amorphe grisâtre, qui contient
de l'azote et n'est point hygroscopique. Elle se dissout difficilement dans l'eau et assez facilement dans les acides étendus; elle
ne diffuse pas et digère la fibrine.

116. ACTION DE LA PEPSINE DANS LA DIGESTION. — Ni la pepsine
seule, ni l'acide chlorhydrique étendu seul ne peuvent digérer la
fibrine; cette action se produit au contraire facilement quand ces
deux corps sont mélangés. La pepsine seule n'a aucune action
sur la fibrine quelle qu'elle soit. L'acide chlorhydrique à
0,2 p. 100 la fait gonfler, mais ne la dissout pas aux températures ordinaires au bout de plusieurs jours et même de plusieurs semaines; à 35°-38°, il la dissout facilement dans l'espace
de 34 à 48 heures, mais la convertit seulement en syntonine, de
sorte que tout la matière albuminoïde, à l'exception d'une trace
que von Wittich prétend être changée en peptone, peut-être précipitée par neutralisation. La pepsine réunie à l'acide chlorhydrique étendue gonfle pareillement la fibrine et la dissout, en
formant d'abord une solution opalescente de syntonine qui peut
être presque entièrement précipitée par neutralisation, une
petite quantité de peptone reste seule dissoute. Son action ne
s'arrête pas là, car la syntonine (parapeptone) est très rapidement convertie en peptones, qui ne sont pas précipitées par
neutralisation, ni coagulées par ébullition, mais qui précipitent
par l'alcool et présentent toutes les réactions caractéristiques des
matières albuminoïdes.

117. PRODUITS DE LA DIGESTION DES MATIÈRES ALBUMINOÏDES.
— Pendant la digestion il se forme plusieurs substances, auxquelles Meissner a donné les noms de parapeptone, dyspeptone et
métapeptone.

Parapeptone. — Brücke admet que, pendant la digestion, les
matières albuminoïdes sont converties en syntonine et que la
syntonine est entièrement transformée en peptones; mais Meissner
pense que la syntonine, au lieu de subir cette transformation, se
dédouble en peptones et parapeptones. Les parapeptones sont inso-

lubles dans l'eau, mais solubles dans les alcalis étendus et dans le moindre excès d'acide ; elles présentent toutes les propriétés de la syntonine, mais elles en diffèrent en ce qu'elles ne peuvent pas être converties en peptones par la digestion. Lorsqu'une substance albuminoïde est soumise à l'action du suc gastrique, la solution, qui en résulte tout d'abord, donne par neutralisation un précipité de syntonine, et celui-ci, traité de nouveau par le suc gastrique, est converti en peptones. Quand la digestion est plus avancée, le précipité est formé, d'après Meissner, en partie de syntonine et en partie de paraptones, car il a constaté que si ce précipité est digéré par une nouvelle quantité de suc gastrique, une proportion moins considérable que la première fois se convertit en peptones et que cette proportion diminue de plus en plus à mesure que la digestion avance et que le reste de la syntonine se dédouble. Brücke et d'autres physiologistes ont trouvé que la fibrine peut être complètement convertie en peptones ; par conséquent, Meissner se trompe quand il suppose que la syntonine se dédouble en peptones et en parapeptones. Parfois cependant il faut plusieurs jours pour que toute la masse soit transformée en peptones.

Dyspeptone. — La dyspeptone de la fibrine est une partie de la syntonine ou parapeptone, qui devient insoluble dans l'acide chlorhydrique à 2 p. 100 et qui, par conséquent, se précipite. En outre, suivant Meissner, elle n'est plus susceptible d'être digérée et diffère seulement de la parapeptone en ce qu'elle est insoluble dans les alcalis étendus et dans les acides dilués ; elle précipite spontanément par l'action du suc gastrique sans qu'il soit besoin de neutraliser la liqueur.

La dyspeptone de la fibrine exige encore de nouvelles recherches. La dyspeptone de la caséine a été récemment étudiée par Hoppe-Seylér et Lubavin ; comme elle est formée en partie par une matière non-albuminoïde, ces auteurs considèrent la caséine comme composée, de même que l'hémoglobine et la vitelline, d'une substance albuminoïde combinée à une autre substance non-albuminoïde.

Métapeptone. — La métapeptone n'est qu'un produit transitoire intermédiaire entre la syntonine et la peptone ; elle est insoluble dans les acides très dilués (à 0, 1 p. 100).

Peptones. — Il y a plusieurs espèces de peptones ; mais cette question exige encore de nouvelles recherches. Meissner distingue trois modifications principales qu'il désigne sous les noms de *peptone a, peptone b, peptone c.* Cette dernière est le produit final de la digestion, les autres ne sont probablement que des produits transitoires. La peptone *a* est précipitée des solutions neutres par l'acide azotique concentré et des solutions très légèrement acidulées avec de l'acide acétique par le ferrocyanure de potassium. La peptone *b* n'est pas précipitée par l'acide acétique et le ferrocyanure de potassium ; la peptone *c* n'est précipitée par aucun de ces réactifs.

118. DÉMONSTRATION DE L'ACTION DE LA PEPSINE DANS LA DIGESTION. — Prenez trois tubes à essais et versez dans l'un de l'eau et quelques gouttes de solution glycérique de pepsine, dans le second de l'acide chlorhydrique à 0, 1 p. 100, et dans le troisième de ce même acide avec quelques gouttes de solution glycérique. Introduisez dans chacun d'eux un fragment de fibrine, en ayant soin de choisir des fragments qui aient non seulement la même grosseur, mais aussi la même texture. Étiquettez-les et placez-les dans un bain-marie à 40° (§ **212**). Afin d'avoir une quantité de solution de peptones suffisante pour ces expériences, il est bon de placer une grande quantité de fibrine dans un vase avec de l'acide dilué, et quand elle s'est gonflée et qu'elle est devenue transparente, versez de la glycérine et placez cet extrait glycérique à côté des tubes à essais. Examinez les tubes à essais au bout de cinq minutes, et si la solution de pepsine est suffisamment concentrée, vous verrez que, dans le suc gastrique, la fibrine est en partie dissoute, dans l'acide elle s'est gonflée et est devenue translucide, tout en conservant sa forme, tandis que dans la pepsine seule, elle n'a subi aucune modification. Séparez par filtration le suc gastrique du résidu de fibrine, ajoutez-y une goutte de teinture de tournesol, et neutralisez, il se formera un précipité de syntonine ou parapeptone. Filtrez : la liqueur neutre renfermant des peptones ne précipite plus par l'ébullition, mais manifeste une réaction xanthoprotéique énergique et précipite par le tannin. Après dessication les peptones se présentent sous la forme d'une poudre amorphe blanche et hygroscopique. Elles dévient le plan de polarisation à gauche; l'ébullition n'a aucune influence sur leur pouvoir rotatoire.

Pour continuer l'étude des produits de la digestion, filtrez la solution contenue dans le vase. Neutralisez : les parapeptones se précipitent. Laissez se déposer le précipité, puis filtrez : la liqueur filtrée renferme des peptones. Recherchez si elle contient les peptones *a* et *b*; s'il y en a, replacez pour quelques instants le vase au bain-marie, et recommencez le même essai. Quand il n'y en a plus de traces, traitez par les réactifs indiqués dans le paragraphe suivant.

119. RÉACTIONS DES PEPTONES. — Les véritables peptones ou peptones *c*, telles qu'on les obtient ordinairement, présentent les caractères suivants : *Elles ne précipitent pas* : 1° par neutralisation, 2° par ébullition, que la solution soit neutre ou acide, 3° par l'acide azotique soit à froid, soit à chaud, 4° par l'acide chlorhydrique froid, 5° par l'acide acétique et le ferrocyanure de potassium (la liqueur abandonnée à elle-même finit par se troubler et par donner un précipité), 6° par le sulfate de cuivre en petite quantité; une quantité plus grande détermine un trouble qui disparaît en partie quand on ajoute un excès de sulfate. Les peptones *précipitent* par : 1° l'acide tannique, 2° l'azotate d'argent, 3° le chlorure mercurique, 4° le chlorure de platine, 5° les acétates de plomb neutre et basique. Dans tous ces cas le précipité est soluble dans un excès de réactif. Elles précipitent encore : 6° par un grand excès d'alcool, 7° par l'éther, 8° par le réactif de Millon et 9° par les acides biliaires quand la solution est acide.

La solution de peptone additionnée de potasse caustique et d'une quantité extrêmement minime de sulfate de cuivre ou de quelques gouttes de la solution étendue de Fehling, donne un précipité qui se redissout quand on l'agite et donne une coloration rouge à la liqueur. Si on ajoute alors de nouveau du sulfate de cuivre, la coloration vire au violet. Les peptones diffèrent ainsi de l'albumine, qui prennent de suite la teinte violette.

120. DIFFUSIBILITÉ DES PEPTONES. — Placez une solution de peptones dans un petit dialyseur, et laissez diffuser dans de l'eau distillée pendant une heure ou deux. Traitez ensuite l'eau par les réactifs qui viennent d'être mentionnés, vous trouverez qu'elle renferme des peptones. Ce caractère distingue les peptones de l'albumine, qui, comme on l'a déjà vu, possède un pouvoir diffusif très faible.

121. ACTION DU SUC GASTRIQUE SUR LA GÉLATINE. — La pepsine, unie à l'acide chlorhydrique étendu, enlève à la gélatine, plus rapidement que l'acide chlorhydrique seul, la propriété de se prendre en gelée. Trempez de la gélatine dans l'eau froide, jusqu'à ce qu'elle se soit complètement gonflée, et ajoutez une quantité d'eau bouillante suffisante pour favoriser une solution concentrée. Versez de cette solution mêlée à un égal poids d'acide chlorhydrique à 0,2 pour 100 dans deux tubes à essais. A l'un, ajoutez une petite quantité de solution glycérique de pepsine, et à l'autre la même quantité de glycérine, et placez-les tous deux au bain-marie à 40°. Enlevez les deux tubes à essais au bout d'environ une heure et laissez-les refroidir. Si la liqueur se prend en gelée, replacez-les quelque temps au bain-marie et faites-les refroidir de nouveau ; répétez la même opération s'il est nécessaire. Vous observerez que la gélatine placée dans le tube qui renferme du suc gastrique, perd plus tôt sa propriété de se prendre en gelée que celle qui est placée dans l'autre tube, en même temps qu'elle est devenue plus soluble dans les acides et qu'elle diffuse plus facilement.

122. ACTION DU SUC GASTRIQUE SUR LE LAIT. — Faites un extrait de l'estomac d'un porc ou du quatrième estomac d'un veau dans de l'eau salée, versez-en quelques gouttes dans un tube à essais renfermant du lait chaud ; au bout de quelques minutes, le lait se transforme en un coagulum solide. Quelque temps après, un liquide clair, le petit lait, commence à se séparer du caillot.

Ajoutez à une once (31 gr.) de lait, un demi grain (0,323 gr.) de bicarbonate de sodium et répétez l'expérience ; le lait se caille comme précédemment.

Ajoutez à la même quantité de lait, deux grains (1,3 gr.) de bicarbonate de soude, le lait ne se coagulera plus quand vous y verserez l'infusion.

Faites bouillir l'infusion avant de la verser dans le lait, elle aura perdu la propriété de cailler le lait.

123. INFLUENCE DE LA TEMPÉRATURE SUR LA DIGESTION. — A une basse température, l'action de la pepsine est arrêtée, sans être détruite ; elle devient de plus en plus rapide, à mesure que la température augmente jusqu'à ce qu'elle atteigne son maximum entre 30° à 50°. Au-dessus de ce point, elle se ralentit. Elle est complètement détruite par l'ébullition. La propriété digestive d'une solution étendue de pepsine est détruite quand on l'expose pendant deux minutes à une température de **70°**, ou a une température plus basse encore, si on l'y laisse plus longtemps. Quand la solution est concentrée, elle n'est pas si promptement détruite ; et quand il s'agit d'une solution glycérique non diluée, elle persiste après qu'on a exposé pendant deux minutes la solution à une température de 80°.

Pour démontrer l'influence de la température, prenez quatre tubes et versez dans chacun d'eux la même quantité d'acide chlorhydrique à 0,1 pour 100, additionné d'une petite quantité de solution glycérique de pepsine. Placéz-en un dans de la glace pilée, laissez le second sur un support sur une table, mettez le troisième au bain-marie à **40°**, faites bouillir le quatrième et placez-le ensuite également dans le bain-marie. Introduisez dans tous les quatre un fragment de fibrine. La fibrine se dissout rapidement dans le troisième tube, dans le second elle se dissout aussi, mais plus lentement ; elle reste insoluble dans le premier et le quatrième. Au bout d'une demi-heure, transportez dans le bain-marie le tube plongé dans la glace. La fibrine se dissoudra alors promptement, ce qui indique que l'action de la pepsine avait été seulement suspendue. La fibrine du quatrième tube ne se dissout pas du tout, ce qui prouve que le pepsine a été altérée.

124. PROPORTION DE L'ACIDE NÉCESSAIRE A LA DIGESTION. —

Les proportions d'acide, qui donnent le maximum d'effet dans la digestion des substances albuminoïdes par la pepsine, varient avec la nature du corps et aussi avec la quantité de pepsine présente. Les solutions très étendues de pepsine n'exigent que des acides très dilués, tandis que des solutions plus concentrées agissent plus énergiquement avec des acides moins étendus. Il semble qu'il y ait en réalité un rapport défini entre la quantité de pepsine et la force de l'acide, bien que ce rapport n'ait pas encore été déterminé. La proportion d'acide peut être fixée pour chaque matière albuminoïde, en disposant par paires les unes à la suite des autres une série d'éprouvettes, et en versant dans chaque paire une solution d'acide de moins en moins étendue. Dans chaque éprouvette est plongé un fragment de la substance albuminoïde, et dans chaque paire l'une d'elles reçoit en outre la même quantité d'une solution de pepsine. On laisse reposer le tout et l'on note la rapidité avec laquelle la digestion s'opère dans chaque éprouvette. Les éprouvettes, qui ne contiennent que de l'acide, servent à établir la comparaison entre l'action de l'acide seul et l'action de l'acide réuni à la pepsine.

On peut démontrer, par l'expérience suivante, que la digestion est retardée quand la solution d'acide est trop faible ou trop forte : — Prenez trois tubes à essais, versez dans le premier 10 centimètres cubes d'acide chlorhydrique, à 0,1 pour 100, additionné de trois fois son volume d'eau, dans le second la même quantité d'acide non dilué, et dans le troisième 9,5 centimètres cubes de cet acide et un demi-centimètre cube d'acide chlorhydrique du commerce. Introduisez dans chacun d'eux un fragment de fibrine et portez-les ensuite au bain-marie à 40°. La fibrine est rapidement digérée dans le deuxième tube; dans le premier et le troisième, la digestion est beaucoup plus lente. La cause de cette lenteur nous est indiquée par l'expérience suivante.

125. LE GONFLEMENT DE LA FIBRINE INFLUE SUR SA DIGESTION. — Si l'on empêche la fibrine de se gonfler sous l'action du suc gastrique, soit mécaniquement, comme par exemple en l'entourant d'un fil, soit par des agents chimiques, tels que des solutions salines ou des acides trop concentrés, la digestion de ce corps est retardée. Placez environ 10 centimètres cubes d'acide chlorhydrique à 0,1 pour 100 dans quatre tubes à essais, et ajoutez dans le quatrième un demi-centimètre d'acide chlorhydrique du commerce. Prenez quatre morceaux de fibrine autant que possible de même taille. Enroulez solidement un fil autour de l'un d'eux et plongez-le dans le troisième tube, introduisez les autres fragments dans les trois autres tubes. Aussitôt que la fibrine du second tube commence à se gonfler, ajoutez une solution saline de chlorure de sodium jusqu'à ce qu'elle reprenne son volume primitif. Puis, versez dans chaque tube un demi-centimètre cube de pepsine glycérique et laissez reposer. La fibrine du premier tube, qui sert simplement de terme de comparaison, est rapidement digérée et se dissout de dehors en dedans, La fibrine du second tube ne se gonfle plus de nouveau, mais se dissout de dedans en dehors, de telle sorte qu'il reste une sorte d'écorce qui se rompt en morceaux, quand on agite le tube. La fibrine du troisième tube, qui a été serrée dans un fil, reste dans le même état. Enfin, la fibrine du quatrième tube, plongée dans de l'acide concentré, *se gonfle incomplètement*, mais se dissout de dehors en dedans, comme celle du premier tube.

126. LA PEPSINE N'EST PAS DÉTRUITE PENDANT LA DIGESTION. — *Bien que le pouvoir digestif de la pepsine paraisse être indéfini, cependant une quantité déterminée de suc gastrique ne dissoudra pas une quantité illimitée de fibrine.*—Introduisez une petite quantité de pepsine glycérique avec de l'acide chlorhydrique, à 0,2 p. 100 et un fragment de fibrine dans un tube à essais, placé au bain-marie à 40° pendant plusieurs heures. Quand la fibrine est dissoute, ajoutez-en une nouvelle quantité, et ainsi de suite jusqu'à ce qu'elle reste insoluble, quelque long que soit le temps qu'on l'y laisse.

L'arrêt de la digestion dans cette expérience n'est pas dû à la destruction de la pepsine, mais à l'accumulation des produits de la digestion et à la disparition de l'acide. — Ajoutez de l'eau au mélange et replacez-le au bain-marie. La digestion recommencera pendant quelque temps pour s'arrêter de nouveau. Ajoutez encore de l'eau, la digestion reprendra, mais sera très lente parce que l'acide est trop étendu. En versant une nouvelle quantité d'acide, la digestion s'accomplira beaucoup plus rapidement; en recommençant à plusieurs reprises, on pourra faire digérer des quantités considérables de fibrine.

On peut démontrer le même fait en mettant la solution de pepsine et d'acide dans un dialyseur avec de la fibrine, de manière à laisser diffuser les peptones. La solution ramenée par évaporation à son volume primitif et acidulée, digèrera la même quantité de fibrine que la première fois. Il est bon de garder toujours un excès de fibrine dans le dialyseur. Cette expérience est intéressante, parce que la digestion stomacale se fait à peu près dans des conditions analogues, puisque les peptones sont absorbées par les vaisseaux gastriques. *Il est nécessaire que l'acide soit plus concentré pour que la digestion se produise en présence d'une grande quantité de produits de la digestion.* Quand la digestion s'arrête, comme dans l'expérience précédente, on peut la faire reprendre en rendant la liqueur plus fortement acide par l'addition d'acide chlorhydrique, au lieu de l'étendre d'eau, et quand elle s'arrête de nouveau, une seconde addition d'acide la remet en train. Une solution trop concentrée d'acide chlorhydrique, arrête la digestion, et il arrive bientôt un moment où l'addition de cet acide ne produit plus d'effet. Mais si l'on emploie l'acide phosphorique à la place de l'acide chlorhydrique, on peut entretenir pendant très longtemps la digestion en l'ajoutant par petites quantités.

127. AGENTS QUI ARRÊTENT LE POUVOIR DIGESTIF DE LA PEPSINE. — Les sels métalliques tels que l'acétate de plomb, le sulfate de cuivre, le perchlorure de mercure, l'alun, arrêtent ou empêchent complètement l'action du suc gastrique suivant qu'ils sont en plus ou moins grande quantité. Les sels neutres, tels que le chlorure et le sulfate de sodium, l'iodure de potassium et le sulfate de magnésium exercent une influence analogue.

128. RECHERCHE DE LA PEPSINE. — La propriété de la pepsine de dissoudre les matières albuminoïdes et de les convertir en

peptones a été employée pour rechercher sa présence. On se sert
dans ce but, soit de fibrine, soit de blanc d'œuf coagulé. Ce procédé, que nous reproduisons d'après Brücke, a été publié par lui
dans *Moleschott's Untersuchungen* pour 1860, p. 490.

Recherche de la pepsine au moyen de la fibrine. — Pour chercher
la présence de la pepsine dans une substance ou un organe,
comme par exemple dans une partie quelconque de l'appareil
digestif d'un invertébré, il faut la diviser en tous petits morceaux,
traiter par l'eau distillée, laisser reposer en ayant soin de remuer
de temps à autre, puis filtrer. Si la liqueur filtrée est alcaline,
on la neutralise et on y ajoute de l'acide chlorhydrique, de
façon que la proportion soit de 0,1 p. 100. On y plonge un
morceau de fibrine; si elle se gonfle, on laisse reposer;
si elle ne se gonfle pas, on ajoute très graduellement de
l'acide étendu goutte à goutte jusqu'à ce que les bords de
la fibrine commencent à devenir transparents. Si la liqueur est
acide, on y plonge un morceau de fibrine; si elle se gonfle, on
laisse reposer; si elle ne se gonfle pas, on y ajoute de l'acide ce
avec les mêmes précautions que dans le cas précédent jusqu'à
que le gonflement se manifeste; on laisse alors la digestion
s'opérer à la température du laboratoire et on observe le résultat.

Le résidu, recueilli sur le filtre, est introduit dans un vase renfermant de l'acide chlorhydrique à 0,1 p. 100 en quantité suffisante
pour le recouvrir, et placé une heure et demie ou deux heures au
bain-marie à 40°, ou bien on l'expose pendant vingt-quatre à la
température du laboratoire en ayant soin de remuer fréquemment. On filtre, et la liqueur filtrée est employée de la même
manière que précédemmment. Brücke recommande d'opérer
ainsi séparément sur l'extrait aqueux et sur l'extrait acide par
la raison que, de cette façon, on peut distinguer la pepsine déjà
sécrétée par les cellules peptiques de la pepsine qui est y encore
contenue, la première étant facilement entraînée par l'eau seule,
la dernière difficilement, à moins que l'eau ne soit accidulée.
Par ce procédé, on a donc l'avantage, s'il existe des corps albuminoïdes solubles, de les entraîner presque en totalité avec l'extrait aqueux. On peut aussi laisser de côté ces opérations préliminaires et traiter de suite la substance par l'acide chlorhydrique

étendu, et quand elle a un petit volume, comme lorsqu'il s'agit, par exemple, des glandes salivaires des insectes, la plonger directement avec un morceau de fibrine dans l'acide chlorhydrique et observer si la digestion a lieu. Si la substance que l'on a à examiner est liquide, il faut la filtrer, et traiter la liqueur filtrée et le résidu, comme il vient d'être dit pour les substances solides.

Le docteur Grützner a proposé la méthode suivante pour déterminer le pouvoir digestif de la pepsine : Trempez de la fibrine dans une solution de carmin et conservez-la dans de la glycérine. Avant de l'employer, lavez-la avec un filet d'eau pour la débarrasser de la glycérine et plongez-la dans une solution étendue (0,2 p. 100) d'acide chlorhydrique. Elle se transforme en une gelée rouge facilement soluble dans les extraits doués du pouvoir digestif, auxquels elle communique la même couleur, à mesure qu'elle se dissout. Le docteur Grützner a trouvé que plus le pouvoir digestif du liquide, qui renferme de la pepsine, est énergique, plus, toutes choses égales d'ailleurs, la dissolution de la fibrine est rapide, et plus par conséquent la solution se colore rapidement. Au moyen de cette méthode on peut découvrir des traces très faibles de pepsine.

Recherche de la pepsine au moyen du blanc d'œuf. — Le blanc d'œuf est plus facile à se procurer que la fibrine, mais il se dissout plus lentement, et par conséquent l'opération est beaucoup plus longue. Le blanc d'œuf durci par la cuisson, coupé en petits morceaux peut être plongé pendant très longtemps dans de l'acide chlorhydrique dilué sans subir aucune modification ; mais le coagulum, qui se produit lorsqu'on fait bouillir du blanc d'œuf dilué dans l'eau, se dissout en partie assez rapidement. Cette différence dans la manière, dont se comporte le blanc d'œuf, suivant le mode de préparation, est dû à l'alcali libre qu'il renferme, et comme cet alcali existe en quantité très variable, il est difficile de déterminer le degré d'acidité qu'il faut donner au liquide. Pour remédier à cet inconvénient, ajoutez de l'acide acétique au blanc d'œuf dilué dans l'eau jusqu'à ce que le papier de tournesol vire au violet sans arriver au rouge. Séparez le précipité par filtration, et observez de nouveau la réaction de la liqueur, que vous modifierez de nouveau s'il est nécessaire. Faites coaguler au bain-marie, lavez le coagulum dans l'eau et employez-le comme la fibrine, mais en ayant soin de vous servir d'acide étendu à 0,15 p. 100. S'il existe de la pepsine, la digestion s'opérera exactement comme en présence de la fibrine. L'acide seul ne dissout l'albumine qu'au bout de plusieurs jours.

129. Théorie de la digestion par la pepsine. — On a déjà vu que, ni la pepsine seule, ni l'acide chlorhydrique seul ne possèdent le pouvoir digestif. C. Schmidt suppose qu'ils l'acquièrent quand on les mélange, parce qu'il se forme un acide composé, l'acide chloropeptique. Il pense que la digestion consiste dans la combinaison de cet acide avec les matières albuminoïdes et il explique le fait que la digestion, qui s'est arrêtée, peut recommencer par l'addition d'acide chlorhydrique, en supposant que l'acide chloropeptique, redevenu libre alors, peut reprendre son action.

L'hypothèse de la combinaison de la pepsine avec l'acide chlorhydrique est appuyée par plusieurs faits, et est généralement adoptée, mais l'hypothèse de Schmidt, en ce qui concerne son mode d'action est combattue par ce fait qu'il ne se forme pas simplement un composé d'albumine et d'acide pendant la digestion, mais des peptones. Il paraît par conséquent plus probable que la pepsine agit comme un ferment seulement dans les solutions acides et détermine les matières albuminoïdes à absorber de l'eau et à se dédoubler[1].

Que la pepsine et l'acide chlorhydrique se combinent quand ils sont mélangés ensemble, comme dans les liquides digestifs, c'est ce qui est rendu probable, non seulement par le fait que nous avons déjà vu, qu'ils sont incapables isolément de produire les effets qu'ils réalisent quand ils sont réunis, mais encore parce que dans de pareils mélanges leurs caractères se modifient.

C'est ce qu'on peut vérifier en comparant l'action de l'acide chlorhydrique étendu seul avec celle de l'acide chlorhydrique uni à la pepsine. Le premier extrait tous les sels et laisse une

---

[1] On trouvera un exposé clair et précis du mode probable d'action des ferments dans : G. Hüfner, *Betrachtungen über die Wirkungsweise der ungeformten Fermente*. Leipzig, 1872.

substance gélatineuse, le second extrait cette substance et laisse une masse cassante renfermant une grande proportion de sels inorganiques. Quant à la pepsine, von Wittich a montré que ses propriétés se sont également modifiées, puisque la pepsine unie à l'acide chlorhydrique diffuse facilement à travers le parchemin végétal, ce que ne fait point la pepsine seule. Il est probable aussi que la décomposition des substances albuminoïdes dépend essentiellement de l'absorption d'eau, puisque la présence de ce liquide est indispensable pour que la digestion ait lieu, et que l'on obtient des produits semblables aux produits de la digestion en faisant bouillir pendant longtemps des substances albuminoïdes dans de l'eau, ou plus rapidement en se servant d'acide dilué.

Le premier de ces fait se démontre facilement en traitant à 40° de la fibrine glycérique non lavée par une solution de pepsine dans la glycérine, non étendue d'eau et acidulée au degré voulu par l'addition de quelques gouttes d'acide concentré; dans ces conditions la fibrine n'est pas digérée. Le second fait est mis en évidence en faisant bouillir de la fibrine pendant une heure ou deux avec de l'acide sulfurique étendu ; la liqueur neutralisée et filtrée présente les réactions caractéristiques des peptones.

130. SÉCRÉTION DU SUC GASTRIQUE. — La pepsine est contenue dans toutes les parties des glandes peptiques, l'acide libre est formé seulement près de leurs orifices. Pour le prouver, tuez un pigeon, ouvrez-le immédiatement et enlevez la couche musculaire du ventricule succenturié placé entre le jabot et le gésier. Les glandes gastriques sont de la sorte mises à nu. Avec des ciseaux courbes, retranchez l'extrémité de ces glandes en ayant bien soin de couper près de la surface. Pressez les fragments ainsi obtenus entre deux morceaux de papier de tournesol bleu. La réaction est neutre, ou tout au plus très faiblement acide, tandis qu'on trouvera que l'intérieur de l'estomac est très fortement acide. Pour reconnaître la présence de la pepsine dans la portion des glandes, qui ne renferme que très peu ou point du tout d'acide, il suffit de plonger cette partie avec la couche musculaire dans un tube à essais avec de l'acide chlorhydrique à

0,1 p. 100 et de chauffer au bain-marie à 40°. Une portion au moins de la couche musculaire sera digérée. On démontre que l'acide n'existe qu'à la surface de l'estomac en injectant d'abord une solution d'un demi-gramme de lactate de fer, puis une solution de ferrocyanure de potassium dans la jugulaire d'un lapin. On le tue environ une heure après, et on ouvre immédiatement l'estomac. Ces deux sels ne forment du bleu de prusse que dans un milieu acide. Une coupe faite à travers les parois de l'estomac montrent que la coloration bleue ne s'est produite qu'à la surface, et que les couches profondes de la muqueuse sont restées incolores.

Changements dans les glandes à pepsine. — MM. Langley et Sewall, observant les glandes de l'estomac chez un animal vivant, ont trouvé que les cellules glandulaires présentent un aspect différent suivant que l'animal jeûne ou digère. Ce changement est dû à ce que pendant le jeûne les cellules principales sont remplies de grosses granulations qui diminuent à mesure que la digestion avance. Ces auteurs ont été amenés à conclure de ces observations que les *cellules principales* (*adélomorphes*) sont le siège de la formation du ferment contenu dans l'estomac et que les *cellules de revêtement* (*délomorphes*) ne secrètent point de pepsine.

L'acide continue a être formé par les glandes après la mort. — Si on coupe en petits fragments l'estomac d'un porc ou d'un lapin et qu'on lave jusqu'à ce qu'il n'y ait plus de traces de réaction acide, on trouvera au bout de quelque temps que la réaction acide est revenue.

131. AUTODIGESTION DE L'ESTOMAC. — L'estomac n'est pas digéré après la mort, s'il ne contient qu'une petite quantité d'acide, mais s'il renferme un corps quelconque qui active la sécrétion de l'acide, non seulement l'estomac, mais les organes voisins peuvent être digérés. Faites boire à un chat une grande quantité de lait, ou introduisez-en dans l'estomac d'un lapin ou d'un cochon d'Inde, au moyen d'une seringue et d'un cathéter en gomme élastique. Dans ce dernier cas on place entre les dents de

l'animal un bouchon perforé, à travers lequel on fait pénétrer
le cathèter jusque dans l'estomac. Une heure après, tuez l'animal
et abandonnez-le pendant vingt-quatre heures dans une pièce
chauffée, vous trouverez probablement tout l'estomac digéré.
Pendant la vie, l'estomac n'est pas digéré, à cause de l'alcalinité
de ses parois, qui est entretenue par la circulation du sang.

132. AUTODIGESTION DE L'ESTOMAC PENDANT LA VIE. — Quand il
y a un arrêt de la circulation dans une partie de l'estomac, cette
partie est digérée et il se produit des ulcérations. C'est ce que
montre de la manière la plus manifeste l'expérience de Pavy modifiée par Sharpey. Elle consiste à ouvrir par une incision longitudinale l'estomac d'un lapin, narcotisé par une injection sous-
cutanée de chloral, et à saisir et attirer au dehors avec des pinces
la paroi postérieure. Cela fait, on pose une ligature tout autour
de la partie ainsi attirée au dehors, de façon à isoler un cercle
d'environ un demi-pouce de diamètre. Puis on ferme, par un
point de suture, la plaie de l'estomac et des parois abdominales et
on laisse l'animal dans une pièce chaude pendant plusieurs heures.

133. INFLUENCE DU SYSTÈME NERVEUX SUR LA SÉCRÉTION DE
L'ESTOMAC. — L'estomac, comme la glande sous-maxillaire, produit deux sécrétions, l'une fluide, aqueuse et acide, c'est le suc
gastrique, l'autre épaisse, filante et alcaline, c'est le mucus gastrique. Cette sécrétion est sécrétée et s'accumule à la surface de
la membrane muqueuse de l'estomac quand l'animal est à jeun,
tandis que la seconde n'est sécrétée que lorsqu'un irritant est
introduit dans l'estomac. L'irritation peut être mécanique, telle
que, par exemple, le frottement des aliments ou de tout autre
substance solide ingérée, le chatouillement avec les barbes d'une
plume ou avec une baguette de verre. Les excitants chimiques
les plus actifs sont les alcalis, qui déterminent, même en solutions très étendues, une sécrétion abondante. La sécrétion continue, même après que les alcalis ont été neutralisés par le suc
gastrique ou entraînés par un filet d'eau. La salive avalée par
l'animal excite de la sorte la sécrétion du suc gastrique. On peut
encore citer comme stimulants l'alcool, l'éther, le poivre et l'eau

froide. Quand un irritant est appliqué sur la membrane muqueuse, la couleur de celle-ci qui est pâle, devient immédiatement rouge; ses vaisseaux se dilatent comme ceux de la glande sous-maxillaire, et le suc gastrique suinte rapidement à sa surface. Les centres nerveux, d'où dépend la sécrétion, existent dans les parois même de l'estomac, car elle se produit même lorsque les nerfs qui se rendent à l'estomac ont été divisés. Ces centres subissent cependant, comme nous le verrons plus loin, l'influence du pneumogastrique.

L'action du pneumogastrique sur l'estomac est encore très discutée, mais il semble résulter des expériences de Claude Bernard et de Rutherford, que ce nerf renferme des fibres afférentes, dont l'irritation, par exemple pendant la digestion, détermine la dilatation réflexe des vaisseaux gastriques. Claude Bernard a trouvé que la section des pneumogastriques pendant la digestion rend l'estomac pâle et que l'irritation de de ces nerfs le rendait rouge et causait une abondante sécrétion. Il n'a cependant pas déterminé si cet effet était dû aux fibres afférentes ou efférentes, mais Rutherford a observé que, tandis que la section des pneumogastriques pendant la digestion faisait pâlir la muqueuse de l'estomac, l'irritation du bout central de ces nerfs ramenait généralement la coloration rouge. Toutefois, cet effet était parfois précédé de l'effet opposé, l'organe pâlissant d'abord et se colorant ensuite, résultat, qui montre que le pneumogastrique renferme deux ordres de fibres afférentes, dont l'un augmente et l'autre diminue le degré de contraction des vaisseaux gastriques[1].

134. Effet des excitants sur la sécrétion du suc gastrique. — Pour étudier l'effet des excitants appliqués sur la membrane muqueuse, on laisse jeûner pendant six ou sept heures un chien sur lequel on a pratiqué une fistule gastrique, et on le couche sur le côté de façon que la lumière tombe en plein sur la canule.

---

[1] Il est probable, comme semble l'indiquer l'observation de Claude Bernard et de Blondlot, qu'une faible excitation accroît la sécrétion du suc gastrique, tandis qu'une excitation violente l'arrête et détermine des efforts de vomissement, que certains nerfs gastriques sont plus facilement excitables que les autres.

L'observation se borne à noter la couleur de la membrane, à injecter ensuite une petite quantité d'une solution étendue de carbonate de sodium, ou à chatouiller la surface avec une plume et à examiner le résultat. L'effet de l'irritation sur la quantité de sécrétion produite peut être évalué, en laissant le chien debout et en plaçant un récipient au-dessous de la canule, de façon à recueillir le suc gastrique qui s'écoule pendant un temps déterminé avant et après l'irritation.

135. Démonstration de l'action du pneumogastrique et du splanchnique sur l'estomac. — La preuve que les nerfs vaso-moteurs de l'estomac dérivent des splanchniques est basée sur ce fait que, lorsque on excite le splanchnique gauche chez le lapin, d'après le procédé décrit page **127**, les artères de la grande courbure de l'estomac se contractent. Chez le chat, le phénomène se produit d'une manière encore plus manifeste.

Le pneumogastrique est le nerf sensitif de l'estomac et il renferme des fibres afférentes, dont l'irritation détermine la rougeur de la muqueuse gastrique. Il renferme aussi des fibres motrices, qui se distribuent à la tunique musculaire. Pour démontrer ces faits, sur un chat chloroformé, on prépare les pneumogastriques et l'on met à nu l'estomac. Si, lorsque l'anesthésie commence à se dissiper, on saisit l'estomac entre le pouce et l'index, et si on le soumet à des tractions dans le sens de sa longueur, l'animal manifeste des signes légers, mais non équivoques d'agitation. On sectionne alors les pneumogastriques, et l'on observe, premièrement que l'estomac est plus pâle que précédemment, et secondement que les tractions exercées sur lui ne déterminent aucun signe d'agitation.

L'irritation du bout central de l'un des nerfs sectionnés ramène plus ou moins complètement la coloration à la surface de la muqueuse. L'irritation du bout périphérique détermine souvent un commencement de contraction dans les parois de l'estomac, mais cet effet n'est pas constant, lorsque les deux splanchniques sont intacts. Lorsqu'ils ont été coupés, l'irritation du pneumogastrique est invariablement suivie de mouvements de l'estomac (Houckgeest).

SECTION III. — FONCTIONS DU FOIE

Bile.

136. Caractères généraux de la bile. — La bile hépatique est un liquide non filant, mais, lorsqu'elle séjourne dans la vésicule biliaire, elle se mélange avec de la mucine, dont la présence la rend visqueuse. Chez l'homme, elle constitue à l'état normal un liquide clair, d'une couleur jaune doré analogue à celle du jaune d'œuf, comme on le voit dans les vomissements. Après la mort, la bile cystique est généralement brunâtre. Chez le chien, elle est jaune également, chez les herbivores verdâtre, mais très fréquemment, chez tous ces animaux, elle a une teinte brune. Sa densité et sa composition varient, même chez le même animal. On peut admettre en moyenne **1,001** à **1,004**.

Densité et corps solides. — La densité de la bile et la quantité de corps solides organiques ou inorganiques qu'elle renferme se déterminent de la même façon que pour la salive. Ses cendres ont une teinte rougeâtre, due à la présence du fer. Voyez page **42** la méthode usitée pour le dosage de ce métal.

Réaction. — La bile colorant la teinture de tournesol de façon à masquer la réaction, il faut, par conséquent, n'employer que des solutions étendues. Dans ces conditions, l'on voit que la réaction de la bile fraîche est toujours alcaline.

137. Composition de la bile. — La bile prise dans la vésicule biliaire renferme : 1° de la mucine, 2° des pigments biliaires, 3° des sels formés par le sodium avec les acides biliaires, 4° de la cholestérine, 5° de la lécithine, 6° des phosphates de sodium, de calcium et de fer, des chlorures de sodium et de potassium, et généralement des traces de cuivre et de graisse.

Mucine. — Versez de l'alcool ordinaire dans de la bile cystique de bœuf; lavez le précipité abondant qui se forme, avec de l'alcool étendu; ajoutez de l'eau, le précipité se redissout;

ajoutez de l'acide acétique, la mucine se précipite, entraînant avec elle quelques traces de pigment. Voyez § **45**, les réactions de la mucine.

Pigments biliaires. — La couleur jaune de la bile fraîche de l'homme et des carnivores est due à une matière colorante, que l'on désigne sous le nom de *bilirubine*; la couleur verte de la bile des herbivores, qui est également celle de la bile des carnivores qui est restée exposée à l'air, est causée par la *biliverdine*, produit de l'oxydation de la bilirubine. Quand la bile est restée longtemps dans la vésicule biliaire, elle se charge parfois d'une petite quantité d'un troisième pigment, la *biliprasine*.

138. RECHERCHE DES PIGMENTS DE LA BILE (RÉACTION DE GMELIN). — Lorsque de l'acide azotique concentré, qui a été exposé à la lumière, ou auquel on a ajouté un petit fragment d'azotate de potassium et qui renferme par conséquent de l'acide azoteux, est versé dans une solution de bilirubine, il s'oxyde, et les produits d'oxydation successivement engendrés présentent les couleurs de l'arc-en-ciel. Il se produit d'abord de la biliverdine, et la coloration jaune de la solution de bilirubine tourne au vert et devient successivement bleue, violette, rouge et enfin jaune sale. Si on emploie une solution de biliverdine, à la place de la solution de bilirubine, les mêmes changements de coloration se manifestent, sauf que la liqueur débute d'ordinaire par la coloration bleue. Dans cette réaction, c'est au point de contact des deux liquides que l'oxydation est la plus complète, l'action de l'acide diminuant d'énergie à mesure que la distance s'accroît. Si donc les deux liquides sont mis en présence, en évitant de les agiter, les produits de l'oxydation formeront des zones successives de couleur différente, disposées dans l'ordre que nous venons de mentionner, c'est-à-dire verte, bleue, violette, rouge et jaune sale, cette dernière étant la plus rapprochée de l'acide. Pour appliquer cette méthode à un liquide, que l'on suppose contenir des pigments biliaires, on procède de la manière suivante : On verse une mince couche du liquide sur une assiette de porcelaine blanche, et on ajoute avec précaution sur le bord deux ou trois gouttes d'acide azotique. Ou bien on verse de l'acide azotique renfermant une *petite quantité* d'acide azoteux dans un tube à essais, et on y ajoute avec précaution le liquide à examiner en ayant soin de l'incliner légèrement ; à l'aide d'un support, on maintient le tube dans la même position sans l'agiter, et l'on examine de temps à autre si les zones colorées se sont produites dans l'ordre indiqué. Quand la bile, qui a été ainsi traitée par l'acide azotique, est soumise à l'analyse spectrale, on observe une bande noire en F, et deux bandes de chaque côté de D ; celles-ci correspondent à un état d'oxydation incomplète. La *méthode de Brücke* consiste à mélanger le liquide à examiner avec de l'acide azotique très dilué, et à ajouter avec précaution quelques gouttes d'acide sulfurique concentré, qu'on laisse couler le long des parois du tube à essais. L'acide azotique étendu seul n'agit pas sur les pigments biliaires, mais l'addition d'acide sulfurique détermine l'apparition des anneaux colorés.

La bile de bœuf ne présente point ces zones colorées, même lorsqu'on la traite par de l'acide azotique concentré, à moins que celui-ci ne renferme une grande quantité d'acide azoteux. Pour démontrer ce fait, versez sur la même assiette de porcelaine une petite quantité de bile de bœuf et à côté quelques gouttes d'acide azotique très concentré, renfermant beaucoup d'acide azoteux, ou quelques gouttes d'acide azotique mélangé avec de l'acide sulfurique concentré, et inclinez l'assiette de façon que l'acide vienne en contact avec la bile.

Erreurs à éviter dans l'emploi de la réaction de Gmelin. — Cette méthode de recherche ne doit jamais être appliquée à un liquide renfermant de l'alcool, parce que l'alcool seul déterminerait une formation abondante d'acide azoteux et produirait les anneaux colorés, quand bien même il n'y aurait aucune trace de pigment biliaire.

Quand on l'emploie pour rechercher dans l'urine les pigments biliaires, la présence de l'indican peut induire en erreur ; mais on évite cette cause d'erreur, en ayant soin d'observer si les zones verte, violette et rouge sont présentes ; l'urine qui contient une grande quantité d'indican offre les zones verte et jaune seulement, ou ces mêmes zones avec la zone bleue au milieu, mais jamais toutes les zones dans l'ordre de coloration indiqué.

139. Bilirubine, $C^{16} H^{14} Az^2 O^3$. — Synonymes : bilifulvine, biliphéïne, cholépyrhine, hématoïdine.

Préparation avec la bile. — Mettez de la bile fraîche de chien dans un petit flacon, acidulez avec de l'acide acétique et achevez de remplir avec du chloroforme, puis chauffez au bain-marie et agitez. Le chloroforme se charge de bilirubine et se dépose au fond du flacon. Enlevez-le avec une pipette et évaporez rapidement. Le résidu rouge est de la bilirubine. Ajoutez de l'alcool, qui dissout les impuretés; décantez après avoir laissé reposer quelque temps, dissolvez de nouveau la bilirubine dans le chloroforme et évaporez. Pour obtenir la bilirubine à l'état de pureté il faut répéter le traitement une ou deux fois. Lorsqu'elle est cristallisée, elle a une couleur rouge. Pendant qu'elle cristallise, une portion peut s'oxyder et se transformer en biliverdine ; dans ce cas, il est plus facile de l'obtenir pur en précipitant la solution chloroformique par l'alcool. Le précipité est amorphe et de couleur orangé.

La quantité de bilirubine, qui peut être extraite de la bile d'un chien, est très petite. Pour l'obtenir en grande quantité, il faut l'extraire des calculs biliaires.

Préparation avec les calculs biliaires. — Réduisez en poudre les calculs biliaires et épuisez par l'éther pour enlever la graisse et la cholestérine ; faites bouillir le résidu avec de l'eau pour le débarrasser de tout mélange avec la bile et traitez enfin par l'acide chlorhydrique étendu pour éliminer la chaux et la magnésie. Dissolvez le résidu dans du chloroforme bouillant ; filtrez, séparez le chloroforme par distillation ou évaporation, et traitez par l'alcool et l'éther en ayant soin de mettre de côté l'extrait alcoolique (Voy. § **150**). Dissolvez dans une nouvelle quantité de chloroforme et évaporez jusqu'à ce que la bilirubine commence à se séparer et précipitez alors par l'alcool.

Propriétés de la bilirubine. — Le précipité orangé est composé de prismes et de tables orthorhombiques. Les cristaux sont : 1° complètement insolubles dans l'eau, 2° presque insolubles dans l'éther, 3° très peu solubles dans l'alcool, mais plus cependant que dans l'éther, 4° assez solubles dans le chloroforme, surtout à chaud. Ils se dissolvent aussi, quoique à un moindre degré dans la benzine, le sulfate de carbone, l'alcool amylique la térébenthine bouillante et la glycérine. Toutes ces solutions sont jaunes ou jaune brun ; leur pouvoir colorant est si intense que la coloration est encore visible dans une couche épaisse d'un centimètre et demi d'une solution étendue à 1 pour 500,000.

La bilirubine se combine avec les alcalis pour former des composés solubles dans les liqueurs alcalines faibles, et qui précipitent par neutralisation. Ces composés sont insolubles dans le chloroforme, les solutions chloroformiques de bilirubine étant précipitées par les alcalis. C'est pour cette raison qu'il est nécessaire d'aciduler la bile avant d'extraire la bilirubine par le chloroforme. *La bilirubine se combine aussi avec la chaux.* Lorsqu'on ajoute du chlorure de calcium à une solution ammoniacale de bilirubine, la combinaison calcique se précipite à l'état de flocons couleur de rouille. La bilirubine ne présente aucune bande d'absorption lorsqu'on l'examine au spectroscope. Si l'on traite par l'amalgame de sodium une solution alcaline de bilirubine, il se forme de *l'hydrobilirubine.* Cette substance rouge, insoluble dans l'eau, dissoute dans l'alcool absolu présente une large bande d'absorption entre E et F.

140. BILIVERDINE, $C^{16} H^{18} Az^2 O^4$ ou $C^{16} H^{20} Az^2 O^5$. — Synonyme : Choléverdine.

Préparation. — Exposez pendant longtemps à l'air, sur des assiettes plates, une solution alcaline de biliverdine, jusqu'à ce qu'elle devienne verte. Précipitez le pigment par l'acide chlorhydrique, lavez le précipité dans l'eau, purifiez-le par dissolution dans l'eau, filtrez et évaporez. Ainsi préparée, la biliverdine se présente sous la forme d'une poudre amorphe vert foncé. La réaction, qui transforme la bilirubine en biliverdine est d'après Stœdeler, la suivante :

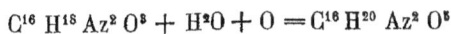

$$C^{16} H^{18} Az^2 O^3 + H^2O + O = C^{16} H^{20} Az^2 O^5$$

Propriétés. — La biliverdine est insoluble dans l'eau, l'éther, le sulfure de carbone et le chloroforme. Elle est soluble : 1° dans l'alcool et peut aussi être séparée de la bilirubine, qui est insoluble dans le réactif, 2° dans la solution étendue de potasse, 3° dans l'ammoniaque, 4° dans l'acide sulfurique concentré. Les solutions alcalines sont précipitées par les acides et par les sels de calcium, de baryum et de plomb. L'addition de l'eau précipite la biliverdine de sa solution dans l'acide sulfurique. L'acide azotique oxyde la biliverdine en solution alcaline et produit les mêmes colorations successives que dans le cas de la bilirubine. L'acide sulfureux qui est un agent puissant de réduction, jaunit rapidement, surtout à chaud, les solutions alcalines de biliverdine et la liqueur donne, en présence de l'acide azotique, les mêmes réactions que la solution de bilirubine.

D'autres substances colorantes connues sous les noms de *bilifuscine, biliprasine, bilicyanine* ou *cholécyanine* et *cholétéline* sont le résultat de l'oxydation des pigments biliaires.

141. RELATION DES PIGMENTS BILIAIRES AVEC L'HÉMOGLOBINE. — On admet généralement que la bilirubine provient de l'hémoglobine du sang, qui circule dans le foie. Les arguments à l'appui de cette opinion sont fondés sur l'identité apparente de la bilirubine avec le pigment désigné sous le nom d'hématoïdine, que l'on trouve dans les extravasations anciennes de sang et sur l'observation que les pigments biliaires apparaissent dans l'urine après l'injection dans les veines de solutions d'hémoglobine, ou de toute autre substance capable de dissoudre les globules du sang et de mettre en liberté l'hémoglobine, telles que l'eau (Hermann), les acides biliaires (Frerichs, Kühne) et l'éther (Tiegel). Ils apparaissent aussi après l'inhalation prolongée d'éther (Nothnagel) ou de chloroforme (Bernstein). Une autre preuve est encore fournie par la destruction de l'hémoglobine pendant le passage du sang à travers le foie (Gréhant). A l'encontre de ces nombreuses expériences positives, Naunyn n'a pas réussi à trouver des pigments biliaires dans l'urine des lapins après l'injection d'hémoglobine soit sous la peau, soit dans la veine jugulaire, et il attribue les résultats différents des autres physiologistes à ce que ces derniers ont expérimenté sur des chiens dont l'urine normale renferme fréquemment des pigments biliaires. Il en a cependant noté la présence dans l'urine des lapins, après injection dans l'intestin de sang, dont les globules étaient détruits par la congélation ou par l'éther, de sorte que l'hémoglobine absorbée par les parois intestinales, ou mise en liberté par l'action de l'éther sur le sang de la veine porte, traversait le foie avant d'arriver dans le torrent circulatoire. Les expériences de Naunyn ont été aussi répétées, mais avec des résultats négatifs par Wolff et Wickham Legg.

Pour les exécuter, voici comment on procède : Anesthésiez un lapin avec du chloroforme, rasez les poils sur la région abdominale et incisez la ligne blanche sur une longueur d'environ un centimètre et demi, un peu au-dessous du milieu, entre la base du cartilage xiphoïde et la symphyse du pubis. Saisissez une anse de l'intestin grêle avec des pinces en ayant soin de ne pas la tirer au dehors plus qu'il n'est strictement nécessaire. Avec une seringue à injections hypodermiques, injectez 2 centimètres cubes d'éther dans l'intestin près des mors de la pince ; placez une ligature autour du point lésé par la canule et les mors de la pince, servez-vous-en pour fixer l'intestin à la paroi abdominale et fermez la plaie par un point de suture. L'inhalation du chloroforme est trop courte pour produire elle-même des pigments biliaires dans l'urine et elle facilite l'opération ([1]). Recherchez les pigments biliaires dans l'urine une heure ou deux après l'opération, et de nouveau le jour suivant. Pour recueillir l'urine, tenez le lapin au-dessus d'un grand vase, comprimez l'abdomen avec la paume de la main et pressez avec le pouce de l'autre main la vessie, immédiatement au-dessus des pubis, de manière à la pousser dans la cavité pelvienne.

142. Relation entre la matière colorante de la bile et celle de l'urine. Urobiline ou hydrobilirurine, $C^{32} H^{40} Az^4 O^7$. — On suppose que le pigment de l'urine dérive du pigment de la bile, car on peut obtenir par réduction de la bilirubine, ou extraire de la bile une substance qui présente les mêmes carac-

[1] L'auteur n'a pas réussi à observer des pigments biliaires dans l'urine, soit après l'injection d'acides biliaires dans les veines, soit après l'injection d'éther ou de globules sanguins dissous dans l'intestin.

tères au spectroscope. Dans l'organisme, les pigments biliaires sont probablement réduits par l'hydrogène ou par tout autre agent réducteur contenu dans l'intestin.

Lorsqu'on traite la bile de chien par l'acide chlorhydrique étendu et qu'on filtre, la liqueur filtrée a une couleur rougeâtre ou jaune-rougeâtre. Examinée au spectroscope, elle donne une bande d'absorption entre *b* et F, tout près de F, bande qui disparaît lorsqu'on ajoute une dissolution de soude, et qui est remplacée par une autre bande plus obscure située également entre *b* et F, mais plus près de *b* que de F, et la liqueur en même temps prend une coloration jaune. Si la solution n'est que très légèrement alcaline, les deux bandes peuvent se manifester simultanément. L'ammoniaque détermine des changements identiques dans la couleur du liquide, mais la seconde bande d'absorption est très peu marquée. Quand on acidule la liqueur alcaline, elle reprend sa couleur rouge et la première bande d'absorption réapparaît. En la traitant par le chloroforme on obtient une solution, dans laquelle la première bande est visible, mais un peu plus rapprochée de *b*.

L'urine, principalement quand elle est fortement colorée, donne au spectroscope une bande d'absorption près de F, quoique pas très distinctement; mais on peut la rendre très visible en précipitant l'urine avec de l'acétate de plomb, en décomposant le précipité par un acide, et en examinant au spectroscope la liqueur filtrée. L'addition d'hydrate de sodium fait légèrement apparaître l'autre bande. Quand on traite par le chloroforme, comme on la fait pour la bile, la solution et la position de la bande vue dans la solution ⸢chloroformique éprouvent des modifications identiques et l'on obtient de l'urobiline. Voici la méthode recommandée par le Dr Mac Nunn pour préparer ce corps : On précipite l'urine par l'acétate de plomb neutre ou basique et on filtre. Le précipité est lavé à l'eau, décomposé par l'alcool contenant de l'acide sulfurique ou chlorhydrique et filtré de nouveau. La liqueur est versée par petites quantités à la fois dans un entonnoir à séparation, dans lequel on ajoute une grande quantité d'eau, puis du chloroforme; le tout est agité à plusieurs reprises, puis on laisse reposer. La couche de chloroforme colorée en rouge est filtrée, le chloroforme est chassé par distillation. Le résidu est redissous plusieurs fois dans le chloroforme ou encore mieux dans l'alcool absolu. Finalement on obtient par évaporation l'urobiline sous la forme d'une poudre amorphe brillante, rouge brun, parfaitement soluble dans l'alcool, le chloroforme, certains acides et l'eau acidulée, peu soluble dans l'éther, l'eau et la benzine et tout à fait insoluble dans le sulfure de carbone.

Hydrobilirubine. — On obtient une substance qui donne la même bande d'absorption en faisant agir pendant plusieurs jours et à l'abri de l'air l'amalgame de sodium sur une solution sodique ou potassique de bilirubine (Maly). Voyez § **139**.

143. ACIDES BILIAIRES. — Les principaux acides biliaires sont les acides taurocholique et glychocolique. Dans la bile du porc il existe un autre acide, l'acide, hyoglocycholique. Ces acides sont unis à la soude et constituent ce que l'on appelle la bile cristallisée. Ils possèdent aussi bien que leurs sels le pouvoir de faire dévier à droite le plan de polarisation de la lumière, le hyoglycocholéate de soude seul fait exception. Ce sont des acides conjugués, ils sont constitués par l'union de l'acide cholalique avec la taurine et le glycocolle. La présence de l'acide cholalique et de ses dérivés est reconnue à l'aide de la réaction de Pettenkofer.

Réaction de Pettenkofer. — Cette réaction démontre la présence des acides biliaires, mais ne démontre pas la présence des pigments, ni des autres éléments constituants de la bile. Étendez d'eau de la bile de bœuf et filtrez. Introduisez dans un tube à essais une petite quantité de la liqueur avec un fragment de sucre ou quelques gouttes de sirop concentré. Versez ensuite goutte à goutte de l'acide sulfurique concentré, en ayant soin d'agiter le tube à chaque fois et de maintenir la température à environ 70°. L'acide cholalique se précipite d'abord ; il est dissous ensuite par l'acide sulfurique et la liqueur prend une coloration rouge cerise, puis pourpre, qui se fonce de plus en plus. Les matières albuminoïdes, les corps facilement décomposables par l'acide sulfurique, ainsi que les matières colorantes et les corps oxydants sont préjudiciables à cette réaction. Il vaut donc mieux se servir d'une solution de bile cristallisée, si l'on en a sous la main, de préférence à de la bile diluée. Cette réaction ne fournit pas à elle seule une preuve positive de la présence des acides biliaires, car, avec l'alcool amylique et d'autres substances organiques elle donne une coloration semblable. Pour le montrer, il suffit de placer une solution d'albumine ou mieux de syntonine (§ **7**) dans un tube à essais avec un peu de sirop de sucre; l'addition de quelques gouttes d'acide sulfurique concentré détermine une magnifique couleur pourpre. Pour distinguer l'une de l'autre les colorations produites par la bile et par l'albumine, il faut examiner les tubes à essais au spectroscope. Les solutions d'acides biliaires présentent quatre bandes d'absorption, l'une en D, une seconde et une troisième entre D et E, celle-ci plus près de E, celle-là plus près de D, et une quatrième à gauche de F. Si la solution est étendue, la troisième bande est très nette, la seconde moins distincte et les autres ne se voient plus. La solution d'albumine ne donne qu'une bande entre E et F.

Recherche des acides biliaires dans l'urine. — Les acides biliaires n'existent ordinairement dans l'urine qu'en petite quantité, même dans les cas d'ictère grave. Il y a plusieurs manières d'appliquer la réaction de Pettenkofer à la recherche des acides biliaires. Voici celle qui a été proposée par Strassbürger. Ajoutez une petite quantité de sucre de canne à de l'urine renfermant des acides biliaires. Trempez dans la liqueur un petit morceau de papier à filtre; séchez-le complètement et laissez tomber dessus une goutte d'acide sulfurique pur. Dans un quart de minute apparaît une magnifique coloration violette qui est surtout manifeste quand on place le papier entre l'œil et la lumière. Dans les cas douteux et toutes les fois qu'on veut avoir des résultats très précis, il faut séparer les acides biliaires avant d'appliquer la réaction. Voy. § **208**.

144. BILE CRISTALLISÉE. — *Mode de préparation.* — Réduisez par évaporation de la bile jusqu'au quart de son volume primitif, mélangez-la intimement avec une grande quantité de noir animal, puis chauffez le mélange au bain-marie jusqu'à complète dessiccation. Introduisez le résidu encore chaud dans un flacon, ajoutez une quantité d'alcool absolue suffisante pour recouvrir le tout, et laissez reposer pendant longtemps, en ayant soin d'agiter de temps à autre le flacon de façon que l'alcool dissolve tous les sels biliaires. Filtrez et versez la liqueur dans un flacon bouché à l'émeri parfaitement sec et d'une capacité suffisante pour contenir quatre fois plus de liquide. Ajoutez de l'éther jusqu'à ce qu'il ne se forme plus de précipité, bouchez le flacon et laissez-le de côté pendant plusieurs jours. Si l'acool et l'éther sont tous deux anhydres, le précipité qui se dépose est formé de cristaux microscopiques, mais généralement, il se présente sous l'aspect d'une masse résineuse, qui, au bout de plusieurs jours ou même de plusieurs semaines, finit par cristalliser (houppes d'aiguilles cristallines blanches soyeuses).

Pour conserver les cristaux, on décante le mélange d'éther et d'alcool, on lave avec de l'éther pur, et on chasse l'éther par évaporation dans le vide. Abandonnés à eux-mêmes, les cristaux se couvrent de moisissures et forment une masse résineuse, qui se convertit parfois en un liquide sirupeux. La bile cristallisée est très soluble dans l'eau et l'alcool, et insoluble dans l'éther. Elle a une saveur amère, avec une arrière-goût légèrement sucré.

Composition de la bile cristallisée. — La bile cristallisée est formée par des sels résultant de l'union du sodium avec les acides glycocholique et taurocholique. Pour séparer ces acides de leur base, dissolvez les cristaux ou le précipité résineux dans l'eau et ajoutez une solution d'acétate neutre de plomb, puis une petite quantité d'une solution d'acétate basique. L'acétate se combine avec l'acide glycocholique, pour former un glycocholate de plomb insoluble. Filtrez et ajoutez à la liqueur de l'acétate de plomb et de l'ammoniaque ; il se produit un précipité de taurocholate de plomb. Filtrez : la liqueur renferme la soude, qui a été mise en liberté, ainsi que l'excès de plomb. La nature chimique de la base est facile à reconnaître en précipitant le plomb par l'hydrogène sulfuré. La liqueur filtrée et évaporée à siccité abandonne, comme résidu, de l'acétate de sodium.

145. — Acide glycocholique, $C^{26} H^{43} Az O^6$. — Synonyme : Acide cholique de Gmelin et Strecker, mais non de Demarcay et Berzelius, qui est identique avec l'acide cholalique.

L'acide glycocholique est très abondant à l'état de glycocholate de soude dans la bile de bœuf. La bile humaine n'en renferme que de très petites quantités ; la bile de chat et celle de chien n'en contiennent pas du tout.

Préparation. — Dissolvez dans l'alcool à chaud le glycocholate de plomb obtenu dans l'expérience précédente ; précipitez le plomb par l'hydrogène sulfuré, concentrez la solution alcoolique par évaporation, et précipitez l'acide glycocholique par l'eau.

Un procédé préférable est celui de Gorup-Besanez. Évaporez de la bile de bœuf fraîche presque jusqu'à siccité au bain-marie et épuisez le résidu par l'alcool à 90 p. 100 (densité 0,822). Enlevez l'alcool par distillation ou évaporation, diluez le résidu, si cela est nécessaire, dans l'eau, ajoutez un lait de chaux. Filtrez, laissez refroidir, et ajoutez de l'acide sulfurique en évitant d'en verser avec excès, jusqu'à ce qu'il se produise un trouble persistant. Laissez reposer pendant quelques heures, et tout le liquide se prend d'ordinaire en une bouillie cristalline d'acide glycocholique. Parfois cette transformation ne se produit qu'au bout de plusieurs jours, ou même de plusieurs semaines. Portez la masse sur un filtre uni à la pompe aérohydrique de Bunsen, lavez à l'eau froide et exprimez entre des feuilles de papier à filtre d'abord avec la main, puis avec une presse à vis. On peut obtenir l'acide glycocholique à un état de pureté encore plus parfait, en redissolvant les cristaux dans une grande quantité d'eau de chaux, et en ajoutant de l'acide sulfurique, jusqu'à ce que l'acide glycocholique se sépare de nouveau. Cet acide cristallise en longues aiguilles minces et blanches. Les cristaux sont très peu solubles dans l'eau froide, plus solubles dans l'eau chaude ; il cristallise par conséquent par refroidissement. La solution alcoolique d'acide glycocholique se trouble par l'eau ; il se forme un précipité floconneux, qui se transforme au bout de peu de temps en un amas de fines aiguilles.

146. GLYCOCOLLE, $C^2 H^5 Az O^2$. — Synonymes : Glycocine, glycine, sucre de gélatine, acide amido-acétique.

L'acide glycocholique est facilement décomposable, et on peut obtenir le glycocolle en faisant bouillir pendant longtemps cet acide avec de l'acide chlorhydrique concentré[1]. Par le refroidissement il se sépare une masse résineuse, que l'on désigne sous le nom de *résine biliaire* (acide cholalique et dyslysine). On sépare la résine du liquide par la décantation et on évapore. Le résidu est ensuite dissous dans l'eau chaude avec de l'hydrate d'oxyde de plomb et filtré ; la liqueur décomposée par l'hydrogène sulfuré et filtrée de nouveau, est finalement évaporée.

Les cristaux rhomboïdaux et transparents de glycocolle ainsi obtenus, sont lavés, pour les purifier, dans l'alcool absolu. Ils ont

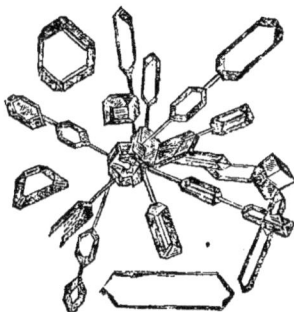

Fig. 143. — Taurine.

une saveur sucrée; ils sont solubles dans l'eau froide, presque insolubles dans l'éther et l'alcool et présentent une réaction acide.

Réaction caractéristique du glycocolle. — Lorsqu'on fait bouillir une solution de glycocolle avec de l'oxyde de cuivre et qu'on précipite par l'alcool, après la filtration, la liqueur bleu foncé qui en résulte, il se dépose des prismes bleus caractéristiques de glycocollate de cuivre $(C^2 H^4 Az O^2)^2 Cu H^2 O$.

---

[1] On prépare plus avantageusement le glycocolle avec l'acide hippurique, qui est contenu en grande quantité dans l'urine des herbivores et qui consiste en glycocolle uni à de l'acide benzoïque.
Préparation de l'acide hippurique. — De l'urine fraîche de cheval ou de vache est mélangée avec un lait de chaux et bouilli pendant quelques minutes. On filtre le liquide bouillant, on le réduit par évaporation au sixième environ de son volume primitif et on le neutralise par l'acide chlorhydrique. L'acide hippurique ainsi précipité cristallise sous forme de prismes rhombiques, semblables à d'épaisses aiguilles (Fig. 143). On prépare le *glycocolle* en faisant bouillir pendant plusieurs heures de l'acide hippurique avec de l'acide chlorhydrique concentré et en évaporant la liqueur presque jusqu'à siccité. L'acide hippurique est décomposé en acide benzoïque et en glycocolle. Le résidu est traité par l'eau froide, qui ne dissout qu'une petite quantité d'acide benzoïque. Puis, après filtration, on ajoute de l'oxyde de plomb hydraté pour éliminer l'acide chlorhydrique. On filtre et on précipite le plomb par l'hydrogène sulfuré; le précipité est séparé par filtration et l'on évapore la liqueur jusqu'à cristallisation.

147. ACIDE TAUROCHOLIQUE, $C^{26} H^{45} Az SO^7$. — L'acide tauro-cholique ou coléique accompagne l'acide glycocholique dans la bile du bœuf ; c'est l'acide principal de la bile de l'homme, et le seul qui existe dans la bile du chien.

Préparation. — Mettez en suspension dans l'alcool du tauro-cholate de plomb obtenu avec de la bile cristallisée et décom-posez-le par de l'hydrogène sulfuré. Filtrez, évaporez la liqueur jusqu'à un petit volume à une température douce, versez dans un flacon bouché à l'émeri et précipitez par l'éther en grand excès. L'acide forme un précipité sirupeux, qui peu à peu se trans-forme en petites aiguilles soyeuses très déliquescentes à l'air.

L'acide taurocholique est soluble dans l'eau et l'alcool, inso-luble dans l'éther. Sa présence est décelée comme celle de tous les acides biliaires par la réaction de Pettenkofer ; il se distingue de l'acide glycocholique en ce qu'il ne précipite pas par l'acé-tate de plomb seul, mais qu'il précipite par l'acétate de plomb et l'ammoniaque, et des autres acides biliaires en ce qu'il donne de la taurine lorsqu'il est décomposé à chaud par l'acide chlor-hydrique.

148. TAURINE, $C^2 H^7 Az SO^3$. — La taurine peut être retirée de l'acide taurocholique ou de la bile.

Préparation. — Faites bouillir de la bile de bœuf pendant plusieurs heures avec de l'acide chlorhydrique étendu. Les acides biliaires sont décomposés. La taurine et le glycocolle se combinent avec l'acide chlorhydrique et restent dissous, tandis que l'acide cholalique se sépare sous forme d'une masse rési-neuse. Filtrez la liqueur, évaporez à siccité, épuisez le résidu par l'alcool absolu, qui en extrait le chlorhydrate de glycocolle ; dissolvez le résidu dans l'eau et abandonnez à la cristallisation. Pour purifier le produit obtenu, dissolvez-le dans l'alcool, préci-pitez-le par l'acétate de plomb, décomposez la liqueur filtrée par l'hydrogène sulfuré, filtrez, évaporez à siccité, épuisez le résidu par l'alcool absolu, puis traitez par une petite quantité d'eau pour dissoudre la taurine et laissez cristalliser.

On peut aussi retirer ce corps de la bile de chien, qui ne renferme que du taurocholate. Faites bouillir la bile avec de l'acide chlorhydrique, séparez la masse résineuse, évaporez le résidu acide, épuisez par l'alcool absolu pour enlever le chlorhydrate de glycocolle et traitez par l'eau bouillante.

La taurine est soluble dans 15 à 16 parties d'eau froide ; elle est plus soluble dans l'eau chaude. Elle est presque insoluble dans l'alcool froid, mais plus soluble dans l'alcool à chaud. Elle est insoluble dans l'alcool absolu et l'éther. La forme de ses cristaux et le soufre qu'elle contient, servent à la faire reconnaître. Ses cristaux sont des prismes hexagonaux, terminés par des pyramides à quatre ou six faces, incolores et transparents (Fig. 144). La présence du soufre dans la taurine est démontrée de la façon sui-

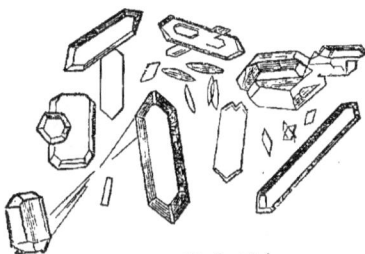

Fig. 144. — Cholestérine.

vante : Si l'on chauffe un cristal de taurine sur une lame de platine, il se gonfle, brunit, et se fond en dégageant des vapeurs, dans lesquelles on reconnaît à l'odeur l'existence de l'acide sulfureux. Si l'on calcine des cristaux avec du carbonate de sodium, et si on laisse tomber sur la masse quelques gouttes d'acide, il se dégage de l'hydrogène sulfuré. Si l'on dissout des cristaux dans de la potasse caustique et si on concentre la solution par l'ébullition, il se dégage de l'ammoniaque et il reste dans la liqueur du sulfate et de l'acétate de potassium.

149. ACIDE CHOLALIQUE, $C^{24} H^{40} O^5$. — Synonyme : Acide cholique. Cet acide ne se rencontre pas dans la bile fraîche.

Préparation. — Faites bouillir pendant douze ou quatorze heures la bile (ou une solution d'acide glycocholique) avec une solution concentrée de potasse caustique, ou avec de l'eau de baryte saturée à chaud. Précipitez par l'acide chlorhydrique, lavez le précipité à l'eau, redissolvez-le dans une petite quantité de potasse, ajoutez de l'éther, précipitez par l'acide chlorhydrique et abandonnez le tout pendant quelques jours. Au contact de l'éther, la liqueur cristallise sous forme de prismes quadrangulaires terminés par des pyramides. Décantez l'éther, exprimez la masse cristalline entre des feuilles de papier à filtrer, et après l'avoir dissoute dans l'alcool bouillant, versez de l'eau en petite quantité jusqu'à ce que la liqueur commence à se troubler. L'acide cholalique se sépare par refroidissement en tétraèdres. L'acide cholalique existe sous deux états. A l'état amorphe, il est mou, de consistance cireuse. Il est un peu soluble dans l'eau, assez soluble dans l'éther, et soluble en toute proportion dans l'alcool. A l'état cristallin, il est insoluble dans l'eau et dans l'éther, mais assez soluble dans l'alcool. Chauffé sur une lame de platine, il brunit, fond et brûle en dégageant des vapeurs, dont l'odeur rappelle celle de l'encens. Lorsqu'on le chauffe ou qu'on le fait bouillir avec de l'acide sulfurique, il se convertit en substances résineuses, l'acide choloïdique et la dyslysine.

150. CHOLESTÉRINE, $C^{26} H^{44} O$. — La cholestérine se retire d'habitude des calculs biliaires, et non point directement de la bile. Les calculs sont formés principalement de cholestérine, d'une petite quantité de pigments biliaires et de sels terreux.

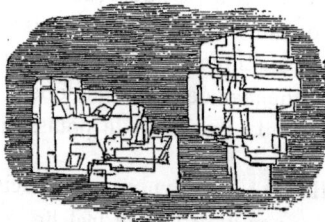

Fig. 145. — Acide hippurique.

Préparation. — Traitez par l'alcool bouillant les calculs biliaires réduits en poudre, et filtrez à chaud. Par le refroidissement de la solution, les cristaux de cholestérine se déposent. Pour les purifier, faites les bouillir dans une solution alcoolique de potasse caustique. Les cristaux se séparent de nouveau par refroidissement. Lavez-les dans l'alcool chaud, puis dans l'eau ; redissolvez dans un mélange d'alcool et d'éther, et laissez évaporer. La cholestérine cristallise en tables rhombiques, dont les angles sont souvent brisés (fig. 145). Elle est complètement insoluble dans l'eau et dans l'alcool à froid. Elle se dissout facilement dans l'alcool bouillant. On peut extraire aussi la cholestérine de la bile, en évaporant la solution éthérée de calculs biliaires que l'on obtient dans la préparation de la bilirubine. On purifie les cristaux comme il vient d'être indiqué.

Réactions. — 1° Placez quelques cristaux de cholestérine sous le microscope, ajoutez une goutte d'un mélange de 5 volumes d'acide sulfurique et de 1 volume d'eau, et chauffez doucement le porte-objet. Les bords des cristaux prendront une coloration rouge carmin. Si le mélange employé est formé de 3 parties d'acide pour 1 d'eau, la coloration est violette; si l'on étend l'acide encore plus, les bords paraissent lilas et se dissolvent dans l'acide;

2° Les cristaux traités par l'acide sulfurique concentré, en présence d'une petite quantité d'iode ou de chlorure de zinc prennent une coloration qui varie du vert bleu au violet;

3° Si l'on verse une goutte d'acide azotique concentré sur un cristal, dans une capsule de porcelaine, et que l'on évapore à siccité, à une douce chaleur, il se produit une coloration rouge foncé;

4° Si l'on broie de la cholestérine avec de l'acide sulfurique concentré et si l'on ajoute du chloroforme, on obtient une solution dont la coloration varie du rouge sang au pourpre et disparaît en passant successivement par le violet, le bleu et le vert;

5° Chauffé doucement avec un mélange de 1 volume de solution de chlorure ferrique, et de 2 volumes d'acide chlorhydrique, la cholestérine prend une coloration violette ou rouge;

6° Chauffée à une température élevée avec l'acide phosphorique, la cholestérine se colore en brun rouge.

151. ACTION DE LA BILE. — La bile paraît concourir à l'absorption de la graisse. Lenz, Bidder et Schmidt, ont trouvé qu'un chien, sur lequel on avait lié le conduit hépatique, absorbait moins de graisse qu'avant, et que le chyle contenu dans le canal thoracique renfermait très peu de matières grasses. Ils ont calculé la quantité de graisse absorbée, en comparant la quantité ingérée à celle qui avait passée dans les fèces. La bile émulsionne la graisse, comme on peut le vérifier en agitant dans un flacon de la bile avec de l'huile. Il est douteux cepen-

dant que ce soit à cette propriété que soit due l'absorption. En
forçant de l'huile soit par pression, soit par aspiration, à
traverser des membranes animales ou du papier à filtrer, on voit
que le phénomène s'accomplit bien plus facilement, lorsque
l'huile a été mêlée au préalable avec de la bile.

152. LA BILE PRÉCIPITE LA SYNTONINE ET LA PEPSINE. — Faites
digérer un morceau de fibrine dans du suc gastrique artificiel, et
ajoutez ensuite une grande quantité de bile; il se produit immédiatement un précipité. Filtrez, placez un nouveau morceau de
fibrine dans la liqueur et acidulez avec l'acide chlorhydrique.
La fibrine n'est pas digérée, parce que la pepsine a été précipitée.
Toute la pepsine ne se dépose que lorsque la quantité de bile
employée est très considérable. La bile précipite le chyme dans
le duodénum. Sa présence dans l'estomac peut être nuisible. Il
semble aussi que la bile possède une propriété antiseptique, car
elle empêche, jusqu'à un certain point, la décomposition putride
des matières albuminoïdes.

153. SÉCRÉTION DE LA BILE. — La secrétion de la bile est constante, mais elle est plus abondante à certains moments. C'est ainsi
qu'elle est plus active après l'ingestion des aliments; elle atteint
d'ordinaire son maximum de deux à quatre heures après chaque
repas. Pour observer la sécrétion de la bile, on pose une ligature
sur le canal cystique et on introduit une canule dans la vésicule
biliaire. On trouvera dans le *Report of the British association for*
1868 un mémoire de Rutherford et de Gamgee où est exposée
avec beaucoup de détails la manière d'exécuter cette opération
chez les chiens. Chez le cochon d'Inde. on peut opérer de la
façon suivante :

154. ETABLISSEMENT D'UN FISTULE BILIAIRE CHEZ LE COCHON D'INDE.
— Chloroformez l'animal et attachez-le sur l'appareil de contention
de Czermak. Incisez les parois abdominales au niveau de la ligne
blanche sur une étendue de un pouce à un pouce et quart (25 à 30
millimètres) à partir de l'apophyse xiphoïde. La portion pylorique
de l'estomac est ainsi mise à nu. Écartez avec précaution l'esto-

mac jusqu'à ce que vous ayez découvert le duodénum. La portion de cet organe, correspondant chez l'homme à la portion supérieure transverse, forme une boucle à convexité dirigée vers le diaphragme. C'est sur le milieu de cette convexité que débouche le canal cholédoque. Liez ce conduit en ce point, et saisissez la vésicule biliaire avec des pinces; incisez-la sur une petite étendue et introduisez dans l'incision une canule, que vous fixerez au moyen d'une ligature. Le diamètre de la canule ne doit pas dépasser deux à trois millimètres et son extrémité doit être munie d'un rebord saillant. On peut la faire soi-même bien facilement en chauffant l'extrémité d'un tube de verre du diamètre voulu, et en l'appuyant encore chaud sur une plaque de fer. Recousez la plaie en laissant au dehors l'extrémité libre de la canule. Chez les cochons d'Inde, la bile est sécrétée en grande quantité jusqu'à 7,3 grammes par kilogramme du poids total du corps et par heure. Elle renferme de petites proportions de matières solides, environ 1,3 pour 100. Quand le conduit cholédoque est lié, les cochons d'Inde meurent en moins de vingt-quatre heures; quand il n'est point lié, ils peuvent vivre une semaine. *La bile est sécrétée sous une très faible pression.* Pour déterminer cette pression, on fabrique un manomètre en fixant verticalement un tube de verre d'environ cinquante centimètres sur un support en bois et en adaptant un tube en caoutchouc à son extrémité inférieure, on remplit l'appareil d'eau et on ferme au moyen d'une pince à pression continue le bout libre du tube de caoutchouc. Cela fait, on lie le canal cholédoque d'un cochon d'Inde et on introduit une canule dans la vésicule biliaire. Après s'être assuré que l'eau s'élève dans le manomètre à une hauteur de 100 millimètres au-dessus du point zéro, on place le tube dans une position horizontale, au même niveau que la canule, on fixe le bout libre du tube de caoutchouc sur la canule et on enlève la pince. Quand la bile vient à être sécrétée, la colonne d'eau progresse et indique de la sorte la rapidité de la sécrétion. Quand la colonne d'eau a 150 millimètres de long, redressez verticalement le tube. Si la pression maximum de la bile chez l'animal en expérience a été atteinte, l'eau descendra dans le tube; dans le cas contraire, elle continuera à s'élever.

155. ABSORPTION PAR LE FOIE. — La bile sécrétée par le foie
est réabsorbée quand la pression diminue dans les vaisseaux
sanguins ou quand elle s'accroît dans les capillaires biliaires
(Heidenhain); la jaunisse est ainsi produite de deux façons différentes. Pour voir l'absorption causée par la diminution de pression dans les vaisseaux sanguins, comprimez l'aorte immédiatement au-dessous du diaphragme. La pression diminue parfois
dans le manomètre, mais comme la veine cave et d'autres
organes sont généralement comprimés de la même façon, le
résultat n'est pas constant. Pour voir l'absorption causée par
l'accroissement de pression dans les conduits biliaires, remplacez
l'eau dans le manomètre par une solution aqueuse de carmin
d'indigo, en quantité suffisante pour dépasser de plusieurs pouces
le point le plus élevé qu'ait atteint la colonne d'eau. La solution est graduellement absorbée, des tremblements musculaires se
manifestent et l'animal meurt de la même façon que si l'on avait
injecté de l'eau dans ses veines. En même temps, la surface du
corps est colorée par le carmin d'indigo. Cette expérience nous
montre qu'une légère obstruction du conduit vecteur de la bile
est suffisante pour déterminer la réabsorption de ce liquide et par
conséquent la jaunisse.

GLYCOGÈNE

156. — Ce serait une exception remarquable à la loi d'économie, qui régit tous les organes, si le foie, la glande la plus volumineuse du corps, n'avait pas d'autre fonction que la sécrétion
de la bile, liquide qui joue dans les phénomènes digestifs un rôle
beaucoup moins important que le suc gastrique ou le suc pancréatique. Aussi en est-il autrement; en effet, le foie, outre la propriété de sécréter la bile jouit de la propriété de former du glycogène, substance qui ressemble par ses réactions à la dextrine et
peut être, comme elle, transformée en sucre par l'action des ferments. Le glycogène, existe toujours dans le foie en quantité plus
considérable quand l'animal digère que lorsqu'il est à jeun. On ne
sait pas encore d'une manière positive de quelles matières il dé-

rive. L'ingestion habituelle d'aliments amylacés en augmente l'abondance ; mais comme il continue à se produire en quantité considérable quand l'alimentation se compose exclusivement de viande, il est évident qu'il peut être formé par les susbstances albuminoïdes. A l'appui de son origine aux dépens des substances albuminoïdes on a prétendu que s'il augmente après l'ingestion d'aliments amylacés, cela est dû à ce que le sucre provenant de l'amidon est brûlé à la place de l'albumine, ce qui fait qu'il reste une quantité plus considérable d'albumine susceptible d'être convertie en glycogène. Les expériences de Cyon, si l'on peut y ajouter toute confiance, semblent démontrer que l'urée est formée dans le foie. Comme les quantités de sucre et d'urée excrétées par les diabétiques soumis à une alimentation animale, suivent une marche parallèle, on peut supposer que, lorsque l'alimentation est exclusivement composée de matières albuminoïdes, le glycogène est formé par l'albumine ou par les peptones qui se dédoublent en glycogène et urée. De même, lorsque l'alimentation, est composée d'amidon et de sucre, le glycogène se forme en abondance, et, en même temps, il se fait dans le foie un dépôt de graisse. On peut en conclure, que le sucre absorbé par l'intestin est décomposé pour donner naissance au glycogène et à la graisse. Le glycogène semble jouer un rôle très important dans la vie des cellules, car on le rencontre partout où l'activité vitale est énergique, comme dans les néoplasies ou dans les tissus embryonnaires. Une expérience remarquable de Hoppe-Seyler a démontré que le glycogène constitue un des éléments des globules blancs tant qu'ils sont actifs, mais qu'il disparaît quand ils ont perdu leur propriété de se mouvoir, et est remplacé par du sucre [1]. Au début de la vie fœtale, les fibres musculaires et les poumons renferment une grande quantité de glycogène, qui diminue plus tard, mais qui cependant ne disparaît jamais. Le foie et les autres glandes, le système nerveux de l'embryon, ne renferment point de glycogène ou n'en contiennent que peu ; mais il est très abondant dans le placenta. Après la naissance il est presque entièrement localisé dans le foie et les muscles. Il semble que dans ces derniers, sa pré-

___

Pour les détails de l'expérience voyez : *Med. Chem. Untersuch*, 1871, p. 486.

sence a quelque relation avec le travail musculaire, car il diminue lorsqu'ils entrent en activité. Le glycogène du foie n'y reste pas longtemps; il se convertit bientôt en sucre, de telle sorte que la grande quantité de glycogène, qu'on rencontre après un repas, diminue rapidement pendant le jeûne et disparaît entièrement dans l'inanition; par contre le glycogène des muscles n'augmente pas autant après l'ingestion des aliments, mais ne diminue pas non plus aussi rapidement par l'inanition (Weiss).

Bien que le foie lui-même et le sang renferment un ferment, qui transforme le glycogène en sucre, cette transformation est probablement effectuée dans une grande proportion par le sang, car elle a lieu beaucoup plus rapidement quand la circulation dans le foie est très active. L'usage du sucre dans l'organisme est très mal connu, mais il est possible qu'il soit, de même que le glycogène, en relation avec le travail musculaire, puisque la quantité de sucre (ou d'une substance qui réduit le cuivre) dans le sang diminue beaucoup, lorsque ce liquide traverse des muscles qui se contractent (Genersich). Tandis que Claude Bernard professe que la formation du sucre dans le foie est constante pendant la vie, Pavy, Ritter, Meissner et Schiff soutiennent qu'elle n'a lieu qu'après la mort, ou pendant la vie seulement dans des conditions pathologiques telles que celles déterminées par le trouble de la respiration ou de la circulation. Ils basent leur opinion sur ce fait que le foie, examiné immédiatement après la mort, ne contient pas de sucre ou n'en contient que de petites quantités et que le sang de la veine sus-hépatique ne renferme pas plus de sucre que celui des veines jugulaires ou de la veine-porte. Il est vrai que l'on ne trouve du sucre qu'en très petite quantité dans le foie frais, mais cela est dû, selon toute probabilité, à ce que le courant de la circulation entraîne constamment pendant la vie, le sucre contenu dans le foie aussitôt qu'il est formé (Flint). Le fait que le sang de la veine porte renferme autant de sucre que celui de la veine hépatique repose sur des expériences peu concluantes, parce que, dans toutes, on avait omis de placer une ligature sur la veine porte avant d'enlever le foie, de sorte que la veine hépatique n'ayant point de valvules, le sang reflue dans le système de la veine porte. Quand on évite cette cause d'erreur, on trouve le sucre en bien plus grande proportion dans la veine sus-hépatique que dans la veine porte. Pour aller au devant de l'objection que le sucre ainsi constaté a été formé après la mort, on recueille du sang du cœur droit ou de la veine cave et on compare la proportion de sucre qu'il contient avec une égale quantité de sang pris dans la veine jugulaire. Toute précaution a été prise pour éviter de troubler la circulation, et cependant on trouve que le sucre, dans le premier cas, est en beaucoup plus grande abondance que dans le second (Lusk).

157. Procédé pour démontrer la fonction glycogénique du foie. — *Le foie renferme du sucre, que l'on peut enlever par des lavages.* — Tuez un lapin de forte taille en pleine digestion, en le décapitant. Ouvrez l'abdomen, enlevez le foie et placez le dans une large cuvette, comme celles dont on se sert en photographie. Introduisez une canule dans la veine porte et une autre dans la veine sus-hépatique. Faites passer un courant d'eau à travers la veine porte ; ce qui peut être fait au moyen d'une seringue. Mais il est plus commode de fixer la canule de la veine porte à un tube en caoutchouc dont l'autre extrémité s'adapte à un flacon rempli d'eau et situé à un niveau plus élevé. Procédez comme si vous vouliez faire une injection ordinaire en employant une pression égale à une colonne d'eau de soixante à quatre-vingt centimètres. Le liquide, qui s'écoule par la veine sus-hépatique est d'abord du sang, puis du sang étendu d'eau et enfin de l'eau pure. Recueillez des portions de chacun de ces liquides dans de petits vases, et laissez couler le reste dans la cuvette, dans laquelle est placée le foie. Recherchez si ces liquides renferment du glucose. Vous trouverez que les portions recueillies les premières en renferment, mais que la quantité diminue graduellement à mesure que les lavages continuent. Parfois même il disparaît. Laissez passer le courant d'eau, jusqu'à ce qu'on ne puisse plus en découvrir de traces à l'aide des réactifs indiqués dans le paragraphe suivant.

Arrivé à ce point, enlevez sans perte de temps la canule et coupez le foie en trois morceaux. Hachez l'un d'eux aussi rapidement que possible, jettez-le immédiatement dans de l'eau bien bouillante et acidulez très légèrement avec de l'acide acétique pour coaguler l'albumine. Placez un second morceau dans de l'alcool pendant une ou deux minutes, décantez l'alcool et chassez ce qui en reste en exprimant la masse; coupez-la ensuite en petits fragments, couvrez-la d'alcool absolu et abandonnez-la à elle-même. Laissez sur la table, abandonné à lui-même, le troisième morceau. Quand le foie a bouilli pendant quelques minutes, séparez l'eau par filtration. La liqueur filtrée est laiteuse. Traitez par les réactifs, si l'opération a été rapidement faite, elle ne présente que des traces de sucre ou même pas du tout, ce qui montre que tout le sucre a été enlevé du foie.

Le sucre se forme de nouveau dans le foie, après qu'on a enlevé par les lavages et par l'ébullition tout celui qu'il contenait. — Après avoir laissé pendant quelque temps abandonné à lui-même le troisième morceau de foie, hachez-le et faites-le bouillir comme le premier morceau, filtrez et cherchez s'il renferme du sucre; vous en trouverez dans la plupart des cas. Comme il n'y en avait point dans le premier morceau, il faut donc que le sucre se soit formé après que le foie a été divisé en trois parts.

Si des morceaux de foie parfaitement frais, qui ont été soumis à l'ébullition pendant dix minutes et qui n'ont décelé aucune trace de sucre avec le réactif de Fehling, sont abandonnés à l'air pendant quarante-huit heures, ils offrent alors du sucre en abondance.

Le foie contient du glycogène, substance qui peut être convertie en sucre de raisin par l'action des ferments. — Prenez une petite quantité de la liqueur filtrée laiteuse obtenue par l'ébullition du foie et qui ne renferme pas de sucre, comme on l'a constaté. Ajoutez-y un peu de salive et chauffez pendant quelques minutes au bain-marie à 35°, ou sur une lampe à alcool. Versez une solution de potasse et du sulfate de cuivre et faites bouillir; vous trouverez du sucre. Réduisez le reste laiteux de la liqueur filtrée par évaporation à un petit volume, et ajoutez de l'alcool en excès. Il se forme un précipité blanc floconneux de glycogène.

Le foie renferme aussi un ferment diastasique. — Avec le morceau de foie qui a été placé dans l'alcool préparez une solution glycérique par la méthode indiquée au §**163**. Versez-en une petite quantité dans une solution de glycogène, maintenez-la à une température de 40° au bain-marie et, de temps à autre, prenez-en de petites quantités pour y rechercher le sucre. Vous finirez par y en trouver, mais au bout de plusieurs heures.

158. RECHERCHE DU SUCRE DANS LE SANG. — Comme l'albumine et la matière colorante du sang pourraient masquer la réaction, il faut les enlever avant de faire agir les réactifs. Le procédé de Claude Bernard est le suivant : On verse du sang, s'il est pur, dans un mortier et on le triture avec du noir animal en quantité suffisante pour former une pâte très épaisse. On y ajoute une petite quantité d'eau, on triture de nouveau et on verse le mélange sur un filtre. L'eau traverse le filtre tout à fait claire, entraînant en dissolution le sucre qui peut exister et que décèle le réactif de Trommer ou celui de Fehling. Si le sang est étendu, on l'agite avec une quantité suffisante de noir animal pour former une pâte épaisse, on filtre et on procède comme ci-dessus.

Le Dr Pavy isole le sucre de la manière suivante : il pèse 40 grammes de sulfate de sodium en petits cristaux dans un vase d'une capacité de 200 cent. cubes. Il verse dessus 20 cent. cubes du sang à analyser et pèse de nouveau avec soin le vase avec son contenu; il obtient de cette façon le poids exact du sang. Après avoir agité le sang et les cristaux avec une baguette de verre, il ajoute environ 30 cent. cubes d'une solution chaude et concentrée de sulfate de sodium. Le vase est placé au-dessus d'un bec de gaz, surmonté d'une toile métallique et chauffé jusqu'à ce que le contenu se transforme en un caillot suspendu dans un liquide incolore. Le liquide est séparé du caillot, et ce dernier lavé pour en retirer tout le sucre. Ce qui s'opère en versant le liquide sur un morceau de mousseline soutenue par un entonnoir placé au-dessus d'un vase plus grand. Une portion de la solution chaude concentrée de sulfate de sodium est ajoutée au coagulum, agitée à plusieurs reprises et le tout versé sur un filtre de mousseline. Le liquide est exprimé par compression de la masse et pour plus de certitude qu'il ne reste plus trace de sucre dans le coagulum, cette opération de

lavage et de compression est recommencée plusieurs fois. Le
liquide ainsi obtenu peut être considéré comme renfermant
tout le sucre existant dans le sang. Il est légèrement trouble et
doit être porté à l'ébullition pour qu'il puisse filtrer à travers les
filtres ordinaires du papier. Il est alors parfaitement transparent.
Pour compléter cette partie de l'opération, il faut laver le vase
dont on s'est servi, ainsi que le filtre de papier avec la solution
concentrée de sulfate de sodium. Le dosage du sucre contenu
dans cette solution, est obtenu en déterminant comme précédemment la quantité d'oxyde de cuivre réduite, et, s'il est nécessaire,
le cuivre est séparé par électrolyse.

Une autre méthode préférable, quand on doit doser le sucre,
consiste à étendre le sang avec trois ou quatre fois son volume
d'alcool, à laisser digérer pendant quelque temps, puis à filtrer.
Le résidu est ensuite épuisé par de nouvelles quantités d'alcool
que l'on ajoute à la liqueur filtrée, l'alcool est évaporé et
on recherche le sucre dans le liquide restant. La réaction de
Trommer excellente pour la salive, est insuffisante dans le cas
actuel, car le liquide peut renfermer beaucoup de substances
capables de réduire l'oxyde de cuivre. Il faut donc avoir recours
à d'autres réactions.

Réaction de Moore. — Ajoutez à la liqueur dans un tube à essais
de la potasse ou de la soude caustique jusqu'à réaction fortement alcaline et chauffez graduellement jusqu'au point d'ébullition. Si la solution contient du sucre, elle prend une teinte
d'abord jaune, puis brun rouge et enfin brun foncé ou même noire;
s'il n'y en a que des traces, la teinte reste jaune ou orange.

Réaction de Böttcher. — Ajoutez à la liqueur dans un tube à
essais une toute petite quantité d'oxyde ou de sous-nitrate de
bismuth ainsi qu'un grand excès d'une solution très concentrée
de potasse ou de soude caustique, et faites bouillir pendant
quelque temps. S'il y a du sucre, l'oxyde de bismuth sera réduit
et prendra une coloration grise, puis noire. S'il n'y a que des
traces de sucre, la quantité de bismuth employée doit être très
faible, sans quoi tout le bismuth ne serait pas réduit. Si, dans un
premier essai, on n'obtient qu'une coloration grise, il faut

répéter l'opération avec une quantité de bismuth beaucoup plus petite.

Réaction par la fermentation. — Une solution de sucre de raisin mélangée avec de la levûre fermente immédiatement et dégage de l'acide carbonique. Claude Bernard a décrit un appareil destiné à manifester ce phénomène. Il consiste en un tube à essais long d'environ 8 centimètres hermétiquement fermé par un bouchon à travers lequel est introduit jusqu'au fond un tube de verre étroit. Le tube de verre est complètement rempli du liquide qu'il s'agit d'essayer, mélangé avec une petite quantité de levûre et placé au bain-marie à 35°. S'il existe du sucre dans la solution, il se dégage de l'acide carbonique, qui ne pouvant s'échapper au dehors, contraint le liquide à s'élever dans le petit tube. Comme la levûre peut renfermer du sucre, on remplit un tube à essais disposé de la même façon avec de l'eau mélangée de levûre afin de pouvoir comparer. On détermine la nature du gaz en l'agitant avec de l'eau de baryte. Le liquide qui s'échappe au dehors est recueilli au moyen d'un tube en caoutchouc fixé à l'extrémité supérieure du petit tube de verre et on y recherche l'alcool en le faisant bouillir avec une petite quantité de bichromate de potassium et d'acide sulfurique. S'il y a de l'alcool, le liquide prend une teinte verte.

La quantité de sucre contenue dans un échantillon donné d'urine peut être approximativement déterminée de la manière suivante : Déterminez soigneusement la densité de l'urine recueillie pendant vingt-quatre heures, versez-en quatre onces (120 grammes) dans un flacon d'une capacité de 360 centimètres cubes et ajoutez-y de la levûre de bière gros comme une noisette ; bouchez l'orifice du flacon avec un tampon de coton, abandonnez-le pendant vingt-quatre heures à une température moyenne. Préparez pour servir de contrôle un second flacon, mais qui ne renferme pas de levûre. Au bout de vingt-quatre heures, faites refroidir les deux flacons ; l'urine qui renferme de la levûre est trouble et doit être filtrée. Déterminez la densité des deux urines ; chaque degré de densité perdu par l'urine pendant la fermentation correspond à un grain (64 milligr.) de sucre par once (30 gr.). Dans la plupart des cas, la densité de l'urine avant l'opération et celle de l'urine contenue dans le deuxième flacon et qui n'a pas fermentée est identique (*Réaction de Robert*).

159. PRÉPARATION DU GLYCOGÈNE. — Pour retirer une grande quantité de glycogène du foie, il faut choisir un animal bien portant et le tuer pendant la digestion. Pour empêcher la conversion du glycogène en sucre après la mort, il faut rendre, aussi rapidement que possible, le ferment inactif, c'est à quoi l'on arrive en chauffant le foie à 100°.

Tuez par décapitation, à l'aide d'un fort couteau, un lapin de grande taille, une ou deux heures après lui avoir donné un repas copieux de sucre de canne. Ouvrez de suite l'abdomen, enlevez le foie, divisez-le en petites lanières aussi rapidement que possible et jetez-les dans une grande capsule placée au-dessus d'un bec de Bunsen et renfermant de l'eau bouillante. Le bec doit être large, parce que le foie refroidit l'eau, et qu'il pourrait s'écouler quelque temps avant que tous les morceaux ne soient portés à la température de 100°, auquel cas la conversion de glycogène en sucre aurait lieu dans les parties insuffisamment chauffées. Laissez le foie à cette température pendant un court espace de temps ; puis décantez le liquide dans un grand flacon et jetez le foie dans un mortier. Reversez le liquide dans la capsule, broyez le foie, replacez-le dans la capsule et faites-le bouillir pendant une neure. Filtrez la liqueur et refroidissez-la rapidement en entourant le vase, qui la contient, de glace pilée. La liqueur renferme une grande quantité de matières albuminoïdes, dont il faut se débarrasser pour obtenir le glycogène à l'état de pureté. Le meilleur procédé pour y arriver consiste à précipiter par une solution d'hyodhydrargyrate de potassium (Brücke). Cette solution se prépare en précipitant la solution de chlorure mercurique par l'iodure de potassium, lavant le précipité et y ajoutant une solution bouillante de potassium, jusqu'à saturation de la liqueur.

Quand la liqueur filtrée est refroidie, ajoutez-y alternativement de l'acide chlorhydrique et de l'hyodhydrargyrate de potassium jusqu'à ce qu'il ne se produise plus de précipité. Remuez le mélange, laissez reposer pendant cinq minutes et filtrez. Ajoutez de l'alcool à la liqueur jusqu'à ce que le glycogène commence à se précipiter abondamment, en évitant soigneusement d'en verser en excès, de peur que d'autres substances ne soient aussi précipitées. La meilleure condition pour que le glycogène se précipite, est que le mélange d'alcool renferme 60 p. 100 d'alcool absolu. Recueillez le glycogène sur un filtre, lavez-le d'abord dans de l'alcool étendu, puis dans de l'alcool à 90 p. 100 (densité 0,822), qui permet de le séparer plus facilement du filtre. Épuisez par l'éther et desséchez rapidement dans le vide. Au lieu de séparer l'albumine par l'hyodhydrargyrate de potassium, on peut aciduler légèrement avec de l'acide acétique la solution bouillante de glycogène et filtrer. La liqueur est alors rapidement réduite à la moitié de son volume par évaporation et mélangée avec un égal volume d'alcool à 90 p. 100. Le glycogène se précipite avec une petite quantité de glutine. Pour l'en débarrasser, on le fait bouillir pendant une heure ou plus avec de la potasse caustique; on neutralise avec de l'acide acétique, on précipite par l'alcool, on recueille sur un filtre, on lave avec de l'alcool fort, puis avec de l'alcool absolu, jusqu'à ce que toute trace d'eau ait disparu, et on chasse ensuite l'alcool par l'éther. Le glycogène se présente alors sous l'aspect d'une poudre blanche. On le dessèche rapidement en l'étendant en couche mince sur une lame de porcelaine chaude, sur laquelle on fait passer un courant d'air. Si la glutine n'a pas été tout à fait enlevée, ou si l'eau a été incomplètement déplacée par l'alcool et l'éther, le glycogène se transforme en se desséchant en une masse gommeuse, au lieu de former une poudre blanche.

On peut aussi retirer le glycogène des muscles par le procédé suivant dû à Abeles : Le muscle est d'abord soumis à une longue ébullition dans une solution de potasse caustique; la solution est ensuite presque neutralisée avec de l'acide chlorhydrique, de façon à ce qu'elle continue à avoir une réaction distinctement alcaline. On y ajoute alors une solution de chlorure de zinc et on fait bouillir pendant 20 à 40 minutes. Les substances protéïques sont précipitées et on obtient facilement par filtration un liquide transparent. Il est important de n'employer que la quantité de chlorure de zinc strictement nécessaire pour produire le précipité. Quand la liqueur transparente filtrée ne se trouble plus par ébullition avec une nouvelle quantité de chlorure de zinc, on filtre et on lave soigneusement le précipité. On convertit la liqueur ainsi que les eaux de lavage au bain-marie, on laisse refroidir et on traite par un excès d'alcool légèrement acidulé par l'acide chlorhydrique. Le glycogène se précipite ; on le recueille sur un filtre, on le lave avec de l'alcool à 60 p. 100 acidulé avec de l'acide chlorhydrique jusqu'à ce que les eaux de lavage ne contiennent plus de zinc. L'alcool acidulé est déplacé par de l'alcool pur, et la substance ainsi obtenue est finalement desséchée.

160. Propriétés du glycogène. — Le glycogène est une substance amorphe, incolore, insipide, très soluble dans l'eau. Ses solutions aqueuses sont fortement opalescentes, et même laiteuses lorsqu'elles sont concentrées. Ce sont, en apparence, de véritables solutions puisqu'elles traversent les filtres et le noir animal sans subir d'altération, et qu'on ne peut y observer au microscope aucune particule en suspension. Cependant Brücke ne croit pas que ce soient de véritables solutions ; il pense que l'eau tient en suspension des particules de glycogène, qui se sont gonflées. L'opalescence disparaît quand on ajoute des alcalis caustiques, bien que l'alcali ne détruise pas le glycogène. Le glycogène est insoluble dans l'alcool et dans l'éther. Il ne renferme point d'azote. Brûlé sur une lame de platine, il ne dégage point l'odeur caractéristique des substances azotées et ne laisse point de cendres.

Le glycogène est coloré en rouge foncé par la solution d'iode. La meilleure solution d'iode à employer pour voir cette coloration est celle que l'on obtient en mettant un peu d'iode dans de l'eau et en y ajoutant très graduellement de l'iodure de potassium, en agitant constamment, jusqu'à ce que la solution prenne une teinte rouge vineux. Si l'on verse dans une solution de glycogène de la potasse caustique, puis une goutte de sulfate de cuivre, l'oxyde de cuivre se redissout. L'oxyde n'est pas réduit par l'ébulition.

161. Influence de l'alimentation sur la quantité de glycogène.

CONTENUE DANS LE FOIE. — Lorsqu'on vient à tuer deux lapins à la même période de la digestion, traités de la même façon, mais nourris l'un avec du blé et du sucre en abondance, et l'autre avec du foin en petite quantité, on trouve que le foie renferme chez le premier beaucoup plus de glycogène que chez le second.

162. CONDITIONS QUI DÉTERMINENT LA CONVERSION DU GLYCOGÈNE EN GLUCOSE. — Le glycogène peut être transformé en dextrine et en glucose :

1° *Par les ferments.* — Placez au bain-marie à 37°-40° deux tubes à essais renfermant un mélange d'une solution aqueuse de glycogène et de salive. Retirez l'un d'eux aussitôt que l'apparence laiteuse de la solution a disparu, ajoutez-y de l'alcool, il se forme un précipité de dextrine. Filtrez; lavez le précipité avec de l'alcool, et mettez-le dans l'eau, il devient transparent et se dissout en formant une solution dépourvue de toute opalescence. Traitez une petite quantité de cette solution par la potasse caustique et le sulfate de cuivre, il ne se produit par ébullition aucune trace de réduction de l'oxyde de cuivre. Traitez une autre portion de la liqueur par la solution d'iode, il se manifeste une coloration rouge, analogue à la coloration caractéristique du glycogène. Ajoutez à la liqueur alcoolique filtrée de la potasse et du sulfate de cuivre, la réduction a lieu. Cela montre que le glycogène s'est transformé en partie en dextrine, en partie en glucose par l'action du ferment salivaire. Laissez le second tube à essais quelque temps encore au bain-marie, puis ajoutez de l'alcool. S'il y est resté assez longtemps, il ne se produira pas de précipité. Essayez la réaction de Trommer, l'oxyde de cuivre est aussitôt réduit. Ce qui prouve que le glycogène s'est entièrement transformé en sucre sous l'influence de l'action prolongée du ferment salivaire.

Le sang renferme un ferment qui agit sur le glycogène. — Le sang contient un ferment qui agit de la même façon que le ferment de la salive. Versez une petite quantité de sang dans une solution de glycogène, et laissez le mélange quelque temps au bain-marie à 37°. Séparez l'albumine et essayez la réaction de Trommer.

2° *Par les acides.* — Mélangez une solution de glycogène avec
de l'acide chlorhydrique et de l'acide sulfurique dilués et faites
bouillir; pendant que la liqueur bout versez-y de la potasse
caustique en excès et du sulfate de cuivre, la présence du sucre
se manifestera. Le glycogène peut toujours être transformé en
sucre par les acides, mais parfois il exige un temps plus ou moins
long.

163. Procédé pour séparer le ferment diastasique du foie. —
Décapitez un lapin et enlevez le foie aussi rapidement que possible. Hachez-le et lavez-le à plusieurs reprises pour enlever le
sang. Pressez-le afin d'exprimer le liquide qu'il renferme et plongez-le pendant vingt-quatre heures dans l'alcool absolu. Enlevez
l'alcool par filtration, lavez de nouveau le foie avec de l'alcool et
laissez le pendant plusieurs jours dans la glycérine. Filtrez à
travers un morceau de mousseline, la liqueur ne contient pas
de sucre, mais renferme un ferment qui convertit le glycogène et
l'amidon en sucre. Versez dans trois tubes à essais la solution
glycérique, ajoutez dans l'un du glycogène, dans le second de
l'amidon et abandonnez le troisième pendant 15 à 30 minutes.
Traitez ensuite la liqueur des trois tubes par les réactifs du sucre
c'est-à-dire par la potasse et le sulfate de cuivre. Vous ne trouverez point de sucre dans le tube qui ne renferme que la solution
glycérique, le sucre existant dans le foie immédiatement après
la mort ayant été enlevé par l'alcool avant l'addition de glycérine. Dans les deux autres tubes il y a du sucre. L'effet se produit aussi bien quand on étend la solution glycérique.

*Après que le ferment a été enlevé par la glycérine, la masse con-
tient encore du glycogène.* — Traitez la masse à plusieurs reprises
par la glycérine. Prenez deux tubes à essais et introduisez-y une
petite quantité de cette masse avec de l'eau. Au bout de quelque
temps recherchez si l'un d'eux contient du sucre, vous n'en trouverez point. Ajoutez à l'autre tube un peu de la solution glycérique que l'on a constaté ne pas contenir de sucre, et portez-le
à 40° pendant quelques instants, au bout de ce temps vous y trouverez du sucre. On peut retirer le ferment de la bile en le précipitant par l'alcool, en lavant le précipité avec de l'alcool sur

un filtre, et en épuisant comme ci-dessus, par la glycérine (Von Wittich).

164. GLYCOSURIE. — On n'est pas d'accord sur la question de savoir si le sucre est un élément normal de l'urine, ou non. Mais dans l'état morbide, que l'on désigne sous le nom de *diabetes mellitus*, il existe en quantités considérables. Claude Bernard a démontré le premier que son apparition dans l'urine pouvait être amenée par certaines lésions du système nerveux ; et comme il avait constaté que ces lésions déterminaient en même temps la dilatation des vaisseaux du foie, il attribuait la présence du sucre à un accroissement de la circulation dans cet organe. Ses vues ont été confirmées ; le mécanisme nerveux, qui entraîne la dilatation des vaisseaux, a été découvert par Cyon et Aladoff. Il résulte des recherches de ces physiologistes que les nerfs vaso-moteurs des vaisseaux hépatiques passent du centre vaso-moteur dans la moelle allongée dans la portion cervicale de la moelle épinière, qu'ils quittent à sa partie inférieure. De là ils accompagnent les artères vertébrales jusqu'au dernier ganglion cervical, d'où ils passent par les deux cordons placés en avant et en arrière de l'artère sous-clavière (anneau de Vieussens) dans le premier ganglion dorsal ; ils se rendent de là au foie en passant par la chaîne ganglionnaire du sympathique et les nerfs splanchniques. Quand ces fibres vaso-motrices sont séparées du centre nerveux soit par division au niveau de l'artère vertébrale, soit par extirpation du premier ganglion cervical ou du premier ganglion dorsal, ou encore par section des cordons qui forment l'anneau de Vieussens, les vaisseaux hépatiques se dilatent et le diabète apparaît. Il est très important de remarquer que la section de la chaîne ganglionnaire du sympathique ou des nerfs splanchniques n'amène pas le diabète, bien que les nerfs vaso-moteurs du foie se trouvent de la sorte divisés ; la raison en est probablement que les nerfs vaso-moteurs de l'intestin étant divisés en même temps, le sang afflue en si grande quantité dans les vaisseaux intestinaux, que la circulation ne peut pas être activée dans le foie. Les vaisseaux peuvent aussi être dilatés par action réflexe quand on coupe le pneumogastrique et que l'on irrite le bout central, ou encore lorsqu'on irrite les racines de ce nerf dans le quatrième ventricule. La section des nerfs splanchniques ou de la chaîne ganglionnaire du sympathique empêche la production du diabète quand la piqûre du quatrième ventricule a lieu postérieuremeut, mais elle ne le fait point disparaître lorsqu'il existe déjà. Le diabète peut aussi être provoqué par l'inhalation d'oxyde de carbone (Schmiedeberg), de chloroforme, d'azotate d'amyle, ou par l'injection de curare. Quant à ce qui concerne l'oxyde de carbone, on s'est assuré que son action n'est pas empêchée chez le chien par la section des deux splanchniques; mais, chez les lapins, elle n'amène pas la production du diabète (Eckhard).

L'augmentation de la proportion du sucre contenu dans le sang amène la glycosurie. Pour le montrer, on met à nu la veine jugulaire chez un lapin, après l'avoir au préalable pesé et s'être assuré que son urine ne présente aucune trace de sucre. On injecte ensuite lentement une solution de sucre à 5 ou 10 p. 100. Il faut employer environ 2 grammes de sucre par chaque kilogramme du corps de l'animal. Quelques instants après on retrouve le sucre dans l'urine; mais, le lendemain, il a complètement disparu. Si la quantité de sucre contenu dans le sang n'excède pas un demi-gramme par kilogramme du corps de l'animal, l'urine n'en présente point de traces.

165. PRODUCTION DE LA GLYCOSURIE PAR LA PIQURE DU PLANCHER DU QUATRIÈME VENTRICULE. — La partie du quatrième ventricule, dont la piqûre est suivie de l'apparition très abondante de sucre dans l'urine, est limitée supérieurement par une ligne qui joint les origines des nerfs acoustiques et inférieurement par une ligne qui joint les origines des pneumogastriques; si l'on pique un peu en-dessus ou en dehors de cette surface, on peut produire également la glycosurie, mais plus ou moins nettement. Claude Bernard a constaté que, pour que l'expérience réussisse, il est essentiel de blesser les corps olivaires et que la glycosurie ne se produit pas lorsqu'on se contente de blesser les couches sensorielles supérieures, c'est-à-dire postérieures. L'instrument qu'on emploie pour faire la piqûre est un petit instrument en acier

en forme de ciseau, à bord tranchant, large d'environ 4 millimètres et muni en son milieu d'une pointe longue de deux millimètres (fig. 146). On enfonce l'instrument à
travers l'os occipital et le cervelet jusqu'à ce
que la pointe rencontre l'apophyse basilaire
de l'occipital. De cette manière le bord tranchant de l'instrument ne peut pas blesser les
fibres antérieures motrices de la moelle, et
l'on empêche ainsi les troubles des fonctions motrices qui viendraient compliquer l'expérience.

Fig. 146. — Pointe
de l'instrument
dont on se sert
pour la piqûre
diabétique.

Procédé opératoire. — Attachez un lapin sur le ventre sur l'appareil de Czermak et fixez la tête sur le montant placé sur le côté

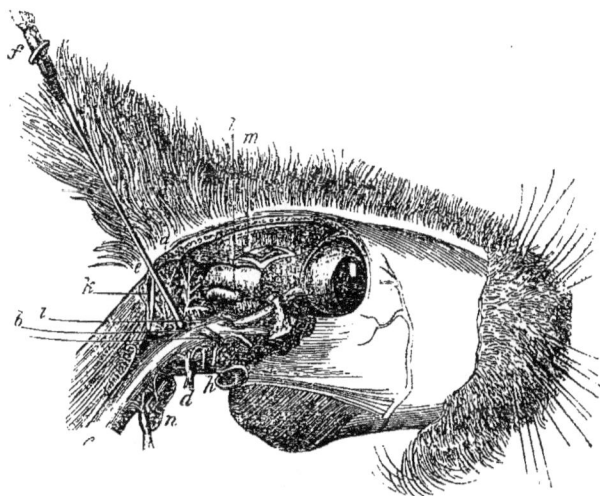

Fig. 147. — Coupe d'une tête de lapin (d'après Cl. Bernard). — *a*, cervelet;
b, origine de la septième paire; *c*, moelle épinière; *d*, origine du pneumogastrique; *e*, trou d'entrée de l'instrument; *f*, instrument; *g*, nerf trijumeau; *h*, canal auditif; *i*, pointe de l'instrument pénétrant dans la moelle
après avoir traversé le cervelet; *k*, sinus veineux occipital; *l*, tubercules
quadrijumeaux; *m*, cerveau; *n*, coupe de l'atlas.

de l'appareil. Faites une incision d'environ un demi-pouce
(15 millim.) au niveau de la protubérance occipitale externe. Appuyez la pointe de l'instrument sur la ligne médiane du crâne,
exactement derrière la protubérance, et enfoncez-le à travers

l'os en inclinant le manche d'un côté à l'autre, de manière à faciliter l'opération et en ayant soin de ne pas exercer une pression
trop considérable. Une fois le crâne perforé, poussez l'instrument
en bas et en avant à travers le cervelet, de manière à croiser la
ligne qui joint les deux conduits auditifs, jusqu'à ce qu'il soit
arrêté par l'apophyse basilaire; retirez-le alors doucement
(fig. 147). Recueillez l'urine une demi-heure ou une heure après
et essayez les réactifs du sucre.

SECTION IV. — DIGESTION DANS L'INTESTIN

Suc pancréatique.

166. — On peut se procurer du suc pancréatique, soit par
une fistule temporaire, soit par une fistule permanente. On
admet généralement que les sécrétions recueillies par ces deux
espèces de fistules sont différentes, que le suc pancréatique
normal peut être seulement obtenu par une fistule temporaire,
tandis que le liquide, qui s'écoule par une fistule permanente,
est aqueux et privé de certaines propriétés que possède le
premier. Ludwig et Bernstein sont cependant arrivés, en perfec-
tionnant le mode opératoire, à obtenir du suc normal au moyen
d'une fistule permanente.

167. PROCÉDÉ POUR ÉTABLIR UNE FISTULE TEMPORAIRE. — Chez
le chien, il existe deux conduits pancréatiques, dont l'un vient
s'ouvrir dans le duodénum avec le canal cholédoque. L'autre
conduit, plus grand, débouche isolément dans le duodénum,
environ deux centimètres plus bas que le premier. C'est le seul
dont on se serve dans l'expérience. Il n'est pas nécessaire de lier
le premier. Claude Bernard recommande de faire l'opération
sur des chiens de grande taille, de préférence des chiens de
berger, parce qu'ils sont moins sujets à la péritonite que les
autres races. Cinq ou six heures auparavant on fait prendre à
l'animal un repas copieux de pain et de viande. L'opération doit
être faite aussi rapidement que possible. Elle consiste à prati-

quer sur l'animal couché sur le côté gauche, une incision longue
de 7 à 8 centimètres dans l'hippochondre droit, à partir de l'extrémité de la dernière fausse côte, parallèlement à la ligne blanche.
L'hémorrhagie doit être arrêtée avant d'ouvrir le péritoine. Le
duodénum est situé au fond de la plaie. Aussitôt qu'il est mis à
nu, on l'attire au dehors et on cherche le conduit pancréatique,

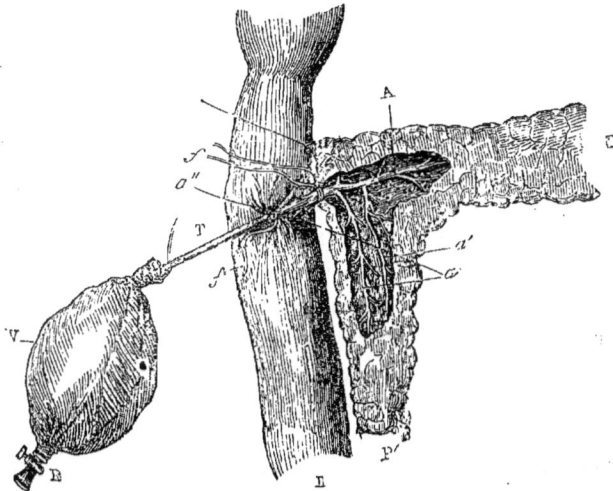

Fig. 148. — Fistule pancréatique temporaire (d'après Cl. Bernard). *A*, conduit pancréatique principal du chien, dirigé transversalement; *a*, insertion
des conduits sur l'intestin; l'insertion du petit conduit est un peu plus
haut; *a'*, petit conduit; *a"*, ligature qui fixe la canule *T* à l'intestin; *ff*,
fil qui fixe la canule dans le conduit; *I*, intestin; *PP'*, pancréas; *T*, canule
d'argent; *R*, robinet; *V*, sac en caoutchouc.

environ deux centimètres au-dessous du canal cholédoque. La
partie du pancréas, dans laquelle est enfoui le conduit, est également étroitement attachée au duodénum et le recouvre quelque
peu. Le plus grand et l'inférieur des faisceaux de vaisseaux
qui passent du duodénum au pancréas, est placé au-dessus du
conduit. On écarte ces vaisseaux et on passe un fil au-dessous
du conduit, que l'on distingue parce qu'il est plus grand et plus
pâle. On doit faire bien attention de ne pas blesser les vaisseaux
pour ne pas causer d'hémorrhagie, et de ne comprimer le

pancréas que le moins possible. On ouvre le conduit avec la pointe de ciseaux fins, on introduit dans l'ouverture une canule d'argent de 5 millimètres de diamètre et de 10 à 12 centimètres de long, et on la fixe au moyen du fil préalablement passé sous le conduit ; on l'attache en outre à l'intestin, avec un fil que l'on passe à travers la tunique séreuse intestinale. L'extrémité de la canule ainsi que les bouts de ces fils, sont attirés au dehors de la plaie ; le duodénum est refoulé dans la cavité abdominale, et la plaie est refermée par une suture, en ayant soin de réunir d'abord les muscles abdominaux, avant de réunir la peau. On fixe à l'extrémité libre de la canule un petit sac en caoutchouc muni d'un robinet, on chasse l'air qu'il contient et on ferme le robinet. Le suc gastrique se rassemble dans le sac, et on l'en retire au moyen du robinet (fig.148). Généralement il coule abondamment ; si cela n'a pas lieu, on injecte une petite quantité d'éther dans l'estomac Le suc gastrique peut être recueilli pendant plusieurs heures, mais au bout de vingt-quatre heures il est altéré. Quelques heures plus tard il faut retirer avec précaution la canule et les fils de ligature. La plaie se guérit d'habitude rapidement.

168. Méthode pour établir une fistule permanente. — Pour établir des fistules permanentes, Ludwig et Bernstein choisissent des chiens de petite taille, parce que, chez eux, on arrive plus facilement au duodénum sur la ligne médiane, et qu'il n'est pas écarté aussi loin de sa position naturelle par la fistule que dans les animaux de grande taille. Le chien doit être à jeun le jour de l'opération, parce que les vaisseaux pancréatiques sont pleins pendant la digestion, et que, dèslors, les hémorrhagies se produisent facilement. On narcotise l'animal au moyen d'une injection d'opium dans la veine tibiale ; on pratique une incision d'environ deux centimètres sur la ligne blanche à égale distance de l'apophyse xiphoïde et de l'ombilic ; on attire le duodénum avec le pancréas, qui lui est attaché, au dehors de la plaie, et on passe un fil autour du conduit. On introduit dans ce dernier, au lieu d'une canule, un fil de plomb disposé de telle sorte qu'une de ses extrémités soit insérée dans l'intestin, et l'autre profondément dans la glande; puis on ploie sa portion médiane et on l'attire en dehors de la plaie. Grâce à la forme en T ainsi donnée au fil de plomb, ce dernier ne peut ni glisser, ni tourner dans le conduit, et en le choisissant d'un diamètre assez petit pour qu'il ne le bouche pas, le suc pancréatique peut continuer à s'écouler au dehors de la glande. Après avoir passé trois fils à travers les parois du duodénum près du conduit, on fait rentrer dans l'abdomen l'intestin et le mésentère, et enfin, au moyen de ces fils, le duodénum aux parois abdominales. On coud la plaie en laissant au dehors la partie recourbée du fil de plomb. Vingt-quatre heures après l'opération les points de suture sont enlevés, mais le fil de plomb est laissé en place, et deux ou trois jours plus tard, on peut recueillir le suc pancréatique. Dans ce but, on place sous le ventre de l'animal deux courroies attachées à une barre horizontale, que l'on peut faire mouvoir au moyen d'une corde enroulée autour d'une poulie fixée au plafond. L'animal est alors suspendu au-dessus d'une table, à une hauteur telle qu'il puisse seulement la toucher avec ses orteils; dans cette position il reste parfaitement tranquille. On attache ensuite un entonnoir sous la fistule, et l'on recueille le suc pancréatique dans un vase de verre placé au-dessous.

Le suc gastrique normal, que l'on recueille au moyen d'une fistule temporaire, est un liquide incolore, transparent, épais et filant, à réaction fortement alcaline. Lorsqu'on le refroidit au-dessous de 0°, il se produit un coagulum. Le suc gastrique obtenu au moyen des fistules permanentes est plus aqueux et ne donne pas de coagulum par refroidissement. Dans le premier cas, il renferme souvent 10 p. 100 environ de substances solides, mais cette proportion peut s'abaisser. jusqu'à 2 p. 100; dans le second cas la quantité de matières solides est fréquemment de 2 à 5 p. 100. On détermine ces quantités au moyen du procédé décrit § **76**. Le suc pancréatique renferme une substance albuminoïde, un albuminate alcalin, de la leucine, de la tyrosine, des graisses, du savon, des sels inorganiques et trois ferments ou davantage. L'un d'eux convertit l'amidon en sucre, un autre dédouble les graisses et met en liberté les acides gras, un troisième transforme les matières albumi-

noïdes d'abord en peptones, puis en leucine et en tyrosine, et un
quatrième ferment coagule le lait. C'est à cause de la présence du
troisième ferment que les réactions du suc pancréatique, que l'on
a abandonné à lui-même, diffèrent de celles du suc pancréatique
frais, l'albumine du suc pancréatique frais étant digérée par le
ferment qu'il renferme et produisant des peptones, de la leucine
et de la tyrosine. Lorsque le suc pancréatique frais est chauffé à
72°, l'albumine se coagule, et, après qu'on a enlevé le coagulum,
l'acide acétique précipite l'albuminate alcalin.

169. Suc pancréatique artificiel. — L'extrait aqueux du
pancréas peut servir pour montrer les principales propriétés du
suc pancréatique. Pour le préparer, il faut employer le pancréas
d'un animal tué en pleine digestion. On prend en conséquence
le pancréas d'un animal tué six heures après un repas copieux.
Après l'avoir lavé pour enlever le sang, on le coupe en petits
morceaux ; on y ajoute quatre fois son volume d'eau et on le
maintient pendant deux heures à une température d'environ 25°,
mais qui ne doit dans aucun cas dépasser 30°. On filtre d'abord
à travers un linge, puis à travers du papier. La liqueur
filtrée offre généralement une réaction acide, due à la présence des acides gras provenant du dédoublement des graisses
par l'action du ferment; elle est opalescente par suite de la
présence des graisses à l'état d'émulsion. Si l'on fait bouillir
une petite quantité de la liqueur, il se forme un précipité
d'albumine. Filtrée ensuite et neutralisée, la liqueur donne un
nouveau précipité d'albuminate alcalin. La présence de la leucine
et de la tyrosine peut être démontrée en enlevant l'albumine par
ébullition, en acidulant la liqueur et en isolant chacun de ces corps
par le procédé indiqué au § **35**. Pour prouver que la leucine
existe dans le suc pancréatique au moment où il est sécrété, et
qu'elle n'est pas due à des changements qu'il subit ultérieurement,
on la recueille dans l'alcool au sortir de la fistule.

170. Solution glycérique des ferments pancréatiques. —
Après avoir coupé le pancréas en petits morceaux comme précédemment, on le laisse pendant un jour ou deux dans l'alcool

absolu, on exprime l'alcool, on le remplace par de la glycérine, et, au bout de quelques jours, on filtre.

171. ACTION DU SUC PANCRÉATIQUE. — 1° *Il émulsionne les graisses.* — Agitez de l'huile avec l'extrait aqueux du pancréas, il se forme une émulsion. Ce phénomène est dû à l'albumine qu'il renferme, car, si on ajoute de la potasse caustique au mélange de façon à dissoudre l'albumine et que l'on agite de nouveau, les gouttelettes de graisse se réunissent les unes aux autres.

2° *Il dédouble les graisses et met en liberté les acides gras.* — L'extrait aqueux du pancréas contient de la graisse; aussi, quand on le laisse pendant une heure au bain-marie à 40°, sa réaction devient plus acide. Pour montrer cette action sur les graisses, neutralisez soigneusement dans un tube à essais une petite quantité d'extrait aqueux et ajoutez-y de l'huile d'olive ou du beurre frais, dont la réaction doit être également neutre. Mettez le mélange pendant quelque temps au bain-marie. Jettez sur du papier bleu de tournesol une goutte du mélange puisé au fond du tube, et laissez-la s'étendre; elle laisse après elle une tache rouge et graisseuse.

3° *Il transforme l'amidon en sucre.* — Mélangez de l'eau chargée d'empois et du glycogène avec de l'extrait aqueux du pancréas et laissez le mélange pendant quelques minutes au bain-marie à 40°, la réaction de Trommer y démontrera la présence du sucre. Le sucre ainsi produit est généralement de la *maltose*, qui peut être convertie en glucose par digestion prolongée avec le ferment ou par ébullition avec les acides étendus. La maltose dévie beaucoup plus que la dextrose le plan de polarisation de la lumière, mais elle réduit moins énergiquement les sels de cuivre.

4° *Il transforme la fibrine en peptones, qu'il décompose ensuite en produisant de la leucine et de la tyrosine.* — Avant de dissoudre la fibrine cuite, le suc pancréatique la transforme en une substance albuminoïde soluble très semblable à la fibrine crue. Cette substance est ensuite dissoute; dans la solution elle, est soit à l'état d'albumine coagulable par la chaleur, soit à l'état d'albuminate. L'albumine dissoute est ensuite convertie en peptones.

Si la digestion continue, la quantité de peptones diminue, tandis que la quantité de leucine et de tyrosine augmente. Il se forme aussi des corps qui offrent les réactions de la naphtylamine et de l'indol (Kühne) ; quand la digestion dure très longtemps l'indol se forme en quantité considérable et dégage une odeur très désagréable de matières fécales, que l'on attribuait à la putréfaction jusqu'à ce que Kühne eut montré sa véritable nature. Faites bouillir plusieurs morceaux de fibrine dans un grand tube à essais, et, après avoir remplacé l'eau par du suc pancréatique ou de l'extrait glycérique de pancréas, portez le tube au bain-marie à 40°. D'abord il ne se produira aucune altération ; mais, au bout de deux heures environ, les morceaux de fibrine se désagrègent quand on remue, et les plus petits d'entre eux disparaissent. Si l'on en retire deux ou trois et qu'on les lave avec de l'eau, on remarque qu'ils sont corrodés, mais ne sont pas gonflés comme dans le suc gastrique. Pour montrer que la fibrine coagulée a été convertie par le suc pancréatique en un corps ressemblant par ses propriétés à la fibrine crue, mettez un des morceaux dans de l'acide chlorhydrique à 0,1 p. 100. Il se dissout rapidement, en formant une solution de syntonine. Triturez un second morceau de fibrine dans une solution de chlorure de sodium à 10 p. 100 et filtrez. La liqueur filtrée renferme de l'albumine dissoute. Divisez-la en deux portions : dans l'une, versez de l'acide azotique et faites bouillir l'autre ; dans les deux cas, il se produit un précipité. Si l'on soumet au même traitement de la fibrine cuite, on voit qu'elle est insoluble dans ces réactifs. La fibrine crue elle-même est beaucoup moins soluble que la fibrine cuite qui a subi l'action du suc pancréatique. On remarque fréquemment que si l'extrait aqueux du pancréas a été préparé avec une glande parfaitement fraîche et encore chaude, la trypsine a fort peu d'action ou est même complètement inactive. Dans ce cas, l'addition d'une petite quantité d'acide chlorhydrique étendu rendra souvent le ferment capable de digérer les protéides.

Faites bouillir une portion de la solution de fibrine dans le suc pancréatique. Neutralisez une autre portion de la solution avec de l'acide acétique. Dans les deux cas, il se forme un précipité. Abandonnez la liqueur à elle-même pendant deux ou trois heures, puis acidulez avec de l'acide acétique et faites bouillir pour coaguler l'albumine qui peut être présente. Filtrez. Évaporez à 60° ou 70°, et ajoutez de l'alcool quand la liqueur est encore chaude jusqu'à ce que les peptones soient précipitées. Laissez reposer pendant vingt-quatre heures et filtrez. Dissolvez le précipité de peptones dans l'eau et essayez les réactions indiquées au § **119**. Réduisez la liqueur filtrée à un petit volume par évaporation, et laissez refroidir. La tyrosine se dépose en cristaux. Décantez la liqueur mère, concentrez-la par évaporation et la leucine se cristallisera à son tour. Pour purifier la tyrosine, lavez-la sur un filtre, d'abord dans de l'eau à la température de zéro jusqu'à ce que le liquide qui traverse le filtre soit incolore, puis avec de l'alcool ordinaire, ensuite avec de l'alcool absolu et finalement avec de l'éther. Pour purifier la leucine, placez les cristaux sur un filtre, et laissez-les-y jusqu'à ce qu'il ne s'écoule plus aucune goutte de liquide. Lavez alors avec de l'eau à zéro jusqu'à ce qu'elle reste complètement incolore, puis successivement avec de l'alcool ordinaire, de l'alcool absolu et de l'éther. Il est très important que la liqueur ait été complètement égouttée avant qu'on ne procède aux lavages, autrement les cristaux se dissoudraient dans l'eau. Recherchez la naphtylamine et l'indol dans la liqueur mère. La première est signalée par la coloration rose rouge que prend l'eau mère diluée dans l'eau quand on y ajoute graduellement de l'eau de chlore. Pour démontrer la présence de l'indol, faites bouillir dans un tube à essais la liqueur mère étendue, additionnée d'une petite quantité d'acide sulfurique dilué, ou d'une goutte ou deux d'une solution étendue d'un azotate ou d'acide azoteux *excessivement* étendu ; il se produit une coloration rouge. La solution très étendue d'acide azoteux peut être facilement préparée en faisant bouillir dans un tube à essais un petit morceau de glucose avec de l'acide azotique, et en décantant l'acide et le remplaçant par de l'eau lorsque le tube à essais est rempli de vapeurs rouges.

5° *Ferment de la présure dans le pancréas.* — De même que le suc gastrique (§ **122**), le pancréas sécrète un ferment qui possède la propriété de coaguler et de digérer le lait. Le ferment de la présure contenu dans le suc pancréatique agit plus énergiquement et plus rapidement que celui du suc gastrique et ne laisse qu'un faible résidu. Le docteur Roberts a fait sur ce ferment les observations suivantes : il existe dans l'extrait du pancréas du porc, du mouton, du veau, du bœuf et du poulet. Quelle que soit la manière dont on a obtenu l'extrait de la glande, quel que soit le dissolvant employé, cette propriété de cailler le lait existe toujours, mais l'extrait par la solution de chlorure de sodium est toujours plus énergique que les autres. La présure du pancréas diffère de la présure que l'on retire de l'estomac, en ce qu'elle agit aussi bien dans des solutions qui renferment jusqu'à quatre grains (25 centig.) de bicarbonate de sodium par once (31 gr.) de lait, que dans les solutions neutres ou même légèrement acides. Le lait soumis à l'action de l'extrait du pancréas dans un vase de verre ouvert, à la température de 38°, se recouvre d'abord d'une mince pellicule, parfaitement unie et commence à se coaguler. Bientôt les parties caillées se redissolvent et le lait redevient entièrement liquide. Une portion du caillot cependant résiste et ne se dissout qu'au bout de plusieurs heures. Si le lait est étendu au préalable du tiers ou du quart de son volume d'eau, cette phase de coagulation ne se présente pas, et on observe seulement un léger épaississement transitoire. Puis apparaît un très curieux changement d'aspect ; le lait perd son aspect blanc luisant, et prend peu à peu une teinte jaune gris terne, mais qui n'est pas très apparente et qui exige pour être bien reconnue la comparaison avec du lait non altéré. Pendant que ces changements se produisent, le lait perd graduellement sa saveur propre et devient à la longue amer. Si, de temps en temps, on essaie sur du lait ainsi traité l'action de l'acide acétique, on voit que le précipité qui se forme au commencement devient de moins en moins abondant à mesure que la caséine est convertie, à la longue, en peptone ; il finit par cesser complètement. Le temps nécessaire pour la digestion du lait est environ de deux heures et demie.

172. SÉPARATION DES FERMENTS PANCRÉATIQUES DE L'EXTRAIT GLYCÉRIQUE. — Précipitez l'extrait glycérique par l'alcool absolu, filtrez, puis reprenez pendant une semaine ou deux par la glycérine et filtrez, et laissez la liqueur tomber goutte à goutte dans un grand vase cylindrique rempli d'alcool absolu. Le ferment est précipité à l'état de flocons blancs. Quand tout le ferment est complètement précipité, faites-le digérer pendant un jour ou deux dans un mélange d'alcool et d'éther. Filtrez avec l'appareil de Bunsen et lavez à plusieurs reprises avec l'alcool et l'éther. Faites sécher le précipité au-dessus d'une capsule remplie d'acide sulfurique et pulvérisez-le (Hüfner).

173. Séparation des ferments du pancréas. — Deux des ferments du suc pancréatique, la trypsine et l'amylopsine, ont été isolés par Danilewsky; un troisième ferment, celui qui coagule le lait, l'a été également par Roberts, de Manchester. Quant au ferment qui dédouble les graisses, appelé stéapsine, il est entraîné ou détruit par la magnésie dont Danilewsky se sert. Voici sa méthode : lavez soigneusement le pancréas d'un chien qui a été tué six heures après un repas copieux, broyez-le dans un mortier avec le quart de son volume de magnésie et quatre volumes d'eau. Maintenez la masse pulpeuse pendant deux heures environ à une température de 25° au bain-marie. Après que le mélange est refroidi et que la masse pulpeuse ainsi que la magnésie s'est déposée, filtrez le liquide, en ayant soin de ne pas verser le dépôt sur le filtre, car il en obstruerait les pores et le traverserait en partie. Neutralisez la liqueur avec de l'acide chlorhydrique étendu et versez-la dans un grand flacon. Ajoutez-y, sans remuer, le quart ou le tiers de son volume de collodion épais, et agitez fortement et à plusieurs reprises pendant plusieurs minutes. Versez le mélange dans une large éprouvette et remuez constamment, de manière à favoriser l'évaporation de l'éther et à empêcher le collodion de former de gros grumeaux. Quand le collodion est légèrement grumeleux, filtrez à travers un linge et évaporez l'éther dans le vide. Traitez le liquide filtré une seconde fois par le collodion, filtrez à travers le même linge, et mettez-le de côté. . . . . *A*.

Lavez le précipité plusieurs fois à l'alcool à 60 ou 70 p. 100 et desséchez-le sans le retirer du linge qui le contient entre des doubles de papier à filtrer. Étendez-le avec une spatule et laissez-le reposer à l'air jusqu'à ce qu'il soit complètement sec. Puis agitez dans un vase de verre long et étroit avec de l'éther, auquel on a ajouté un peu d'alcool absolu, jusqu'à ce que le précipité soit dissous et qu'il se soit produit une solution trouble. Laissez reposer pendant deux jours, séparez par décantation le liquide trouble du précipité et, après l'avoir étendu d'éther, versez-le dans deux grands vases et abandonnez-le à lui-même pendant plusieurs jours jusqu'à ce qu'il se soit déposé un nouveau précipité. Recueillez celui qui reste alors en suspension par filtration à travers du papier suédois. Enlevez le collodion de chaque précipité en agitant avec de l'éther à plusieurs reprises et desséchez dans le vide. Traitez par l'eau froide le résidu jaune, consistant en un mélange d'albumine coagulée et du ferment pancréatique qui agit sur la fibrine, et filtrez. Le ferment (trypsine) est dissous et l'albumine reste sur le filtre. Essayez sur un morceau de fibrine le pouvoir digestif du liquide filtré.

Reprenez le liquide *A*, évaporez-le dans le vide, séparez-le du collodion par filtration, et chauffez au bain-marie à 43° ou 44° pour le débarrasser d'une matière albuminoïde qu'il renferme et qui se coagule à cette température. Filtrez, évaporez le liquide filtré dans le vide jusqu'au sixième de son volume et ajoutez une grande quantité d'alcool absolu. Il est bon de laisser le précipité qui se produit alors plusieurs jours sous l'alcool, car il devient ainsi plus insoluble dans l'eau. Recueillez le précipité sur un filtre et lavez-le plusieurs fois avec de l'alcool. Traitez-le ensuite par un mélange de deux parties d'eau et d'une partie d'alcool pour dissoudre le ferment et éliminer toutes les substances albuminoïdes. Filtrez, évaporez la liqueur à siccité dans le vide, et dissolvez le résidu dans l'eau. La solution transforme rapidement l'amidon en sucre, et digère la fibrine, mais très lentement, parce que le ferment qui possède cette dernière propriété n'a pas été complètement séparé par le collodion. Elle renferme aussi de la leucine et de la tyrosine, dont la plus grande partie peut être enlevée par la dialyse à la température de 4°. Le ferment, qui a été nommé par Dufresne amylopsine, doit être dissous, si on veut le conserver.

Le procédé pour isoler le ferment de la présure du suc pancréatique a déjà été décrit au § **171**, 5.

174. Préparation de la tyrosine par la digestion pancréatique. — Enlevez le pancréas d'un animal, cinq ou six heures après le repas, pesez-le, coupez-le en petits morceaux, triturez-le avec dix fois son poids de fibrine crue et ajoutez à la masse 12 ou 15 parties d'eau à 45°. Maintenez cette température pendant quatre à six heures, en ayant soin de remuer fréquemment, puis ajoutez une petite quantité d'acide acétique, et faites bouillir pour coaguler l'albumine. Jettez la masse sur un linge et évaporez rapidement le liquide filtré jusqu'à consistance sirupeuse. Versez-le encore chaud dans un vase et mélangez-y de l'alcool jusqu'à ce qu'il se forme un précipité floconneux. Laissez refroidir, filtrez et distillez jusqu'à ce que la liqueur soit réduite en une bouillie épaisse, que vous laisserez pendant un jour dans un endroit frais, pour que la cristallisation soit complète. Jetez alors sur un filtre, et laissez écouler toute l'eau mère. Lavez le résidu avec un peu d'eau froide et placez-le dans une grande quantité d'eau à 50°, qui dissout la leucine et laisse la tyrosine. Dissolvez la tyrosine dans l'eau chaude, laissez-la cristalliser, puis redissolvez-la dans l'ammoniaque et laissez cristalliser de nouveau.

175. Changements dans les cellules du pancréas et des glandes salivaires. — Les cellules du pancréas sont formées de deux zones : une zone périphérique, accolée à la membrane, homogène, claire, fortement colorée par le carmin; une zone interne, tournée vers le centre de l'acinus, granuleuse, foncée et difficilement colorée par le carmin. Le noyau est situé à la limite des deux zones. Pendant la digestion, les cellules se retrécissent, la zone granuleuse interne disparaît graduellement, tandis que la zone claire s'étend dans tout l'acinus; en même temps, les noyaux s'arrondissent et grossissent. Dans les glandes salivaires, on observe une disposition semblable, mais dans un ordre inverse; en effet, c'est la zone interne qui est homogène, tandis que c'est la zone périphérique granuleuse qui envahit toute la cellule pendant la période d'activité.

Suc intestinal.

176. — Le suc intestinal a été obtenu à l'état de pureté par Thiry, qui sectionne le jéjunum ou l'iléon en deux endroits, distants l'un de l'autre de 10 à 15 centimètres, fait un point de suture à l'une des deux extrémités de l'anse intestinale ainsi isolée et fixe l'autre aux lèvres de la plaie abdominale. Le petit cul-de-sac intestinal, formé de cette manière, reste attaché au mésentère ; ses vaisseaux et ses nerfs n'ont point été blessés ; le liquide est par conséquent normal et peut être recueilli sans aucun mélange avec les autres sécrétions digestives, et la continuité du tube digestif est rétablie en suturant les extrémités divisées de l'intestin.

177. FISTULE INTESTINALE. — La méthode employée par Thiry, a été modifiée par Paschutin, qui choisit de préférence le duodénum ou le commencement du jéjunum, région de l'intestin grêle qui est le siège d'une sécrétion abondante. Pour pratiquer une fistule par sa méthode, après avoir soigneusement rasé la peau, on incise la ligne blanche sur une longueur de 3 à 5 centimètres. On attire au dehors le duodénum, on y pose deux ligatures à environ deux centimètres et demi au-dessous du point où il se sépare du pancréas, on divise l'intestin entre les deux ligatures et on rentre dans l'abdomen le bout supérieur du duodénum.

Il s'agit ensuite de sectionner également le jéjunum. La manière la plus simple d'y arriver serait, semble-t-il, de suivre l'intestin jusqu'au point qui doit être divisé ; mais cela est impossible à cause du peu d'étendue du mésentère au point où le duodénum se continue avec le jéjunum. Il faut donc trouver le jéjunum autrement, en remontant le long de l'intestin, à partir de l'anse intestinale, qui se présente dans la plaie. Avant de faire cette opération, on doit reconnaître au préalable dans quelle direction il faut suivre l'intestin. Dans ce but, l'anse intestinale étant tenue tendue entre les doigts et le pouce, on injecte dans l'extrémité inférieure sectionnée du duodénum, une solution de sel à 1/2 pour 100, avec une seringue munie d'une canule conique, et introduite à travers la ligature. Comme le liquide s'écoule jusqu'à ce qu'il rencontre l'obstacle opposé par les doigts, on reconnaît la partie supérieure de l'anse intestinale, à ce qu'elle se remplit. On suit alors la portion d'intestin distendue jusqu'à ce que l'on rencontre le commencement du jéjunum, que l'on reconnaît à ce que, à ce niveau, le mésentère devient plus court. On pose deux ligatures, et on divise entre elles l'intestin. L'extrémité inférieure de l'intestin est replacé dans l'abdomen, et l'extrémité supérieure est close par une suture, de façon à la transformer en un cul-de-sac. Mais avant de faire ces points de suture, on comprime entre les doigts et le pouce le faisceau des vaisseaux mésentériques qui se rendent à la partie étranglée par les liga- tures, pendant qu'on la sectionne. Comme il est nécessaire que les surfaces séreuses soient affron- tées, la membrane muqueuse qui s'est retournée en dehors par suite de la contraction de la tunique musculaire, doit être d'abord re- pliée en dedans, puis les points de suture sont disposés de la

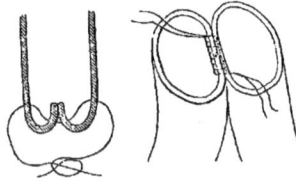

Fig. 149. — La figure de gauche montre la manière de pratiquer les sutures pour fermer le cul- de-sac dans le procédé de Thery. La figure de droite, la manière de suturer les deux bords de l'intestin.

manière indiquée dans la figure 149. L'extrémité ainsi close du jéjunum est replacée dans l'abdomen, et l'on rétablit la continuité de l'intestin, en rejoignant les bouts sectionnés du jéjunum et du duodénum. En effectuant cette jonction, on doit avoir soin de retrancher les parties qui ont été comprimées par les ligatures. Les ligatures appliquées sur les vaisseaux doivent comprendre une petite portion de la paroi intestinale, afin qu'elles soient plus solides. Les deux bouts sectionnés sont alors affrontés, les fils des ligatures sont solidement noués ensemble afin de maintenir dans la position voulue les deux bouts de l'intestin et tenus par un aide. Le premier point de suture est pratiqué à travers les parois intestinales, de façon à entourer les deux faisceaux de vaisseaux et doit être très serré; de la sorte non seulement il réunit les deux tronçons d'intestin, mais encore sert à lier les vaisseaux.

Pour empêcher que la ligature n'entame l'intestin, il faut se servir de fil de soie épais et souple. Cinq ou six points de suture semblables, placés à une petite distance les uns des autres de chaque côté, sont suffisants pour réunir le bord mésentérique des deux tronçons de l'intestin, qui sont alors disposés de telle sorte que leurs axes sont parallèles (fig.149). Pour achever de les réunir, on les place sur le prolongement l'un de l'autre et on les coud ensemble. L'application de la dernière suture est chose difficile, à cause surtout de la tendance de la muqueuse à se retourner en dehors. On comprendra facilement la manière de la pratiquer, en se reportant à la figure 150. On prépare plusieurs fils munis d'une aiguille à chacune de leurs extrémités. Pour la première suture, on fait pénétrer une aiguille de dehors en dedans en *a*, et on la fait ressortir en *b*, l'autre extrémité du fil également muni d'une aiguille, est introduite dans l'intestin en *a'* et en ressort en *b'*. Les deux extrémités *b* et *b'* sont nouées ensemble. Pour la seconde suture, l'une des aiguilles pénètre en *b* et en ressort en *c*, l'autre entre en *b'* et ressort en *c'*, et ainsi de suite. Pour terminer l'opération, on réunit par une suture l'extrémité ouverte du cul-de-sac intestinal aux lèvres de la plaie abdominale. Il est bon aussi que le point de réunion des deux bouts de l'intestin soit fixé par quelques points de suture aux bords de la plaie, pour empêcher qu'en se mouvant il ne produise une péritonite générale.

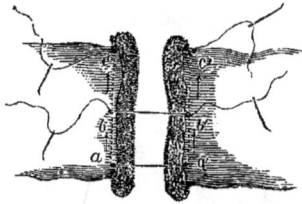

Fig. 150. — Manière de pratiquer les derniers points de suture pour réunir les deux bouts de l'intestin. Les deux bouts de l'intestin sont représentés écartés l'un de l'autre; mais en réalité l'autre moitié de la circonférence est déjà réunie par une suture pratiquée comme l'indique la figure 149.

178. Suc intestinal artificiel. — Enlevez l'intestin grêle d'un porc, d'un chien ou d'un lapin, immédiatement après la mort. Liez l'extrémité supérieure, fixez un court tube à robinet à la partie inférieure et remplissez d'eau. Puis fermez l'extrémité inférieure en comprimant entre les doigts et le pouce, et élevez tantôt une extrémité, tantôt l'autre, de façon que l'eau puisse détacher le contenu de l'intestin de ses parois. Videz l'eau et répétez l'opération trois ou quatre fois, jusqu'à ce que le liquide qui s'écoule, soit transparent ou légèrement opalescent, et ne soit plus du tout coloré par la bile. Un lavage de cinq minutes est d'ordinaire suffisant pour que le nettoyage soit complet. Il ne faut pas le continuer plus longtemps qu'il n'est nécessaire, parce que autrement une grande partie du ferment intestinal serait enlevé par l'eau de lavage. Fendez l'intestin et séparez la membrane muqueuse de la tunique musculaire. Coupez la muqueuse en petits morceaux avec des ciseaux, ou broyez-la dans un mortier avec du sable ou du verre pilé, puis ajoutez-y trois ou quatre fois son volume d'eau et abandonnez le mélange à lui-même pendant un quart d'heure ou même deux heures. Filtrez à travers la mousseline, puis à travers un filtre de papier.

179. ACTION DU SUC INTESTINAL. — 1° *Il transforme l'amidon en sucre.* — Mélangez du suc intestinal artificiel avec de l'eau chargée d'empois, faites chauffer et recherchez le sucre (par la méthode décrite § **158** ou § **79**), dans le mélange et dans chacun des deux liquides séparément, pour être sûr qu'aucun d'eux ne renferme de sucre.

2° *Il transforme le sucre de canne en sucre interverti.* — Dissolvez du sucre de canne dans l'eau et appliquez à une portion de la solution la réaction de Trommer. Il ne se produira aucune réduction d'oxyde de cuivre, comme lorsqu'on emploie du glucose. Ajoutez du suc intestinal artificiel à une autre portion de la solution. Exposez pendant quelques instants le mélange à une température de 40° et essayez la réaction de Trommer; le cuivre sera réduit. L'ébullition avec les acides produit le même effet. On le démontre facilement en faisant bouillir du sirop avec de l'acide sulfurique étendu, et en appliquant la réaction de Trommer.

3° La présence du ferment de la présure dans le suc intestinal n'a pas été démontrée d'une manière absolue.

180. EXPÉRIENCE DE MOREAU. — *Lorsque tous les nerfs qui se rendent à une portion de l'intestin ont été divisés, cette portion sécrète une grande quantité de suc intestinal aqueux.* — Pour vérifier ce fait, on fait jeûner un chien de grande taille au moins pendant vingt-quatre heures, de façon que les intestins soient complètement vides. On chloroformise l'animal, on pratique une incision sur la ligne blanche et on attire au dehors une anse intestinale. On pose sur cette anse deux ligatures à une distance de quatre à cinq pouces (10 à 12 cent.) l'une de l'autre, de manière à isoler complètement la portion située entre les ligatures du reste de l'intestin. On coupe dans le mésentère tous les nerfs qui s'y distribuent, en ayant soin de laisser les vaisseaux intacts. Cela fait, on pose une ligature de chaque côté des deux premières à la même distance de quatre à cinq pouces de façon à isoler deux autres tronçons égaux d'intestin; mais on ne touche point aux nerfs qui s'y rendent. On rentre l'intestin dans la cavité abdominale, on ferme la plaie par un point de suture, et on laisse l'animal en repos pendant quatre à cinq heures, puis on le tue. L'examen de l'intestin montre que la portion médiane qui n'est plus innervée est complètement remplie de liquide, tandis que les deux autres portions isolées de chaque côté sont vides. Kühne s'est assuré que la composition du liquide est identique à celui du suc intestinal étendu.

181. MOUVEMENTS DE L'INTESTIN. — L'influence du système nerveux sur les mouvements de l'intestin n'a pas été encore complètement élucidée. Les mouvements péristaltiques sont probablement produits par les ganglions situés dans les parois intestinales, parce qu'ils continuent sur une portion excitée de l'intestin; mais ils sont activés par l'action des pneumogastriques, et ralentis ou arrêtés par les nerfs splanchniques. La présence du sang veineux dans les vaisseaux de l'intestin (Maier et Von Basch) ou leur distension par le sang artériel (Nasse) stimule les ganglions et excite les mouvements. Les nerfs splanchniques agissent comme nerfs d'arrêt de l'intestin; quand on les irrite, les mouvements cessent (Pflüger et Westphal). A un certain moment après la mort, par contre, ils excitent ses mouvements (Ludwig et Spiess). On ne sait pas s'ils exercent une action d'arrêt directe-

ment sur les ganglions, comme c'est le cas pour le pneumogastrique dans le cœur, ou s'ils agissent simplement d'une manière
indirecte par la diminution qu'ils produisent dans l'afflux du
sang en déterminant la contraction des vaisseaux. On trouvera
dans *Sitzungsberichte der Wiener academie*, t. XXV, 1857, p. 580,
la description de la méthode employée par Ludwig et Spiess pour
étudier l'action des splanchniques. Kölliker prétend que leur
action d'arrêt est détruite par le chloral ; l'auteur de ces lignes
n'a pu vérifier ce fait sur des animaux anesthésiés par du
chloral. L'irritation des pneumogastriques détermine des mouvements de l'intestin, à partir de l'estomac, quelquefois seulement quand les deux splanchniques ou un seul sont intacts, et
invariablement toujours quand tous les deux ont été divisés
(Houckgeest). En pratiquant cette opération, ainsi que les autres
opérations que l'on peut faire sur l'intestin, il est bon de suivre
la méthode de Sanders-Ezn, c'est-à-dire d'ouvrir l'abdomen dans
une solution de chlorure de sodium à 3/4 p. 100 chauffée à
35°, pour éviter l'irritation produite par l'action de l'air sur les
intestins. Dans ce but, on se sert d'une grande cuve de zinc
de 32 pieds (80 cent.) de long sur 9 1/2 (24 cent.) de large et 8 1/2
(21 cent.) de profondeur, munie d'un régulateur de Geissler. On y
verse 35 litres d'eau à 35° et une quantité de sel suffisante pour com-
poser une solution à 3/4 p. 100. Au lieu de mesurer l'eau chaque
fois, il est préférable de marquer d'un trait sur les parois de la cuve la
hauteur jusqu'où elle doit s'élever. L'animal, attaché sur une planchette à laquelle on fixe le support de l'appareil de Czermak, est
placé dans l'eau et l'extrémité inférieure de la planche est maintenue immergée au moyen d'un poids. Voyez pour plus de détails
le mémoire de Houckgeest dans les *Archives de Pflüger*, t. VI,
p. 266.

CHAPITRE IV

SÉCRÉTIONS

SECTION I. — LAIT

182. CARACTÈRES DU LAIT. — Le lait qui vient d'être trait est un liquide opaque, blanc ou blanc jaunâtre. Sa couleur et son opacité sont dues à ce que le lait est une émulsion, c'est-à-dire est composé de petits globules de graisse tenus en suspension dans une solution d'albumine, de sucre de lait et de sels inorganiques. Chaque globule de graisse est recouvert d'une mince pellicule de caséine. Quand le lait est abandonné à lui-même, les globules graisseux, plus légers que le liquide dans lequel ils nagent, se rassemblent en grande partie à la surface, où ils constituent la crème ; la partie inférieure du liquide prend souvent une teinte bleuâtre. Il se produit une séparation semblable dans la glande mammaire, de sorte que le lait, qui est trait en dernier lieu, est le plus riche en crème. La mince pellicule de nature albuminoïde qui entoure chacun des globules de graisse, les empêche de se fusionner les unes avec les autres, mais quand elle est détruite, lorsqu'on agite vivement, elles se réunissent les unes aux autres et forment le beurre. Des changements se produisent aussi plus ou moins rapidement dans la caséine, dans le sucre et dans les matières grasses du lait, suivant la température plus ou moins élevée à laquelle il est exposé. Le sucre de lait se transforme, par l'action d'un ferment, en acide lactique, qui donne au lait une réaction acide et précipite la caséine, déterminant ainsi la coagulation du lait. Le caillot est constitué par les globules graisseux, et il reste un liquide, le petit lait, qui contient en dissolution le sucre de lait, des sels et de l'albumine. Le caillot, complètement séparé du petit lait, porte le nom de fromage.

Examen microscopique du lait. — Examiné au microscope, le lait consiste en un liquide incolore renfermant un grand nombre de petits globules mesurant en moyenne 0 ^{mm}, 001 (fig. 151). Si on ajoute une goutte d'acide acétique, de façon à dissoudre l'enveloppe de caséine, les globules se fusionnent les uns avec les autres. Outre ces globules, on peut observer aussi des cellules renfermant beaucoup de graisse et aussi des masses de graisse analogues à celles qui sont renfermées dans les cellules, mais dépourvues d'enveloppe. Ces cellules se rencontrent beaucoup plus fréquemment dans le colostrum, c'est-à-dire dans le lait, qui est sécrété dans les pre-

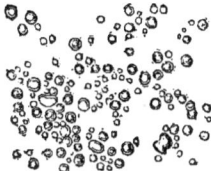

Fig. 151. — Lait.

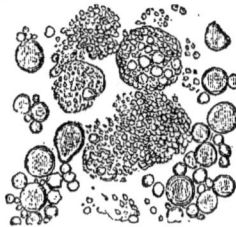

Fig. 152. — Colostrum.

miers jours après la parturition, et que l'on désigne, pour cette raison, sous le nom de globules de colostrum (fig. 152). Elles montrent parfois des mouvements amiboïdes.

Réaction. — La réaction du lait de femme est toujours alcaline, celle du lait de vache l'est généralement aussi. L'acide lactique libre existe toujours dans le lait fraîchement trait des carnivores, et occasionnellement dans celui de vache et de chèvre.

Densité. — La densité du lait se détermine au moyen du flacon à densité ou d'un densimètre. Avant de se servir de ces instruments on agite le lait et on chasse les bulles d'air.

Pour découvrir la falsification du lait par l'addition de l'eau, on emploie un densimètre, qui est désigné sous le nom de lactodensimètre de Quevenne. Il est muni d'une échelle qui indique les densités depuis 1014 jusqu'à 1042. La densité du lait la plus élevée que l'on ait jusqu'ici observée est 1040 à 1041, et la densité moyenne du lait mêlée avec 50 p. 100 d'eau 1014 à 1016. La graduation de l'instrument correspond à la température de 15°. Quand on s'en sert à une autre température, il faut faire subir une correction à la densité qu'il indique. On trouvera des tables de correction de ce genre dans la traduction française du *Traité d'analyse zoochimique* de Gorup-Besanez, page 504. La table ci-jointe permet de déterminer approximativement la quantité d'eau ajoutée à un échantillon de lait. On devra d'abord rechercher la densité du lait après avoir soigneusement mélangé la crème en secouant le vase qui le contient; si le résultat est douteux, on répète l'observation après avoir séparé la crème.

Table pour déterminer la qualité du lait renfermant la crème au moyen de sa densité :

DENSITÉ				
1023 à 1029.	Lait pur.			
1029 à 1026.	Lait additionné de 10 p. 100 d'eau.			
1026 à 1023.	—	—	20	—
1023 à 1020.	—	—	30	—
1020 à 1017.	—	—	40	—
1017 à 1014.	—	—	50	—

Table pour déterminer la quantité du lait, dont on a séparé la crème, au moyen de la densité :

DENSITÉ				
1037 à 1033.	Lait pur.			
1033 à 1029.	Lait additionné de 10 p. 100 d'eau.			
1029 à 1026.	—	—	20	—
1026 à 1023.	—	—	30	—
1023 à 1020.	—	—	40	—
1020 à 1016.	—	—	50	—

183. PRINCIPES CONSTITUANTS DU LAIT. — *Caséine.* — La caséine ressemble très étroitement par ses caractères à l'albuminate alcalin [1]. Elle ne précipite pas par l'ébullition. Elle est soluble dans les solutions alcalines, d'où elle est précipitée par neutralisation ; mais la précipitation est empêchée par les phosphates alcalins. Elle se dissout dans un excès d'acide chlorhy-

---

[1] La caséine est ordinairement considérée comme identique avec l'albuminate alcalin. Les recherches récentes de Hoppe-Seyler et de Lubavin sur la digestion dans le suc gastrique tendent à montrer qu'elle est formée par une matière albuminoïde combinée avec une matière organique non albuminoïde.

drique étendu et aussi, mais moins facilement, dans l'acide acétique. Le lait ne se coagule pas quand on le fait bouillir dans un
tube à essais ; mais quand on le fait bouillir dans une capsule, la
caséine placée près de la surface se dessèche et forme une écume
superficielle ; si on l'enlève, il s'en forme une nouvelle. Quand
le lait est abandonné dans une pièce chaude, il aigrit et se coagule.
Si on ajoute du sel de cuisine à du lait frais, et qu'on l'abandonne à lui-même, il aigrit, mais ne se coagule pas, parce que
l'albumine, séparée de la caséine par l'acide, est maintenue en
solution par le sel neutre. Si l'on fait bouillir la solution, l'albumine se coagule.

Procédé pour séparer la caséine. —Comme le lait renferme des
phosphates alcalins, pour précipiter la caséine il ne faut pas
seulement le neutraliser, mais encore le rendre distinctement
acide. La précipitation n'est complète que lorsque le lait est
étendu.

Faites chauffer à 40° le lait additionné d'une petite quantité
d'acide acétique ; la caséine se sépare avec la majeure partie de
la matière grasse sous forme de gros flocons. Filtrez le lait avec
un filtre à plis préalablement mouillé. Mettez de côté le liquide
filtré. Lavez soigneusement avec de l'eau le caillot et enlevez la
graisse en épuisant avec un mélange d'alcool et d'éther au
moyen de l'appareil décrit dans l'Appendice § **211**. Mettez cette
solution de côté ; le caillot qui reste est de la caséine[1].

Procédé pour séparer les albumines.—Faites bouillir la liqueur
filtrée d'où a été retirée la caséine ; il se produit un précipité
d'albumine. L'albumine peut aussi être séparée en filtrant le lait
à travers un vase poreux dans lequel on fait le vide (appareil de
Zahn). A travers les pores du vase passe un liquide clair qui ne
précipite pas par l'acide acétique, ce qui montre qu'il n'y existe
pas de caséine, mais qui précipite par l'ébullition ou par l'acide
azotique. Dans la liqueur acide, d'où on a retiré par ébullition

---

[1] La caséine du lait de femme ne précipite pas facilement par les acides
acétique ou chlorhydrique. Pour l'obtenir, il faut ajouter du sulfate de
magnésie jusqu'à ce que la caséine soit précipitée. Le précipité est lavé dans
une solution concentrée de ce sel et ensuite dans l'alcool et l'éther.

l'albumine, le réactif de Millon détermine un précipité, bien que l'addition d'acide azotique ou de chlorure mercurique n'en produise aucun.

Sucre de lait. — Filtrez le liquide, d'où l'albumine a été retirée par coagulation. Agitez avec de l'éther pour dissoudre la matière grasse; enlevez l'éther avec une pipette et évaporez jusqu'à consistance d'un sirop peu épais. Le sucre de lait cristallise peu à peu sous forme de prismes rhombiques. Il diffère du glucose par sa forme cristalline (ce dernier se présentant généralement sous forme de masses mamelonnées, friables), par sa moins grande facilité à fermenter et par son insolubilité dans l'alcool absolu.

Les sels inorganiques du lait sont des chlorures, des sulfates, des phosphates et des carbonates de bases alcalines et terreuses. On ne peut les rechercher que dans la cendre du lait. Voyez au § **218** la méthode à employer.

Graisses. — On peut séparer les graisses au moyen de l'éther par deux méthodes différentes:

1. Évaporez le liquide mélangé d'alcool et d'éther dont on s'est servi pour retirer la caséine, il reste la matière grasse.

2. Ajoutez à 15 à 20 cent. cubes de lait, 10 cent. cubes d'une lessive de soude moyennement concentrée, agitez vigoureusement avec 2 à 3 volumes d'éther. Enlevez la couche d'éther et évaporez-la au bain-marie, le résidu représente la graisse. L'éther n'enlève pas la graisse du lait, lorsque celui-ci est frais, parce que la caséine enveloppe les globules et empêche la graisse de se dissoudre; mais la soude dissout ces enveloppes. Quand le lait, abandonné à lui-même, est devenu acide, l'éther lui enlève **90 p. 100** de beurre.

L'acidité du lait est produite, suivant le professeur Lister, par le développement d'une espèce spéciale de bacterium, le *bacterium lactis*, qui diffère des autres bacteriums ordinaires en ce qu'il ne se reproduit pas dans la solution de Pasteur.

184. Dosage du beurre contenu dans le lait. — Une méthode grossière de doser la quantité du beurre contenu dans le lait

consiste à mesurer, au moyen du crémomètre de Chevallier, l'é-
paisseur de la couche de crème qui se sépare.

Cet appareil est formé d'un vase cylindrique divisé en cent
parties. La proportion pour cent de crème est indiquée par le
nombre des divisions qu'elle occupe, quand le vase est rempli
de lait jusqu'au zéro. Cette méthode est tout à fait incertaine.

Méthode de Vogel. — Une méthode beaucoup plus exacte est
celle qui a été proposée par Vogel, qui repose sur le fait que
l'opacité du lait est dû aux globules qu'il renferme et qu'elle est
proportionnelle à leur nombre.

Les instruments nécessaires pour faire l'expérience sont : 1° un
vase cylindrique dans lequel on mélange le lait et l'eau. Il doit
avoir une capacité de 200 cent. cubes et porter un trait au niveau correspondant à une capacité de 100 cent. cubes ; 2° un
vase d'épreuve à parois de verre parallèles, exactement distantes
d'un $\frac{1}{2}$ centimètre, supporté par un pied métallique ; 3° une pipette graduée de deux en deux millimètres cubes.

Avant de procéder à une observation, il faut s'assurer au microscope que le lait ne renferme pas en suspension de grains
d'amidon, ou des impuretés d'autre sorte qui pourraient accroître
son opacité. Remplissez le vase cylindrique d'eau de fontaine,
jusqu'au trait correspondant à 100 cent. cubes. Remplissez la
pipette jusqu'au zéro de lait (Appendice § **221**) et laissez-en
couler 3 cent. cubes dans le vase. Mélangez avec soin et versez
le mélange dans le vase d'épreuve. Portez ce dernier dans une
chambre sombre et regardez à travers la flamme d'une bougie
placée à environ un mètre de distance. Si vous distinguez facilement le cône formé par la flamme, replacez le liquide dans le
vase cylindrique et ajoutez $\frac{1}{2}$ cent. cube de lait ; agitez et
observez de nouveau la bougie. Continuez ainsi jusqu'à ce que
vous ne puissiez plus distinguer les contours de la flamme. Ad-
ditionnez alors les différentes quantités de lait, que vous avez
successivement ajoutées, pour avoir la quantité totale employée ;
en consultant la table suivante vous saurez la quantité correspondante de beurre contenue dans le lait.

1 cent. cube de lait employé correspond à 23,43 p. 100 de beurre.

1,5	—	—	15,46	—
2	—	—	11,83	—
2,5	—	—	9,51	—
3	—	—	7,96	—
3,5	—	—	6,86	—
4	—	—	6,03	—
4,5	—	—	5,38	—
5	—	—	4,87	—
5,5	—	—	4,45	—
6	—	—	4,09	—
6,5	—	—	3,80	—
7	—	—	3,54	—
7,5	—	—	3,32	—
8	—	—	3,13	—
8,5	—	—	2,96	—
9	—	—	2,80	—
9,5	—	—	2,77	—
10	—	—	2,55	—
11	—	—	2,43	—
12	—	—	2,16	—
13	—	—	2,01	—
14	—	—	1,88	—
15	—	—	1,78	—
16	—	—	1,68	—
17	—	—	1,60	—
18	—	—	1,52	—
19	—	—	1,45	—
20	—	—	1,39	—
22	—	—	1,28	—
24	—	—	1,19	—
26	—	—	1,12	—
28	—	—	1,06	—
30	—	—	1,00	—
35	—	—	0,89	—
40	—	—	0,81	—
45	—	—	0,74	—
50	—	—	0,69	—
55	—	—	0,64	—
60	—	—	0,61	—
70	—	—	0,56	—
80	—	—	0,52	—
90	—	—	0,48	—
100	—	—	0,46	—

Si l'on veut essayer la crème, on commence l'expérience avec 1 cent. cube et l'on n'ajoute ensuite que un demi cent. cube à la fois.

Vogel a trouvé qu'environ 6 cent. cubes de lait de vache pur ou 3 cent. cubes 7/10 de crème ajoutés à 100 cent. cubes d'eau forment un mélange assez opaque pour cacher la flamme. Lorsqu'il faut 8 cent. cubes pour arriver à ce résultat, le lait contient

environ 30 p. 100 d'eau ou de lait écrémé de plus que le lait
normal. Quand il faut 12 cent. cubes, le lait renferme 50 p. 100
d'eau.

Pour les expériences concernant la digestion du lait, voyez
les § **128**, **171** et **179**.

SECTION II. — URINE.

185. CARACTÈRES DE L'URINE. — L'urine normale de l'homme
est un liquide limpide, d'une couleur jaune ambrée, ayant une
odeur caractéristique, une saveur salée et une densité, qui varie
d'ordinaire entre 1018 et 1023, bien qu'elle puisse s'abaisser jusqu'à
1005 ou s'élever, dans certaines circonstances, jusqu'à **1030**.

La réaction de l'*urine mixte* humaine est dans les circonstances
normales acide. Par *urine mixte* nous désignons le mélange des
différentes portions d'urine sécrétées pendant 24 heures.

Abandonnée à elle-même, l'urine dépose au bout de quelques heures un sédiment légèrement floconneux, formé de
mucus tenant en suspension un petit nombre de cellules épithé-
liales, qui proviennent des conduits génito-urinaires. On enseigne
généralement que l'urine exposée à l'air dans des vases
propres est plus acide au bout de quelques heures qu'au
moment où elle vient d'être sécrétée. On a donné à ce changement
le nom de *fermentation acide*. Les faits ne prouvent point la constance de cette transformation. Mais quand l'urine est exposée
à l'air dans des vases ouverts pendant des périodes de temps très
variables, elle finit toujours par subir la *fermentation alcaline*,
c'est-à-dire que sa réaction est énergiquement alcaline ; elle répand
alors une odeur ammoniacale et devient trouble par suite de la
précipitation de phosphate ammoniaco-magnésien, de phosphate
de calcium et d'urate d'ammonium, due probablement à la
production d'un schizomycète, le *micrococcus ureæ*.

La réaction acide de l'urine normale de l'homme doit probablement être attribuée en grande partie à l'acide carbonique libre,
à l'acide urique et à l'acide hippurique ; mais je dois dire qu'on
l'attribue principalement au phosphate acide de sodium.

La réaction alcaline de l'urine qui s'est décomposée est due sans aucun doute au carbonate d'ammonium. On observe que, sous l'influence de matières animales en putréfaction, l'urine parfaitement fraîche devient, dans le cours d'une ou de deux heures, très fétide. Dans ces circonstances, l'urée contenue dans l'urine se combine avec les éléments de l'eau et se transforme en carbonate d'ammonium.

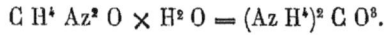

$$C\ H^4\ Az^2\ O \times H^2\ O = (Az\ H^4)^2\ C\ O^3.$$

Les expériences suivantes jettent beaucoup de jour sur les causes prochaines de la fermentation alcaline de l'urine.

Recueillez 200 cent. cubes d'urine parfaitement fraîche dans un vase soigneusement lavé avec de l'acide sulfurique étendu, puis avec de l'eau distillée. Cherchez quelle est la réaction du liquide, que vous trouverez acide, puis faites-en quatre parts égales.

1° Versez 50 cent. cubes dans une capsule et mettez-les de côté pour servir de terme de comparaison avec les trois autres portions.

2° Placez 50 cent. cubes dans une capsule et ajoutez-y quelques gouttes d'urine devenue fétide. Au bout de vingt-quatre heures, comparez cet échantillon avec le premier. L'odeur, qui est devenue ammoniacale dans le second, n'a pas changé dans le premier. Le second échantillon est devenu très opalescent ou renferme un dépôt abondant, enfin sa réaction est devenue très alcaline, tandis que, dans le premier, elle est toujours acide. On peut démontrer que la réaction alcaline est due à la présence d'un alcali volatil ; en faisant chauffer le papier de tournesol dont on s'est servi, on remarquera que la couleur bleue, qu'avait pris le papier rouge de tournesol quand on l'a plongé dans le liquide, disparaît sous l'influence de la chaleur, pour laisser de nouveau place à la coloration rouge.

3° Une troisième quantité de 50 cent. cubes est placée dans un récipient florentin et portée à l'ébullition pendant quelque temps, puis un tampon de coton est enfoncé au moyen d'un bâton de verre dans le goulot du récipient, pendant que le liquide est encore bouillant. On entretient l'ébullition pendant quelques minutes, puis on laisse refroidir et on examine au bout de quelques semaines.

Le récipient renfermant de l'urine bouillie, mais protégée par le tampon de coton, gardera sa limpidité et sa réaction acide, si l'opérateur a été suffisamment habile, et, examinée au microscope, ne présentera aucun organisme animal ou végétal. Mais si on vient à exposer à l'air libre le contenu du récipient, la fermentation alcaline apparaîtra bientôt.

186. ÉNUMÉRATION DES ÉLÉMENTS NORMAUX DE L'URINE. — L'urine normale de l'homme est constituée essentiellement par une solution aqueuse d'urée et de chlorure de calcium mélangée avec une petite mais importante quantité d'autres substances, telles que l'acide hippurique, la créatinine, des matières colorantes encore mal connues, l'indican, des traces de graisse, et, en outre, les chlorures d'ammonium et de potassium, les sulfates de potassium et de sodium, les phosphates de calcium et de magnésium, le phosphate acide de sodium, l'acide silicique et le fer. A la liste des substances organiques qui existent dans l'urine, il faut ajouter des substances très mal connues qui renferment du soufre et du phosphore non oxydé, outre certains corps bien connus qui s'y rencontrent dans certains états pathologiques, mais qu'on ne peut pas ranger parmi les éléments normaux.

Les éléments anormaux de l'urine de l'homme sont : l'albumine, le sucre de raisin, l'acide lactique et les lactates (?), les matières colorantes de la bile et les acides biliaires, le sérum et les globules du sang, l'hémoglobine, le sérum et les globules du pus, le carbonate d'ammonium, l'hydrogène sulfuré, l'oxalate de chaux, la xanthine, l'hypoxanthine, la leucine, la tyrosine et l'inosite.

L'urine peut renfermer encore, outre les substances que nous venons d'énumérer, d'autres substances qui ont été introduites dans le corps par l'ingestion de médicaments et de poisons, et qui, excrétées par les reins, sont éliminées avec les urines ; c'est le cas pour beaucoup de sels métalliques, mais non pas pour tous, pour la plupart des alcaloïdes et pour des matières organiques de constitution différente telles que l'acide phénique, l'alcool et diverses substances colorantes végétales.

BURDON SANDERSON, lab. de physiologie. 35

Recherche de l'indican. — Ajoutez à de l'urine fraîche une petite quantité d'acide chlorhydrique dilué, l'indican se décompose; ajoutez ensuite du chloroforme, l'indigo, produit aux dépens de l'indican, se dissout et communique au liquide une coloration bleue ou, dans quelque cas, rouge. L'intensité de la coloration ainsi produite indique la quantité d'indican présent. Il faut du reste remarquer que ce corps n'existe pas toujours dans l'urine.

187. SÉDIMENTS URINAIRES. — Quand la quantité d'eau de l'urine vient à diminuer, ou que, au contraire, la quantité des éléments normaux vient à augmenter, ou encore quand il existe des substances anormales, il se produit des dépôts ou sédiments, dont les uns sont formés d'éléments organisés, et les autres de principes immédiats, normaux ou anormaux. Les plus fréquents de ces sédiments sont ceux qui sont composés d'acide urique, d'urates, de phosphate ammoniaco-magnésien, de phosphate de calcium, d'oxalate de calcium, de globules du sang, de mucus, d'épithélium, de pus, etc.

188. RÉACTION DE L'URINE TRAITÉE PAR LES RÉACTIFS USUELS. — Avant de commencer l'exposé systématique des procédés de recherche des principaux éléments de l'urine, il est bon d'étudier l'action qu'exerce sur ce liquide un petit nombre de réactifs usuels qui indiquent la présence des corps les plus importants qu'il renferme. Versez 15 cent. cubes d'urine dans une série de tubes à essais et faites les expériences suivantes :

1° Ajoutez environ 5 cent. cubes d'acide nitrique concentré, il ne se produit de précipité, ni immédiatement, ni plus tard. La coloration de l'urine est devenue plus foncée.

2° Ajoutez un égal volume d'une lessive de potasse ; au bout de quelque temps, on observe un précipité transparent floconneux, qui se sépare par ébullition, en laissant au liquide sa couleur.

On peut démontrer par d'autres expériences que les solutions d'ammoniaque et de soude caustique déterminent un précipité semblable qui consiste en phosphates terreux.

3° Ajoutez environ 5 cent. cubes d'une solution d'azotate d'argent au dixième, il se forme un précipité abondant, formé de chlorure et de phosphate d'argent; en versant de l'acide nitrique dans le mélange, le phosphate d'argent est dissous, laissant du chlorure d'argent parfaitement blanc, qui, après agitation, se rassemble au fond du tube à essais; le liquide qui surnage est tout à fait limpide.

4° Acidulez fortement l'urine avec de l'acide azotique ou de l'acide chlorhydrique et versez-y 2 ou 3 cent. cubes d'une solution de chlorure de baryum, il se forme un précipité de sulfate de baryum.

5° Ajoutez un égal volume d'une solution de baryte caustique, il se forme un précipité abondant, composé principalement de sulfate et de phosphate de baryum.

6° Ajoutez environ 6 cent. cubes d'une solution d'acétate de plomb, il se forme un précipité blanc de chlorure, de sulfate et de phosphate de plomb; et on observe en même temps que l'urine est très fortement décolorée.

7° Versez dans un tube à essais une solution fortement acide de molybdate d'ammonium, ajoutez quelques gouttes d'urine et faites bouillir. Le liquide jaunit et il se dépose un précipité jaune terne de phospho-molybdate d'ammonium. Cette réaction indique la présence de l'acide phosphorique.

Voyez § **201** la méthode de dosage de l'acide phosphorique contenu dans l'urine.

RECHERCHE ET RÉACTIONS DES PRINCIPAUX ÉLÉMENTS ORGANIQUES DE L'URINE

189. RECHERCHE DE L'URÉE, $C H^4 Az^2 O$. — Prenez 100 cent. cubes d'urine et ajoutez-y 50 cent. cubes d'un mélange de un volume de solution saturée d'azotate de baryum avec deux volumes d'une solution saturée de baryte caustique.

Il se forme un précipité composé principalement de phosphate et de sulfate de baryum. On filtre et on évapore à siccité au bain-marie le liquide limpide qu'on obtient. Le résidu est traité par de l'alcool bouillant, et la solution alcoolique est, de la même façon, évaporée à siccité. En ajoutant au nouveau résidu de l'alcool absolu, on sépare l'urée, que l'on obtient en évaporant la solution. Pour purifier les cristaux d'urée, on les recueille sur du papier à filtre, on les presse fortement entre les doubles de ce papier, on les dessèche sur une brique poreuse, et, si cela est nécessaire, on les redissout et on les fait cristalliser de nouveau.

Bien qu'on puisse facilement préparer l'urée avec l'urine, il faut mieux employer l'urée artificielle dans les expériences qui ont pour but de mettre en évidence ses propriétés caractéristiques.

Comme ce serait sortir du cadre de ce livre que de traiter un sujet qui est du domaine de la chimie pure. nous nous bornerons à ajouter que l'urée, que l'on peut maintenant se procurer facilement, se prépare en mélangeant dans des proportions déterminées, des solutions aqueuses de cyanate de potassium et de sulfate d'ammonium, en évaporant à siccité et en épuisant le résidu par l'alcool. Il se forme d'abord du cyanate d'ammonium, qui se transforme ensuite en son isomère l'urée.

Pour étudier les principales réactions de l'urée faites les expériences suivantes :

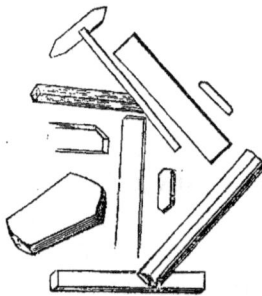

Fig. 153. — Urée.

1° Prenez un cristal d'urée et placez-le dans un vase de verre avec quelques gouttes d'eau distillée, il se dissout rapidement. Faites cristalliser deux gouttes de la solution sur une lame de verre, chauffée avec précaution. Vous obtiendrez un résidu, qui, à l'œil nu, a l'apparence cristalline, et qui, vu au microscope, est formé de prismes transparents à quatre faces terminés par une ou deux facettes obliques (fig. 153).

2° Placez un morceau d'urée sur la langue, vous observerez qu'il possède une saveur fraîche analogue à celle du salpêtre.

3° Chauffez un morceau d'urée sur une lame de platine, au-dessus d'une lampe à gaz ou à alcool, il fond d'abord, puis se solidifie et finit par brûler avec rapidité sans laisser de résidu.

4° Placez un tout petit cristal sur une lame de verre, dissolvez-le dans de l'eau distillée et ajoutez une goutte d'acide azotique concentré et parfaitement incolore. Il se produit des cristaux d'une combinaison d'acide azotique concentré et d'urée $C H^4 Az^2 O$, $H Az O^3$. Ces cristaux sont moins solubles que les cristaux d'urée. L'azotate d'urée est presque insoluble dans l'acide azotique étendu ; il cristallise sous forme de tables à six faces (fig. 154).

On peut parfois obtenir de grandes quantités d'azotate d'urée avec de l'urine humaine parfaitement concentrée, sans avoir recours à l'évaporation, en ajoutant simplement de l'acide azotique pur. Dans quelques cas on peut le préparer à l'état cristallin en évaporant l'urine à consistance presque sirupeuse, en séparant par décantation la liqueur des sels qui se sont déposés, et en ajoutant ensuite un égal volume d'acide azotique pur.

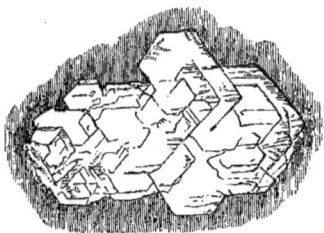

Fig. 154. — Azotate d'urée.

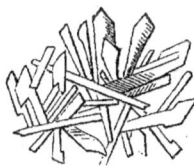

Fig. 155. — Oxalate d'urée.

5° Répétez la même expérience en substituant une solution d'acide oxalique à l'acide nitrique. Il se produit des cristaux d'oxalate d'urée $C H^4 Az^2 O$, $C^2 H^2 O^4$ (fig. 155).

6° Prenez un cent. cube d'une solution d'urée pure, renfermant 5 grammes d'urée pour 100 grammes d'eau distillée. Ajoutez-y avec précaution une solution d'azotate de mercure, il se produit un précipité blanc floconneux composé de combinaisons d'urée avec l'oxyde mercurique. Une goutte du mélange d'urée et d'azotate de mercure ajoutée à une goutte d'une solution froide saturée de carbonate de sodium ne détermine aucune réaction, jusqu'au moment où le sel mercurique est en excès. Il se produit alors une coloration jaune très caractéristique, due à la précipitation de l'hydrate mercurique. C'est sur cette réaction qu'est basée la méthode de Liebig pour le dosage de l'urée.

7° Placez un cent. cube d'une solution d'urée identique à celle qui a été employée dans l'expérience précédente dans un tube à essais, et achevez de remplir ce dernier avec une solution d'hypochlorite de sodium. Retournez le tube une ou deux fois et plongez-le dans une cuve renfermant du mercure. Il se produit un abondant dégagement de gaz; c'est de l'azote.

L'équation suivante explique la réaction, qui se forme :

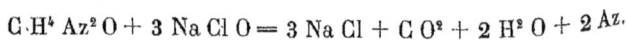

$$C H^4 Az^2 O + 3 Na Cl O = 3 Na Cl + C O^2 + 2 H^2 O + 2 Az.$$

L'acide carbonique, qui prend naissance dans la réaction, est absorbé par la solution d'hypochlorite de sodium.

Au lieu d'hypochlorite de sodium, on peut employer l'hypochlorite de potassium ou de calcium. Voyez aussi § **199.**

190. RECHERCHE DE L'ACIDE URIQUE, $C^5 H^4 Az^4 O^3$. — Mélangez dans une éprouvette peu profonde **200** cent. cubes d'urine avec **2 à 3** cent. cubes d'acide azotique pur. Au bout de vingt-quatre heures, il s'est déposé un sédiment rouge brique ou brun, formé par des cristaux d'acide urique fortement colorés par le pigment de l'urine. Sous le microscope ces cristaux présentent les formes les plus variées : la plus commune est celle de tables rhombiques ou de plaques en losange. La couleur jaune ou brique qu'ils présentent est tout à fait caractéristique.

Séparez l'urine du sédiment rouge d'acide urique, que vous laverez à l'eau distillée et très copieusement, car l'acide urique exige **14,000** fois son poids d'eau froide et **1,800** fois son poids d'eau chaude pour se dissoudre. Le sédiment est ensuite recueilli sur du papier à filtre et soumis aux réactifs suivants :

1° Placez une petite quantité de cristaux d'acide urique dans une goutte de lessive de potasse sur une lame de verre; les cristaux se dissolvent et il se produit une solution d'urate de potassium $C^5 H^2 K^2 Az^4 O^3$.

Ajoutez maintenant avec précaution un excès d'acide azotique ou d'acide chlorhydrique, l'acide urique se séparera de nouveau sous forme de cristaux.

Il faut bien remarquer que l'acide urique forme souvent un dépôt dans l'urine qui n'a pas été acidifiée artificiellement et que ses caractères cristallographiques sont très variables et quelquefois embarrassants. La forme cristalline typique est sans aucun doute celle de tables rhombiques à angles extrêmement obtus; mais cette forme est très fréquemment modifiée, c'est ainsi qu'il se produit des fuseaux par arrondissement des angles obtus, ou même des aiguilles disposées par groupes (fig. **136**). Assez fréquemment la forme primitive s'est métamorphosée en plaques hexagonales. L'expérience que l'on acquiert en comparant fréquemment des dessins exacts de ces différentes formes cristallines peut seule permettre de reconnaître rapidement l'acide urique. Quand on a quelque hésitation, il est bon de dissoudre les cristaux douteux dans la lessive de potasse et de procéder comme ci-dessus, parce que, en neutralisant l'urate alcalin avec un acide, on obtient une des formes les plus communes des cristaux d'acide urique et, par conséquent, les plus faciles à reconnaître.

2° Placez une très petite quantité du dépôt cristallin rougeâtre dans un verre de montre avec quatre à cinq gouttes d'acide azotique, et chauffez avec précaution, en tenant le verre de montre avec les doigts au-dessus d'une petite lampe à alcool. L'acide urique est dissous et, en évaporant à siccité à une température au-dessous de 100°, il reste un résidu jaune rougeâtre. Exposez le résidu à la vapeur d'ammoniaque, ou ajoutez-y, au moyen d'un bâton de verre, une petite quantité de solution d'ammoniaque; il se produit une magnifique coloration rouge pourpre que l'addition d'un peu de solution de potasse caustique fait passer au violet. Cette réaction porte le nom de réaction de la *murexide*.

3° Dissolvez de l'acide urique dans du carbonate de sodium, et versez goutte à goutte une portion de la solution sur du papier préalablement imbibé d'azotate d'argent; il se produit une tache brune.

191. Recherche de l'acide hippurique, $C^9 H^9 Az O^3$. — Après l'urée, l'acide hippurique est le composé organique qui est le plus abondant dans l'urine de l'homme; la quantité moyenne excrétée par jour, est au moins d'un gramme. Malgré cela la recherche de l'acide hippurique dans l'urine de l'homme présente de grandes difficultés, il est par conséquent préférable d'apprendre à isoler cette substance dans une urine où elle soit en plus grande quantité que dans l'urine normale de l'homme. Comme l'urine des herbivores en contient en abondance, on peut employer celle d'un cheval ou d'une vache, ou bien encore l'urine de l'homme, chez lequel on a provoqué une excrétion excessive d'acide hippurique, en lui administrant 10 à 15 grammes d'acide benzoïque, 10 ou 12 heures avant de recueillir l'urine.

C'est un fait digne de remarque que l'ingestion d'acide benzoïque détermine chez les hommes en bonne santé la sécrétion de quantités considérables d'acide hippurique (glycobenzoïque). Il semble qu'il existe toujours dans l'économie du glycocolle [$C^2 H^3 (Az H^2) O^2$], qui n'est jamais excrété sous cette forme, mais qui peut s'unir au radical de l'acide benzoïque (benzoyle), pour former de l'acide hippurique. En comparant les formules du glycocolle et de l'acide benzoïque, on voit qu'on peut se représenter ce dernier comme dérivé du premier par la substitution du radical benzoyle ($C^7 H^5 O$) à un atome de H.

Glycocolle . . . . $C^2 H^3 (Az H^2) O^2$.
Acide hippurique. $C^2 H^2 (Az H^2) (C^7 H^5 O) O^2$.

Faites chauffer au bain-marie 200 cent. cubes d'urine de vache jusqu'à ce qu'elle soit réduite à 40 cent. cubes. Ajoutez de l'acide chlorhydrique et laissez reposer jusqu'au jour suivant. Une grande quantité d'acide hippurique s'est séparée de la liqueur sous forme d'une masse cristalline brune. Lavez la masse cristallisée à l'eau froide et pressez-la entre des doubles de papier à filtre. Dissolvez ensuite dans une quantité d'eau bouillante aussi petite que possible, ajoutez un peu de charbon animal pur, c'est-à-dire du charbon animal qui a trempé pendant plusieurs jours dans de l'acide chlorhydrique étendu et qui a été ensuite lavé à l'eau, et filtrez. Concentrez la liqueur filtrée et abandonnez-la à la cristallisation. Pour les autres méthodes de recherche de l'acide hippurique, principalement quand il existe en petites quantités, nous renverrons à la traduction française du *Traité d'analyse chimique appliquée à la physiologie de Hoppe-Seyler*, p. 208.

Après avoir ainsi obtenu de l'acide hippurique à peu près pur, faites les expériences suivantes :

1° Dissolvez un morceau d'acide hippurique dans de l'eau bouillante et laissez cristalliser une goutte de la solution sur une lame de verre. L'acide se sépare d'ordinaire sous la forme de prismes transparents isolés, ou sous forme de prismes à quatre faces parallèles à l'axe longitudinal et disposés en groupes rayonnants; leurs extrémités sont terminées par deux ou quatre faces. La forme fondamentale est celle du prisme vertical rhombique (fig. 145).

2° Chauffez un morceau d'acide hippurique dans un petit tube de verre, avec de l'eau de chaux, l'ammoniaque, qui se dégage et que l'on reconnaît facilement à son odeur caractéristique, prouve que le corps soumis à l'examen renferme de l'azote.

3° Mélangez dans un petit creuset de porcelaine de l'acide hippurique avec de l'acide azotique concentré. Faites bouillir et évaporez à siccité. Le résidu chauffé dégage une odeur très caractéristique de nitrobenzine.

4° Chauffez quelques cristaux d'acide hippurique, dans un petit tube, il se développe une odeur qui rappelle celle du foin, en même temps qu'il se forme des gouttelettes huileuses rouges.

192. Recherche de la créatinine, $C^4 H^7 Az^3 O$. — Ajoutez un lait de chaux à 300 cent. cube d'urine, jusqu'à ce que la réaction soit nettement alcaline. Versez dans le liquide une quantité suffisante d'une solution de chlorure de calcium, pour qu'il se forme un précipité. Lorsque ce dernier s'est déposé en partie, filtrez, évaporez la liqueur filtrée à siccité dans une bassine ou au bain-marie, et ajoutez au résidu encore chaud 30 à 40 cent. cubes d'alcool à 95°. Remuez et versez le contenu de la bassine, ainsi que les lavages à l'alcool de la bassine, dans un vase à précipité qui doit être placé dans un endroit

frais. Filtrez et lavez le résidu insoluble dans une nouvelle
quantité d'alcool. Si le liquide filtré et l'alcool de lavage
mesurent plus de 50 cent. cubes, ramenez-les à ce volume
en chauffant modérément. Laissez refroidir la liqueur et
ajoutez-y un demi centimètre cube d'une solution alcoolique de
chlorure de zinc parfaitement neutre, et remuez pendant quelque
temps. Le vase est ensuite laissé pendant trois à quatre jours
dans une cave. Au bout de ce temps toute la créatinine combinée au chlorure de zinc s'est séparée. On la recueille sur un
filtre et on lave avec de l'alcool absolu. La substance qui reste
sur le filtre est un chlorure double de zinc et de créatinine
(C^4 H^7 Az^3 $O)^2$ Zn Cl^2 chimiquement pur. Ce composé très
caractéristique est très peu soluble dans l'eau froide et insoluble dans l'alcool froid; il cristallise en aiguilles réunies en
paquets.

On retire la créatinine pure du chlorure double, en faisant
bouillir ce dernier corps, pendant une demi-heure ou plus, dans
l'hydrate d'oxyde de plomb récemment préparé et bien lavé. On
filtre la solution, on l'évapore à siccité et on obtient la créatinine que l'on fait dissoudre dans l'alcool et qu'on laisse cristalliser.

La créatinine est très soluble dans l'alcool et l'eau bouillante,
à peine soluble dans l'éther. Faites sur ce corps les expériences
suivantes :

1° Laissez évaporer quelques gouttes de ce liquide, il reste un
dépôt cristallin (fig. 133).

2° La saveur de la solution est fortement alcaline.

3° La réaction avec le papier de tournesol montre que cette
substance est fortement basique.

4° La solution de chlorure de zinc ajoutée à la créatinine,
produit immédiatement un précipité toujours cristallin du sel de
zinc.

193. RECHERCHE DES MATIÈRES COLORANTES DE L'URINE. — Sous
différents noms, entre autres sous celui de urohématine, plusieurs
auteurs ont décrit la substance ou le mélange de substances,
qu'ils considèrent comme la cause de la coloration de l'urine

normale (Scherer, Harley, Heller, § **142**). Nous sommes parfaitement convaincu que l'on n'a isolé aucune matière colorante, qui
puisse expliquer la couleur jaune ambrée de l'urine normale de
l'homme.

Les expériences suivantes jettent quelque lumière sur les
réactions de la matière colorante de l'urine normale :

1. Prenez 200 cent. cubes d'urine et précipitez par l'acétate
neutre de plomb; le précipité abondant qui se produit est
formé par la combinaison du plomb avec les acides existant
dans l'urine et par une partie de la matière colorante. Filtrez et
observez que la liqueur filtrée n'est pas tout à fait incolore.
Ajoutez-y de l'acétate basique de plomb, il se forme un nouveau
précipité, et cette fois la liqueur filtrée est complètement
incolore.

Réunissez les précipités formés par les acétates neutre et
basique de plomb, et traitez le mélange par l'alcool acidulé avec
l'acide chlorhydrique. Vous obtiendrez un liquide rouge qui
donne, après filtration et évaporation, un résidu rouge noir
d'uromélanine, insoluble dans l'eau.

On admet aujourd'hui que ce corps n'est pas, comme on
l'avait supposé, la matière colorante de l'urine. Les recherches
de Harley, bien qu'elles n'aient pu aboutir à isoler cette matière, ont montré que la soi-disant urohématine est un mélange
de plusieurs substances pigmentaires.

2. Après avoir vu ce que c'était que l'urohématine, notre
attention doit être attirée par la présence constante dans l'urine
d'un corps bien défini, l'indican ou indigo blanc, $C^{16} H^{12}
Az^2 O^2$, que l'on peut facilement transformer en indigo bleu et
en indigo rouge. Heller, qui découvrit le premier sa présence
dans l'urine, sans cependant en reconnaître la nature, lui donna
le nom d'uroxanthine, et ceux d'uroglaucine et d'urrhodine à
l'indigo bleu et à l'indigo rouge, qui en dérivent.

Nous renverrons pour la méthode de préparation de l'indican
à l'ouvrage déjà cité de Hoppe-Seyler, page 218. Il suffira, pour
notre but actuel, d'indiquer les expériences suivantes :

Précipitez 100 cent. cubes d'urine parfaitement fraîche par
l'acétate de plomb. Filtrez; le liquide filtré renferme tout

l'indican. Ajoutez de l'ammoniaque, qui précipite l'hydrate d'oxyde de plomb avec l'indican. Lavez le précipité recueilli sur un filtre avec de l'eau et de l'acide chlorhydrique dilué. Très souvent le filtre contient, par suite de la formation d'indigo bleu, des particules bleues, qui contrastent avec le chlorure de plomb, avec lequel cette substance est mélangée.

La liqueur filtrée, abandonnée à elle-même pendant vingt-quatre heures, se recouvre généralement d'une pellicule bleue pourpre, formée par l'indigo.

3. Précipitez plusieurs centaines de centimètres cubes d'urine fraîche par l'acétate de plomb et filtrez ; traitez la liqueur filtrée ar un excès d'hydrogène sulfuré, faites bouillir et filtrez. Versez la liqueur dans un égal volume d'acide chlorhydrique pur et concentré ; le mélange prend une coloration violette ou indigo bleu ; laissez reposer pendant douze heures et ajoutez un volume d'eau. Au bout de vingt-quatre heures il s'est généralement formé un dépôt, qui est recueilli sur un filtre, lavé et desséché. Traité par l'éther, ce dépôt lui abandonne d'ordinaire une matière colorante rouge, et il reste l'indigo qu'on purifie en le dissolvant dans l'alcool bouillant.

Il faut se rappeler que l'indigo bleu ne diffère de l'indican que par la présence de deux atomes d'hydrogène de plus :

Indican ou indigo blanc. C^{16} H^{12} Az^2 O^2.
Indigotin ou indigo bleu. C^{16} H^{10} Az^2 O^2.

Dans la préparation de l'indigo bleu avec l'indican, il se forme d'autres substances, telles qu'une matière sucrée, isomère du glucose, mais non fermentiscible, et un corps très imparfaite- ment connu, l'indigo rouge, dont il a été question au § **186**.

Principales réactions de l'indigo bleu :

(*a*). ajoutez un fragment d'indigo bleu avec de l'éther ; vous verrez qu'il est très peu soluble ; mais l'éther en a cependant dissous une quantité suffisante pour acquérir une légère teinte bleue.

(*b*). Chauffez un fragment d'indigo bleu dans un tube de verre, il se sublime et se dépose sur les parties froides du tube. Si le tube est très étroit et ses parois minces, on peut l'examiner au microscope et on observe que le dépôt est formé de plaques et d'aiguilles microscopiques.

(c). Dissolvez de l'indigo bleu dans l'acide sulfurique et examinez une mince couche de la solution au spectroscope; vous observerez une bande d'absorption tout près de la ligne D, vers l'extrémité rouge du spectre, le violet étant également absorbé.

ANALYSE QUANTITATIVE DE L'URINE

194. DÉTERMINATION DE LA QUANTITÉ D'URINE PRODUITE DANS UN TEMPS DONNÉ. — Avant de décrire succinctement les méthodes que l'on emploie dans le dosage des éléments les plus importants de l'urine, il est bon de faire remarquer, comme une règle générale, que l'analyse quantitative de l'urine ne jette que peu ou point de lumière sur l'énergie et le caractère des réactions qui s'opèrent dans l'intimité des tissus, à moins que l'analyse ne porte sur un échantillon d'urine, qui représente la sécrétion moyenne pendant un temps connu, durant lequel on a pu s'assurer aussi exactement que possible des conditions dans lesquelles se trouvait l'animal.

Cette remarque se comprendra facilement, si l'on songe que l'on peut obtenir les renseignements les plus précieux sur la sécrétion urinaire, en recueillant, mélangeant et mesurant la quantité d'urine émise pendant vingt-quatre heures. Cette quantité une fois connue, 200 cent. cubes suffiront pour la plupart des analyses.

On recueille l'urine de l'homme dans des vases de verre parfaitement propres; dans les expériences précises on lave au préalable les vases avec de l'acide sulfurique étendu, puis avec de l'eau. Le vase collecteur peut être gradué ou non; dans ce dernier cas, l'urine, après avoir été mélangée, est soigneusement versée, par portions successives, si cela est nécessaire, dans une éprouvette graduée d'une capacité d'un litre, divisée de 5 en 5 centimètres.

On opère souvent sur l'urine des chiens et des lapins, principalement lorsqu'il s'agit d'expériences sur l'action physiologique des médicaments. Dans ce cas, pour recueillir les urines, on place les animaux dans des cages spéciales, dont les parois sont formées en partie de lames de fer ou de cuivre, en partie de toile métallique. Le fond se compose de bâtons de verre, d'environ 1 centimètre de diamètre, disposés tout près les uns des autres, de façon à laisser écouler les urines et à retenir les excréments solides.

Les bâtons de verre sont solidement fixés dans la base du cadre en bois de la cage, qui est en outre munie d'un tiroir portant une cuvette de verre ou de porcelaine comme celle dont se servent les photographes. La cuvette est percée d'un trou, qui, au moyen d'un tube de verre, permet aux liquides de se rassembler dans le vase collecteur situé au-dessous. Si l'on a soin de laver les bâtons de verre de la cage, ainsi que la cuvette de porcelaine, on recueille l'urine dans un grand état de pureté.

195. DÉTERMINATION DE LA DENSITÉ DE L'URINE. — Cette opération se fait d'après les deux méthodes décrites dans l'Appendice § **220**, c'est-à-dire soit avec le flacon à densité, soit avec un densimètre.

Le densimètre, dont on se sert pour rechercher la densité de l'urine, porte le nom d'uromètre. La tige est ordinairement divisée de façon à indiquer les densités de **1,000** à **1,060**, celle de l'eau étant égale à **1,000**; il est bon d'avoir deux uromètres, l'un donnant les densités de **1,000** à **1,030**, l'autre de **1,030** à **1,060**. La longueur de la tige de ces instruments étant la même que celle des densimètres ordinaires, la lecture de la graduation est beaucoup plus exacte. Avant de se servir d'un uromètre, il faut le contrôler en le plongeant dans des liquides de densité connue, par exemple, dans trois échantillons d'urine, dont on a déterminé avec soin la densité au moyen de la méthode du flacon.

Bien que, dans certaines circonstances, la détermination de la densité d'un seul échantillon d'urine puisse être suffisante, généralement l'expérience n'est bien concluante que lorsqu'on a pris la densité d'un échantillon d'urine mixte émise pendant vingt-quatre heures.

La connaissance de la densité de l'urine permet de savoir assez approximativement la quantité totale des matières solides excrétées par les reins dans un temps donné.

On a reconnu empiriquement que la densité de l'urine est dans un rapport étroit avec les matières solides qu'elle contient en dissolution. Robert Christison a fait voir, il y a plusieurs années, qu'en multipliant par le facteur 2,33 le chiffre qui exprime la différence entre la densité d'un échantillon d'urine et la densité de l'eau, le produit représente exactement le poids de toutes les substances solides contenues dans 1,000 parties d'urine. D'autres observateurs ont reconnu depuis que, si la formule du Dr Christison donne des résultats exacts quand on l'applique à des urines de densité supérieure à 1,018, pour les urines de densité inférieure, on obtient des résultats plus exacts en substituant le facteur 2 au facteur 2,33.

L'exemple suivant suffira pour démontrer l'application de cette méthode au calcul approximatif de la quantité de matières solides de l'urine excrétées pendant vingt-quatre heures :

Un homme émet en vingt-quatre heures 1,575 cent. cubes d'urine, dont la densité est 1,025, quelle est approximativement la quantité des matières solides contenues dans son urine ?

1° La formule du Dr Christison nous donne la quantité de matières solides contenues dans 1,000 parties d'urine; ainsi, en prenant pour unité le gramme et en désignant par x la quantité de matières solides contenues dans 1,000 grammes, nous avons :

$$x = (1023 - 1000)\, 2,33 = 53,59.$$

2° Il nous faut maintenant chercher le poids l'urine. Comme la densité de l'urine est 1,023 et que son volume est 1,575 centimètres cubes, son poids y exprimé en grammes, nous sera donné par la proportion suivante :

$$1000 : 1023 :: 1575 : y$$

$$\text{d'où } y = \frac{1.023 \times 1,575}{1,000} = 1611$$

3° Connaissant le poids en grammes de l'urine émise pendant vingt-quatre heures et le poids approximatif des matières solides renfermées dans 1,000 parties en poids d'urine, nous aurons le poids z de toutes les matières solides excrétées pendant vingt-quatre heures par la proportion suivante:

$$1,000 : 55,59 : : 1611 : z$$
$$\text{d'où } z = 86, 33 \text{ grammes.}$$

Il est bon de remarquer que le résultat ainsi obtenu n'est qu'une approximation du chiffre réel, auquel on arrive par la méthode directe, que nous allons maintenant décrire ; mais cette approximation est suffisamment grande pour qu'on puisse s'en servir.

196. DOSAGE DE LA TOTALITÉ DES MATIÈRES SOLIDES CONTENUES DANS L'URINE. — Lorsqu'on connaît le volume total d'urine émise en vingt-quatre heures et que l'on veut rechercher par les pesées directes la quantité totale de matières solides qu'elle ren-

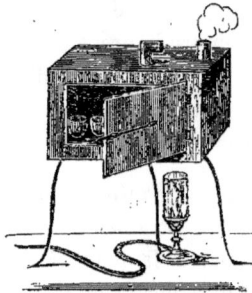

Fig. 156.— Étuve à air chaud.

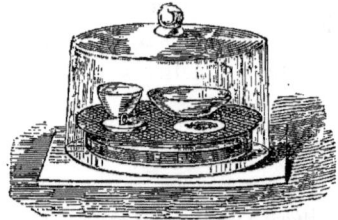

Fig. 157. — Exsiccateur.

ferme, on verse à l'aide d'une pipette, très exactement graduée, 10 à 15 centimètres cubes d'urine mixte dans une capsule de porcelaine ou de verre préalablement pesée, et on chauffe au bain-marie, ou dans une étuve à eau (fig. 156) jusqu'à ce que l'on ait un résidu presque desséché. On chauffe ensuite la capsule et son contenu dans une étuve à air, dont la température est maintenue à 120°. On laisse ensuite refroidir dans un exsiccateur (fig. 157) et on pèse rapidement. La pesée et la dessiccation doivent être répétées jusqu'à ce que le poids de la capsule et du résidu soit constant. Pour plus d'exactitude, on recouvre la capsule avec une lame de verre rodée à l'émeri, quand on la transporte de l'étuve à l'air dans l'exsiccateur et de l'exsiccateur dans la balance.

Il est absolument indispensable que les pesées soient faites le plus rapidement possible, car les matières solides de l'urine desséchées sont éminemment hygroscopiques.

Au lieu de déterminer le volume de l'urine que l'on analyse, on peut en déterminer le poids.

197. Dosage du chlore contenu dans l'urine par la méthode de Liebig. — On a déjà vu que lorsqu'une solution d'azotate mercurique est mélangée avec une solution d'urée, il se produit un précipité blanc épais formé de combinaisons de l'urée avec l'oxyde mercurique. § **189, 6.**

Si la solution d'azotate mercurique est suffisamment diluée et si la quantité employée est suffisante, le composé formé renferme quatre molécules d'oxyde mercurique pour une molécule d'urée.

Si la solution d'urée renferme du chlorure de sodium, il ne se formera pas d'abord de précipité, parce que la réaction entre l'urée et l'oxyde de mercure ne se produit pas tant que la double décomposition de l'azotate mercurique et du chlorure de sodium n'est pas complète.

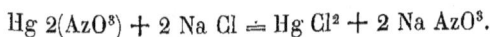

$$Hg\ 2(AzO^3) + 2\ Na\ Cl = Hg\ Cl^2 + 2\ Na\ AzO^3.$$

Mais aussitôt que cette double décomposition est achevée, il apparaît un précipité blanc d'oxyde mercurique, combiné à l'urée.

La méthode de Liebig pour doser le chlore de l'urine est basée sur ces réactions.

Nous exposerons successivement la préparation de la solution titrée d'azotate de mercure, et la marche à suivre pour déterminer avec son aide la quantité de chlore de l'urine.

Préparation de la solution titrée d'azotate de bioxyde de mercure pour le dosage du chlore dans l'urine. — On a besoin des solutions suivantes :

1º Une solution d'azotate de bioxyde de mercure, titrée de façon que 1 cent. cube corresponde à 10 milligrammes de chlorure de sodium. On la prépare en dissolvant 20 grammes de mercure parfaitement pur dans de l'acide azotique bouillant, jusqu'à ce que le liquide acide ne produise plus de précipité dans une solution de sel marin. On concentre la liqueur au bain-marie jusqu'à consistance sirupeuse, on la dilue ensuite avec environ 1 litre d'eau distillée.

A moins qu'il ne soit resté après l'évaporation un grand excès d'acide azotique, il se dépose un précipité blanc d'azotate basique de mercure, que l'on sépare en filtrant. Avant de filtrer, il faut ajouter quelques gouttes d'acide azotique, qui redissoudront une portion considérable du précipité sans rendre le liquide trop acide ; la solution d'azotate mercurique ainsi obtenue doit être mise de côté jusqu'à ce que l'on ait préparé les autres réactifs nécessaires pour déterminer son degré de concentration.

2º Une solution de sel marin, que l'on obtient en dissolvant dans de l'eau distillée 20 grammes de chlorure de sodium pur et en étendant la solution à un litre. Le chlorure de sodium doit être fondu avant d'être pesé.

Dix centimètres cubes de cette solution renferment 2 décigrammes de chlorure de sodium.

3º Une solution d'urée faite en dissolvant 4 grammes d'urée dans un peu d'eau distillée et en étendant la solution à 100 cent. cubes.

4º Une solution de sulfate de sodium saturée à la température ordinaire.

Pour déterminer le litre de la solution d'azotate mercurique, on la verse dans une burette, de préférence dans la burette de Mohr à robinet de verre, d'une capacité de 50 centimètres cubes et divisée en millimètres.

Dix centimètres de la solution de sel marin sont alors versés avec une pipette dans un vase de verre ; on y ajoute 3 cent. cubes de la solution d'urée et 5 cent. cubes de la solution de sulfate de sodium. On y laisse alors couler goutte à goutte la solution d'azotate mercurique. Chaque goutte de l'azotate qui tombe dans le mélange y détermine un précipité blanc, qui disparaît de suite de lui-même, ou quand on remue. Si l'on ajoute d'avantage d'azotate le mélange devient opalescent, mais il ne se forme pas de précipité jusqu'à ce que tout le chlorure de sodium soit décomposé. On lit alors le nombre de centimètres cubes de solution mercurielle employés. Si, par exemple, il a fallu **12, 7** cent. cubes de la solution pour produire un précipité permanent, on en conclut que ce volume de la solution contient la quantité d'azotate mercurique nécessaire pour décomposer **2** décigrammes de chlorure de sodium. Comme il est avantageux d'avoir une solution dont **10** cent. cubes correspondent à **1** décigramme de chlorure de sodium, il faut étendre la solution, que l'on vient de préparer au degré voulu. Dans le cas actuel **12,7** cent. cubes contiennent une quantité de sel mercuriel correspondant à **2** décigrammes de chlorure de sodium, c'est-à-dire autant qu'il devrait y en avoir dans **20** cent. cubes de la solution. En ajoutant au **12,7** cent. cubes, **7,3** cent. cubes d'eau, on aura donc **20** cent. cubes d'une solution dont **10** cent. cubes pourront décomposer exactement **1** décigramme de chlorure de sodium.

Mais comme on prépare les solutions titrées en grandes quantités, il est bon d'étendre toute la solution à la fois.

Ainsi, en supposant que l'on ait **800** cent. cubes de solution, dont **12,7** cent. cubes correspondent à **2** décigrammes de chlorure de sodium, comme il faut ajouter à **12,7** cent. cubes, **7,3** cent. cubes d'eau, il est évident qu'il faudra en ajouter **459,8** cent. cubes, ce qui donnera **1259,8** cent. cubes, dont **10** cent. cubes correspondent à **100** milligrammes de chlorure de sodium, ou **60,65** milligrammes de chlore.|

Après avoir ainsi obtenu la solution titrée d'azotate mercurique, il faut, avant d'analyser l'urine, préparer une solution que nous désignerons sous le nom de mélange de baryte.

On le prépare en mélangeant deux volumes d'une solution d'azotate de baryte saturée à froid avec un volume d'eau de baryte, également saturée.

Pour doser l'urée, on ajoute **2** volumes quelconques de l'urine à analyser, soit **40** cent. cubes, à un volume, soit **20** cent. cubes du mélange de baryte. Il se dépose un abondant précipité, formé principalement d'un mélange de phosphate, de sulfate et de carbonate de baryum. La séparation des phosphates est absolument nécessaire, parce que ces sels sont précipités par l'azotate de mercure.

Comme la liqueur filtrée est composée pour un tiers de mélange de baryte, il faut en prendre, pour l'analyser, 15 cent. cubes. Cette quantité correspond exactement à 10 cent. cubes d'urine. Il faut donc avoir, outre les pipettes graduées jaugées de 20 et de 40 cent. cubes, une autre pipette exactement jaugée de 15 cent. cubes. On acidifie très légèrement ces 15 cent. cubes de liqueur en y ajoutant goutte à goutte de l'acide azotique excessivement étendu, puis on y laisse couler la solution d'azotate de mercure d'abord un peu rapidement, puis goutte à goutte, jusqu'à ce qu'il se produise un précipité épais permanent, qui ne change pas, lorsqu'on agite fortement.

Le nombre de centimètres cubes employés, multipliés par 0,01, donne en fraction de gramme la quantité de chlore, contenue à l'état de chlorure de sodium dans 30 cent. cubes d'urine. Ainsi, si la quantité de la solution titrée employée est de 8,56 cent. cubes, la quantité de chlore présent à l'état de chlorure de sodium dans 10 cent. cubes d'urine est de 85 milligrammes.

Il est à remarquer que si l'urine contient de l'albumine, il faut l'enlever par l'ébullition et la filtration avant de procéder au dosage du chlore.

198. DÉTERMINATION DU CHLORE AU MOYEN DE L'AZOTE D'ARGENT. — Dans les cas où la quantité de chlore est excessivement petite, il faut employer la méthode suivante, de préférence à celle qui vient d'être décrite.

10 cent. cubes d'urine sont placés dans une capsule de platine avec 2 grammes d'azotate de potassium pur et évaporés à siccité. Le résidu est chauffé avec précaution jusqu'à ce que tout le charbon ait disparu.

On laisse refroidir la capsule, et on dissout dans l'eau distillée la masse saline qu'elle renferme, à laquelle on ajoute une petite quantité d'acide azotique. Le dosage du chlore est alors effectué au moyen des méthodes qui sont décrites dans les manuels d'analyse chimique. La partie essentielle de ces méthodes consiste : 1° à précipiter le chlore à l'état de chlorure d'argent, à laver, brûler et peser le précipité ; et 2° à ajouter à la solution neutralisée de chlorure, mélangée avec une goutte de chromate de potassium, une solution titrée d'azotate d'argent. L'azotate d'argent détermine un précipité blanc de chlorure d'argent ; mais quand tout le chlore est précipité une seule goutte de plus du réactif produit une coloration intense rouge saumon, due à la formation de chromate d'argent.

199. Dosage de l'urée. — I. *Méthode de Liebig.* — Pour doser l'urine par cette méthode on a besoin 1° du mélange de baryte, dont on s'est servi dans le dosage du chlore, et 2° d'une solution d'azotate de bioxyde de mercure préparée également de la même façon que pour la détermination du chlore, mais renfermant davantage de mercure. Pour l'obtenir, on dissout 75 grammes de mercure dans de l'acide azotique pur en observant exactement toutes les précautions qui ont été indiquées et on l'étend de façon que le volume soit égal à 1 litre.

Pour ramener la solution d'azotate au titre nécessaire pour doser l'urée, on verse dans un vase 10 cent., cubes d'une solution aqueuse titrée d'urée pure renfermant 2 grammes d'urée pour 100 cent. cubes : la quantité de la solution versée dans le vase contiendra par conséquent 2 décigrammes d'urée.

On y ajoute alors la solution d'azotate mercurique et on remue ; il se dépose un abondant précipité blanc. Quand la précipitation paraît être presque achevée, on dépose sur une plaque de porcelaine une goutte du liquide tenant le précipité en suspension et on y ajoute une goutte de carbonate de sodium. Si l'urée n'a pas été complètement précipitée, on n'observe aucun changement de couleur. On continue alors à verser goutte à goutte la solution d'azotate mercurique, en répétant de temps à autre sur la plaque de porcelaine cet essai avec le carbonate de sodium. A la fin, il apparaît une couleur jaune, qui indique que la solution mercurique a été ajoutée en excès. Le nombre de centimètres cubes de la solution employés indique le nombre de centimètres cubes qui correspondent à 2 décigrammes d'urée. Comme il est plus commode d'employer une solution d'azotate mercurique, dont

10 cent. cubes précipitent 100 milligrammes d'urée ou 1 cent. cube 10 milligrammes, il faut étendre la solution de la même manière que pour le dosage du chlore.

Une fois la solution mercurique et le mélange de baryte préparés, l'analyse de l'urine s'effectue rapidement. On ajoute 40 cent. cubes d'urine à 20 cent. cubes du mélange de baryte ; on filtre et on précipite 15 cent. cubes de la liqueur filtrée avec la solution mercurique, jusqu'à ce que l'essai avec le carbonate de sodium donne une coloration jaune.

Le nombre de centimètres cubes employés de la solution mercurique moins 2, multiplié par 0,01 gramme, indique très exactement la quantité d'urée, exprimée en fraction de grammes, contenue dans 10 cent. cubes d'urine, pourvu que cette dernière ait une composition moyenne, c'est-à-dire qu'elle ne renferme pas d'éléments anormaux, que la quantité de chlorure de sodium ne dépasse pas la moyenne, et qu'elle ne soit ni très concentrée, ni très étendue.

Il en résulte qu'il faut faire subir plusieurs corrections à la méthode de Liebig, pour arriver au degré d'exactitude qu'elle est susceptible de donner.

En indiquant ces corrections, nous expliquerons pourquoi le nombre de cent. cubes moins 2, de la solution mercurique employée, multiplié par 0,01 gramme indique très exactement, exprimée en fraction de gramme, la quantité d'urée contenue dans 10 cent. cubes d'urine. La raison de cette soustraction de 2 cent. cubes, est que, en moyenne, dans les urines, ce volume de solution est nécessaire pour décomposer les chlorures, et n'agit pas par conséquent sur l'urée.

Si l'on fait cette correction dans une série d'observations et si, comme on l'a déjà fait remarquer, l'urine n'a pas une composition très exceptionnelle, les résultats obtenus ont une exactitude très suffisante et sont comparables les uns aux autres. Mais si l'urine qu'il s'agit d'analyser provient d'un malade atteint de pneumonie ou de fièvre, cette correction arbitraire conduirait d'ordinaire à une erreur très grande.

Dans de pareilles circonstances, il faut employer un moyen plus scientifique pour corriger l'erreur provenant de la présence des chlorures. On détermine d'abord, au moyen de la solution d'azotate mercurique titrée pour le dosage du chlore, la quantité de chlore qui existe à l'état de chlorure de sodium dans 10 cent. cubes d'urine, c'est-à-dire dans 15 cent. cubes de liqueur filtrée obtenue en mêlant deux volumes d'urine avec un volume de mélange de baryte, et puis on enlève dans une autre quantité de la liqueur filtrée tout le chlore qu'elle contient au moyen d'une solution titrée d'azotate d'argent. Pour cette dernière opération, il est nécessaire d'avoir une solution d'argent qui ait exactement le même titre que la solution d'azotate mercurique, dont on s'est servi. On la prépare en dissolvant dans de l'eau distillée 11,601 grammes d'azotate d'argent fondu, et en étendant la solution à un litre. La solution aura le titre voulu, c'est-à-dire que 1 cent. cube précipitera exactement 1 centigramme de sodium.

Prenez 30 cent. cubes du mélange filtré d'urine et de baryte, ajoutez-y une goutte d'acide azotique et versez-y, à l'aide d'une burette ou d'une pipette graduée, deux fois autant de cent. cubes de solution d'azotate d'argent qu'on emploierait de cent. cubes de la solution d'azotate mercurique pour doser le chlore. Il se forme un précipité de chlorure d'argent, et la liqueur filtrée peut servir alors au dosage de l'urée.

Un exemple permettra de se rendre mieux compte de cette série d'opérations.

40 cent. cubes de l'urine d'un enfant atteint de la fièvre typhoïde ont été mêlés avec 20 cent. cubes du mélange de baryte; le liquide a été filtré. 15 cent. cubes de ce liquide ont été mesurés dans un vase et on y a ajouté la solution mercurique titrée pour le dosage du chlore jusqu'à ce qu'il se soit formé un précipité permanent épais. Le nombre de cent. cubes employés de la solution était 4,5. Comme chaque cent. cube de la solution titrée correspond à 1 centigramme de chlore à l'état de chlorure de sodium, la quantité contenue dans les 10 cent. cubes d'urine est de 0,045 grammes. 30 cent. cubes du même mélange filtré d'urine et de baryte ont été traités par 4,5 × 2, c'est-à-dire par 9 cent. cubes. La liqueur a été filtrée. Or 39 cent. cubes du mélange d'urine, de solution de baryte et de solution d'azotate d'argent renferment 20 cent. cubes d'urine. Par conséquent en prenant

$\frac{39}{2}$ ou **19,5** cent. cubes de la liqueur filtrée après la précipitation du chlorure d'argent, nous aurons la quantité de liquide renfermant toute l'urée présente dans 10 cent. cubes de l'urine à analyser.

Il faut également remarquer que, si la quantité de chlore existant dans l'urine est très petite, comme dans beaucoup de maladies aiguës, on arrive à des résultats très suffisamment exacts en négligeant toute correction.

On peut encore faire subir à la méthode Liebig d'autres corrections correspondant à des circonstances particulières ; nous nous bornerons à les exposer succinctement, renvoyant pour les explication aux Traités spéciaux.

1° Lorsque, en dosant l'urée contenue dans 15 cent. cubes du mélange d'urine et de solution de baryte, le nombre de cent. cubes de la solution mercurique employés dépasse 30, il faut recommencer l'opération en ajoutant aux 15 cent. cubes du mélange une quantité d'eau distillée égale à la différence entre le nombre 30 et le nombre de cent. cubes employés dans la première opération.

2° Quand la quantité de la solution d'azotate mercurique ajoutée au 15 cent. cubes du mélange filtré d'urine et de solution de baryte est moins de 30 cent. cubes, il faut retrancher 0,1 cent. cube par chaque 5 cent. cubes de solution mercurique employés en moins que 30.

Cette corection a peu d'importance.

II. *Méthode de Davy pour le dosage de l'urée*. — Cette excellente méthode est basée sur ce fait, que nous avons déjà mentionné, que lorsqu'une solution d'urée ($CH^4 Az^2 O$), telle que l'urine, est traitée par une solution d'hypochlorite, elle est décomposée en acide carbonique, en eau et en azote. Si l'on effectue le mélange dans une longue éprouvette graduée et qu'on la retourne sur une cuve à mercure, tout l'azote s'accumule à la surface du mélange, l'acide carbonique étant absorbé par la solution d'hypochlorite employée. Le volume d'azote dégagé permettra de calculer la quantité d'urée. Nous renverrons, pour l'exposition détaillée de cette méthode à l'ouvrage du Dr Thudichum, *Treatise on the Pathology of the Urine*, Londres, **1858**.

La méthode de Davy, de même que celle de Liebig, ne donne pas des résultats d'une exactitude absolue. L'acide urique et les autres substances azotées présentes dans l'urine sont décomposées par les hypochlorites; mais, comme leur quantité est relativement très petite, l'erreur commise est peu importante. Nous pouvons confirmer, d'après nos propres observations, la grande exactitude de cette méthode, lorsqu'elle est appliquée à des solutions d'urée pure, et nous pensons que, pratiquée avec un appareil convenable, elle est la méthode de dosage de l'urée la plus utile et la plus digne de confiance.

Les appareils décrits par Hüfner, Russell et West, et Dupré, sont basés sur cette méthode; dans tous l'urée est décomposée par une solution d'un hypobromite alcalin.

L'appareil de *Russell et West*, pour l'analyse quantitative de l'urée, se compose d'un long tube, portant une boule à une de ses extrémités et surmonté à l'autre extrémité d'un col muni d'un étranglement, d'une baguette de verre fixée à un lien de caoutchouc, d'un vase collecteur, d'une éprouvette graduée et d'une pipette d'une capacité de 5 cent. cubes. Pour déterminer la quantité d'urée contenue dans un échantillon d'urine, on verse 5 cent. cubes de l'urine dans la boule du tube, que l'on achève de remplir jusqu'au col avec de l'eau, et l'on introduit la baguette de verre dans le tube, dans le but de séparer l'urine diluée de la solution d'hypobromite [1], avec laquelle on achève de remplir ce dernier. On place ensuite le tube, l'orifice tourné en haut, dans le vase collecteur, à moitié plein d'eau, l'éprouvette graduée, également remplie d'eau, est renversée sur l'orifice du tube, dont on enlève en ce moment la baguette de verre. La solution d'hypobromite se mélange alors avec l'urine, la décomposition s'opère et l'azote se dégage (voyez § **189**, 7), comme l'indique l'équation suivante :

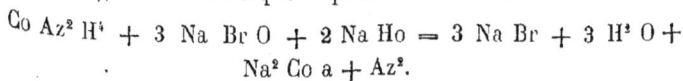

$$Co\ Az^2\ H^4 + 3\ Na\ Br\ O + 2\ Na\ Ho = 3\ Na\ Br + 3\ H^2\ O + Na^2\ Co\ a + Az^2.$$

---

[1] La solution d'hyprobomite se prépare en dissolvant 100 grammes de soude solide dans 250 cent. cubes d'eau, et en ajoutant à la solution ainsi formée, lorsqu'elle est refroidie, 25 cent. cubes de brôme. Cette solution se conserve bien.

L'azote se rassemble à la surface de l'eau, dans l'éprouvette, où on peut le mesurer et en déterminer la nature par les moyens ordinaires. L'appareil est construit de telle sorte que chaque centimètre cube de gaz devenu libre, indique que l'urine renferme 2 cent. cubes d'urée pour 100. Pour faciliter le dégagement des dernières traces d'azote, on peut chauffer avec précaution, après un intervalle de cinq minutes la boule du tube.

200. DOSAGE DE L'ACIDE URIQUE. — On dose habituellement l'acide urique par précipitation avec l'acide azotique ou l'acide chlorhydrique étendus. Le précipité cristallin est lavé, desséché et pesé.

Versez dans 200 cent. cubes d'urine 5 cent. cubes d'acide chlorhydrique étendu d'un poids spécifique de 1,11 et laissez reposer pendant vingt-quatre heures dans une cave. Recueillez l'acide urique sur un filtre pesé d'avance, et lavez-le soigneusement avec l'eau distillée. Desséchez le filtre et l'acide urique dans une étuve à eau à la température de 100°. Faites refroidir le filtre desséché dans un exsiccateur (dans les verres de montre, etc.), et pesez-le. En retranchant le poids du filtre de papier du poids total de l'acide urique et du filtre, on obtient le poids de l'acide urique précipité. Il faut y ajouter aussi la quantité d'acide urique retenue en dissolution par l'urine et l'acide chlorhydrique et par l'eau de lavage du filtre. Dans ce but, on mêle tous ces liquides ensemble et on les mesure. Chaque 100 cent. cubes du mélange contenant 0 gr. 0038 d'acide urique (Neubauer), on calcule la quantité totale que le mélange en renferme; on ajoute le chiffre obtenu au chiffre qui exprime la quantité d'acide urique recueilli sur le filtre et l'on a la quantité d'acide urique renfermé dans l'urine soumise à l'analyse. Ce nombre n'est du reste qu'approximatif [1].

201. DOSAGE DE L'ACIDE PHOSPHORIQUE. — L'acide phosphorique (§ **188**), contenu dans l'urine, est combiné en partie avec les terres alcalines, la magnésie et la chaux, mais principale-

---

[1] Voyez les recherches du Dr Salkowsky dans *Wirchow's Archiv.* Vol. LII, et celles de Maly dans *Pflüger's Archiv.*, 1872. vol. VI, p. 201.

ment avec les alcalis. Si l'on rend l'urine alcaline en y ajoutant de l'ammoniaque, les phosphates terreux sont précipités et les phosphates alcalins restent en solution. On détermine d'habitude la quantité d'acide phosphorique anhydre correspondant à l'acide phosphorique de l'urine. Dans le dosage de l'acide phosphorique de l'urine, on peut doser seulement la quantité totale qui existe dans le liquide, ou bien on peut doser d'abord la quantité totale et ensuite la quantité qui reste après la précipation des phosphates terreux.

La méthode volumétrique, employée pour le dosage de l'acide phosphorique de l'urine, est basée sur les réactions suivantes :

(*a*). Quand on traite la solution d'un phosphate acidulée avec de l'acide acétique par une solution d'azotate ou d'acétate d'uranium, il se forme un précipité de phosphate d'uranium.

(*b*). Quand on ajoute un sel soluble d'uranium à une solution de ferrocyanure de potassium, il se forme un précipité brun rougeâtre.

Préparation des solutions titrées d'uranium, etc. — Avant de préparer la solution d'uranium, il faut faire une solution titrée d'un phosphate. Dans ce but, on dissout **10,085** grammes de phosphate de sodium bien cristallisé ($Na^2 H Pho^3 + 12 H^2 O$) dans de l'eau distillée et l'on étend la solution à un litre. 50 cent. cubes de la solution renferment 0,1 gramme d'acide phosphorique.

On dissout ensuite **100** grammes d'acétate de sodium dans **900** cent. cubes d'eau distillée, et on y ajoute **100** cent. cubes d'acide acétique.

La solution d'acétate d'uranium se prépare en dissolvant de l'oxyde d'uranium du commerce dans l'acide acétique. On étend la liqueur et on filtre. A la place de cette solution, on peut employer la solution d'azotate d'uranium que l'on obtient en dissolvant le sel cristallisé dans l'eau et en étendant la liqueur. Ces solutions doivent contenir **20,3** gr. d'oxyde d'uranium par litre.

Une fois la solution d'acétate ou d'azotate d'uranium préparée, il s'agit de déterminer son dégré de concentration de la manière suivante : On verse dans un vase 50 cent. cubes de la solution titrée de phosphate de sodium, puis on y ajoute 5 cent. cubes de la solution acide d'acétate de sodium. On y laisse couler la solution d'uranium contenue dans une burette très exactement graduée, jusqu'à ce que la précipitation cesse. On étend quelques gouttes d'une solution de ferrocyanure de potassium sur une plaque de porcelaine et après chaque addition de solution d'uranium au phosphate, on prend, à l'aide d'une baguette de verre, une goutte du mélange, qu'on laisse tomber sur le ferrocyanure. Dès que la solution d'uranium est ajoutée en excès, on observe la coloration brun rougeâtre, caractéristique du ferrocyanure d'uranium.

La solution d'uranium doit être titrée de telle sorte que 20 cent. cubes correspondent exactement à 50 cent. cubes de la solution de phosphate de soude, c'est-à-dire à 1 décigramme d'acide phosphorique.

Dans l'analyse de l'urine avec les solutions d'uranium, il faut opérer sur 50 cent. cubes de liquide. Cette quantité d'urine est traitée par la solution d'acétate de sodium et chauffée au bain-marie à une température voisine de 100°, puis on y ajoute la solution d'uranium de la façon qui vient d'être indiquée.

202. DOSAGE DE L'ACIDE SULFURIQUE. — La meilleure manière de doser l'acide sulfurique de l'urine est de le précipiter par le chlorure de baryum. Le précipité de sulfate de baryum ainsi formé est pesé, desséché et brûlé, et permet de calculer le poids d'acide sulfurique. On détermine d'habitude le poids d'acide sulfurique anhydre, correspondant à l'acide sulfurique contenu dans l'urine.

Nous renverrons, pour les détails de cette méthode, au traité d'Analyse quantitative de Fresenius. Les manipulations qu'exigent une semblable analyse, quelques simples qu'elles soient, ne peuvent être apprises que dans un laboratoire de chimie pure.

On a proposé de doser l'acide sulfurique de l'urine au moyen d'une solution titrée de chlorure de baryum; mais cette méthode est longue; elle n'a même pas l'avantage de la rapidité sur celle que nous avons décrite au commencement de ce paragraphe.

203. RECHERCHE DU SUCRE DANS L'URINE. — On ne sait pas encore exactement si l'urine à l'état normal renferme ou non du sucre. Les méthodes qui ont été proposées pour isoler cette substance par les auteurs qui pensent qu'elle existe toujours dans l'urine sont compliquées; et comme elles ont du reste conduit à des résultats très différents, suivant les observateurs, nous les passerons sous silence. (Voyez Pflüger's, Archiv für Physiol. v. p. 359 et 375).

Quand le sucre se rencontre en quantité anormale dans l'urine, par exemple dans les cas de diabète, on peut très facilement le découvrir. Les expériences suivantes suffiront pour familiariser avec les principales réactions :

1° Prenez 5 cent. cubes d'urine de diabétique ou d'une solution de sucre de raisin, et ajoutez-y deux ou trois gouttes d'une solution de sulfate de cuivre, de manière à produire une très légère coloration verte; versez dans le mélange une solution de soude ou de potasse caustique, jusqu'à ce que le précipité d'hydrate d'oxyde de cuivre, qui s'est d'abord formé, se soit redissous.

La liqueur, qui a pris une belle teinte bleue, chauffée doucement devient opaque et prend une couleur rougeâtre, en même temps qu'il se forme un abondant précipité d'oxyde de cuivre. (réaction de *Trommer*). Voy. §§ **12, 79** et **158**.

2° Ajoutez à 5 cent. cubes d'urine un volume à peu près égal d'une solution de soude ou de potasse caustiques et faites bouillir. La liqueur prend d'abord une teinte jaune clair, puis ambrée et finalement brun foncé (réaction de *Moore*).

3° Versez dans un tube à essais à moitié plein de mercure de l'urine de diabétique avec un peu de levûre; fermez l'orifice du tube avec le pouce et renversez-le sur une capsule contenant du mercure.

Au bout de vingt-quatre heures, à la température ordinaire, on trouvera que le tube renferme de l'acide carbonique en abon-

dance que l'on peut absorber facilement en introduisant un
fragment de potasse caustique.(Voy. § **158**, la méthode de Roberts
pour le dosage du sucre dans l'urine au moyen de la levûre.)

Outre ces réactions, on peut observer au polarimètre que
l'urine des diabétiques possède la propriété de dévier à droite
le plan de polarisation de la lumière.

204. Dosage du sucre. — Les meilleures méthodes pour doser
le sucre consistent soit à déterminer dans quelle étendue une
épaisseur connue de la solution sucrée dévie à droite le plan de
polarisation de la lumière, soit à rechercher la quantité d'urine
qu'il a été nécessaire de faire bouillir avec la solution titrée d'un
sel de cuivre pour réduire tout le cuivre à l'état de protoxyde
rouge.

Pour doser le cuivre au moyen de cette méthode, connue sous
le nom de méthode de *Fehling*, on prépare la solution titrée de
la manière suivante : — **34** gr., **65** de sulfate de cuivre pur et
bien cristallisé sont dissous dans **160** cent. cubes d'eau, et **173**
grammes de sel de Seignette (tartrate double de potasse de soude)
sont dissous dans **900** cent. cubes d'une solution de soude caustique d'une densité de **1, 120**. On ajoute graduellement la solution de sulfate de cuivre à la solution alcaline de sel de Seignette,
en ayant soin de remuer continuellement. Il se produit une coloration bleu foncé dans le liquide que l'on étend à un litre. **10** cent.
cubes de la solution sont réduits par **0** gr., **05** de sucre de l'urine
de diabétique.

Voici maintenant la marche à suivre dans l'analyse :

L'urine à analyser est étendue à un volume connu ; ainsi,
quand il s'agit de l'urine de diabétique, dont la densité est **1, 040**,
à **100** cent. cubes on ajoute **900** cent. cubes d'eau distillée.

On verse dans une capsule de porcelaine **10** cent. cubes très
exactement mesurés de la solution titrée de cuivre, on y ajoute
40 cent. cubes d'eau distillée et on porte à l'ébullition.

On y verse alors, à l'aide d'une burette, l'urine préalablement
étendue ; après avoir ajouté quelques centimètres cubes, on
chauffe fortement la capsule, puis on cesse de chauffer pendant
quelques secondes.

La solution, qui, après avoir bouilli avec la liqueur sucrée, a pris une coloration rouge, dépose un sédiment rouge d'oxyde cuivreux, tandis que le liquide surnageant reprend une teinte plus ou moins bleue, parce qu'une portion du cuivre reste encore dissoute.

On ajoute alors des portions successives d'urine diluée et l'on fait bouillir le mélange après chaque addition. A mesure que l'opération avance, on a soin de verser l'urine avec beaucoup de précaution, et on n'en laisse couler que quelques gouttes à chaque fois. Il arrive un moment où le fond de la capsule est recouvert d'un dépôt d'oxyde, et où, en penchant la capsule, de façon que le liquide qu'elle contient vienne en contact avec les parois blanches, on n'aperçoit plus aucun reflet bleu.

On lit alors et on note le nombre de centimètres cubes de solution sucrée employée. Il est bon toutefois de pousser l'opération encore un peu plus loin. On ajoute donc encore quelques gouttes d'urine diluée, on fait bouillir de nouveau, et on recommence, si cela est nécessaire, jusqu'à ce que le mélange devienne légèrement opaque et prenne une couleur jaunâtre, ce qui prouve que l'on a ajouté un léger excès de solution sucrée. On lit alors le nombre de centimètres cubes d'urine ainsi ajoutés. En prenant la moyenne arithmétique de ces deux résultats, on obtient un nombre qui représente très exactement, en centimètres cubes, le volume de l'urine diluée nécessaire pour réduire tout le cuivre contenu dans 10 cent. cubes de la solution titrée employée, et comme ce volume de la solution de cuivre est réduit exactement par 0 gr., 05 de cuivre, cette quantité doit exister dans le volume d'urine diluée, dont on a fait usage.

Un exemple fera facilement comprendre ces calculs : — Supposons que la densité de l'urine d'un diabétique a été trouvée égale à 1,035. On a mélangé dans un flacon d'une capacité d'un litre 100 cent. cubes avec de l'eau distillée en quantité suffisante pour que le volume du mélange soit exactement de 1000 cent. cubes. 10 cent. cubes de la solution titrée de cuivre ont exigé, pour que la réduction fut complète, 30 cent. cubes 49 d'urine étendue, ou, en d'autres termes, 39 cent. 49 d'urine diluée contiennent 0 gr. 05 de sucre. Comme l'urine a été étendue de dix fois son volume d'eau, le même volume d'urine non diluée renfermerait dix fois plus de sucre, c'est-à-dire **0 gr. 5** de sucre. Ces données nous permettent de calculer facilement la quantité de sucre sécrétée pendant vingt-quatre heures.

Ainsi, en supposant que, dans l'exemple actuel, la quantité d'urine émise en vingt-quatre heures ait été de 3000 cent. cubes, la quantité de sucre sécrétée pendant la même période sera donnée par la proportion suivante :

$$30,49 : 0,5 : : 3000 : x$$
$$\text{d'où } x = 49 \text{ gr. } 19.$$

Quand on emploie cette méthode d'analyse, il faut avoir soin d'étendre suffisamment l'urine. Quand la proportion du sucre est très considérable, il est bon d'étendre l'urine de vingt fois au lieu de dix fois son volume.

On peut aussi doser approximativement le sucre contenu dans l'urine des diabétiques au moyen de la réaction de Roberts, décrite § **158**.

205. RECHERCHE DE L'ALBUMINE. — Sauf dans des cas très exceptionnels, dont nous n'avons pas à nous occuper ici, la seule matière albuminoïde que l'on rencontre dans l'urine, présente les réactions de l'albumine du sérum. Par conséquent quand on fait bouillir de l'urine albumineuse, elle se coagule, c'est-à-dire qu'elle se sépare sous forme de précipité insoluble dans l'acide azotique. Lorsqu'on ajoute de l'acide azotique à de l'urine renfermant de l'albumine, il se produit un coagulum blanc, qui ne disparaît pas quand on fait bouillir le liquide. Pour faire cette expérience versez une portion de l'urine à examiner dans un tube, puis inclinez le tube obliquement et ajoutez un *excès* d'acide azotique que vous laisserez couler le long de la paroi, de façon que les deux liquides ne se mêlent pas ; c'est à la limite des deux liquides qu'apparaît le coagulum. Portez le contenu du tube à l'ébullition : s'il renferme des traces d'albumine, il devient simplement floconneux, tandis qu'il se dépose un précipité jaune, si l'albumine existe en grande quantité. Videz le tube et *sans le laver*, versez-y une nouvelle quantité d'urine, que vous soumettrez au même traitement que la première ; vous trouverez fréquemment qu'il ne se produit aucune coagulation, bien qu'il existe de l'albumine dans la liqueur, parce que la quantité d'acide azotique, restée dans le tube et provenant de la première expérience, est suffisante pour convertir l'albumine en acidalbumine qui ne précipite pas par l'ébullition. L'urine albumineuse possède la propriété de dévier à gauche le plan de polarisation de la lumière.

206. DOSAGE DE L'ALBUMINE. — On fait bouillir un volume connu d'urine, par exemple 50 ou 100 cent. cubes; si la réaction est alcaline ou neutre, après avoir ajouté une trace d'acide acétique, l'albumine se coagule et on la recueille sur un filtre. On lave à plusieurs reprises le coagulum sur le filtre avec de l'eau bouillante, et après l'avoir laissé égoutter, on le dessèche d'abord dans une étuve à eau à 100°, puis dans une étuve à air à 120°. La différence entre le poids du filtre et de l'albumine et le poids du filtre seul exprime la quantité d'albumine (avec les sels combinés) qui existe dans le volume d'urine soumis à l'analyse.

Lorsqu'on a affaire à de nombreux dosages d'albumine il vaut mieux se servir du polarimètre. L'étendue de la déviation à gauche du plan de polarisation de la lumière est exactement proportionnelle à la quantité d'albumine présente dans un liquide, pourvu que l'épaisseur de la couche du liquide examinée soit la même, et qu'il n'existe aucune autre substance, telle par exemple que le sucre, capable d'exercer une action contraire sur la lumière polarisée.

207. RECHERCHE DES MATIÈRES COLORANTES DE LA BILE.—Quand il existe dans l'urine une grande quantité de bilirubine, on peut la séparer en agitant le liquide avec du chloroforme; on décante, on évapore la solution, on dissout le résidu dans du chloroforme pur, et on laisse la solution s'évaporer. On obtient de cette façon des prismes rhombiques rouges de bilirubine.

Dans tous les cas où la bilirubine existe, on peut en démontrer l'existence au moyen de la réaction bien connue avec l'acide azotique (réaction de *Gmelin*). Si l'on verse de l'acide azotique concentré renfermant de l'acide azoteux sur de l'urine contenant

de la bile étendue en couche mince sur une assiette de porcelaine, on observe une succession de colorations magnifiques. La
solution devient verte, puis bleue et violette, puis finalement elle
se colore en jaune sale § **138** et **142**.

Quand il s'agit de rechercher bien exactement les traces de
bilirubine, il est préférable de la séparer de l'urine à l'aide du
chloroforme, et d'essayer sur le résidu l'action de l'acide azotique. Une propriété très caractéristique de l'urine ainsi que des
autres liquides animaux colorés par le pigment biliaire, c'est de
teindre en jaune le linge, avec lequel on les met en contact.

208. RECHERCHE DES ACIDES BILIAIRES.— On traite par l'acétate
de plomb 400 à 500 centimètres cubes d'urine tant qu'il se produit un précipité, puis on ajoute une solution d'ammoniaque. Le
précipité, recueilli sur un filtre, est lavé à l'eau. Quand il est bien
égoutté, on le fait bouillir, ainsi que le filtre, dans un ballon renfermant de l'alcool, et on filtre la solution chaude. Puis, après
avoir ajouté quelques gouttes de solution de carbonate de sodium, on évapore à siccité au bain-marie. Le résidu est bouilli
avec de l'alcool absolu, puis la solution est concentrée à un petit
volume. L'addition d'un excès d'éther produit un précipité des
sels de sodium des acides biliaires, qui, abandonnés à eux-mêmes,
cristallisent souvent.

Ce précipité est séparé par décantation du mélange d'alcool et
d'éther. Il est soluble dans l'eau ; on peut évaporer à siccité dans
une capsule de porcelaine quelques gouttes de la solution aqueuse,
puis on essaie la réaction de *Pettenkofer*, qui consiste à ajouter
quelques gouttes d'acide sulfurique pur, puis une trace d'une
solution de sucre de canne, et à chauffer très modérément.
Au bout de quelque temps, il se développe une magnifique couleur violet pourpre.

On peut rechercher les acides biliaires dans l'urine, sans les
séparer au préalable, en employant la méthode de Strassbürger
(§ **143**), mais la méthode de Hoppe-Seyler, que nous venons de
décrire est bien préférable.

209. RECHERCHE DU SANG.— Lorsqu'on laisse reposer de l'urine contenant du sang, il se forme d'habitude un dépôt, dans lequel on découvre sans difficulté les globules caractéristiques.

On peut aussi employer pour confirmer la preuve dè l'existence du sang dans l'urine la réaction avec la teinture de gaïac. On ajoute à la liqueur suspecte une goutte de teinture de gaïac et environ la valeur d'une cuillère à thé d'éther ozonisé; s'il y a du sang, on observe un anneau bleu au point de contact de l'éther et de l'urine.

Enfin, l'examen de l'urine au spectroscope permettra ordinairement d'observer sans difficulté le spectre de l'hémoglobine et de l'hématine.

L'urine, qui renferme de l'hémoglobine portée à l'ébullition, donne un précipité d'albumine et d'hématine.

APPENDICE

CHAPITRE V

NOTES PRATIQUES SUR LES MANIPULATIONS CHIMIQUES

210. Travail du verre. — Beaucoup de laboratoires possèdent une table à souffler le verre ; quand on n'a pas d'appareil de ce genre à sa disposition, on peut se servir du chalumeau à bouche fonctionnant au gaz. Avec un peu d'habitude on arrive facilement à produire avec cet instrument un jet continu et régu-

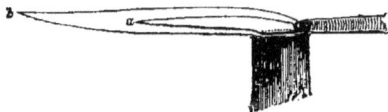

Fig. 158. — Flamme d'un chalumeau. *a*, flamme de réduction ; *b*, flamme d'oxydation.

lier, pourvu que son orifice ne soit pas trop large (fig. 158). Le dard produit dans la flamme par le chalumeau est formé de deux parties, une partie interne bleue conique *a*, qui est la flamme de réduction, entourée d'une autre partie extérieure *b*. Le point où la chaleur est la plus intense est situé un peu en avant de la pointe du cône bleu. La flamme de réduction est ainsi appelée parce que les gaz échappés à la combustion qu'elle renferme ont une grande tendance, à cette température élevée, à s'emparer de l'oxygène des substances avec lesquelles ils sont en contact. Dans l'enveloppe extérieure, au contraire, l'oxygène afflue de toutes parts ; aussi l'appelle-t-on la flamme d'oxydation.

Les tubes de verre ordinaires anglais contiennent de l'oxyde de plomb ; quand on les chauffe dans la flamme de réduction, il se forme, à leur surface, des tâches noires de plomb métallique. Pour éviter cet inconvénient, il faut toujours les chauffer à l'extrémité de la flamme extérieure. Le verre allemand ne contient point de plomb, il est moins fusible que le verre anglais et lui est généralement préférable. On distingue facilement ces deux sortes de verre en les regardant par transparence suivant leur longueur ; les premiers ont une coloration verdâtre, les seconds ont une teinte foncée.

Lorsqu'on veut étirer un tube de verre pour faire une pipette (fig. 159), il faut avoir bien soin de ramollir complètement et également la partie qui doit être étirée ; on la retire de la flamme avant de l'étirer. Si on néglige cette précaution, la partie étirée s'affaissera et se fermera.

Fig. 159. — Tube de verre disposé pour faire une pipette.

Pour courber un tube de verre, il est important de ne le chauffer qu'à une basse température strictement suffisante pour le ramollir, et de ne commencer à opérer la courbure que lorsqu'une grande étendue de la partie qui doit être courbée est bien également ramollie. C'est pour cette raison qu'il est préférable d'employer une grande flamme, dans laquelle on peut faire mouvoir le tube jusqu'à ce que le résultat soit atteint. Avant de le courber, il faut aussi le retirer de la flamme. Lorsqu'on opère sur un tube mince, et surtout lorsqu'on a chauffé trop fortement, il est difficile d'empêcher que la courbure ne se plisse. Pour l'éviter, il est bon de fermer une de ses extrémités hermétiquement et de souffler doucement par l'autre extrémité pendant qu'on le courbe. On courbe les grands tubes avec plus de facilité quand on les a remplis au préalable de sable bien propre et sec et qu'on les chauffe sur des charbons incandescents placés sur une toile métallique.

Pour sceller un tube, on le ramollit bien complètement à une petite distance de son extrémité et on étire rapidement. La partie capillaire d'un tube déjà effilé se scelle instantanément en y dirigeant la pointe de la flamme et en étirant la partie chauffée (fig. 160).

Fig. 160. — Manière de fermer un tube de verre. Le dard de la flamme du chalumeau est dirigé en *a* et les deux bouts du tube sont tirés rapidement en sens inverse.

Pour fermer un tube à son extrémité, on y soude un second bout de tube de la même sorte en les fondant ensemble dans la même flamme. Quand le point de réunion des deux tubes s'est un peu refroidi, on chauffe de nouveau le tube, que l'on veut fermer, tout près de la soudure et on étire comme précédemment.

Recuisson. — Pour recuire le verre, on le chauffe très fortement et on le laisse refroidir aussi graduellement que possible.

Travail des bouchons.—Pour fermer convenablement, un bouchon doit être un peu plus grand que l'orifice qu'il est destiné à clore. Avant de l'introduire, il faut toujours en diminuer le volume par compression soit avec un mâche-bouchon, ou si l'on n'en possède pas, en le faisant rouler par terre avec le pied, après l'avoir recouvert de papier pour qu'il ne se salisse pas. Pour couper les bouchons, le meilleur instrument est un tranchet de cordonnier ; mais on peut se servir d'un couteau quelconque, pourvu que la lame soit bien affilée. On emploie, pour perforer les bouchons, un tube de laiton dont une des extrémités est tranchante. Il est bon de percer les bouchons aux deux extrémités, de façon à ce que les deux trous se rencontrent au centre ; on achève l'opération avec une lime queue de rat. Le tube de laiton doit toujours être plus petit que ne doit être le canal dans le bouchon.

211. Dissolution et ébullition. — La solubilité différente des diverses substances organiques dans les réactifs, tels que l'eau, l'éther, l'alcool, les acides, les alcalis et les solutions salines, non seulement permet de les séparer les unes des autres, mais encore, dans beaucoup de cas, comme par exemple lorsqu'il s'agit des matières albuminoïdes, fournit un caractère par lequel on peut les distinguer des autres substances voisines. D'habitude, on fait agir les réactifs plutôt sur la solution des corps que sur les corps eux-mêmes. La dissolution a lieu bien plus rapidement quand le corps à dissoudre est finement divisé. Aussi faut-il ordinairement pulvériser dans un mortier les substances dures et sèches. Si elles ont une volume trop considérable, on les divise au préalable en morceaux suffisamment petits en les broyant dans un mortier de fer, ou bien en les enveloppant dans du papier gris et les frappant avec un marteau. Si on agite ou si on remue constamment la substance à dissoudre, de façon à la mettre continuellement en contact avec de nouvelles portions du dissolvant, la dissolution aura lieu bien plus rapidement.

Préparation des solutions. — Dans beaucoup de cas, un vase cylindrique est le récipient le plus convenable, car on peut en

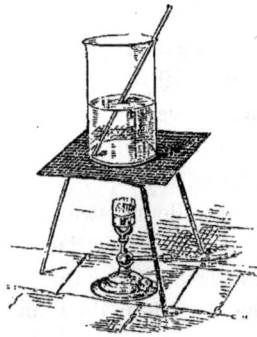

Fig. 161. — Vase à dissolution placé au-dessus d'une toile métallique pour que la flamme ne le fasse pas éclater.

remuer le contenu pendant qu'il est soumis à l'action de la chaleur, qui accélère toujours la dissolution. Pour éviter qu'il ne risque de se briser, on ne doit pas le chauffer au-dessus d'une flamme vive, mais il faut le placer sur une toile métallique ou dans un bain de sable supporté par un trépied (fig. 161). On emploie des ballons au lieu de ces vases quand il n'est pas nécessaire de remuer. Les ballons ont l'avantage d'empêcher la perte du liquide pendant l'ébullition, car les particules qui sont projetées, au lieu de tomber au dehors, sont recueillies par les parois du ballon, surtout s'il est dans une position inclinée.

On peut employer plusieurs méthodes pour *éviter la perte du liquide* par évaporation. L'une d'elles consiste à placer un petit entonnoir dans l'orifice du ballon. Le liquide se condense dans l'entonnoir et retombe dans le ballon. On peut aussi fermer le col du ballon avec un bouchon, à travers lequel

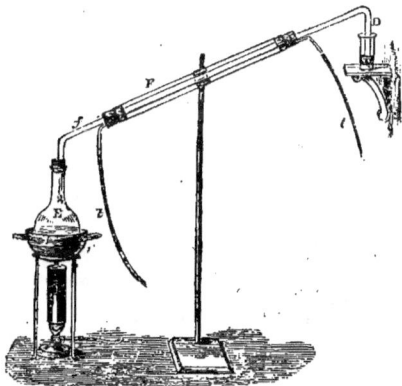

Fig. 162 — Condensateur de Liebig.

on fait passer un large tube de verre dont l'extrémité inférieure est effilée en pointe. Une partie considérable de la vapeur, qui passe dans le tube, se condense sur ses parois et retombe dans le ballon. Si l'ébullition est continuée pendant longtemps, le tube finit par s'échauffer beaucoup, et une grande quantité de vapeur s'échappe. Pour éviter cet inconvénient, le tube est prolongé et entouré d'un condensateur de Liebig, et, dans ce but, il faut le couder à 120 degrés comme l'indique la fig. 162.

Pour épuiser une substance par l'éther, on place la substance et l'éther dans un ballon qui communique avec un second ballon au moyen d'un tube coudé. Dans le premier ballon, le tube doit à peine faire saillie au-dessous du bouchon tandis que, dans le second ballon, il doit aller jusqu'au fond. Si l'on place le premier ballon dans un récipient contenant de l'eau chaude et le second dans un récipient renfermant de l'eau froide, l'éther distille et se condense dans celui-ci. Quand une grande quantité d'éther s'est ainsi condensée, on change réciproquement les ballons de récipient, et tout l'éther repasse dans le premier ballon. On peut répéter l'opération indéfiniment.

Nous indiquerons encore un appareil, dont on se sert principalement pour laver les précipités, mais qui est aussi applicable dans le cas actuel, car il remédie à la perte de liquide causée

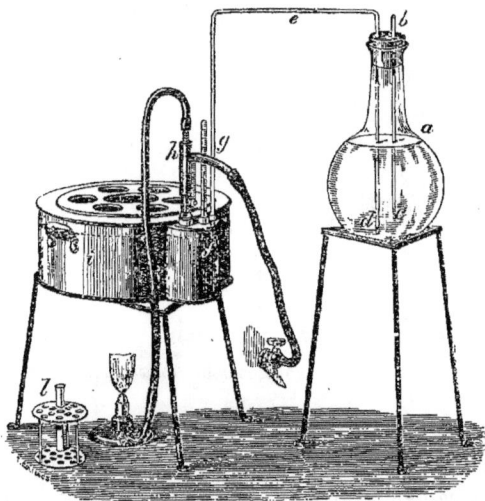

Fig. 163. — Bain-marie à température constante pour digestion ou évaporation. Le régulateur à gaz *h* n'est pas le même que celui qui est représenté figure 165. Il est plus couteux et n'est pas préférable à ce dernier.

par l'évaporation, en même temps qu'il permet de maintenir à un niveau constant l'eau d'un bain-marie (Voy. fig. 163). Il se compose d'un grand ballon *a*, muni d'un bouchon, traversé par

deux tubes; l'un d'eux, *b c*, est droit et ouvert à ses deux extrémités, l'autre, *d e f g*, est coudé de manière à former un siphon,
dont les branches ont la même longueur. Les deux extrémités
d et *f* sont placées à un niveau un peu plus bas que l'extrémité
inférieure du tube *b c*. L'extrémité *f* est placée dans le bain-
marie à une hauteur telle que le niveau de *c* coïncide avec celui
que l'on désire que le liquide conserve. La différence effective
entre les branches du siphon est égale à l'espace qui sépare les
niveaux de *c* et de *d*. Toutes les fois que dans le bain-marie le
liquide arrive au niveau de *c*, le tube *d e g f* cesse d'agir
comme siphon, mais aussitôt qu'il s'abaisse, *d f* fonctionne de
nouveau, et le liquide afflue dans le bain-marie, jusqu'à ce que la
surface ait atteint de nouveau le niveau de *c*.

212. Évaporation. — L'évaporation des liquides aqueux se
fait d'habitude dans des capsules en porcelaine de Berlin,
chauffées soit au bain de sable, soit au bain-marie. Une casserole ordinaire peut parfaitement servir de bain-marie (fig. 164).
Si l'on emploie la flamme nue, il ne faut pas qu'elle touche la
capsule. L'opération est singulièrement activée lorsqu'on remue
continuellement.

S'il importe de ne perdre aucune partie
de la substance, il ne faut pas chauffer le
liquide jusqu'à l'ébullition, parce qu'il
pourrait être projeté par dessus les bords
de la capsule. Quand on évapore une solution à siccité, la surface se recouvre
souvent vers la fin de l'opération d'une
pellicule, qui empêche la vapeur, située
au-dessous, de s'échapper facilement, et
qui en même temps qu'elle retarde l'évaporation, peut être la cause que la vapeur

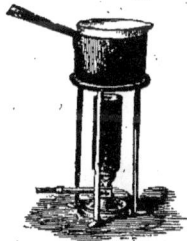

Fig. 164. Casserole disposée pour servir de
bain-marie.

s'échappe en jet et qu'il se perde ainsi une portion de la
matière. Le meilleur moyen d'empêcher la formation de cette
pellicule est de remuer constamment le liquide avec une baguette
de verre. On peut aussi y mettre obstacle en recouvrant la capsule à évaporation d'une autre capsule un plus petite, ou d'un

vase concave, mais l'évaporation se trouve alors retardée. Les solutions dans le chloroforme ou l'éther ne doivent jamais être évaporées sur une flamme nue, mais toujours au bain-marie, parce que leurs vapeurs sont inflammables.

Évaporation à une température constante. — Il est parfois nécessaire d'évaporer un liquide à une température constante, par exemple à 40°. On y arrive approximativement en plaçant la capsule à évaporation dans un bain de sable et en réglant soigneusement avec un thermomètre la hauteur de la flamme. Mais si on n'y veille pas constamment, la température peut s'élever ou s'abaisser beaucoup trop, de sorte que la solution court le risque d'être altérée. On évite cette alternative en se servant d'un bain-marie, chauffé par un bec de gaz réuni à un régulateur à gaz de Bunsen. Dans ce but, la forme de bain-marie la plus commode, me paraît être celle qui est représentée fig. 163.

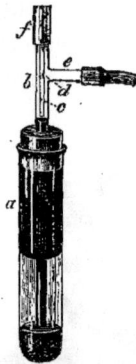

Fig. 165. — Régulateur à gaz de Bunsen, modifié par Geissler.

Il est fait en zinc galvanisé et mesure 30 centimètres de diamètre sur 12 centimètres de profondeur. Sur un des cotés se trouve un renflement dans lequel on place le thermomètre et le régulateur à gaz. Le dessus du bain-marie est recouvert par une lame de zinc percée de plusieurs trous, sur lesquels on pose les capsules à évaporation, ou par une série de disques concentriques en cuivre, dont on enlève un ou plusieurs, suivant la grandeur des capsules. Le régulateur, tel que l'a modifié Geissler (fig. 165), consiste en un large tube de verre *a*, divisé en deux portions par une cloison horizontale. Au milieu de la cloison est une ouverture par laquelle passe un tube, dont l'extrémité est peu éloignée du fond. Le tube est fermé par un bouchon en caoutchouc perforé, pour donner passage à un tube *b*, qui porte une branche horizontale *e*. Dans l'intérieur de *b*, est un tube *c* plus étroit et plus court qui présente une très petite ouverture en *d*. *b* et *c* sont reliés ensemble en *f*. Pour se servir de ce régulateur, on verse en *a* du mercure, qui pénètre dans la région inférieure du tube, la remplit en partie et comprime l'air qu'elle contient.

L'orifice *a* est alors fermé avec le bouchon en caoutchouc, le tube *c* est mis en communication au moyen d'un tube de caoutchouc avec une prise de gaz, et le tube *e* avec un petit bec à gaz. Le gaz traverse le tube *c*, s'échappe par son extrémité inférieure, remonte entre le tube *c* et la paroi interne du tube *b*, passe en *e* et de là arrive au bec à gaz. On immerge alors le régulateur et le thermomètre dans le bain-marie, on allume le gaz et on chauffe le bain jusqu'à ce que le thermomètre marque 40°, ou toute autre température désirée. On enfonce alors *b* et *c*, jusqu'à ce que le mercure touche et ferme l'extrémité inférieure de *c*. Le gaz ne peut plus alors se rendre au bec, et la flamme s'éteindrait complètement, si le petit orifice *d* ne laissait passer une quantité de gaz strictement nécessaire pour l'empêcher de s'éteindre tout à fait. Dès que la flamme a ainsi diminué, le bain-marie ainsi que le régulateur commencent à se refroidir, et par conséquent le mercure et plus encore l'air du régulateur diminuent de volume. Il en résulte que le niveau du mercure baisse, et ne ferme plus l'orifice inférieur du tube *c*, de sorte que le gaz s'échappe librement, la flamme s'accroît et la température du bain augmente. Le mercure et l'air se dilatent de nouveau, et aussitôt que la température est revenue au degré pour lequel on a réglé le régulateur, le mercure ferme de nouveau l'orifice de *c* et empêche le passage du gaz jusqu'à ce que la température s'abaisse. De cette façon, on peut maintenir la température de 40° constante pendant des mois, sans que les variations dépassent un demi degré. Cependant, si le mercure n'est pas parfaitement propre, il adhérera légèrement à l'extrémité inférieure de *c*, et les variations deviendront un peu plus grandes. Il faut aussi que le niveau de l'eau dans le bain soit constant, autrement la portion chauffée du régulateur est tantôt plus grande, tantôt plus petite ; le mercure ne se dilaterait point alors dans la même proportion que s'élève la température de l'eau dans laquelle il est partiellement immergé, et il se produirait des variations de plusieurs degrés.

213. Précipitation. — Lorsqu'on précipite une substance en versant une autre substance dans sa solution, il faut d'habitude ajouter le réactif par petites portions et remuer le mélange avec une baguette de verre, jusqu'à ce qu'une nouvelle addition du réactif n'augmente pas d'une manière appréciable la quantité du précipité. Pour s'assurer que la précipitation est complète, on essaie une petite quantité de la liqueur filtrée, en y versant le réactif. S'il ne s'y produit plus de précipité, c'est que la précipation est complète; s'il s'en produit, on mêle cette liqueur filtrée avec le reste de la solution et on recommence l'opération.

214. Lavage des précipités sur les filtres. — On recueille ordinairement les précipités sur un filtre et on les lave en dirigeant dessus un filet d'eau ou d'alcool, à l'aide d'une pissette. Il ne faut jamais que le filtre soit rempli jusqu'au bord, parce que la partie supérieure du précipité ne peut pas être lavée convenablement. Il est toujours bon de laisser le précipité se déposer dans le vase qui le contient et de verser sur le filtre la liqueur qui surnage avant d'y jeter le précipité lui-même; il faut aussi attendre que tout le liquide, dans lequelle le précipité s'est déposé, ait filtré avant de commencer le lavage. On dirige alors un jet d'eau sur la portion précipitée placée contre les bords du filtre, puis on se rapproche graduellement du centre. Le filet d'eau ne doit pas être trop fort, ni frapper le filtre ou le précipité perpendiculairement pour ne pas risquer d'éparpiller le précipité ou de déchirer le filtre. Quand le filtre est presque plein d'eau, il faut s'arrêter et attendre que l'eau se soit écoulée.

Lavage des précipités par décantation. — Quand un précipité se dépose rapidement, il est plus facile de le laver par décantation que par l'addition sur le filtre. Les précipités granuleux et gélatineux se laissent difficilement laver complètement sur le filtre, et il est préférable de les laver aussi bien que possible par décantation et de finir alors par le lavage sur le filtre. Dans le lavage par décantation, le précipité est placé dans un grand vase à saturation, et remué avec une certaine quantité d'eau,

d'alcool, ou de tout autre liquide, avec lequel on désire le
laver. On laisse déposer le précipité et on décante soigneusement la liqueur qui surnage,
ou bien on l'enlève au moyen
d'un siphon (fig. 166); on répète l'opération jusqu'à ce que
le lavage soit complet. Pour
éviter qu'aucune partie du précipité ne soit enlevée avec les

Fig. 166. — Manière de disposer le
siphon pour laver les précipités
par décantation.

liquides de lavage et ne soit ainsi perdue, on recueille ces
liquides et on les filtre. La petite quantité de précipité restée sur
le filtre est lavée et ajoutée au reste.

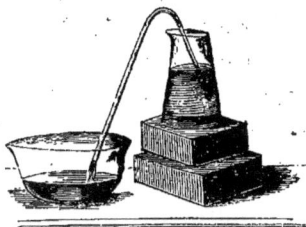

215. FILTRATION. — La filtration a pour but de séparer des
liquides les substances insolubles, en faisant passer les premiers
à travers une matière poreuse, qui retient les secondes. Quand la
substance est en gros morceaux, ou quand le liquide est épais et
visqueux, et ne passe que difficilement à travers le papier à
filtre, on remplace le papier par un linge ou par de la gaze. Le
linge est tendu sur l'ouverture du vase ; pour extraire les
dernières parties du liquide on exprime le résidu enfermé
dans le linge, soit à la main, soit à l'aide d'une presse (fig. 167).
On sépare ordinairement les précipités pulvérulents à l'aide de
filtres de papier poreux, spécialement fabriqué dans ce but.
Pour faire un filtre, on prend un morceau de papier rond ou
carré de la dimention voulue, et on le plie deux fois à angles
droits. Si l'on a choisi un papier carré, on arrondit ses bords.
On l'ouvre, on le dispose en forme de cône et on le place dans
un entonnoir. Si celui-ci à la forme convenable, c'est-à-dire si
ces parois sont inclinées de 30 degrés sur son axe, le filtre s'y
adaptera exactement; dans le cas contraire, il faut modifier
l'angle du cône de papier. Le filtre doit être plus petit que
l'entonnoir et ne jamais dépasser ses bords. Avant de verser le
liquide à filtrer, il faut humecter le papier avec de l'eau
distillée, de l'alcool ou de l'éther, suivant que le liquide est

aqueux, alcoolique ou éthéré. Si l'on néglige cette précaution,
les premières portions du liquide filtré peuvent être troubles,
ce à quoi on remédie en les versant sur le filtre et en les
forçant à le traverser une seconde fois. Pour empêcher que le
filtre ne se déchire à son sommet, il faut, en versant le liquide,
diriger le jet au moyen d'une baguette de verre sur les côtés qui
sont supportés par les parois de l'entonnoir. On recueille la
liqueur filtrée dans un vase à précipiter; il est bon que l'extrémité de l'entonnoir touche la paroi du vase, de manière que le
liquide puisse s'écouler sans faire d'éclaboussures. Si l'on n'a
besoin que de la liqueur filtrée, on peut activer la filtration en

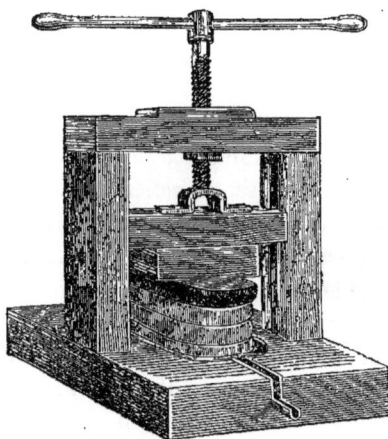

Fig. 167. — Presse à mains.

se servant d'un filtre à plis. Pour faire un filtre de cette sorte, on
procède de la façon suivante : On prend un morceau de papier
parfaitement rond ; on le plie en quatre parties, puis chacune de
ces parties en deux, en ayant soin de faire les plis du même
côté. On le replie de nouveau du côté opposé entre chacun des
plis successifs et on l'introduit dans l'entonnoir en enfonçant sa
pointe. Quand on filtre des liquides albumineux, les pores du
papier sont rapidement bouchés, il est préférable, dans ce cas,
d'employer plusieurs petits filtres au lieu d'un seul de grande
taille.

Filtration avec l'appareil de Bunsen. — On accélère beaucoup la filtration, quand on opère dans le vide partiel. On y parvient en fixant hermétiquement l'entonnoir dans un des deux goulots d'un flacon de Wolf, et en enlevant l'air par le second goulot, au moyen d'une pompe à faire le vide ordinaire. Il vaut mieux cependant se servir d'une trompe de Bunsen (fig. **168**).

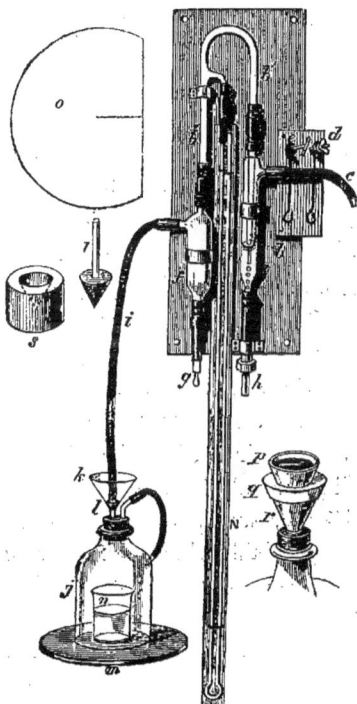

Fig. **168**. — Appareil de Bunsen pour filtrer dans le vide.

Le principe de cet instrument est le même que celui de la pompe de Sprengel, avec cette différence que l'eau est substituée au mercure. Il est formé d'un large tube, à travers lequel coule un courant constant d'eau, dont la hauteur ne doit pas être moindre de **32** pieds, si l'on veut obtenir un vide complet. Dans l'axe de ce tube s'en trouve un autre d'un diamètre beaucoup plus petit, dont l'extrémité ouverte est dirigée vers le bas, c'est-à-dire dans la direction du courant. Dans ce tube, quand il est ouvert, l'air est constamment entraîné, et si on le met en communication hermétique avec un récipient fermé, le vide est rapidement produit dans ce dernier. On peut par conséquent se servir de l'appareil soit comme aspirateur, soit comme trompe. Si la colonne d'eau a moins de 32 pieds de hauteur, l'appareil se borne à diminuer la pression dans l'intérieur du récipient fermé et cette diminution est égale à la différence entre la hauteur de 32 pieds et la hauteur de la colonne d'eau. Quand on s'en sert pour activer la filtration, on fait communiquer le tube d'extraction h avec un tube de verre coudé, qui traverse à frottement un bouchon de caoutchouc placé dans un des goulots d'un flacon de Wolf, dont l'autre goulot supporte un entonnoir, qui y est adapté de la même manière. L'air contenu dans le flacon étant entraîné par la trompe, la pression atmosphérique active le passage du liquide à travers le filtre. Je trouve plus commode de remplacer le flacon de Wolf par une cloche de cristal à parois épaisses, dont le bouton terminal porte une tubulure. La tubulure est fermée par un bouchon de caoutchouc percé de deux orifices pour le passage de l'entonnoir et du tube d'extraction. Le vase, dans lequel la liqueur filtrée doit être recueillie, est placé sur une glace dépolie, sur laquelle reposent les bords de la cloche, enduits au préalable d'un ciment résineux. La liqueur est versée sur le filtre, puis on fait le vide dans la cloche. La pression de l'air atmosphérique agissant sur le liquide entraînerait la déchirure du filtre, si l'on n'y remédiait au moyen d'un petit appareil que l'on construit de la façon suivante : On prend une feuille de platine demi-circulaire et de la dimension convenable. On donne un coup de ciseaux au milieu du bord droit de la feuille de platine et perpendiculairement à ce bord, jusqu'au centre ; on la chauffe sur le chalumeau, puis on la laisse refroidir. On peut alors l'amincir et la courber sur les bords de l'incision, de façon que ceux-ci se recouvrent légèrement. Le cône creux, ainsi formé, est ensuite placé sur un moule de fer à concavité conique s et fortement pressé à l'aide d'un tampon conique t. L'entonnoir doit être choisi de façon que ses parois fassent un angle correspondant à celui du cône de platine, et le tube ne doit pas être trop large à sa jonction avec le cône. Le cône de platine est placé au fond de l'entonnoir et pressé avec le doigt de manière à s'adapter sur lui. Au lieu de platine, on se sert quelquefois d'une fine toile métallique ou de parchemin. Le filtre est ensuite plié et placé de façon que son sommet repose sur le platine humecté d'eau et légèrement pressé entre les parois de l'entonnoir pour qu'il s'y adapte exactement et que l'air ne puisse pas passer entre eux dans le récipient. Le lait, les substances albuminoïdes et la gly-cérine filtrent plus rapidement à travers la terre cuite poreuse qu'à travers le papier. Dans ce but, on ferme avec un capuchon de caout-chouc muni de deux ouvertures le sommet d'un vase poreux sem-blable à ceux dont on se sert pour les piles. L'une des ou-vertures communique avec une trompe à air au moyen d'un court tube de verre et d'un tube de caoutchouc épais; à travers l'autre

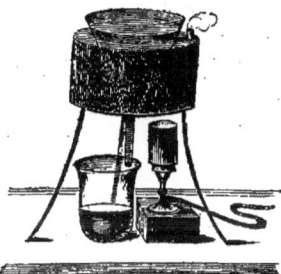

Fig. 169. — Entonnoir de Plantamour.

ouverture, on introduit presque jusqu'au fond du cylindre un tube de verre et on le ferme à son extrémité supérieure par un tube de caoutchouc muni d'une pince à pression continue. Ce tube remplit les fonctions d'une pipette pour enlever une petite quantité du liquide afin de l'examiner. Le cylindre po-reux est placé dans un vase de verre cylindrique un peu plus large qu'il ne faut pour le recevoir et le liquide à filtrer est versé dans le cylindre jusqu'à ce qu'il recouvre la partie inférieure du capuchon de caoutchouc. Quand on fait le vide dans le vase po-reux, le liquide contenu dans le cylindre de verre y pénètre par filtration. Pour maintenir, pendant la filtration, les liquides à une température supérieure à la température ambiante on se sert de l'entonnoir de Plantamour (fig. 169). On peut aussi em-ployer, ce qui est préférable, un bain-marie percé d'une cavité en forme d'entonnoir. Cet appareil a l'avantage de pouvoir être maintenu à une température quelconque à l'aide du régulateur de Bunsen.

216. DIALYSE. — Presque tous les corps cristallisés, à l'exception de l'hémoglobine, à l'état de dissolution traversent facilement les membranes animales ou le parchemin végétal. La plupart des corps non cristallisables, tels que l'albumine, ne les traversent pas du tout ou ne les traversent qu'avec beaucoup de difficulté. Il en résulte qu'on peut séparer les substances diffusibles des substances non diffusibles ; et c'est à cette opération que l'on donne le nom de *dialyse*. Graham, qui a bien étudié ces phénomènes, a donné le nom de cristalloïdes aux corps diffusibles et celui de colloïdes aux corps non diffusibles, car il croyait que tous les corps cristallisés diffusaient, et que tous les corps non cristallisables étaient dépourvus de cette faculté ; mais ces dénominations ne sont pas à l'abri de toute objection, depuis que l'on sait que l'hémoglobine ne diffuse pas, bien qu'elle cristallise, tandis que les peptones diffusent, quoiqu'elles ne cristallisent pas. On effectue la dialyse en plaçant le liquide à dialyser dans un cylindre dont le fond est formé par du parchemin végétal. Ce cylindre, que l'on appelle le dialyseur, est ensuite placé dans un vase peu profond rempli d'eau distillée. Les substances diffusibles traversent le parchemin végétal et vont se mêler à l'eau, tandis que les substances non diffusibles restent dans le cylindre. Les dialyseurs dont on se sert d'habitude sont de deux formes. Pour dialyser de petites quantités de matière, on emploie des vases de verre en forme de cloche. Quand on opère sur des quantités de 200 ou 250 grammes et au-dessus, le dialyseur, dont on se sert est formé de deux cercles de gutta-percha hauts, l'un de 5 centimètres, l'autre de 2 centimètres et demi. Le cercle le plus haut est légèrement conique, de sorte qu'il peut s'emboîter dans l'autre.

Avant de se servir de cet appareil, on lave soigneusement les deux cercles avec de l'eau distillée. On trempe ensuite pendant une minute dans l'eau distillée un morceau de parchemin végétal dont le diamètre dépasse de 7 centimètres et demi le diamètre de la face inférieure du cercle le plus haut, et on l'étend sur cette face ; puis, après avoir appliqué les bords du parchemin sur la face extérieure du cercle, on l'emboîte dans l'autre cercle de manière à fixer solidement le parchemin. On essaie ensuite le dialyseur pour s'assurer que le parchemin ne présente pas de trous. Dans ce but, on y verse une couche d'eau distillée épaisse d'un demi centimètre, et on le pose pendant un court espace de temps sur une feuille de papier à filtre. S'il y a des trous dans le parchemin, l'eau passe à travers et laisse une tache humide sur le papier ; dans ce cas, il faut remplacer la feuille de parchemin ou boucher les trous, ce que l'on fait en collant sur les trous avec du blanc d'œuf un morceau de parchemin à la face in-férieure du dialyseur, et en passant dessus un fer légèrement

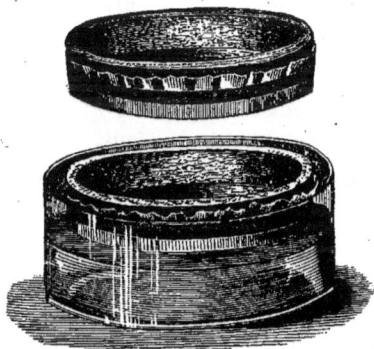

Fig. 170. — Dialyseur en gutta-
percha.

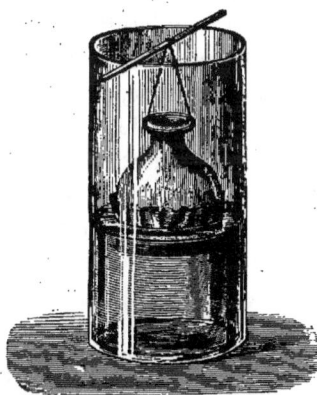

Fig. 171. — Dialyseur suspendu
dans l'eau.

chauffé. Après quoi on essaie de nouveau le dialyseur. Quand on s'est assuré qu'il fonctionne convenablement, on le remplit, c'est-à-dire qu'on y verse le liquide à dialyser en couche haute au plus d'un centimètre. On le fait ensuite flotter sur une masse d'eau cinq fois plus considérable que la quantité du liquide contenu dans le dialyseur, et qu'on agite de temps à autre (fig. 170).

Le mode d'emploi des dialyseurs en forme de cloche est le même, mais le parchemin est fixé sur la large extrémité avec une ficelle et le dialyseur, au lieu de flotter sur l'eau, est suspendu dans l'eau, de façon que 'le parchemin soit immédiatement au-dessous de la surface, au moyen de ficelles attachées à une baguette de verre placée en travers du vase de verre qui contient l'eau (fig. 171). La diffusion est facilitée par l'emploi d'une feuille de parchemin de large surface, ou par l'agitation fréquente de l'eau du dialyseur. On peut aussi accélérer l'opération par la chaleur et l'évaporation, et, dans ce but, on peut placer avec avantage le vase qui contient le dialyseur dans une étuve ou dans un bain-marie à la température de 37°.

217. DESSICCATION.—Les vases de verre, dans lesquels on pèse les substances, doivent être desséchés par la chaleur. Quand il s'agit de flacons et de tubes, on les chauffe au-dessus de la lampe à alcool, et on y insuffle de l'air avec un soufflet. Très souvent on se sert d'une étuve sèche, formée d'un récipient de cuivre cubique ou cylindrique, muni d'une porte ou d'un couvercle mobile (fig. 156). On chauffe l'étuve avec une lampe à esprit de vin ou avec un bec de gaz; on a soin d'y introduire un thermomètre qui indique la température de l'air qu'elle contient. Toutes les fois que l'on a besoin d'une température qui ne dépasse pas 100°, l'étuve doit être formée de deux enveloppes et l'intervalle qui sépare celle-ci est rempli d'eau.

Dessiccation et refroidissement au-dessus d'une capsule à acide sulfurique. — Quand on dessèche des matières et particulièrement des poudres hygroscopiques dans une étuve et qu'on les laisse ensuite refroidir, elles absorbent de l'humidité et elles augmentent de poids. Pour parer à cet inconvénient, il faut les laisser refroidir sous une cloche, sous laquelle est placée une capsule renfermant de l'acide sulfurique (fig. 157). L'acide absorbe avidement l'humidité, et maintient parfaitement sec l'air dans la cloche. L'acide doit être contenu dans un vase plat et peu profond, et les substances à dessécher sont placées au-dessus sur une lame de zinc perforée, dont les bords reposent sur les bords du vase ou sur un petit trépied. Pour empêcher les substances hygroscopiques d'absorber de l'humidité pendant les pesées, il ne faut pas les placer dans un vase ouvert, mais les enfermer

entre deux verres de montre maintenus l'un contre l'autre au moyen
d'un ressort.

Quand on veut dessécher des matières sans employer la chaleur, on
les place avec une capsule d'acide
sulfurique sous le récipient d'une machine pneumatique.

On dessèche rapidement les précipités, en maintenant, au-dessus d'une
très petite flamme, l'entonnoir sur
lequel ils sont placés à l'aide d'une

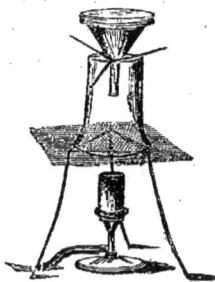

Fig. 172. — Appareil pour
dessécher les précipités.

capsule dépourvue de fond, d'un triangle de fil de fer et d'un
morceau de toile métallique disposés comme dans la fig. 172.

218. INCINÉRATION. — On expose des matières au rouge pour
les dessécher entièrement, pour chasser les substances volatiles,
ou pour brûler les éléments organiques, et permettre de déterminer les substances inorganiques fixes. Une petite quantité de
la substance peut être incinérée sur une lame de platine ou
dans une cuillère de platine; pour de plus grandes quantités, on
se sert de creusets de porcelaine ou de platine. On ne doit pas
employer de vases de platine, si les matières renferment de
l'iode, du brôme, du phosphore ou des métaux se réduisant
facilement, tels que le cuivre, le plomb, l'argent, l'or ou l'étain.
Quand les précipités recueillis sur un filtre doivent être inci-
nérés, il faut au préalable les dessécher soigneusement. Le
creuset est placé sur un morceau de papier glacé, le précipité
séparé du filtre en frottant les unes contre les autres les parois
de ce dernier, et en le secouant doucement dans le creuset. Puis
le filtre est plié et placé dans le creuset, ou est enflammé et
maintenu au-dessus de celui-ci à l'aide de pinces, de façon
que les cendres tombent dedans. Si des cendres ou des fragments
du précipité sont tombées sur le papier, on les recueille et on
les ajoute au reste; puis le creuset est placé sur un triangle de
fils de platine, posé sur un plus grand triangle en fils de fer
(fig. 173) et chauffé au-dessus d'un bec de Bensen. Le creuset

doit être, au début, muni de son couvercle, pour éviter toute perte de substance et la chaleur doit augmenter très graduellement. Pendant une partie de l'opération, on enlève le couvercle

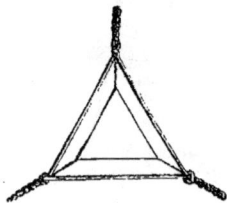

Fig. 173. — Triangle de platine fixé sur un triangle de fer.

pour permettre le libre accès de l'air; mais vers la fin on le remet, afin que la température dans l'intérieur du creuset soit plus élevée. Dans le même but on peut substituer la flamme du chalumeau à gaz à celle du bec de Bunsen. On laisse ensuite refroidir le creuset sur le triangle, mais on le place encore chaud au-dessus d'une capsule à acide sulfurique sous une cloche de verre, et on l'y laisse jusqu'à ce qu'il soit complètement refroidi. Le poids des cendres laissées par un bon filtre est très minime; mais il faut cependant le déterminer en brûlant une douzaine de filtres et en divisant le poids des cendres par le nombre des filtres. On peut empêcher presque complètement les filtres de donner des cendres, en les traitant par l'acide chlorhydrique dilué et en les lavant avec de l'eau jusqu'à complète disparition de la réaction acide.

219. Pesée. — Les balances les plus utiles dans un laboratoire de physiologie sont : une petite balance à analyse pouvant porter 100 grammes dans chaque plateau et sensible à un demi milligramme, et une grande balance pouvant peser 70 kilos, sensible à quelques grammes. Les balances de précision sont toujours protégées par une cage de verre pour les garantir de la poussière, des courants d'air, etc. En dedans se trouve souvent un vase renfermant du chlorure de sodium, pour maintenir la sécheresse de l'air. Les portes de la cage ne sont ouvertes que lorsqu'on place les substances à peser ou les poids dans les plateaux; elles doivent être fermées pendant que le fléau oscille. il est bon de placer les poids sur une feuille de papier reposant sur la base de la balance, et d'écrire vis-à-vis d'eux leur valeur On ne doit jamais les toucher avec les doigts, on les saisit avec des pinces. Il est bon de toujours placer ces poids dans le même plateau (droit), et la substance à peser dans l'autre plateau. On doit éviter de placer de gros poids dans une balance de précision, même quand ils ne dépassent pas le maximum que peut peser la balance. On ne doit rien placer sur les plateaux de la balance, ni rien en enlever quand le fléau oscille. Il n'est pas nécessaire d'attendre que l'aiguille s'arrête pour voir si les plateaux se font équilibre, on s'en assure très exactement en observant si l'aiguille oscille à une égale distance à gauche et à droite du zéro. Après la pesée, on additionne les poids qui sont absents de leur place sur le papier. On note le poids et on le vérifie en additionnant les poids à mesure qu'on les enlève du plateau pour les remettre à leur place. Il ne faut jamais laisser de poids sur la balance, après que la pesée a été faite. Les matières qu'on pèse sont généralement contenues dans des verres de montre, de petits creusets ou de petits flacons. Ces récipients doivent être pesés séparément et leur poids est déduit du poids total, ou bien on en fait la tare dans l'autre plateau. Pour s'éviter la peine de la faire chaque fois, on la pèse très soigneusement une fois pour toutes, on inscrit sur leur paroi leur poids à l'aide d'un diamant, ou d'une plume trempée dans l'encre, s'ils sont en porcelaine. Quand on se sert d'un creuset avec son couvercle, d'habitude on trace sur l'un et l'autre des marques correspondantes, de façon à les employer toujours ensemble. Pour faire la tare de ces récipients, on prend un morceau de laiton qui a à peu près la taille du poids en laiton du récipient, et on le lime avec précaution jusqu'à ce qu'il fasse exactement contre-poids. On peut aussi employer une petite boîte remplie en partie de petit plomb.

220. Poids spécifique. — Le poids spécifique d'un solide ou d'un liquide est son poids comparé à celui d'une masse égale d'eau distillée. L'eau et les autres liquides diminuent de volume par le refroidissement et se dilatent sous l'influence de la chaleur, de sorte que le poids d'une masse donnée varie avec la température. Si, par exemple, on vient à refroidir un vase d'une capacité d'un pouce cube, rempli d'un liquide à une température moyenne, le liquide diminue de volume, et on peut en verser une nouvelle quantité pour remplir l'espace vide. Si, au contraire, on le chauffe, une partie du liquide passera par dessus les bords. Le poids d'un pouce cube de liquide froid sera donc plus grand que celui de ce même liquide à la température où on l'a versé dans le récipient, tandis que son poids, lorsqu'il est chauffé, sera diminué de la quantité qui s'est échappée par dessus les bords. Il est par conséquent absolument nécessaire de comparer les poids du corps à la même température. Ordinairement, les poids spécifiques sont indiqués à la température de 15 degrés centigrades ou 60 degrés Fahrenheit.

Poids spécifique des liquides. — Le poids spécifique d'un liquide s'obtient par la méthode du flacon ou par la méthode des aréomètres.

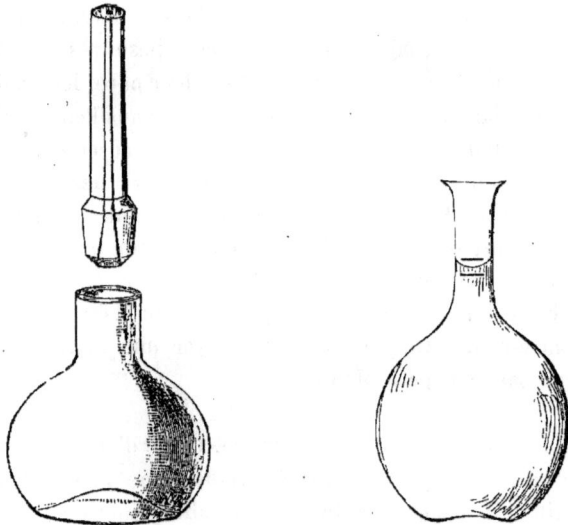

Fig. 174 et 175. — Flacons à densité.

Méthode du flacon. — On se sert d'un petit flacon d'une capacité connue. Tantôt la capacité du flacon est jaugée jusqu'à son orifice (fig. 174), tantôt elle est jaugée (fig. 175) jusqu'à un trait placé sur le col qui est long et mince. Le flacon ayant été rempli du liquide dont il s'agit de déterminer le poids spécifique, on cherche, à l'aide de la balance, le poids du liquide qu'il renferme, après avoir au préalable fait la tare du flacon. Le quotient obtenu en divisant le poids du liquide par le poids d'une même masse d'eau à la même température est le poids spécifique. Il est difficile de remplir complètement un flacon ordinaire et de mettre le bouchon sans y faire entrer des bulles d'air, ce qui change le poids du contenu et par conséquent conduit à de faux résultats. Pour remédier à cet inconvénient, le bouchon d'un flacon est creusé de sorte que, lorsque le flacon est rempli et qu'on a replacé le bouchon, s'il y a de l'air ou du liquide dans le goulot, il passe dans la cavité du bouchon, et de la sorte cavité et flacon sont complètement remplis de liquide. Avant de peser le flacon vide ou d'en faire la tare, il faut le dessécher complètement. Les flacons de ce genre peuvent d'habitude contenir 50 à 100 gr. d'eau distillée à 15°. D'habitude aussi, on vend avec ces flacons les tares. Avant de s'en servir, il faut s'assurer de l'exactitude de la tare et de la contenance du flacon. Dans ce dernier but, on remplit le flacon et on le plonge dans une capsule pleine d'eau distillée, à une température un peu plus élevée que 15°, et on l'y laisse, jusqu'à ce que la température soit revenue à 15°. On enlève ensuite le flacon et on le place dans un des plateaux, et la tare dans l'autre plateau, après l'avoir soigneusement essuyé à l'extérieur. Le poids que l'on obtient est celui du volume d'eau distillée, contenue dans le flacon à 15°. Quand on pèse le flacon pour obtenir le poids d'un liquide qu'il contient, et

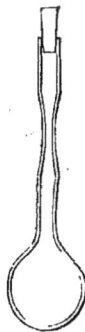

Fig. 176. — Flacon pour déterminer le poids spécifique de petites quantités de liquide.

dont il s'agit de déterminer le poids spécifique, on emploie la même méthode, sauf qu'on n'immerge pas complètement le flacon dans le liquide contenu dans la capsule. Soit w, le poids de l'eau, et w' celui du même volume de l'autre liquide à la même température, son poids spécifique $= \frac{w}{w'}$.

Parfois il est difficile de se procurer une quantité de liquide suffisante pour remplir le flacon que nous venons de décrire. Dans ce cas, on fabrique soi-même un flacon avec un tube à essais qu'on étire au chalumeau, de façon à lui donner la forme de la figure 176, et dont on aplatit le fond, en le chauffant et en le pressant sur une plaque de fer. On trace une raie sur la partie étroite du col, point jusqu'où le flacon doit être rempli d'eau à 15°. Sous tous les autres rapports, la méthode à suivre est la même que celle qui a déjà été décrite.

Aréomètre. — L'aréomètre est formé d'un réservoir de verre allongé et lesté à une de ses extrémités de manière à pouvoir flotter verticalement, et prolongé à l'autre extrémité par une tige graduée de façon que le chiffre correspondant à la division jusqu'où s'enfonce l'instrument exprime le poids spécifique du liquide dans lequel il est placé. Comme chaque instrument ne donne des résultats exacts qu'à la température pour laquelle il a été construit, il faut toujours avoir soin, avant de s'en servir, que le liquide soit à cette température. Le liquide est placé dans un vase de verre cylindrique, assez profond et assez large pour permettre à l'instrument de flotter librement sans frotter contre les parois latérales, ni contre le fonds. Si le liquide présente de l'écume à sa surface, on l'enlève avec un morceau de papier à filtre, puis on enfonce doucement l'aréomètre. La division de l'échelle qui coïncide avec la surface du liquide indique le poids spécifique. Pour la lire correctement, il faut que l'œil soit placé au même niveau que la surface du liquide. On voit alors que la surface a la forme d'un ménisque, qui prend la forme d'une ellipse quand on abaisse ou qu'on élève l'œil. Pour plus d'exactitude on lit la division de l'échelle à deux ou trois reprises différentes, en ayant soin d'abaisser l'aréomètre avant chaque observation.

Poids spécifique des solides. — On obtient le poids spécifique d'un corps solide, insoluble dans l'eau, en le pesant d'abord dans l'air, puis dans l'eau. La différence entre ces deux poids est égale au poids de la masse d'eau qu'il déplace. On a par conséquent le poids spécifique en divisant le poids du solide dans l'air par la différence entre son poids dans l'air et dans l'eau. On peut aussi déterminer le poids des corps solides en les plongeant dans des liquides de densité connue. Ainsi, le meilleur moyen de déterminer le poids spécifique du cerveau ou de tout autre organe consiste à préparer une série graduée de solutions de sel commun de densités différentes, et de plonger le corps d'abord dans une solution, puis dans une autre, et ainsi de suite jusqu'à ce qu'on rencontre une solution dans laquelle il flotte indifféremment à quelque profondeur que ce soit.

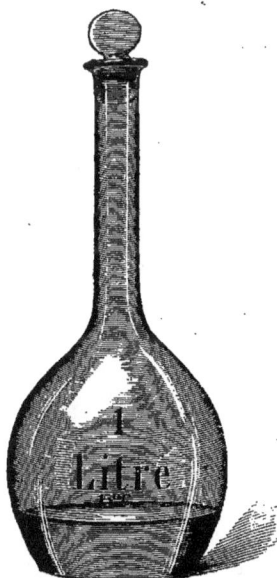

Fig. 177. — Ballon jaugé.

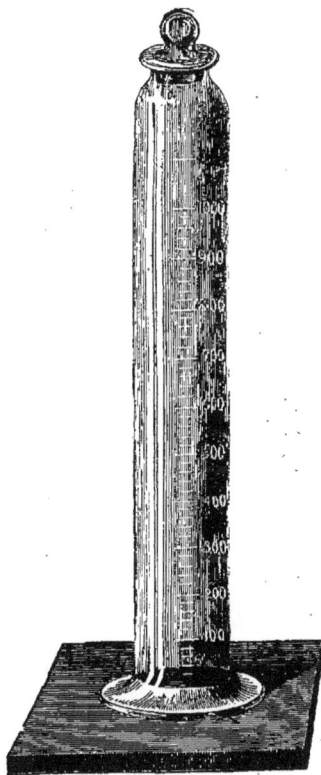

Fig. 178. — Éprouvette graduée.

221. Méthodes volumétriques. — L'emploi des méthodes volumétriques exige des ballons jaugés, des pipettes, des burettes, et quelques autres instruments accessoires.

Ballons jaugés. — Ces ballons, qui ont la forme représentée dans la figure 177, servent pour dissoudre les substances dans la préparation des solutions titrées. Il faut que leur orifice soit assez large, et muni d'un bouchon fermant très exactement, de façon qu'on puisse les agiter sans qu'on risque de perdre de leur contenu. Le trait de graduation doit être placé juste au-dessous du milieu du goulot. On emploie des flacons dont la capacité varie de 100 cent. cubes à un litre. On emploie aussi dans le même but des éprouvettes graduées comme celles qui sont représentées fig. 178.

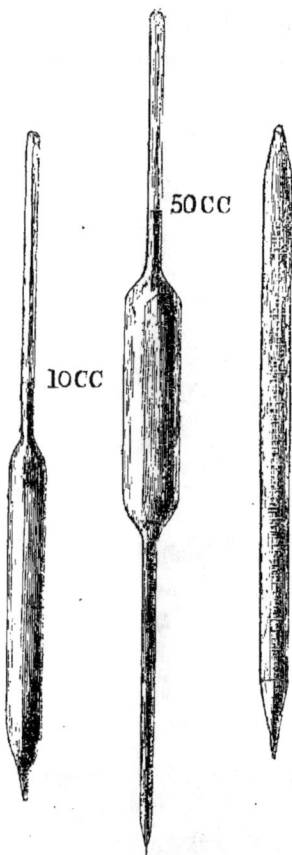

Pipettes.— Une pipette est un tube de verre de la forme représentée fig. 179, et qui, remplie jusqu'au trait qu'elle porte, contient exactement le nombre de cent. cubes de liquide gravé sur ses parois. Certaines pipettes sont disposées de façon à laisser couler la quantité exacte de liquide par son propre poids; d'autres, au contraire, ne le laissent couler que lorsqu'on souffle à l'autre extrémité. Les premières sont préférables. Une troisième sorte de pipettes est graduée dans la plus grande partie de la longueur de façon à laisser couler à volonté des quantités différentes de liquide; mais celles-ci sont moins précises que les autres. Quand on se sert des petites, on place le liquide à mesurer dans une éprouvette ou une petite capsule; on plonge l'extrémité inférieure de la pipette dans le liquide, qu'on aspire

Fig. 179. — Pipettes graduées.

jusqu'à ce qu'il ait quelque peu dépassé le trait de la pipette. On recouvre alors rapidement l'extrémité supérieure de la pipette avec l'extrémité mouillée de l'index, de façon à empêcher le liquide de s'écouler. On élève ensuite la pipette, de façon que le trait soit à la hauteur de l'œil et on soulève légèrement le doigt pour permettre au liquide de s'échapper jusqu'à ce que son niveau coïncide exactement avec le trait. On le laisse alors couler dans une capsule, et on enlève les dernières gouttes qui adhèrent à la pointe de la pipette en appliquant celle-ci contre la paroi de la capsule.

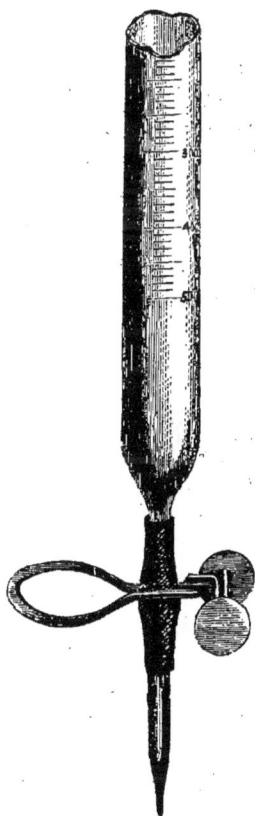

Fig. 180. — Burette de Mohr avec pince.

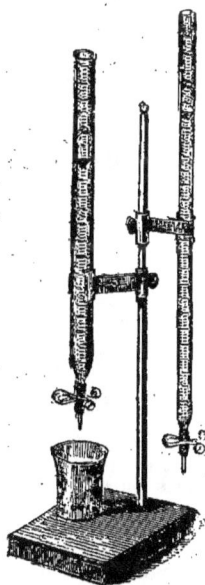

Fig. 181. — Support pour burettes.

Burettes. — Les burettes servent à verser les solutions titrées.
Il y a plusieurs formes de burettes; la plus commode est celle de
Mohr. Elle consiste en un tube gradué, à l'extrémité inférieure
duquel est attaché un tube de caoutchouc, qui peut être ouvert
ou fermé à l'aide d'une pince à ressort (fig. 180), de sorte que
l'expérimentateur peut à volonté faire couler ou non la solution.
La burette est maintenue verticalement par un support spécial
(fig. 181). Pour empêcher la poussière d'y pénétrer, on place sur
son extrémité supérieure un fragment de marbre poli. Dans
beaucoup de circonstances la pince à ressort est très commode,
mais quand on se sert de nitrate d'argent, ce réactif attaque la
pince, et, de même que le bichromate de potasse, détruit le caoutchouc. Dans ces cas on doit donner la préférence à une burette
munie d'un robinet en verre. On remplit une burette en la tenant
inclinée avec la main pendant qu'on y verse doucement le liquide
jusqu'à ce que ce dernier ait dépassé le zéro ; on la replace alors
verticalement. S'il y a des bulles d'air, on les laisse disparaître
d'elles-mêmes, ou on les enlève avec une baguette de verre.
Puis on laisse couler la solution jusqu'à ce que son niveau corresponde exactement au zéro de la burette.

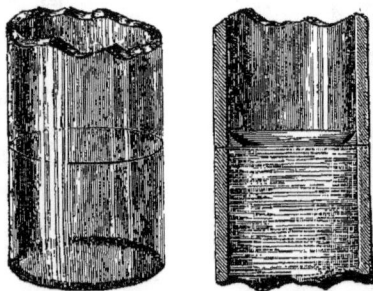

Fig. 182. — La figure de gauche montre l'aspect de la surface d'un liquide,
quand l'œil est placé au-dessus ; la figure de droite montre la surface
courbe dans un tube. La lecture doit être faite au-dessous du bord inférieur de la zone foncée,

*Règles pour lire les graduations sur les burettes et les autres ins-
truments gradués.* — Quand un liquide est contenu dans un tube
étroit, sa surface est plus élevée sur les bords en contact avec le

verre que partout ailleurs; et si on examine sa surface courbe à la lumière transmise, elle semble formée de plusieurs zones ou bandes, dont l'inférieure est foncée (fig. 182). Pour éviter les erreurs et l'incertitude, on considère toujours le bord inférieur de la zone foncée comme le niveau du liquide. Quand on lit la graduation, il faut évidemment que l'œil soit exactement de niveau avec la surface du liquide, autrement le niveau du liquide paraîtrait trop haut ou trop bas. On voit plus facilement la surface inférieure du liquide, si on place derrière le liquide une carte, dont la moitié supérieure est blanche et la moitié inférieure est noircie, de telle façon que la limite entre la partie noire et la partie blanche soit placée à environ 3 millimètres au-dessous de la surface; la surface inférieure du liquide semble alors limitée par une ligne noire très nette (Sutton). On lit très facilement et avec beaucoup d'exactitude la graduation des burettes en se servant du flotteur d'Erdmann (fig. 183), qui consiste en un réservoir de verre allongé lesté avec du mercure à son extrémité inférieure, de façon à flotter verticalement. Son diamètre étant un peu moins grand que le diamètre interne de la pipette, il se meut librement dans le sens vertical. Une ligne horizontale, tracée tout autour de son milieu est considérée comme indiquant le niveau du liquide; on ne tient pas compte, en effet, de la hauteur absolue du liquide.

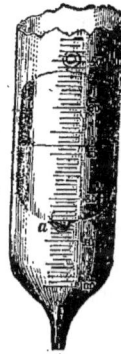

Fig. 183. — Flotteur d'Erdmann.

Liqueur de tournesol. — La solution, dont on se sert dans la neutralisation des liquides albumineux, se prépare en dissolvant une petite quantité de tournesol dans de l'eau distillée, en décantant la liqueur, et en l'étendant au degré voulu. Pour déterminer la force d'un acide, on prépare la solution de tournesol en mettant 10 grammes de tournesol solide dans un demi-litre d'eau distillée, laissant reposer dans un endroit chaud pendant quelques heures et décantant le liquide. On y ajoute quelques gouttes d'acide azotique étendu, de façon à produire une coloration violette, et on conserve la liqueur dans un flacon ouvert à goulot étroit. Si la couleur vient partiellement à disparaître, on la fait réapparaître en exposant le liquide à l'air dans un flacon ouvert (Sutton).

Solution titrée de soude. — Remplissez une burette de solution de soude et versez-la avec précaution dans une solution de **63** décigrammes de cristaux d'acide oxalique pur, complètement secs mais non efflorescents, dissous dans environ **70** cent. cubes d'eau distillée, jusqu'à ce que l'acide soit complètement neutralisé, ce qu'indique le tournesol. Notez la quantité n de la solution de soude employée, et ayant introduit dans un vase gradué **900** cent. cubes de solution de soude, ajoutez-y de l'eau distillée jusqu'à ce que le volume soit égal à $\frac{900 \times 140}{n}$ cent. cubes. Si par exemple $n = 93$, les 900 cent. cubes donneront $\frac{900 \times 100}{93} = 967,7$ cent. cubes. 100 cent. cubes renferment $\frac{1}{10}$ d'un équivalent en grammes (4 gr.) d'hydrate de soude, et neutraliseront $\frac{1}{10}$ d'un équivalent en grammes d'acide.

Pour évaluer l'acidité du suc gastrique, on ajoute à 100 cent. cubes de la solution précédente de l'eau jusqu'à ce que le volume atteigne **1** litre.

222. POLARIMÈTRE. — De nombreuses substances, lorsqu'elles sont dissoutes, possèdent la propriété de la polarisation rotatoire, c'est-à-dire la faculté de dévier à gauche ou à droite le plan de polarisation d'un rayon de lumière polarisée, qui les traverse. Quelques-unes, telles que le glucose, le sucre de canne et l'acide tartrique dévient à droite le plan de polarisation, tandis que d'autres, telles que l'albumine, le sucre non cristallisable, l'essence de térébenthine le dévient à gauche. Comme la déviation croît dans la même proportion que la concentration de la solution et l'épaisseur de la couche à travers laquelle passe le rayon, il est facile de déterminer la quantité d'une substance dissoute en observant simplement la déviation produite par le passage d'un rayon au travers d'une couche de solution d'une épaisseur déterminée. L'instrument dont on se sert est représenté dans la fig. **184**. Il consiste en un support sur lequel sont placés deux prismes de Nicol a et b. Le prisme b est fixé, mais le prisme a est mobile, et

le nombre de degrés dont on le fait tourner est indiqué sur le
cercle gradué *s s* par l'index *z*. Quand les deux prismes sont
exactement placés dans la même position, le rayon polarisé en *b*
passe facilement, et si l'on regarde en *a* on voit que le champ
est éclairé. A mesure que l'on fait tourner *a* autour de son axe,

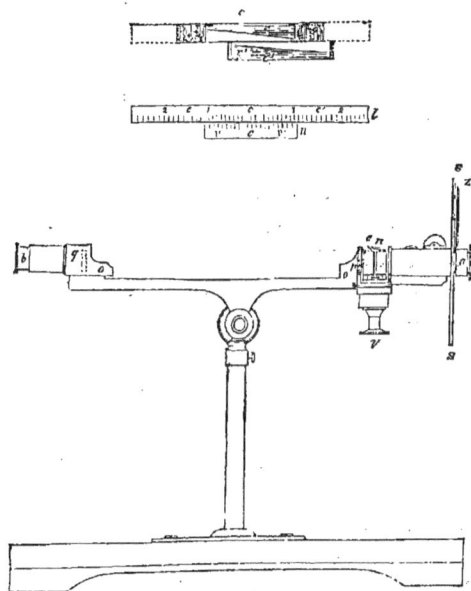

Fig. 184. — Saccharimètre. — *a* et *b*, deux prismes de Nicol, l'un (*b*) fixe,
l'outre(*a*) mobile; *z*, alidade mobile sur le tube gradué *ss*, indiquant
l'angle de rotation *a*; *q*, lame de quartz formée de deux pièces; *p*, lame
de quartz simple; *l* et *n*, échelle et vernier du compensateur; *v*, pignon
qui fait mouvoir le compensateur; *r* et *r'*, les deux prismes de quartz du
compensateur; *o o*, logement du tube dans lequel est contenu le liquide
à examiner.

le champ devient de plus en plus obscur jusqu'à ce que les deux
prismes soient en croix; le rayon polarisé en *b* est alors entièrement arrêté en *a*, et le champ devient par conséquent entièrement noir. A ce moment l'index est sur le zéro. Si l'on place un
tube de verre renfermant une solution de sucre ou d'albumine
en *o o*, le rayon polarisé le traversera, et son plan de polarisa-

tion étant plus ou moins dévié il ne sera plus entièrement arrêté par le prisme *a*. Par conséquent pour l'arrêter et rendre le champ noir, il faudra faire tourner le prisme *a* d'un nombre de degrés correspondant, et l'étendue de la rotation est indiquée par l'index sur le cercle gradué. Comme il est difficile de déterminer exactement la position de *a* correspondant au point le plus sombre du champ, Soleil et Ventzke ont ajouté diverses pièces qui compliquent l'instrument, mais augmentent beaucoup sa précision. La première est une lame de quartz *q*, formée de deux pièces dont la ligne de jonction est exactement au milieu du champ visuel. L'une des pièces dévie la lumière à droite, la seconde la dévie à gauche. Quand une solution de sucre est placée en *o o* elle augmente l'action de la moitié de la lame qui dévie à droite et diminue l'action de l'autre moitié qui dévie à gauche, et les deux moitiés du champ visuel prennent une coloration différente. Cette différence disparaît quand on fait tourner le prisme *a*, ou plus facilement encore à l'aide du compensateur *n*, dont les principales parties sont figurées séparément. Il se compose de deux prismes égaux *r* et *r'* lévogyres de quartz dont les surfaces *c* et *c'* sont coupées perpendiculairement à l'axe optique du cristal. Réunis ils forment une plaque limitée par des surfaces parallèles et ils peuvent glisser l'un sur l'autre au moyen d'une crémaillère et d'un pignon *v*, de façon à diminuer à volonté l'épaisseur de la plaque. L'appareil dans lequel sont fixés ces prismes porte une échelle *l* et un vernier *n*. Quand le zéro du vernier coïncide avec le zéro de l'échelle, la déviation à droite des deux prismes est compensée par une lame de quartz dextrogyre *p*, et le champ visuel offre à l'œil une couleur uniforme ; mais aussitôt qu'on fait mouvoir les prismes, cette compensation cesse et les deux moitiés du champ se présentent avec une coloration différente. Le même effet se produit lorsqu'on place une solution de sucre en *o o*. On fait tourner alors la vis *v* jusqu'à ce que l'action du sucre soit contrebalancée et on lit sur l'échelle l'étendue de la rotation. A cette extrémité *a* se trouve un appareil télescopique qui permet de voir clairement la division entre les deux moitiés du quartz.

Quand on se sert de l'appareil, il faut placer l'extrémité *b*, vis-à-vis la flamme d'une lampe, il est bon de couvrir la flamme avec un cylindre en porcelaine, portant une ouverture qui ne laisse pénétrer que l'extrémité du saccharimètre, de façon à ne laisser passer que la lumière qui traverse l'appareil. Le zéro du vernier est placé vis-à-vis celui de l'échelle, puis l'expérimentateur applique l'œil en *a*, et met au point le télescope jusqu'à ce que la ligne sombre dans le milieu du champ soit nettement définie. Si les deux côtés du champ ont exactement la même teinte, on peut procéder à l'opération, s'ils ne l'ont pas, on les y ramène au moyen d'une vis et d'une clef, qui ne sont pas représentés dans le dessin. Le tube est alors rempli du liquide à examiner, et son extrémité fermée par un morceau de verre et un capuchon métallique, qui ne doit pas être trop solidement vissé. Le liquide doit être transparent et aussi incolore que possible. Une légère teinte jaune n'empêche pas la précision de l'expérience, mais une teinte rouge ou brune y mettrait un sérieux obstacle. Chaque instrument est généralement muni de trois tubes longs de 10, de 20 et de 5 centimètres; plus le tube dont on se sert est long, plus la détermination est exacte. Les liquides sombres sont examinés dans les tubes courts, mais s'ils sont très sombres il faut les diluer auparavant. On place ensuite le tube en *o o*, et on tourne le pignon *v* jusqu'à ce que les deux moitiés du champ présentent exactement la même teinte. En faisant tourner le prisme *a*, on obtient dans le champ différentes colorations; la coloration rose pâle est celle où il est le plus facile d'observer les différences entre les deux moitiés du compensateur. La distance entre le zéro du vernier et le zéro de l'échelle indique la déviation à gauche ou à droite; le compensateur est gradué de telle sorte, que chaque degré de l'échelle correspond à 1 gramme de sucre ou d'albumine dilué dans 130 cent. cubes de liquide, quand on se sert d'un tube long de 1 décimètre. Quand on emploie des tubes de différente longueur, le nombre des degrés doit être divisé par la longueur du tube pour trouver le degré de concentration de la solution. Comme le sucre et l'albumine dévient les rayons dans une direction opposée, on ne peut pas déterminer leur degré de concentration, quand ils existent tous les deux dans la même solution, parce que l'instrument indique alors seulement la différence entre leur pouvoirs rotatoires. En pareil cas, il faut enlever l'albumine et déterminer la quantité de sucre. La différence entre la déviation causée par le sucre seul et celle causée par le sucre et l'albumine, est égale à la déviation causée par l'albumine. L'instrument peut aussi servir à distinguer des substances, telles que les corps albuminoïdes, qui se ressemblent très étroitement par leurs caractères généraux et leurs réactions, mais qui ont des pouvoirs rotatoires différents.

Le *pouvoir rotatoire* d'une substance est la déviation qu'une solution d'un gramme de cette substance dans un centimètre cube, contenue dans un tube d'un décimètre de long, fait subir à un rayon lumineux qui la traverse. Pour indiquer la déviation à droite de la lumière, on fait précéder du signe $+$ le chiffre qui exprime le nombre de degrés qu'à décrit l'index ; le signe $-$ indique la déviation à gauche. Le pouvoir rotatoire du sucre est $+ 56°$, celui de l'albumine $- 56°$. Pour trouver avec le saccharimètre le pouvoir rotatoire d'une substance quelconque, on se sert de la formule suivante (Hoppe-Seyler) :

$$(\alpha)\, j = +\, 56° \,\frac{a}{p.\, l.}$$

$(\alpha)\, j$ est le symbole habituel du pouvoir rotatoire dans la lumière jaune, a est la déviation indiquée par l'échelle, p le poids en grammes de la substance contenue dans 100 cent. cubes de la solution, et l la longueur du tube employé. Hoppe-Seyler a déterminé le pouvoir rotatoire de différentes matières albuminoïdes dans la lumière jaune ; il a trouvé que le pouvoir rotatoire de l'albumine du sérum, est $- 56°$, et celui de l'albumine de l'œuf $- 35°,5$. La transformation de l'albumine du sérum en acidalbumine par l'acide acétique ou l'acide phosphorique fait monter son pouvoir rotatoire à $- 71°$, et sa solution dans l'acide chlorhydrique donne une déviation de $- 78°, 7$. L'albumine du sérum, traitée par la potasse caustique, donne une déviation de $- 86°$, l'albumine de l'œuf $- 47°$, et l'albumine de l'œuf traitée de la même manière, $- 58°,8$.

FIN

LIBRAIRIE GERMER BAILLIÈRE ET Cie

108, BOULEVARD SAINT-GERMAIN, 108

PARIS

VIENNENT DE PARAITRE :

TRAITÉ D'HYGIÈNE

PUBLIQUE ET PRIVÉE

BASÉE SUR L'ÉTIOLOGIE

PAR

A. BOUCHARDAT

Professeur d'hygiène à la Faculté de médecine de Paris
Membre de l'Académie de médecine.
Président d'honneur de la Société de médecine publique et d'hygiène professionnelle.

DEUXIÈME ÉDITION, REVUE, CORRIGÉE ET AUGMENTÉE DE NOTES
SUR LES MALADIES CONTAGIEUSES ET SUR LES DIVERS MODES DE PRÉSERVATION

1 fort volume grand in-8° compacte de 1300 pages. . . 18 fr.

La première édition de cet ouvrage, parue au mois de juillet 1881, a été épuisée en quelques mois ; ce succès est justifié par l'autorité reconnue du savant professeur, et le souvenir qu'il a laissé parmi les nombreuses générations d'élèves qui ont suivi ses leçons.

Ce **Traité** est, en effet, le résumé de tous ses travaux antérieurs ; c'est le fruit de trente années de préparation de son cours à la Faculté de médecine de Paris.

Une idée dominante règne dans tout l'ouvrage, la recherche des causes des maladies qui, lorsqu'elles sont connues, conduisent à une prophylaxie positive. Suivant l'auteur, *l'étude des causes doit être le fondement de l'hygiène*, et l'on trouve l'application de cette formule dans tout l'ouvrage.

Voici les principaux points développés par l'auteur dans ce véritable compendium d'hygiène :

Pour l'ALIMENTATION, il décrit d'abord les *matériaux alimentaires simples* (sucre, corps gras, fibrine, etc.) et examine les conditions d'association par lesquelles ils constituent un aliment complet ; cette étude forme la base de toutes les notions sur le régime. Il étudie ensuite les *aliments complexes* (pain, viande, fruits, herbes). Dans un même groupe ont été réunis les modificateurs du système nerveux dont l'hygiéniste doit s'occuper (alcooliques, café, tabac, etc.) ; enfin un chapitre est consacré à l'*hygiène thérapeutique* et indique le régime qui convient dans les différents états morbides (dyspepsie, glycosurie, goutte, gravelle, calculs biliaires, etc.).

L'étude des *excrétions*, de la *balnéation froide*, de l'*exercice*, est traitée avec de grands développements. On y trouve de précieuses indications pour prévenir plusieurs maladies redoutables (goutte, calculs) et pour éloigner le terme de la vieillesse.

Le *calorique* et le *froid* constituent une des parties les plus neuves et les plus originales du livre. C'est en traitant de l'insuffisance de résistance au

Envoi franco contre un mandat sur la poste.

froid continu que l'auteur est entré dans une voie nouvelle. Il a rattaché à ce sujet la grande question de LA MISÈRE, une des plus importantes de l'hygiène; il en expose les causes, les effets et les remèdes. Il donne les exemples les plus nets des conditions autres que la misère du pauvre agissant dans le même sens qu'elle : c'est ce qu'il appelle la *misère du riche;* les causes étant les mêmes, savoir insuffisance et irrégularité des dépenses eu égard aux besoins de l'organisation, le résultat final, la *misère physiologique*, est aussi le même.

La *géologie hygiénique*, l'étude des *fermentations putrides* (immondices, égouts, latrines, voiries, fabriques d'engrais, cimetières, etc.), les *maladies contagieuses* et l'*hygiène morale* occupent une place très étendue dans ce traité. Il y est démontré que la *continuité* de la misère physiologique est la cause dominante des scrofules et de la phthisie.

L'*hygiène générale* est divisée en deux sections : 1° individuelle, 2° publique et sociale. La première comprend les règles d'hygiène se rapportant aux âges, aux sexes, aux professions, etc. La deuxième embrasse les questions qui ont trait aux villes, écoles, hôpitaux, prisons, aux épidémies, à l'hygiène internationale.

L'ouvrage se termine par une étude sur le mouvement de la population en France, et enfin, dans un appendice comprenant plus de 150 pages de petit texte, sont réunis un grand nombre de notes et documents utiles, règlements sanitaires et hygiéniques, des plus intéressants à consulter.

AUTRE OUVRAGES DU MÊME AUTEUR

Nouveau Formulaire magistral, précédé d'une Notice sur les hôpitaux de Paris, de généralités sur l'art de formuler, suivi d'un Précis sur les eaux minérales naturelles et artificielles, d'un Mémorial thérapeutique, de notions sur l'emploi des contrepoisons, et sur les secours à donner aux empoisonnés et aux asphyxiés. 1883, 24e édition, revue, corrigée. 1 vol. in-18.   3 fr. 50
   Cartonné à l'anglaise,   4 fr. — Relié,   4 fr. 50

De la glycosurie ou diabète sucré; son traitement hygiénique, suivi de notes et documents sur la nature et le traitement de la goutte, la gravelle urique, sur l'oligurie, le diabète insipide avec excès d'urée, l'hippurie, le pimélorrhée, etc. 2e édition, augmentée d'une partie nouvelle sur la glycopolyurique qui conduit à plusieurs redoutables complications 1 vol. in-8°   15 fr.

TRAITÉ

DE

MÉDECINE LÉGALE

Par A. S. TAYLOR

Professeur de médecine légale et de chimie à Guy's Hospital

TRADUIT SUR LA DEUXIÈME ÉDITION ANGLAISE AVEC L'AUTORISATION DE L'AUTEUR

AVEC NOTES ET PRÉFACE

Par le Dr J.-P. HENRY COUTAGNE

Médecin expert près les tribunaux de Lyon
Chef du laboratoire de médecine légale à la Faculté de médecine.

1 fort volume grand in-8° de 950 pages . . . . 15 fr.

Le **Traité de médecine légale** de Taylor, paru pour la première fois en 1844, a atteint en 1879 sa dixième édition, périodiquement transformé entre ces deux dates et tenu par l'auteur au courant des progrès de la science.

Envoi franco contre un mandat sur la poste.

Librairie GERMER BAILLIÈRE et Cie

CATALOGUE

DES

LIVRES DE FONDS

(MÉDECINE — SCIENCES)

OCTOBRE 1883

On peut se procurer tous les ouvrages qui se trouvent dans ce Catalogue par l'intermédiaire des libraires de France et de l'Étranger.

On peut également les recevoir FRANCO par la poste, sans augmentation des prix désignés, en joignant à la demande des TIMBRES-POSTE ou un MANDAT sur Paris.

PARIS

108, BOULEVARD SAINT-GERMAIN, 108

Au coin de la rue Hautefeuille

BIBLIOTHÈQUE SCIENTIFIQUE

INTERNATIONALE

Publiée sous la direction de

M. Émile ALGLAVE

La *Bibliothèque scientifique internationale* n'est pas une entreprise de librairie ordinaire. C'est une œuvre dirigée par les auteurs mêmes, en vue des intérêts de la science, pour la populariser sous toutes ses formes, et faire connaître immédiatement dans le monde entier les idées originales, les directions nouvelles, les découvertes importantes qui se font chaque jour dans tous les pays. Chaque savant expose les idées qu'il a introduites dans la science et condense pour ainsi dire ses doctrines les plus originales.

On peut ainsi, sans quitter la France, assister et participer au mouvement des esprits en Angleterre, en Allemagne, en Amérique, en Italie, tout aussi bien que les savants mêmes de chacun de ces pays.

La *Bibliothèque scientifique internationale* ne comprend pas seulement des ouvrages consacrés aux sciences physiques et naturelles, elle aborde aussi les sciences morales, comme la philosophie, l'histoire, la politique et l'économie sociale, la haute législation, etc.; mais les livres traitant des sujets de ce genre se rattachent encore aux sciences naturelles, en leur empruntant les méthodes d'observation et d'expérience qui les ont rendues si fécondes depuis deux siècles.

Cette collection paraît à la fois en français, en anglais, en allemand, en russe et en italien : à Paris, chez Germer Baillière et Cie; à Londres, chez C. Kegan, Paul et Cie; à New-York, chez Appleton; à Leipzig, chez Brockhaus; et à Milan, chez Dumolard frères.

EN VENTE :

VOLUMES IN-8, CARTONNÉS A L'ANGLAISE, A 6 FRANCS.

Les mêmes en demi-reliure veau. 10 fr.

Les titres précédés d'un *astérisque* sont recommandés par le Ministère de l'Instruction publique pour les Bibliothèques des lycées et des collèges.

* 1. J. TYNDALL. **Les glaciers et les transformations de l'eau**, avec figures. 1 vol. in-8. 3e édition. 6 fr.

* 2. MAREY. **La machine animale**, locomotion terrestre et aérienne, avec de nombreuses fig. 1 vol. in-8. 3e édition. 6 fr.

* 3. BAGEHOT. **Lois scientifiques du développement des nations** dans leurs rapports avec les principes de la sélection naturelle et de l'hérédité. 1 vol. in-8. 4e édition. 6 fr.

* 4. BAIN. **L'esprit et le corps.** 1 vol. in-8. 4e édition 6 fr.

* 27. WURTZ. **La théorie atomique.** 1 vol. in-8. 3° édition. 6 fr.

* 28-29. SECCHI (le Père). **Les étoiles.** 2 vol. in-8, avec 63 fig. dans le texte et 17 pl. en noir et en coul. hors texte. 2° édit. 12 fr.

* 30. JOLY. **L'homme avant les métaux.** In-8 avec fig. 3° éd. 6 fr.

* 31. A. BAIN. **La science de l'éducation.** 1 v. in-8. 4° édit. 6 fr.

* 32-33. THURSTON (R.). **Histoire des machines à vapeur,** précédé d'une introduction par M. HIRSCH. 2 vol. in-8, avec 140 fig. dans le texte et 16 pl. hors texte. 2° édit. 12 fr.

* 34. HARTMANN (R.). **Les peuples de l'Afrique.** 1 vol. in-8, avec figures. 6 fr.

* 35. HERBERT SPENCER. **Les bases de la morale évolutionniste.** 1 vol. in-8. 2° édit. 6 fr.

36. HUXLEY. **L'écrevisse**, introduction à l'étude de la zoologie. 1 vol. in-8, avec figures. 6 fr.

37. DE ROBERTY. **De la sociologie.** 1 vol. in-8. 6 fr.

* 38. ROOD. **Théorie scientifique des couleurs.** 1 vol. in-8 avec figures et une planche en couleurs hors texte. 6 fr.

39. DE SAPORTA et MARION. **L'évolution du règne végétal** (les Cryptogames). 1 vol. in-8 avec figures. 6 fr.

40-41. CHARLTON BASTIAN. **Le cerveau, organe de la pensée chez l'homme et chez les animaux.** 2 v. in-8, avec fig. 12 fr.

42. JAMES SULLY. **Les illusions des sens et de l'esprit.** 1 vol. in-8 avec figures. 6 fr.

43. YOUNG. **Le Soleil.** 1 vol. in-8, avec figures. 6 fr.

44. De CANDOLLE. **L'origine des plantes cultivées.** 2° édition. 1 vol. in-8. 6 fr.

45-46. SIR JOHN LUBBOCK. **Fourmis, Abeilles et Guêpes.** Études expérimentales sur l'organisation et les mœurs des sociétés d'insectes hyménoptères. 2 vol. in-8 avec 65 figures dans le texte, et 13 planches hors texte dont 5 coloriées. 12 fr.

OUVRAGES SUR LE POINT DE PARAÎTRE :

STALLO. **La matière et la physique moderne.** 1 volume in-8.

PERRIER (Ed.). **La philosophie zoologique jusqu'à Darwin.** 1 vol. in-8, avec figures.

SEMPER. **Les conditions d'existence des animaux.** 1 vol. in-8, avec figures.

ROMANES **L'intelligence des animaux.** 1 vol. in-8.

POUCHET (G). **Le sang.** 1 vol. in-8, avec figures.

CARTAILHAC (E.). **La France préhistorique d'après les sépultures.**

RÉCENTES PUBLICATIONS MÉDICALES

Pathologie médicale.

AXENFELD et HUCHARD. **Traité des névroses.** 2º édition, augmentée de 700 pages par HENRI HUCHARD, médecin des hôpitaux. 1 fort vol. in-8. 20 fr.

BARTELS. **Les maladies des reins,** traduit de l'allemand par le docteur EDELMANN; avec préface et notes de M. le professeur LÉPINE. 1 vol. in-8 avec fig. 15 fr.

BIGOT (V.). **Des périodes raisonnantes de l'aliénation mentale.** 1 vol. in-8. 1877. 10 fr.

BOTKIN. **Des maladies du cœur.** Leçons de clinique médicale faites à l'Université de Saint-Pétersbourg. 1872, in-8. 3 fr. 50

BOTKIN. **De la fièvre.** Leçons de clinique médicale faites à l'Université de Saint-Pétersbourg. 1872, in-8. 4 fr. 50

BOUCHUT. **Diagnostic des maladies du système nerveux par l'ophthalmoscopie.** 1866, 1 vol. in-8 avec atlas colorié. 9 fr.

BOUCHUT et DESPRÉS. **Dictionnaire de médecine et de thérapeutique médicale et chirurgicale,** comprenant le résumé de la médecine et de la chirurgie, les indications thérapeutiques de chaque maladie, la médecine opératoire, les accouchements, l'oculistique, l'odontotechnie, les maladies d'oreille, l'électrisation, la matière médicale, les eaux minérales, et un formulaire spécial pour chaque maladie. 4º édition, 1883, très augmentée. 1 vol. in-4º avec 918 figures dans le texte et 3 cartes.
Broché. 25 fr. — Cartonné. 27 fr. 50. — Relié. 29 fr.

DAMASCHINO. **Leçons sur les maladies des voies digestives.** 1 vol. in-8, 1880. 14 fr.

DESPRÉS. **Traité théorique et pratique de la syphilis,** ou infection purulente syphilitique. 1873, 1 vol. in-8. 7 fr.

DURAND-FARDEL. **Traité pratique des maladies chroniques.** 1868, 2 vol. gr. in-8. 20 fr.

DURAND-FARDEL. **Traité des eaux minérales** de la France et de l'étranger, et de leur emploi dans les maladies chroniques. 3º édition. 1883. 1 vol. in-8. 10 fr.

DURAND-FARDEL. **Traité pratique des maladies des vieillards.** 1873, 2º édition. 1 fort vol. gr. in-8. 14 fr.

FERRIER. **De la localisation des maladies cérébrales,** traduit de l'anglais par H. C. DE VARIGNY, suivi d'un mémoire de MM. CHARCOT et PITRES sur *les Localisations motrices dans les hémisphères de l'écorce du cerveau.* 1 vol. in-8 et 67 fig. dans le texte. 1879. 6 fr.

GARNIER. **Dictionnaire annuel des progrès des sciences et institutions médicales,** suite et complément de tous les dictionnaires. 1 vol. in-12 de 500 pages. 19º année, 1883. 7 fr.

GINTRAC. **Traité théorique et pratique des maladies de l'appareil nerveux.** 1872, 4 vol. gr. in-8. 28 fr.

GOUBERT. **Manuel de l'art des autopsies cadavériques,** surtout dans ses applications à l'anat. pathol., accompagné d'une lettre de M. le prof. Bouillaud. In-18 de 520 pages, avec 145 figures. 6 fr.

HÉRARD et CORNIL. **De la phthisie pulmonaire,** étude anatomo-pathologique et clinique. 1 vol. in-8 avec fig. dans le texte et planches coloriées. 2º édit. (*Sous presse.*)

KUNZE. **Manuel de médecine pratique,** traduit de l'allemand par M. KNOERI. 1883, 1 vol in-18. 4 fr. 50

LANCEREAUX. **Traité historique et pratique de la syphilis.**
2e édition. 1874. 1 vol. gr. in-8 avec fig. et planches color.   17 fr.

MARTINEAU. **Traité clinique des affections de l'utérus.** 1 fort
vol. gr. in-8. 1879.   14 fr.

MAUDSLEY. **Le crime et la folie.** 1 vol. in-8. 4e édit.   6 fr.

MAUDSLEY. **La pathologie de l'esprit,** traduit de l'anglais par
M. Germont. 1 vol. in-8.   7 fr. 50

MURCHISON. **De la fièvre typhoïde,** avec notes et introduction du
docteur H. Guéneau de Mussy. 1 vol. in-8 avec figures dans le texte
et planches hors texte. 1878.   10 fr.

NIEMEYER. **Éléments de pathologie interne et de thérapeutique,** traduit de l'allemand, annoté par M. Cornil. 1873, 3e édition
française augmentée de notes nouvelles. 2 vol. gr. in-8.   14 fr.

ONIMUS et LEGROS. **Traité d'électricité médicale.** 1 fort vol.
in-8, avec de nombreuses fig. interc. dans le texte. 2e éd. (*S. presse.*)

TARDIEU. **Manuel de pathologie et de clinique médicales.**
4e édition, corrigée et augmentée. 1873, 1 vol. gr. in-18.   8 fr.

TAYLOR. **Traité de médecine légale,** traduit sur la 7e édition
anglaise, par le Dr Henri Coutagne. 1881. 1 vol. gr. in-8.   15 fr.

Pathologie chirurgicale.

ANGER (Benjamin). **Traité iconographique des fractures et
luxations,** précédé d'une introduction par M. le professeur Velpeau.
1 fort volume in-4, avec 100 planches hors texte, coloriées, contenant
254 figures, et 127 bois intercalés dans le texte. Relié.   150 fr.

BILLROTH. **Traité de pathologie chirurgicale générale,** traduit de l'allemand, précédé d'une introd. par M. le prof. Verneuil.
1880, 3e tirage, 1 fort vol. gr. in-8, avec 100 fig. dans le texte. 14 fr.

DE ARLT. **Des blessures de l'œil,** considérées au point de vue pratique et médico-légal. 1 vol. in-18.   3 fr. 50

JAMAIN et TERRIER. **Manuel de petite chirurgie.** 1880, 6e édit.,
refondue. 1 vol. gr. in-18 de 1000 pages avec 450 fig.   9 fr.

JAMAIN et TERRIER. **Manuel de pathologie et de clinique
chirurgicales.** 1876, 3e édition. Tome I, 1 fort vol. in-18.   8 fr.
    Tome II, 1 vol. in-18. 1878-1880.   8 fr.
    Tome III, 1er fascicule. 1 vol. in-18.   4 fr.

KŒNIG (Franz). **Pathologie chirurgicale,** traduit de l'allemand par
le docteur Pluckert. 3 forts vol. in-8 avec fig. (*Sous presse.*)

LE FORT. **La chirurgie militaire** et les Sociétés de secours en
France et à l'étranger. 1872, 1 vol. gr. in-8 avec fig.   10 fr.

LIEBREICH (Richard). **Atlas d'ophthalmoscopie** représentant l'état
normal et les modifications pathologiques du fond de l'œil visibles
à l'ophthalmoscope, composé de 14 planches contenant 60 figures
tirées en chromolithographie, accompagnées d'un texte explicatif et
dessinées d'après nature. 1870, 2e édition. 1 vol. in-folio.   30 fr.

MAC CORMAC. **Manuel de chirurgie antiseptique,** traduit de l'anglais par M. le docteur Lutaud. 1 fort vol. in-8. 1881.   6 fr.

MALGAIGNE. **Manuel de médecine opératoire.** 8e édition, publiée
par M. le professeur Léon Le Fort. 2 vol. grand in-18 avec 744 fig.
dans le texte. 1873-1877.   16 fr.

MAUNOURY et SALMON. **Manuel de l'art des accouchements,**
à l'usage des élèves en médecine et des élèves sages-femmes. 1874,
3e édit., 1 vol. in-18 avec 115 grav.   7 fr.

NÉLATON. **Éléments de pathologie chirurgicale**, par M. A. Nélaton, membre de l'Institut, professeur de clinique à la Faculté de
médecine, etc.
Seconde édition complètement remaniée.
TOME PREMIER, rédigé par M. le docteur Jamain, chirurgien des hôpitaux. 1 fort vol. gr. in-8. 9 fr.
TOME SECOND, rédigé par le docteur Péan, chirurgien des hôpitaux.
1 fort vol. in-8 avec 288 fig. dans le texte. 13 fr.
TOME TROISIÈME, rédigé par le docteur Péan. 1 vol. gr. in-8
avec 148 figures dans le texte. 14 fr.
TOME QUATRIÈME, rédigé par le docteur Péan. 1 vol. gr. in-8 avec
208 figures. 14 fr.
TOME CINQUIÈME, rédigé par le docteur Després, agrégé à la Faculté de
médecine, chirurgien des hôpitaux. 1 vol. in-8. 14 fr.
TOME SIXIÈME et dernier, rédigé par les docteurs Després, Gillette et
Horteloup, chirurgiens des hôpitaux. 1 fort vol. in-8. (*S. presse.*)
PAGET (Sir James). **Leçons de clinique chirurgicale**, traduites de
l'anglais par le docteur L. H. Petit, et précédées d'une introduction
de M. le professeur Verneuil. 1 vol. grand in-8. 1877. 8 fr.
PÉAN. **Leçons de clinique chirurgicale.**
TOME I. Leçons professées à l'hôpital Saint-Louis pendant l'année
1874 et le premier semestre de 1875. 1 fort vol. in-8, avec
40 figures intercalées dans le texte et 4 planches coloriées hors
texte. 1876. 20 fr.
TOME II. Leçons professées pendant le deuxième semestre de l'année
1875 et l'année 1876. 1 fort vol. in-8, avec fig. dans le texte. 20 fr.
TOME III. Leçons professées pendant l'année 1877. 1 fort vol., avec
figures dans le texte. 20 fr.
PHILLIPS. **Traité des maladies des voies urinaires.** 1860,
1 fort vol. in-8 avec 97 fig. intercalées dans le texte. 10 fr.
RICHARD. **Pratique journalière de la chirurgie.** 1 vol. gr. in-8
avec 215 fig. dans le texte. 2e édit., 1880, augmentée de chapitres
inédits de l'auteur, et revue par le Dr J. CRAUK. 16 fr.
ROTTENSTEIN. **Traité d'anesthésie chirurgicale**, contenant la
description et les applications de la méthode anesthésique de
M. PAUL BERT. 1880. 1 vol. in-8, avec figures. 10 fr.
SCHWEIGGER. **Leçons d'ophthalmoscopie**, avec 3 planches lith. et
des figures dans le texte. In-8 de 144 pages. 3 fr. 50
SŒLBERG-WELLS. **Traité pratique des maladies des yeux.**
1873, 1 fort vol. gr. in-8 avec figures. Traduit de l'anglais. 15 fr.
VIRCHOW. **Pathologie des tumeurs**, cours professé à l'Université de
Berlin, traduit de l'allemand par le docteur Aronssohn.
Tome Ier. 1867, 1 vol. gr. in-8 avec 106 fig. 12 fr.
Tome II. 1869, 1 vol. gr. in-8 avec 74 fig. 12 fr.
Tome III. 1871, 1 vol. gr. in-8 avec 49 fig. 12 fr.
Tome IV. 1876 (1er fascicule), 1 gr. in-8 avec figures. 4 fr. 50
YVERT. **Traité pratique et clinique des blessures du globe de
l'œil**, avec introduction de M. le Dr GALEZOWSKI. 1 vol.
gr. in-8. 1880. 12 fr.

Thérapeutique. — Pharmacie. — Hygiène.

BINZ. **Abrégé de matière médicale et de thérapeutique**, traduit
de l'allemand par MM. Alquier et Courbon. 1872, 1 vol. in-12 de
335 pages. 2 fr. 50
BOUCHARDAT. **Nouveau Formulaire magistral**, précédé d'une
Notice sur les hôpitaux de Paris, de généralités sur l'art de formuler,

suivi d'un Précis sur les eaux minérales naturelles et artificielles,
d'un Mémorial thérapeutique, de notions sur l'emploi des contre-
poisons, et sur les secours à donner aux empoisonnés et aux asphyxiés. 1883, 24° édition, revue, corrigée. 1 vol. in-18.   3 fr. 50
     Cartonné à l'anglaise.   4 fr. — Relié.   4 fr. 50

BOUCHARDAT. **Formulaire vétérinaire**, contenant le mode d'action, l'emploi et les doses des médicaments simples et composés
prescrits aux animaux domestiques par les médecins vétérinaires
français et étrangers, et suivi d'un Mémorial thérapeutique.
3° édit. 1 vol. in-18. (*Sous presse.*)

BOUCHARDAT. **Manuel de matière médicale, de thérapeutique comparée et de pharmacie.** 1873. 5° édition. 2 vol. gr.
in-18.   16 fr.

BOUCHARDAT. **Annuaire de thérapeutique, de matière médicale et de pharmacie pour 1884**, contenant le résumé des travaux thérapeutiques et toxicologiques publiés pendant l'année
1883. 1 vol. gr. in-32. 44° année.   1 fr. 50

BOUCHARDAT. **De la glycosurie ou diabète sucré**, son traitement hygiénique. 1883, 2° édition. 1 vol. grand in-8, suivi de notes et
documents sur la nature et le traitement de la goutte, la gravelle
urique, sur l'oligurie, le diabète insipide avec excès d'urée, l'hippurie, la pimélorrhée, etc.   15 fr.

BOUCHARDAT. **Traité d'hygiène publique et privée**, basée sur
l'étiologie. 1 fort vol. gr. in-8. 2° édition, 1883.   18 fr.

CORNIL. **Leçons élémentaires d'hygiène privée**, rédigées d'après
le programme du ministère de l'instruction publique pour les
établissements d'instruction secondaire. 1873, 1 vol. in-18 avec
figures.   2 fr. 50

DESCHAMPS (d'Avallon). **Compendium de pharmacie pratique.**
Guide du pharmacien établi et de l'élève en cours d'études, comprenant un traité abrégé des sciences naturelles, une pharmacologie
raisonnée et complète, des notions thérapeutiques, et un guide pour
les préparations chimiques et les eaux minérales; un abrégé de
pharmacie vétérinaire, une histoire des substances médicamen-
teuses, etc.; précédé d'une introduction par M. le professeur Bouchardat. 1868, 1 vol. gr. in-8 de 1160 pages environ.   20 fr.

MAURIN. **Formulaire magistral des maladies des enfants.**
1 vol. in-18. 1881.   3 fr. 50

Anatomie. — Physiologie. — Histologie.

ALAVOINE. **Tableaux du système nerveux**, deux grands tableaux
avec figures. 1878.   5 fr.

BAIN (Al.). **Les sens et l'intelligence**, traduit de l'anglais par
M. Cazelles. 1873, 1 fort vol. in-8.   10 fr.

BASTIAN (Charlton). **Le cerveau, organe de la pensée**, chez
l'homme et chez les animaux. 2 vol. in-8, avec 184 figures dans le
texte. 1882.   12 fr.

BÉRAUD (B. J.). **Atlas complet d'anatomie chirurgicale topographique**, pouvant servir de complément à tous les ouvrages
d'anatomie chirurgicale, composé de 109 planches représentant plus
de 200 gravures dessinées d'après nature par M. Bion, et avec texte
explicatif. 1865, 1 fort vol. in-4.
     Prix : fig. noires, relié. 60 fr. — Fig. coloriées, relié.   120 fr.
     Ce bel ouvrage, auquel on a travaillé pendant sept ans, est le plus
complet qui ait été publié sur ce sujet. Toutes les pièces, disséquées
dans l'amphithéâtre des hôpitaux, ont été reproduites d'après nature

par M. Bion, et ensuite gravées sur acier par les meilleurs artistes. Après l'explication de chaque planche, l'auteur a ajouté les applications à la pathologie chirurgicale, à la médecine opératoire, se rapportant à la région représentée.

Le même ouvrage, texte anglais, même prix.

BÉRAUD (B. J.) et ROBIN. **Manuel de physiologie de l'homme et des principaux vertébrés.** 2 vol. gr. in-18, 2e édition, entièrement refondue. 12 fr.

BÉRAUD (B. J.) et VELPEAU. **Manuel d'anatomie chirurgicale générale et topographique.** 2e éd., 1 vol. in-8 de 622 p. 7 fr.

BERNARD (Claude). **Leçons sur les propriétés des tissus vivants,** avec 94 fig. dans le texte. 1 vol. in-8. 8 fr.

BERNSTEIN. **Les sens.** 1877. 1 vol. in-8 de la *Bibliothèque scient. intern.*, avec fig., 2e édit. Cart. 6 fr.

BURDON-SANDERSON. **Manuel du laboratoire de physiologie,** traduit de l'anglais par M. MOQUIN-TANDON. 1 vol. in-8, avec figures dans le texte. (*Sous presse.*)

CORNIL et RANVIER. **Manuel d'histologie pathologique.** 2e édition. 2 vol. in-8 avec de nombreuses figures dans le texte.

Tome I. 1 fort volume in-8. 14 fr.

Tome II, 1er fascicule. 1 vol. in-8. 7 fr.

FAU. **Anatomie des formes du corps humain,** à l'usage des peintres et des sculpteurs. 1866, 1 vol. in-8 avec atlas in-folio de 25 planches. Prix : fig. noires. 20 fr. — Fig. coloriées. 35 fr.

FERRIER. **Les fonctions du cerveau.** 1 vol. in-8, traduit de l'anglais par M. H. C. de Varigny, avec 68 fig. dans le texte, 1878. 10 fr.

JAMAIN. **Nouveau traité élémentaire d'anatomie descriptive et de préparations anatomiques.** 3e édition, 1867. 1 vol. grand in-18 de 900 pages avec 223 fig. intercalées dans le texte. 12 fr.

Avec figures coloriées. 40 fr.

LEYDIG. **Traité d'histologie comparée de l'homme et des animaux,** traduit de l'allemand par le docteur Lahillonne. 1 fort vol. in-8 avec 200 figures dans le texte. 1866. 15 fr.

LONGET. **Traité de physiologie.** 3e édition, 1873. 3 v. gr. in-8 avec figures. 36 fr.

LUYS. **Le cerveau, ses fonctions.** 1 vol. in-8 de la *Bibliothèque scient. intern.*, 1882, 5e édit. avec fig. Cart. 6 fr.

MAREY. **Du mouvement dans les fonctions de la vie.** 1868, 1 vol. in-8 avec 200 figures dans le texte. 10 fr.

MAREY. **La machine animale.** 1877, 2e édit., 1 vol. in-8 de la *Bibliothèque scientifique internationale.* Cartonné. 6 fr.

PETTIGREW. **La locomotion chez les animaux,** marche, natation. 1 vol. in-8 de la *Bibliothèque scient. internat.*, avec figures. 6 fr.

RICHET (Charles). **Physiologie des muscles et des nerfs.** 1 fort vol. in-8. 1882. 15 fr.

ROSENTHAL. **Les nerfs et les muscles.** 1 vol. in-8 de la *Bibliothèque scient. internat.* avec 75 figures. 2e édit., 1878. 6 fr.

SCHIFF. **Leçons sur la physiologie de la digestion,** faites au Muséum d'histoire naturelle de Florence. 2 vol. gr. in-8. 20 fr.

SULLY (James). **Les illusions des sens et de l'esprit.** 1 vol. in-8, avec figures. 6 fr.

VULPIAN. **Leçons de physiologie générale et comparée du système nerveux,** faites au Muséum d'histoire naturelle, recueillies et rédigées par M. Ernest Brémond. 1866, 1 vol. in-8. 10 fr.

VULPIAN. **Leçons sur l'appareil vaso-moteur** (physiologie et pathologie). recueillies par le Dr H. Carville. 2 vol. in-8. 1875. 18 fr.

Physique. — Chimie. — Histoire naturelle.

AGASSIZ. **De l'espèce et des classifications en zoologie.** 1 vol. in-8. 5 fr.

BERTHELOT. **La synthèse chimique.** 1 vol. in-8 de la *Bibliothèque scient. intern.* 4e édit., 1880. Cart. 6 fr.

BLANCHARD. **Les métamorphoses, les mœurs et les instincts des insectes**, par M. Émile Blanchard, de l'Institut, professeur au Muséum d'histoire naturelle. 1 magnifique vol. in-8 jésus, avec 160 fig. dans le texte et 40 grandes planches hors texte. 2e édit. 1877. Prix : broché, 25 fr. — Relié en demi-maroquin. 30 fr.

BLASERNA. **Le son et la musique**, suivi des *Causes physiologiques de l'harmonie musicale*, par H. HELMHOLTZ. 1 vol. in-8 de la *Biblioth. scient. intern.*, avec figures. 6 fr.

BOCQUILLON. **Manuel d'histoire naturelle médicale.** 1871. 1 vol. in-18 avec 415 fig. dans le texte. 14 fr.

CANDOLLE (de). **L'origine des plantes cultivées.** 1 vol. in-8 de la *Bibliothèque scientifique internationale*. 6 fr.

COOKE et BERKELEY. **Les champignons**, avec 110 figures dans le texte. 1 vol. in-8 de la *Bibliothèque scientifique internationale.* 6 fr.

DARWIN. **Les récifs de corail**, leur structure et leur distribution. 1 vol. in-8, avec 3 planches hors texte, traduit de l'anglais par M. Cosserat. 1878. 8 fr.

EVANS (John). **Les âges de la pierre.** 1 beau vol. gr. in-8, avec 467 figures dans le texte, 15 fr. — En demi-reliure. 18 fr.

EVANS (John). **L'âge du bronze.** 1 fort vol. in-8, avec 540 figures dans le texte. 15 fr. — En demi-reliure. 18 fr.

FUCHS. **Les volcans et les tremblements de terre.** 1 vol. in-8 de la *Bibl. scient., inter.*, 1880. Cart., 3e édit. 6 fr.

GRÉHANT. **Manuel de physique médicale.** 1869, 1 vol. in-18 avec 469 figures dans le texte. 7 fr.

GRÉHANT. **Tableaux d'analyse chimique** conduisant à la détermination de la base et de l'acide d'un sel inorganique isolé, avec les couleurs caractéristiques des précipités. 1862, in-4. Cart. 3 fr. 50

GRIMAUX. **Chimie organique élémentaire.** 1881, 3e édit. 1 vol. in-18 avec figures. 5 fr.

GRIMAUX. **Chimie inorganique élémentaire.** 3e édit., 1882. 1 vol. in-18, avec fig. 5 fr.

HARTMANN (R.). **Les peuples de l'Afrique.** 1 vol. in-8, avec figures, de la *Bibliothèque scientifique internationale*. 6 fr.

HERBERT SPENCER. **Principes de biologie**, traduit de l'anglais par M. B. CAZELLES. 2 vol. in-8. 20 fr.

HUXLEY (Th.). **L'écrevisse**, introduction à l'étude de la zoologie. 1 vol. in-8 de la *Bibliothèque scient. internat.*, avec 89 figures dans le texte. 6 fr.

HUXLEY. **La physiographie**, introduction à l'étude de la nature. 1 vol. in-8 avec 128 figures dans le texte, et 2 planches hors texte. 1882. 8 fr. — Relié. 11 fr.

JOLY. **L'homme avant les métaux.** 1 vol. in-8 de la *Bibliothèque scientifique internationale.* 3e édit. avec fig. 6 fr.

LUBBOCK. **L'homme préhistorique**, étudié d'après les monuments et les costumes retrouvés dans les différents pays de l'Europe, suivi d'une description comparée des mœurs des sauvages modernes, traduit de l'anglais par M. Ed. BARBIER, avec 256 figures intercalées dans le texte. 3e édit. 1 vol. in-8. (*Sous presse.*)

LUBBOCK. **Origines de la civilisation**, état primitif de l'homme et mœurs des sauvages modernes, traduit de l'anglais. 3e édition. 1 vol. in-8 avec fig. Broché, 15 fr. — Relié.   18 fr.

LUBBOCK. **Les Fourmis, les Guêpes et les Abeilles**. 2 vol. in-8 de la *Bibliothèque scientifique internationale*, avec figures et planches en couleurs.   12 fr.

PISANI (F.). **Traité pratique d'analyse chimique qualitative et quantitative**, à l'usage des laboratoires de chimie. 1 vol. in-12. 1880.   3 fr. 50

PISANI et DIRVELL. **La chimie du laboratoire**. 1 v. in-12. 1882. 4 fr.

QUATREFAGES (de). **L'espèce humaine**. 1 vol. in-8 de la *Biblioth. scientif. intern.*, 6e édit. 1880.   6 fr.

QUATREFAGES (de). **Charles Darwin et ses précurseurs français**. Étude sur le transformisme. 1870, 1 vol. in-8.   5 fr.

RICHE. **Manuel de chimie médicale**. 1880, 1 vol. in-18 avec 200 fig. dans le texte. 3e édition.   8 fr.

ROOD. **Théorie scientifique des couleurs**. 1 vol. in-8, avec figures et une planche en couleurs hors texte.   6 fr.

SAPORTA et MARION. **L'évolution du règne végétal**, les cryptogames. 1 vol. in-8 de la *Bibliothèque scient. internat.*, avec 85 figures dans le texte.   6 fr.

SCHMIDT (O.). **La descendance de l'homme et le darwinisme**. 1 vol. in-8 de la *Bibliothèque scientifique internationale*, avec figures. 3e édition, 1878.   6 fr.

SCHUTZENBERGER. **Les fermentations**, avec figures dans le texte. 1 vol. in-8 de la *Biblioth. scient. intern.* 3e édit., 1878. Cart. 6 fr.

SECCHI (le Père). **Les étoiles**. 2 vol. in-8 de la *Bibliothèque scientifique internationale*, avec 63 figures dans le texte et 17 planches en noir et en couleurs hors texte. 2e édit.   12 fr.

TYNDALL (J.). **Les glaciers et les transformations de l'eau**, avec figures. 1 vol. in-8 de la *Bibliothèque scientifique internationale*. 3e édit.   6 fr.

VAN BENEDEN. **Les commensaux et les parasites dans le règne animal**. 1 vol. in-8 de la *Bibliothèque scientifique internationale*, avec figures. 2e édit.   6 fr.

VOGEL. **La photographie et la chimie de la lumière**. 1 vol. in-8 de la *Bibliothèque scient. internat.* avec fig. 3e édit.   6 fr.

WURTZ. **La théorie atomique**. 1 vol. in-8 de la *Bibliothèque scient. internat.* 3e édit.   6 fr.

YOUNG. **Le Soleil**. 1 vol. in-8 de la *Bibliothèque scientifique internationale*, avec figures.   6 fr.

BIBLIOTHÈQUE DE L'ÉTUDIANT EN MÉDECINE

COLLECTION D'OUVRAGES POUR LA PRÉPARATION
AUX EXAMENS DU DOCTORAT, DU GRADE D'OFFICIER DE SANTÉ
ET AU CONCOURS DE L'EXTERNAT ET DE L'INTERNAT

Iᵉʳ EXAMEN

(Physique, chimie, histoire naturelle.)

BOCQUILLON. — Manuel d'histoire naturelle médicale. 1 vol. grand in-18, avec 415 figures. 14 fr.

LE NOIR. — Histoire naturelle, avec 255 figures dans le texte. 5 fr.

GRÉHANT. — Manuel de physique médicale. 1 vol. gr. in-18, avec 469 figures dans le texte. 7 fr.

LE NOIR. — Physique élémentaire, avec 455 figures dans le texte. 6 fr.

RICHE. — Manuel de chimie médicale. 3ᵉ édit. 1880. 1 vol. in-18, avec 200 figures dans le texte. 8 fr.

GRIMAUX. — Chimie organique élémentaire. Leçons professées à la Faculté de médecine. 1 vol. in-18. 3ᵉ édition. 5 fr.

GRIMAUX. — Chimie inorganique élémentaire. 3ᵉ édit. 1 vol. in-18. 5 fr.

LE NOIR. — Chimie élémentaire. 1 vol. in-12, avec 69 fig. 3 fr. 50

PISANI. — Traité d'analyse chimique. 1 vol. in-18. 3 fr. 50

PISANI. — La chimie du laboratoire. 1 vol. in-18. 4 fr. 50

2ᵉ EXAMEN

1ʳᵉ PARTIE *(Anatomie, histologie.)*

JAMAIN. — Nouveau Traité élémentaire d'anatomie descriptive et de préparations anatomiques. 3ᵉ édit. 1 vol. gr. in-18, avec 223 figures dans le texte. 12 fr.

BERNARD (Claude). — Leçons sur les propriétés des tissus vivants, faites à la Sorbonne. 1 vol. in-8, avec 90 fig. dans le texte. 8 fr.

CORNIL et RANVIER. — Manuel d'histologie pathologique. 2 vol. gr. in-8. 2ᵉ édition. Tome I, 1 vol. in-8. 14 fr. Tome II, 1ʳᵉ partie. 1 vol. in-8. 7 fr.

HOUEL. — Manuel d'anatomie pathologique générale et appliquée, contenant : la *description* et le *catalogue* du musée Dupuytren. 2ᵉ édit. 1 vol. gr. in-18. 7 fr.

2ᵉ PARTIE *(Physiologie.)*

BÉRAUD et ROBIN. — Manuel de physiologie de l'homme et des principaux vertébrés, répondant à toutes les questions physiologiques du programme des examens de fin d'année. 2ᵉ édit. 2 vol. in-12. 12 fr.

LONGET. — Traité de physiologie. 2ᵉ édit. 3 vol. gr. in-8. 36 fr.

VULPIAN. — Leçons sur la physiologie générale et comparée du système nerveux, faites au Museum d'histoire naturelle. 1 fort volume in-8. 10 fr.

3ᵉ EXAMEN

1ʳᵉ PARTIE *(Médecine opératoire, pathologie externe, accouchements.)*

MALGAIGNE et LE FORT. — Manuel de médecine opératoire. 8ᵉ édition, avec 744 fig. dans le texte. 2 vol. gr. in-18. 16 fr.

NÉLATON. — Éléments de pathologie chirurgicale. 2ᵉ édition, revue par MM. les docteurs *Péan, Després, Horteloup* et *Gillette.* 5 volumes gr. in-8. 64 fr. Le tome VI et dernier est *sous presse.*

MAUNOURY et SALOMON. — Manuel de l'art des accouchements. 3ᵉ édit. 1 vol. gr. in-18, avec 115 fig. 7 fr.

JAMAIN et TERRIER. — Manuel de petite chirurgie. 6ᵉ édit. refondue. 1 vol. gr. in-18, avec 455 fig. 9 fr.

JAMAIN et TERRIER. — Manuel de pathologie et de clinique chirurgicales. 3ᵉ édition : Tome I. 1 vol. gr. in-18. 8 fr. Tome II. 1 vol. in-18. 8 fr. Tome III. 1ʳᵉ partie. 1 volume in-18. 4 fr.

BILLROTH. — Traité de pathologie chirurgicale générale, précédé d'une introduction par M. *Verneuil.* 1 fort vol. gr. in-18, avec 100 figures dans le texte. 14 fr.

VELPEAU et BÉRAUD. — Manuel d'anatomie chirurgicale, générale et topographique. 3ᵉ édition. 1 vol. in-8. 7 fr.

2ᵉ PARTIE. (*Pathologie interne, pathologie générale.*)

GINTRAC. — COURS THÉORIQUE ET PRATIQUE DE PATHOLOGIE INTERNE ET DE THÉRAPIE MÉDICALE. 9 vol. in-8. 63 fr.

NIEMEYER. — ÉLÉMENTS DE PATHOLOGIE INTERNE, traduits de l'allemand, annotés par M. *Cornil*. 3ᵉ édit. française. 2 vol. gr. in-8. 14 fr.

TARDIEU. — MANUEL DE PATHOLOGIE ET DE CLINIQUE MÉDICALES. 1 fort vol. in-18. 4ᵉ édit. 8 fr.

4ᵉ EXAMEN

(*Hygiène, médecine légale, thérapeutique, matière médicale, pharmacologie.*)

BINZ. — ABRÉGÉ DE MATIÈRE MÉDICALE ET DE THÉRAPEUTIQUE, traduit de l'allemand par MM. Alquier et Courbon. 1 vol. in-12 de 335 pages. 2 fr. 50

BOUCHARDAT. — MANUEL DE MATIÈRE MÉDICALE, DE THÉRAPEUTIQUE ET DE PHARMACIE. 5ᵉ édit. 2 vol. in-12. 16 fr.

CORNIL. — LEÇONS ÉLÉMENTAIRES D'HYGIÈNE PRIVÉE. 1 vol. in-18. 2 fr. 50

BOUCHARDAT. — TRAITÉ D'HYGIÈNE PUBLIQUE ET PRIVÉE BASÉE SUR L'ÉTIOLOGIE. 1 vol. gr. in-8. 2ᵉ édition. 18 fr.

DESCHAMPS. — MANUEL DE PHARMACIE ET ART DE FORMULER. 3 fr. 50

TAYLOR. — TRAITÉ DE MÉDECINE LÉGALE, traduit de l'anglais par *H. Coutagne*. 1 vol. gr. in-8. 15 fr.

BOUCHARDAT. — NOUVEAU FORMULAIRE MAGISTRAL. 24ᵉ édition, revue, corrigée d'après le *Codex*, augmentée de quatre notices sur les usages thérapeutiques du lait, du vin, sur les cures de petit-lait, de raisin, et de formules nouvelles, et suivie d'un mémoire sur *l'hygiène thérapeutique*. 1 volume in-18. 3 fr. 50
Cartonné. 4 fr. — Relié. 4 fr. 50

5ᵉ EXAMEN

(1ʳᵉ PARTIE (*Cliniques externe, obstétricale*, etc.)

JAMAIN et TERRIER. — MANUEL DE PATHOLOGIE ET DE CLINIQUE CHIRURGICALES. 3ᵉ édition :
2 vol. et 1ᵉʳ fascic. du t. III. 20 fr.

BOUCHUT et DESPRÉS. — DICTIONNAIRE DE MÉDECINE ET DE THÉRAPEUTIQUE MÉDICALE ET CHIRURGICALE, comprenant le résumé de la médecine et de la chirurgie, les indications thérapeutiques de chaque maladie, la médecine opératoire, les accouchements, l'oculistique, l'odontotechnie, les maladies d'oreille, l'électrisation, la matière médicale, les eaux minérales, et un formulaire spécial pour chaque maladie. 4ᵉ édit. 1883. 1 vol. in-4, avec 918 figures dans le texte, et 3 cartes. — Prix : br. 25 fr. — Cart., 27 fr. 50. — Relié. 29 fr.

MAUNOURY et SALMON. — MANUEL DE L'ART DES ACCOUCHEMENTS, à l'usage des élèves en médecine et des élèves sages-femmes. 3ᵉ édit., avec 415 figures dans le texte. 7 fr.

2ᵉ PARTIE (*Clinique interne, anatomie pathologique.*)

GINTRAC (E.). — COURS THÉORIQUE ET CLINIQUE DE PATHOLOGIE INTERNE ET DE THÉRAPIE MÉDICALE. Tomes I à IX. 9 vol. gr. in-8. 63 fr.
Les tomes IV et V se vendent séparément. 14 fr.
Les tomes VI et VII (*Maladies du système nerveux*) se vendent séparément. 14 fr.
Les tomes VIII et IX (*Maladies du système nerveux*) se vendent séparément. 14 fr.

CORNIL et RANVIER. — MANUEL D'HISTOLOGIE PATHOLOGIQUE. 2 vol. gr. in-8, avec de nombreuses figures dans le texte :
Tome I. 1 fort vol. gr. in-8. 14 fr.
Tome II, 1ʳᵉ p. 1 vol. gr. in-8. 7 fr.

GOUBERT. — MANUEL DE L'ART DES AUTOPSIES CADAVÉRIQUES, surtout dans ses applications à l'anatomie pathologique, précédé d'une lettre de de M. le professeur *Bouillaud*. 1 vol. in-8 de 500 pages, avec 145 gravures dans le texte. 6 fr

BERTON. **Guide et Questionnaire de tous les examens de médecine**, avec les réponses des examinateurs eux-mêmes aux questions les plus difficiles; suivi des programmes des conférences pour *l'internat et l'externat*, avec de grands tableaux synoptiques inédits d'anatomie et de pathologie. 1 vol. in-18. 2ᵉ édit. 3 fr. 50

LIVRES SCIENTIFIQUES

NON PORTÉS DANS LES SÉRIES PRÉCÉDENTES

(MÉDECINE — SCIENCES — MAGNÉTISME ET SCIENCES OCCULTES)

par ordre alphabétique de noms d'auteurs.

AMUSSAT (Alph.). **De l'emploi de l'eau en chirurgie.** 1850, in-4. 2 fr.

AMUSSAT (Alph.). **Mémoires sur la galvanocaustique thermique.** 1 vol. in-8, avec 44 fig. intercalées dans le texte. 1876. 3 fr. 50

AMUSSAT (Alph.). **Des sondes à demeure et du conducteur en baleine.** 1 brochure in-8, avec fig. dans le texte. 1876. 2 fr.

ARRÉAT. **Éléments de philosophie médicale,** ou Théorie fondamentale de la science des faits médico-biologiques. 1858, 1 vol. in-8. 7 fr. 50

ARRÉAT. **De l'homœopathie,** simples réflexions propres à servir de réponse aux objections contre cette méthode de guérison. 1850, in-8. 1 fr. 50

ARTIGUES. **Amélie-les-Bains, son climat et ses thermes.** 1 vol. in-8 de 267 pages. 3 fr. 50

AUBER (Edouard). **Traité de la science médicale** (histoire et dogme), comprenant : 1° un précis de méthodologie et de médecine préparatoire ; 2° un résumé de l'histoire de la médecine; 3° un exposé des principes généraux de la science médicale, renfermant les éléments de la pathologie générale. 1853, 1 fort vol. in-8. 8 fr.

AUBER (Éd.). **Hygiène des femmes nerveuses,** ou Conseils aux femmes pour les époques critiques de leur vie. 1844, 2° édit., 1 vol. gr. in-18. 3 fr. 50

AUBER (Éd.). **De la fièvre puerpérale devant l'Académie de médecine,** et des principes du vitalisme hippocratique appliqués à la solution de cette question. 1858, in-8. 3 fr. 50

AUBER (Éd.). **Philosophie de la médecine.** 1 vol. in-18. 2 fr. 50

AUBER (Éd.). **Institutions d'Hippocrate,** ou Exposé dogmatique des vrais principes de la médecine, extraits de ses œuvres, renfermant : les dogmes de la science et de l'art, l'histoire naturelle des maladies, les règles de l'hygiène et de la thérapeutique, les éléments de la philosophie médicale et les premiers tableaux des maladies. 1864. 1 vol. gr. in-8 de luxe. 10 fr.

AUZIAS-TURENNE. **La syphilisation,** syphilis, vaccine, sur les maladies virulentes, variétés. 1 fort vol. in-8, 1878. 16 fr.

BARRAL (J.-A.). **Histoire de la Botanique.** 1 vol. in-8. 20 fr.

BARON (John). **Recherches, observations et expériences sur le développement naturel et artificiel des maladies tuberculeuses,** traduit par M. V. Boivin. 1825, 1 vol. in-8. 1 fr. 25

BAUDENS. **Mémoire sur les solutions de continuité de la rotule.** 50 c.

BAUDON. **L'ovariotomie abdominale.** In-8. 4 fr.

BAUDRIMONT. **Formation du globe terrestre** pendant la période qui a précédé l'apparition des êtres vivants. 1 vol. in-18. 2 fr. 50

BAYLE (A.-L.-J.). **Éléments de pathologie médicale,** ou Précis de médecine théorique et pratique écrit dans l'esprit du vitalisme hippocratique. 1857, 2 vol. in-8. 5 fr.

BECQUEREL. **Traité clinique des maladies de l'utérus et de ses annexes.** 1859, 2 vol. in-8, avec atlas de 18 planches. 8 fr.

BECQUEREL. **Traité des applications de l'électricité à la thérapeutique médicale et chirurgicale.** 1860, 2° édition. 1 vol. in-8. 2 fr. 50

BECQUEREL et RODIER. **Traité de chimie pathologique appliquée à la médecine pratique.** 1854, 1 vol. in-8. 3 fr. 50

BERGERET. **Philosophie des sciences cosmologiques**, critique des sciences et de la pratique médicale. 1866, in-8 de 310 p. 4 fr.

BERGERET. **Petit manuel de la santé.** 1 vol. in-18 avec 50 fig. dans le texte. 7 fr.

BERGERET. **De l'urine**, chimie physiologique et microscopie pratique. 1868, 1 vol. in-18. 4 fr. 50

BERTET. **Pathologie et chirurgie du col utérin.** In-8. 2 fr. 50

BERTON. **Guide et questionnaire** de tous les examens de médecine, avec les réponses des examinateurs eux-mêmes aux questions les plus difficiles, suivi de programmes de conférences pour l'externat et l'internat, avec de grands tableaux synoptiques inédits d'anatomie et de pathologie. 1 vol. in-18, 2e édition, 1877. 3 fr. 50

BERTRAND. **Traité du somnambulisme.** In-8. 7 fr.

BERTULUS (Évar.). **Marseille et son intendance militaire**, à propos de la peste, de la fièvre jaune, du choléra. In-8. 7 fr.

BLACKWELL (le Dr Élisabeth). **Conseils aux parents sur l'éducation de leurs enfants.** 1 vol. in-18. 2 fr.

BLATIN. **Recherches physiologiques et cliniques sur la nicotine et le tabac.** 1870, gr. in-8. 4 fr.

BOCQUILLON. **Revue du groupe des Verbénacées.** 1863, 1 vol. gr. in-8 de 186 pages avec 20 planches gravées sur acier. 15 fr.

BOCQUILLON. **Anatomie et physiologie des organes reproducteurs des Champignons et des Lichens.** 1869, in-4. 2 fr. 50

BOCQUILLON. **Mémoire sur le groupe des Tiliacées.** 1867, gr. in-8 de 48 pages. 2 fr.

BONJEAN. **Monographie de la rage.** 1 vol. in-18. 1879. 3 fr. 50

BOSSU. **Nouveau compendium médical à l'usage des médecins-praticiens**, contenant : 1° la pathologie générale ; 2° un dictionnaire de pathologie interne, avec l'indication des formules les plus usitées dans le traitement des maladies ; 3° dictionnaire de thérapeutique, avec la définition de toutes les préparations pharmaceutiques. 1874, 5e édition, 1 vol. gr. in-18. 7 fr.

BOSSU. **Traité des plantes médicinales indigènes**, précédé d'un cours de botanique. 3e édition. 1872, 1 vol. in-8 et atlas de 60 planches représentant 1100 figures.
Prix : fig. noires. 13 fr. — Fig. coloriées. 22 fr.

BOUCHARDAT. **Annuaire de thérapeutique, de matière médicale, de pharmacie et de toxicologie**, de 1841 à 1883, contenant le résumé des travaux thérapeutiques et toxicologiques publiés de 1840 à 1882, et les formules des médicaments nouveaux, suivi de Mémoires divers de M. le professeur Bouchardat.

La collection complète se compose de 43 années et 3 suppléments. 46 vol. gr. in-32.
Prix des années 1841 à 1873, et des suppléments, chacune 1 fr. 25
— — 1874 à 1881, — — 1 fr. 50

1841. — Monographie du diabète sucré.
1842. — Observations sur le diabète sucré et mémoire sur une maladie nouvelle, l'hippurie.
1843. — Mémoire sur la digestion.
1844. — Recherches et expériences sur les contre-poisons du sublimé corrosif, du plomb, du cuivre et de l'arsenic.
1845. — Mémoire sur la digestion des corps gras.
1846. — Recherches sur des cas rares de chimie pathologique, et mémoire sur l'action des poisons et de substances diverses sur les plantes et les poissons.
1846. Supplément.— 1° Trois mémoires sur les fermentations.
    2° Un mémoire sur la digestion des substances sucrées et féculentes, et des recherches sur les fonctions du pancréas.
    3° Un mémoire sur le diabète sucré ou glycosurie.
    4° Note sur les moyens de déterminer la présence et la quantité de sucre dans les urines.
    5° Notice sur le pain de gluten.
    6° Note sur la nature et le traitement physiologique de la phthisie.

1847. — Mémoire sur les principaux contre-poisons et sur la thérapeutique des empoisonnements, et diverses notices scientifiques.

1848.   Nouvelles observations sur la glycosurie, notice sur la thérapeutique des affections syphilitiques, et mémoire sur l'influence des nerfs pneumogastriques dans la digestion.

1849. — Mémoire sur la thérapeutique du choléra.

1850. — Mémoire sur la thérapeutique des affections syphilitiques et observations sur l'affaiblissement de la vue coïncidant avec les maladies dans lesquelles la nature de l'urine est modifiée.

1851. — Mémoire sur la pathogénie et la thérapeutique du rhumatisme articulaire aigu.

1852. — Mémoire sur le traitement de la phthisie et du rachitisme par l'huile de foie de morue.

1856. — Mémoires : 1° sur les amidonneries insalubres; 2° sur le rôle des matières albumineuses dans la nutrition.

1856. Supplément. — 1° Histoire physiologique et thérapeutique de la cinchonine;
                    2° Rapports sur les remèdes proposés contre la rage ;
                    3° Recherches sur les alcaloïdes dans les veines ;
                    4° Solution alumineuse benzinée ;
                    5° La table alphabétique des matières contenues dans les Annuaires de 1841 à 1855, rédigée par M. le docteur Ramon.

1857. — Mémoire sur l'oligosurie, avec des considérations sur la polyurie.

1858. — Mémoire sur la genèse et le développement de la fièvre jaune.

1859. — Rapports sur les farines falsifiées, le pain bis et le vin plâtré.

1860. — Mémoire sur l'infection déterminée dans le corps de l'homme par la fermentation putride des produits morbides ou excrémentitiels. Des désinfectants qui peuvent être employés pour prévenir cette infection.

1861. — Mémoire sur l'emploi thérapeutique externe du sulfate simple d'alumine et de zinc, par M. le docteur Homolle.

1861. — Supplément (épuisé).

1862. — Deux conférences faites aux ouvriers sur l'usage et l'abus des liqueurs fortes et des boissons fermentées.

1863. — Mémoire sur les eaux potables.

1864. — Trois notes sur l'origine et la nature de la vaccine ; sur l'inoculation et sur le traitement de la syphilis.

1865. — Mémoire sur l'exercice forcé dans le traitement de la glycosurie.

1866. — Mémoire sur les poisons, les venins, les virus, les miasmes spécifiques dans leurs rapports avec les ferments.

1867. — Mémoire sur la gravelle.

1868. — Mémoire sur le café.

1869. — Mémoire sur la production de l'urée. — Mémoire sur l'étiologie de la glycosurie.

1870. — Mémoire sur la goutte.

1871-72. — Mémoire sur l'état sanitaire de Paris et de Metz pendant le siège.

1873. — Mémoire sur l'étiologie du typhus.

1874. — Mémoire sur l'hygiène du soldat.

1875. — Mémoire sur l'hygiène thérapeutique des maladies.

1876. — Mémoire sur le traitement hygiénique des maladies chroniques et des convalescences.

1877. — Mémoire sur l'étiologie thérapeutique.

1878. — Nouveaux moyens dans la glycosurie.

1879. — Des vignes phylloxérées.

1880. — Mémoire sur le traitement hygiénique des dyspepsies.

1881. — Hygiène et thérapeutique du scorbut.

1882. — Sur la préservation des maladies contagieuses.

1883. — Sur le traitement hygiénique de la fièvre typhoïde, et sur les parasiticides.

BOUCHARDAT. Supplément à l'Annuaire de thérapeutique, etc., pour 1846, contenant des mémoires : 1° sur les fermentations; 2° sur la digestion des substances sucrées et féculentes et sur les fonctions du pancréas, par MM. BOUCHARDAT et SANDRAS; 3° sur le diabète sucré ou glycosurie ; 4° sur les moyens de déterminer la présence et la quantité de sucre dans les urines ; 5° sur le pain de gluten ; 6° sur la nature et le traitement physiologique de la phthisie. 1 vol. gr. in-32.   1 fr. 25

BOUCHARDAT. Supplément à l'Annuaire de thérapeutique, etc., pour 1856, contenant : 1° l'histoire physiologique et thérapeutique de la cinchonine ; 2° rapport sur les remèdes proposés contre la rage ; 3° recherches sur les alcaloïdes dans les urines ; 4° solution alumineuse benzinée ; 5° la table alphabétique des matières contenues dans les Annuaires de 1841 à 1855, rédigée par M. Ramon. 1 vol. in-32.   1 fr. 25

BOUCHARDAT. **Opuscules d'économie rurale**, contenant les engrais, la betterave, les tubercules de dahlia, les vignes et les vins, le lait, le pain, les boissons, l'alucite, la digestion et les maladies des vers à soie, les sucres, l'influence des eaux potables sur le goître, etc. 1851, 1 vol. in-8. 3 fr. 50

BOUCHARDAT. **Traité des maladies de la vigne.** 1853, 1 vol. in-8. 3 fr. 50

BOUCHARDAT. **Formulaire vétérinaire**, contenant le mode d'action, l'emploi et les doses des médicaments simples et composés, prescrits aux animaux domestiques par les médecins vétérinaires français et étrangers, et suivi d'un mémorial thérapeutique. 2e édit., 1 vol. in-18. (*Sous presse.*)

BOUCHARDAT. **Le travail**, son influence sur la santé (conférences faites aux ouvriers). 1863, 1 vol. in-18. 2 fr. 50

BOUCHARDAT. **Histoire naturelle.** Zoologie, botanique, minéralogie, géologie. 2 vol. gr. in-18 avec 308 figures. 2 fr.

BOUCHARDAT. **Physique avec ses principales applications.** 1851, 1 vol. gr. in-18 de 540 pages avec 230 figures dans le texte. 3e édition. 2 fr.

BOUCHARDAT et QUEVENNE. **Instruction sur l'essai et l'analyse du lait.** 1 br. gr. in-8, 3e édit. 1879. 1 fr. 50

BOUCHARDAT et QUEVENNE. **Du lait**, 1er fascicule, instruction sur l'essai et l'analyse du lait; 2e fascicule, des laits de femme, d'ânesse, de chèvre, de brebis, de vache. 1857, 1 vol. in-8. 6 fr.

BOUCHARDAT (Gustave). **Histoire générale des matières albuminoïdes.** Thèse d'agrégation. 1 vol. in-8, 1872. 2 fr. 50

BOUCHUT. **Histoire de la médecine et des doctrines médicales.** 1873, 2 forts vol. in-8. 16 fr.

BOURDEAU (Louis). **Théorie des sciences** Plan de science intégrale. 2 vol. in-8. 1882. 20 fr.

BOURDET (Eug.). **Des maladies du caractère** au point de vue de l'hygiène morale et de la philosophie positive. In-8. 5 fr.

BOURDET (Eug.). **Vocabulaire des principaux termes de la philosophie positive**, avec notes biographiques appartenant au calendrier positiviste. 1 vol. in-8, 1875. 3 fr. 50

BOUYER (Achille). **Étude médicale sur la station hivernale d'Amélie-les-Bains.** 1 vol. in-18. 1876. 1 fr. 50

BRÉMOND (E.). **De l'hygiène de l'aliéné.** 1871, br. in-8. 2 fr.

BRIERRE DE BOISMONT. **Des maladies mentales** (extrait de la Pathologie médicale du professeur Requin). In-8 de 90 pages. 2 fr.

BRIERRE DE BOISMONT. **Des hallucinations**, ou Histoire raisonnée des apparitions, des visions, des songes, de l'extase, du magnétisme et du somnambulisme. 1862, 3e édition très augmentée. 1 vol. in-8. 7 fr.

BRIERRE DE BOISMONT. **Du suicide et de la folie-suicide**, considérés dans leurs rapports avec la statistique, la médecine et la philosophie. 1865, 2e édition, 1 vol. in-8 de 680 pages. 7 fr.

BRIERRE DE BOISMONT. **Joseph Guislain**, sa vie et ses écrits. esquisses de médecine mentale. 1867, 1 vol. in-8. 5 fr.

BRIGHAM. **Quelques observations chirurgicales.** 1872, gr. in-8 de 102 pages, sur papier de Hollande avec 4 photographies hors texte. 5 fr.

Bulletins de la Société anatomique de Paris, rédigés par MM. Axenfeld, Bauchet, Bell, Bérard, Bourdon, Broca, Chassaignac, Demarquay, Denucé-Deville, Forget, Foucher, Giraldès, Gosselin, Lenoir, Leudet, Livois, Maréchal, Mercier, Pigné, Richard, Royer-Collard, Sestier, A. Tardieu, Thibault, Valleix, Vigla; années 1826 à 1834, 1837, 1838, 1840 à 1855, 26 vol. in-8. — Prix des années 1826 à 1834, chacune. 1 fr. — Prix des autres vol., chacun. 2 fr.

BUCHNER. **Nature et science**, traduit de l'allemand par le docteur
　LAUTH. 1 vol. in-8. 2ᵉ édition. 　　　　　　　　　　　7 fr. 50

BYASSON. **Essai sur les causes de dyspepsie** et sur leur traite-
　ment par l'eau minérale de Mauhourat (à Cauterets). 1874, in-8.
　　　　　　　　　　　　　　　　　　　　　　　　　1 fr. 50

BYASSON (H.) ET FOLLET (A.). **Étude sur l'hydrate de chloral et
　le trichloracétate de soude.** 1871, in-8 de 64 pages. 　　2 fr.

CABADÉ. **Essai sur la physiologie des épithéliums.** 1867, in-8
　de 88 pages, avec 2 planches gravées. 　　　　　　　　2 fr. 50

CAHAGNET. **Abrégé des merveilles du ciel et de l'enfer**, de Swe-
　denborg. 1855, 1 vol. gr. in-18. 　　　　　　　　　　3 fr. 50

CAHAGNET. **Encyclopédie magnétique spiritualiste**, traitant
　spécialement de faits physiologiques, magie magnétique, swedenbor-
　gianisme, nécromancie, magie céleste. 1854 à 1862, 7 vol. gr. in-18.
　　　　　　　　　　　　　　　　　　　　　　　　　28 fr.

CAHAGNET. **Lettres odiques-magnétiques** du chevalier Reichen-
　bach, traduites de l'allemand. 1853. 1 vol. in-18. 　　1 fr. 50

CAHAGNET. **Magie magnétique**, ou Traité historique et pratique de
　fascinations, de miroirs cabalistiques, d'apports, de suspensions, de
　pactes, de charmes des vents, de convulsions, de possession, d'envoû-
　tement, de sortilèges, de magie de la parole, de correspondances
　sympathiques et de nécromancie. 1858, 2ᵉ éd. 1 v. gr. in-18. 7 fr.

CAHAGNET. **Sanctuaire du spiritualisme**, ou Étude de l'âme hu-
　maine et de ses rapports avec l'univers, d'après le somnambulisme et
　l'extase. 1850, 1 vol. in-18. 　　　　　　　　　　　5 fr.

CAHAGNET. **Méditations d'un penseur**, ou Mélanges de philosophie
　et de spiritualisme, d'appréciations, d'aspirations et de déceptions.
　1861, 2 vol. in-18. 　　　　　　　　　　　　　　10 fr.

CARRIERE. **Recherches sur les eaux minérales sodo-bromu-
　rées de Salins.** 1856, in-12. 　　　　　　　　　　1 fr. 50

CASTORANI. **Mémoire sur le traitement des taches de la
　cornée**, néphélion, albugo. 1867, in-8. 　　　　　　1 fr

CASTORANI. **Mémoire sur l'extraction linéaire externe de la
　cataracte.** 1874, in-8. 　　　　　　　　　　　　3 fr. 50

CAZENEUVE. **Des densités des vapeurs au point de vue chi-
　mique** (thèse de concours d'agrégation). In-8. 1878. 　3 fr. 50

CHARBONNIER. **Maladies et facultés diverses des mystiques.**
　1 vol in-8. 1875. 　　　　　　　　　　　　　　　5 fr.

CHARCOT ET CORNIL. **Contributions à l'étude des altérations
　anatomiques de la goutte**, et spécialement du rein et des articu-
　lations chez les goutteux. 1864, in-8 de 30 pages avec pl. 　1 fr. 50

CHARPIGNON. **Physiologie, médecine et métaphysique du
　magnétisme.** 1848, 1 vol. in-8 de 480 pages. 　　　　6 fr.

CHARPIGNON. **Considérations sur les maladies de la moelle
　épinière.** 1860, in-8. 　　　　　　　　　　　　　1 fr.

CHARPIGNON. **Études sur la médecine animique et vitaliste.**
　1864, 1 vol. gr. in-8 de 192 pages. 　　　　　　　　4 fr.

CHASERAY (Alexandre). **Conférences sur l'âme.** 1868. 1 volume
　in-18. 　　　　　　　　　　　　　　　　　　　75 c.

CHAUFFARD. **De la spontanéité et de la spécificité dans les
　maladies.** 1867, 1 vol. in-18 de 232 pages. 　　　　3 fr.

CHÉRUBIN. **De l'extinction des espèces**, études biologiques sur
　quelques-unes des lois qui régissent la vie. 1868, in-18. 　2 fr. 50

CHEVALLIER (Paul). **De la paralysie des nerfs vaso-moteurs
　dans l'hémiplégie.** 1867, in-8 de 50 pages. 　　　　1 fr. 50

CHIPAULT (Antony). **De la résection sous-périostée dans la
　fracture de l'omoplate par armes à feu.** In-8 de 30 pages et
　6 pl. 　　　　　　　　　　　　　　　　　　　3 fr. 50

CHIPAULT. **Fractures par armes à feu**, expectation, résection sous-périostée, évidement, amputation. Paris, 1872, in-8 avec 37 planches chromolithographiées. 25 fr.

CHOMET. **Effets et influence de la musique** sur la santé et sur la maladie. In-8. 3 fr.

CHRISTIAN (P.). **Histoire de la magie, du monde surnaturel** et de la fatalité à travers les temps et les peuples. 1 vol. gr. in-8 de 669 pages avec un grand nombre de fig. et 16 pl. hors texte. 15 fr.

CLÉMENCEAU. **De la génération des éléments anatomiques**, précédé d'une introd. par M. le profess. Robin. 1867, in-8. 5 fr.

Conférences historiques de la Faculté de médecine faites pendant l'année 1865. (*Les Chirurgiens érudits*, par M. Verneuil. — *Guï de Chauliac*, par M. Follin. — *Celse*, par M. Broca. — *Wurtzius*, par M. Trélat. — *Bioland*, par M. Le Fort. — *Leuret*, par M. Tarnier. — *Harvey*, par M. Béclard. — *Stahl*, par M. Lasègue. — *Jenner*, par M. Lorain. — *Jean de Vier*, par M. Axenfeld. — *Laennec*, par M. Chauffard. — *Sylvius*, par M. Gubler. — *Stoll*, par M. Parrot.) 1 vol. in-8. 3 fr.

CORLIEU. **La mort des rois de France** depuis François Ier jusqu'à la Révolution française. 1 vol. in-18. 1873. 3 fr. 50

CORNIL. **Des différentes espèces de néphrites.** In-8. 3 fr. 50

CORNIL ET CHARCOT. Voy. CHARCOT.

COSTES. **Histoire critique et philosophique de la doctrine physiologique.** 1849, 1 vol. in-8. 6 fr.

COUDRET. **Recherches médico-physiologiques sur l'électricité animale.** 1837, 1 vol. in-8. 7 fr.

CRUVEILHIER (Louis). **Éléments d'hygiène générale.** 5e édition, 1879, 1 vol. in-32. 60 c.

DAMASCHINO. **Des différentes formes de pneumonie aiguë chez les enfants.** 1867, in-8 de 154 pages. 3 fr. 50

DAMASCHINO. **La pleurésie purulente.** 1869, in-8. 3 fr. 50

DAMASCHINO. **Étiologie de la tuberculose.** 1872, in-8 de 204 pages. 2 fr. 50

D'ARDONNE. **La philosophie de l'expression**, étude psychologique. 1871, 1 vol. in-8 de 352 pages. 8 fr.

DARWIN (Ch.). **Les récifs de corail**, leur structure et leur distribution, traduit de l'anglais par M. Ch. COSSERAT. 1 vol. in-8, avec 3 planches hors texte. 8 fr.

D'ASSIER (Adolphe). **Physiologie du langage phonétique.** 1868, 1 vol. in-18. 2 fr. 50

D'ASSIER (Adolphe). **Physiologie du langage graphique.** 1868, in-18. 2 fr. 50

D'ASSIER (Adolphe). **Essai de philosophie positive au XIXe siècle.** Première partie : Le ciel. 1 vol. in-18. 2 fr. 50

D'ASSIER. **Essai de philosophie naturelle chez l'homme.** 1 vol. in-12. 1882. 3 fr. 50

DAURIAC. **Des notions de matière et de force dans les sciences de la nature.** 1 vol. in-8. 1878. 5 fr.

DEGRAUX-LAURENT. **Études ornithologiques.** La puissance de l'aile, ou l'oiseau pris au vol. 1871, 1 vol. in-8 de 260 pages avec 5 pl. 5 fr.

DELBŒUF. **La psychologie comme science naturelle.** 1 vol. in-8. 1876. 2 fr. 50

DELBŒUF. **Psychophysique**, mesure des sensations de lumière et de fatigue ; théorie générale de la sensibilité. In-18. 1883. 3 fr. 50

DELEUZE. **Histoire critique du magnétisme animal.** 2e édition, 1819, 2 vol. in-8. 9 fr.

DELEUZE. **Mémoire sur la faculté de prévision**, avec notes et pièces justificatives, et une certaine quantité d'exemples de prévisions
recueillis chez les anciens et les modernes. 1836, in-8, br. 2 fr. 50

DELMAS. **Étude pratique sur l'hydrothérapie.** 1re partie : De
l'hydrothérapie à domicile, précédé de quelques considérations générales sur la théorie physiologique de cette méthode de traitement.
1869, in-8.   2 fr.

DELMAS. **Physiologie nouvelle de l'hydrothérapie** d'après des
recherches récentes sur l'action du froid et de la chaleur sur l'organisme. 1 br. in-8 avec 115 tableaux et tracés sphygmographiques.
1880.   3 fr. 50

DELVAILLE (Camille). **Études sur l'histoire naturelle.** 1 vol.
in-18.   3 fr. 50

DELVAILLE (Camille). **De la fièvre de lait**, étude critique et clinique. 1862, 1 vol. in-8 de 133 pages.   2 fr. 50

DELVAILLE (Camille). **De l'exercice de la médecine**, nécessité de
reviser les lois qui la régissent en France, précédé d'une lettre de
M. Jules Simon. 1865, 1 vol. in-8 de 144 pages.   2 fr.

DELVAILLE (Camille). **Lettres médicales sur l'Angleterre.** 1874,
in-8.   1 fr. 50

DELY. **Extinction de la variole et du choléra.** 1874, in-8. 1 fr. 25

DE PUISAYE et LECONTE. **Eaux d'Enghien**, au point de vue chimique et médical. 1853, 1 vol. in-8.   5 fr.

DEVERGIE (Alphonse). **Médecine légale théorique et pratique**,
avec le texte et l'interprétation des lois relatives à la médecine
légale, revus et annotés par M. Dehaussy de Robécourt, conseiller à
la Cour de cassation. 1852, 3e édit. 3 vol. in-8.   23 fr.

Le premier volume traite : 1° certificats, rapports et consultations médico-légales ;
2° responsabilité médicale ; 3° mariage ; 4° séparation de corps ; 5° grossesse ; 6° avor-
tement ; 7° accouchement ; 8° paternité, maternité, naissances précoces et tardives,
superfétation ; 9° supposition, substitution d'enfant ; 10° infanticides ; 11° attentats à la
pudeur ; 12° maladies simulées ; 13° aliénation mentale.

Le second volume traite : 1° coups et blessures volontaires et involontaires ; 2° mort
subite ; 3° mort apparente ; 4° époque de la mort ; 5° putréfaction cadavérique ; 6° au-
topsie ; 7° exhumations ; 8° identité ; 9° suicide ; 10° asphyxie en général ; 11° asphyxie
par submersion ; 12° pendaison et strangulation ; 13° combustion spontanée.

Le troisième volume traite les empoisonnements et toutes les questions de chimie
légale.

DONDERS. **L'astigmatisme** et les verres cylindriques. 1 vol. in-8 de
144 pages.   4 fr. 50

DROGNAT-LANDRÉ. **De l'extraction de la cataracte.** 1869, gr.
in-8.   1 fr.

DROGNAT-LANDRÉ. **De la contagion seule cause de la propa-
gation de la lèpre.** 1869, in-8.   2 fr. 50

DUBOIS (d'Amiens). **Philosophie médicale**; examen des doctrines de
Cabanis et de Gall. 1843. 1 vol. in-8.   2 fr.

DUBOUCHET. **Maladies des voies urinaires et des organes de
la génération.** 10e édition, 1851, 1 vol. in-8.   5 fr.

DUJARDIN-BEAUMETZ. **De la myélite aiguë.** 1872, gr. in-8 de
163 pages.   2 fr. 50

DU POTET. **Traité complet de magnétisme**, cours en douze leçons.
4e édition, 1 vol. in-8. 1879.   8 fr.

DU POTET. **Manuel de l'étudiant magnétiseur**, ou Nouvelle instruction pratique sur le magnétisme, fondée sur *trente années* d'expériences et d'observations. 1869, 4e édition, 1 vol. gr. in-18. 3 fr. 50

DU POTET. **Le magnétisme opposé à la médecine.** 1 volume in-8. 6 fr.

DUPUIS, REVEIL et BAILLON. **Flore médicale, usuelle et industrielle du XIXᵉ siècle.** 6 beaux vol. gr. in-8, dont 3 d'atlas contenant 152 planches in-4 magnifiquement coloriées. 300 fr.

DURAND (de Gros). **Essais de physiologie philosophique.** 1866, 1 vol. in-8. 8 fr.

DURAND (de Gros). **De l'influence des milieux sur les caractères de races, de l'homme et des animaux.** 1868, br. in-8. 1 fr. 50

DURAND (de Gros). **Ontologie et psychologie physiologique.** 1 vol. in-18. 1871. 3 fr. 50

DURAND (de Gros). **De l'hérédité dans l'épilepsie.** Paris, 1869, br. in-8 de 15 pages. 50 c.

DURAND (de Gros). **Les origines animales de l'homme,** éclairées par la physiologie et l'anatomie comparatives. 1871, 1 vol. in 8. 5 fr.

DURAND-FARDEL. **Les eaux minérales et les maladies chroniques.** Leçons professées à l'École pratique. 1 vol. in-18. 3 fr. 50

DURAND-FARDEL. **Les indications des eaux minérales et leurs actions thérapeutiques.** 1 br. in-8. 1878. 1 fr. 25

Éléments de science sociale, ou Religion physique sexuelle et naturelle, par un docteur en médecine. 3ᵉ édition, traduite sur la 7ᵉ édition anglaise. 1876, gr. in-18 de 600 pages. 3 fr. 50

ELIPHAS LEVI. **Histoire de la magie,** avec une exposition claire et précise de ses procédés, de ses rites et de ses mystères. 1860. 1 vol. in-8, avec 90 fig. 12 fig.

ELIPHAS LEVI. **La clef des grands mystères,** suivant Hénoch, Abraham, Hermès Trismégiste et Salomon. 1861, 1 vol. in-8 avec 20 pl. 12 fr.

ELIPHAS LEVI. **Dogme et rituel de la haute magie.** 1861, 2ᵉ éd. 2 vol. in-8 avec 24 fig. 18 fr.

ELIPHAS LEVI. **La science des esprits,** révélation du dogme secret des cabalistes, esprit occulte des évangiles, appréciations des doctrines et des phénomènes spirites. 1865, in-8. 7 fr.

ESPINAS (A.). **Des sociétés animales.** 1 vol. in-8. 2ᵉ édit. 7 fr. 50

ESPINAS (A.). **Philosophie expérimentale en Italie.** 1 volume in-18. 2 fr. 50

ESTACHY. **Des grossesses dites prolongées.** 1 brochure in-8, 1880. 1 fr. 25

FAIVRE (Ernest). **De la variabilité des espèces.** 1868, 1 vol. in-18 de la *Bibliothèque de philosophie contemporaine.* 2 fr. 50

FERMOND. **Études sur la symétrie,** considérée dans les trois règnes de la nature. 1855, in-8 de 54 pages. 2 fr. 50

FERMOND. **Études comparées des feuilles** dans les trois grands embranchements végétaux. 1 vol. in-8 avec 13 pl. 10 fr.

FERMOND. **Phytogénie,** ou Théorie mécanique de la végétation. 1867. 1 vol. gr. in-8 de 708 pages avec 5 planches. 12 fr.

FERMOND. **Essai de phytomorphie,** ou Étude des causes qui déterminent les principales formes végétales. 1864-1868, 2 vol. gr. in-8 avec nombreuses planches. 30 fr.

FERMOND. **Faits pour servir à l'histoire générale de la fécondation chez les végétaux.** In-8 de 45 pages. 2 fr.

FONTAINE. **Effets physiologiques et action thérapeutique de l'air comprimé.** 1 vol. in-8. 1877. 5 fr.

FOURCAULT. **Du choléra épidémique.** 1849, in-8, br. 1 fr.

FOURCAULT. **Causes générales des maladies chroniques,** spécialement de la *phthisie pulmonaire.* 1 vol. in-8. 3 fr. 50

FOURNIER. **Actes du congrès international de botanique tenu à Paris en août 1867.** 1 vol. gr. in-8. 6 fr.

FOY. **Traité de matière médicale thérapeutique,** appliquée à chaque maladie en particulier. 1843, 2 vol. in-8. 5 fr.

FOY. **Formulaire des médecins praticiens.** 1844, 3ᵉ édition. 1 vol. in-18. 2 fr.

FRANÇOIS. **Essai sur les gangrènes spontanées.** 1832. 1 vol. in-8. 2 fr.

FREDÉRIQ (Dʳ). **Hygiène populaire.** 1 vol. in-12. 1875 4 fr.

FUMOUZE (A.). **De la cantharide officinale** (thèse de pharmacie). 1867, in-4 de 58 pages et 5 planches. 3 fr. 50

FUMOUZE (V.). **Les spectres d'absorption du sang** (thèse de doctorat). In-4 de 144 pages et 3 pl. 4 fr. 50

GARCIN. **Le magnétisme expliqué par lui-même,** ou Nouvelle théorie des phénomènes de l'état magnétique, comparé aux phénomènes de l'état ordinaire. 1855, 1 vol. in-8. 4 fr.

GARNIER. **Dictionnaire annuel des progrès des sciences et institutions médicales,** suite et complément de tous les dictionnaires, précédé d'une introduction par M. le docteur Amédée Latour. 1 vol. in-12 de 500 pages.

    Prix de la 1ʳᵉ année 1864. 5 fr.
    — les 2ᵉ, 3ᵉ, 4ᵉ, 5ᵉ et 6ᵉ années, 1865 à 1869, chacune. 6 fr.
    — de la 7ᵉ année 1870 et 1871. 7 fr.
    — des 8ᵉ, 9ᵉ, 10ᵉ, 11ᵉ, 12ᵉ, 13ᵉ, 14ᵉ, 15ᵉ, 16ᵉ, 17ᵉ et 18ᵉ années, 1872 à 1882, chacune 7 fr.

GAUCKLER (Ph.). **Les poissons d'eau douce et la pisciculture.** 1 vol. gr. in-8, br. 8 fr. — Demi-reliure, tr. dorées. 11 fr.

GAUTHIER. **Histoire du somnambulisme connu chez tous les peuples,** sous les noms divers d'extases, songes, oracles, visions. Examen des doctrines de l'antiquité et des temps modernes, sur ses causes, ses effets, ses abus, ses avantages et l'utilité de son concours avec la médecine. 1842, 2 vol. in-8. 10 fr.

GAUTHIER (Aubin). **Revue magnétique,** journal des cures et des faits magnétiques et somnambuliques. Décembre 1844 à octobre 1846, 2 vol in-8. 8 fr.

Les numéros de mai, juin, juillet, août et septembre 1846 n'ont jamais été publiés ; ils forment, dans le tome IIᵉ, une lacune des pages 241 à 432.

GELEZ. **Histoire générale des membranes séreuses et synoviales,** des bourses muqueuses, des kystes, sous le rapport de leur structure, de leurs fonctions, de leurs affections et de leur traitement. 1845, 1 vol. in-8. 1 fr. 50

GELY. **Études sur le cathétérisme curviligne et sur l'emploi d'une nouvelle sonde dans le cathétérisme évacuatif.** 1862, 1 vol. in-4 avec 97 planches. 7 fr.

GEOFFROY SAINT-HILAIRE (Étienne). **Vie, travaux et doctrine scientifique,** par Isid. Geoffroy Saint-Hilaire. 1 vol. in-12. 3 fr. 50
— Le même. 1 vol. in-8. 5 fr.

GEOFFROY SAINT-HILAIRE. **Histoire naturelle des mammifères,** comprenant quelques vues préliminaires de l'histoire naturelle, et l'histoire des singes, des makis, des chauves-souris et de la taupe. 1834. 1 vol. in-8. 4 fr.

GÉRARD. Voy. HÉRINCQ.

GERVAIS (Paul). **Zoologie.** Reptiles vivants et fossiles. 1869, gr. in-8 avec 19 planches gravées. 7 fr.

GIACOMINI. **Large communication entre la veine porte et les veines iliaques droites,** traduit de l'italien. 1874, in-8. 2 fr. 50

GILLE. **Le traitement des malades à domicile.** 1 v. in-8. 6 fr.

GINTRAC (E.). **Cours théorique et clinique de pathologie interne et de thérapie médicale.** 1853-1859, tomes I à IX, gr. in-8. 63 fr.

    Les tomes IV et V se vendent séparément. 14 fr.

    Les tomes VI et VII (*Maladies du système nerveux*) se vendent séparément. 14 fr.

    Les tomes VIII et IX (*Maladies du système nerveux*, suite) se vendent séparément. 14 fr.

GINTRAC (E.). **Maladies de l'appareil nerveux** (extrait du *Cours de pathologie interne*). 4 vol. gr. in-8. 28 fr.

GIRAUD-TEULON. **Œil schématique**, dimensions décuples. 1868, 1 tableau. 2 fr. 50

GOUJON. **Étude d'un cas d'hermaphrodisme bisexuel imparfait chez l'homme.** 1872, in-8 avec 2 planches. 1 fr.

GOUPY. **Explication des tables parlantes**, des médiums, des esprits et du somnambulisme, suivie de la voyante de Prevorst. 1860, 1 vol. in-8. 6 fr.

GRAD. **Considérations sur les progrès et l'état présent des sciences naturelles.** 1874, in-8. 2 fr.

GREHANT. **Recherches physiques sur la respiration de l'homme.** 1864, in-8 de 46 pages avec 1 planche. 1 fr. 50

GROVE (W. R.). **Corrélation des forces physiques**, traduit de l'anglais par M. Séguin aîné. 2e édition, 1868, in-8. 7 fr. 50

GUENEAU DE MUSSY (H.). **Théorie du germe contage** et son application à la fièvre typhoïde. 1 brochure in-8. 1878. 1 fr. 50

GUILLEMOT. **Étude sur l'arnica.** 1874, in-8. 1 fr.

GUINIER. **Essai de pathologie et de clinique médicales**, contenant des recherches spéciales sur la forme pernicieuse de la maladie des marais, la fièvre typhoïde, la diphthérie, la pneumonie, la thoracentèse chez les enfants, le carreau, etc. 1866, 1 fort vol. in-8. 8 fr.

HANRIOT (M.). **Hypothèses sur la constitution de la matière.** (thèse d'agrégation, 1880). 1 vol. in-8. 3 fr.

HERBERT SPENCER. **Classification des sciences.** 1 vol. in-18. 2e édition. 2 fr. 50

HÉRINCQ, GÉRARD et REVEIL. **Traité de botanique générale.** Ouvrage résumant les plus savantes recherches et les meilleurs travaux sur la matière, faits en France, en Angleterre, en Allemagne, en Italie, etc., etc. 4 beaux vol. gr. in-8, dont deux d'atlas, contenant 102 cartes magnifiquement coloriées. Prix... 280 fr.

HÉMEY (Lucien). **De la péritonite tuberculeuse.** 1867, in-8 de 90 pages. 2 fr.

HIRIGOYEN. **De l'influence des déviations de la colonne vertébrale sur la conformation du bassin** (thèse d'agrégation, 1880). 1 vol. in-8. 4 fr.

HOUEL. **Manuel d'anatomie pathologique générale et appliquée**, contenant le catalogue et la description des pièces déposées au musée Dupuytren. 2e édition. 1862, 1 vol. in-18 de 930 pages. 7 fr.

HOUEL. **Des plaies et des ruptures de la vessie** (concours pour l'agrégation en chirurgie). 1857, in-8. 2 fr.

HOUEL. **Mémoire sur l'encéphalocèle congénitale.** 1859, in-8. 1 fr. 25

HUCHARD (H.). **Étude critique sur la pathogénie de la mort subite dans la fièvre typhoïde.** 1 br. in-8. 1878. 1 fr. 25

HUCHARD. **De la guérison des accès d'asthme.** In-8, br. 1 fr.

HVERNAUX. **Traité pratique de l'art des accouchements.** 1866, 1 vol. gr. in-8 avec fig. 10 fr.

ISAMBERT (E.). **Études sur l'emploi thérapeutique du chlorate de potasse**, spécialement dans les affections diphthéritiques (croup, angine couenneuse, etc.). 1856, 1 vol. in-8. 2 fr. 50

ISAMBERT (E.). **Parallèle des maladies générales et des maladies locales.** 1866, in-8. 3 fr.

JACOBY. **Études sur la sélection dans ses rapports avec l'hérédité chez l'homme.** 1 vol. in-8. 1881. 14 fr.

JAMAIN. **De l'exstrophie ou extroversion de la vessie.** 1845, in-4. 1 fr. 50

JAMAIN. **De l'hématocèle du scrotum.** 1853, in-12. 2 fr. 50

JAMAIN. **Archives d'ophthalmologie**, comprenant les travaux les plus importants sur l'anatomie, la physiologie, la pathologie, la thérapeutique et l'hygiène de l'appareil de la vision. 1853-1856. 6 vol. in-8 avec figures. 12 fr.

JARJAVAY. **De l'influence des efforts sur la production des maladies chirurgicales.** 1847, in-8 de 72 pages. 1 fr. 25

JORDAN (Joseph). **Traitement des pseudarthroses par l'autoplastie périostique.** 1860. 1 vol. in-4, avec 3 planches. 1 fr. 75

JOSAT. **De la mort et de ses caractères.** 1 vol. in-8. 7 fr.

JOSAT. **Recherches historiques sur l'épilepsie.** 1856, in-8. 2 fr.

JOUSSET DE BELLESME. **Recherches expérimentales sur la digestion des insectes**, et de la Blatte en particulier. 1 vol. in-8, 1876. 3 fr.

JOUSSET DE BELLESME. **Les phénomènes physiologiques de la métamorphose chez la Libellule déprimée.** 1 vol. in-8. 2 fr. 50

JOUSSET DE BELLESME. **Recherches expérimentales sur les fonctions du balancier chez les Insectes diptères.** 1 vol. in-8. 3 fr.

LABORDE. **Les hommes et les actes de l'insurrection de Paris devant la psychologie morbide.** 1871, 1 vol. in-18 de 150 pages. 2 fr. 50

LAFONTAINE. **Mémoires d'un magnétiseur.** 1866, 2 vol. in-18. 7 fr.

LAFONTAINE. **L'art de magnétiser.** 1 vol. in-8, 4e édit. 1880. 5 fr.

LAFONT-GOUZI. **Traité du magnétisme animal**, considéré sous les rapports de l'hygiène, de la médecine légale et de la thérapeutique. 1839, in-8, br. 3 fr.

LAHILONNE. **Essai de critique médicale.** Pau et ses environs au point de vue des affections paludéennes. 1867, gr. in-8. 2 fr.

LAHILONNE. **Étude de météorologie médicale au point de vue des voies respiratoires.** 1869. 2 fr. 50

LAHILONNE. **Histoire des fontaines de Cauterets** et des variations de leur emploi au traitement des maladies chroniques; précédé d'une préface de M. le professeur HIRTZ. 1 vol. in-12. 1877. 3 fr.

LAMBERT. **Hygiène de l'Égypte.** 1 vol. in-18. 1873. 1 fr.

LANDAU. **Théorie et traitement de la glycosurie.** 1864, in-8. 1 fr. 50

LANOIX. **Étude sur la vaccination animale.** 1866, in-8 de 56 p. 2 fr.

LA PERRE DE ROO. **La consanguinité et les effets de l'hérédité.** 1 vol. in-8, 1881. 5 fr.

LAUSSEDAT. **La Suisse.** Études médicales et sociales. 2e édition, suivie d'un travail nouveau sur *les stations sanitaires de la Suisse*. 1 vol. in-18. 1875. 3 fr. 50

LAVELEYE (Ém. de). **L'Afrique centrale et la conférence de Bruxelles**, suivi de lettres et découvertes de Stanley. 1 vol. in-12, avec 2 cartes. 1878. 3 fr.

LE FORT. **La chirurgie militaire** et les Sociétés de secours en

France et à l'étranger, par Léon Le Fort, professeur à la Faculté de médecine de Paris. 1872, 1 vol. in-8 avec gravures.   10 fr.

LE FORT. **Étude sur l'organisation de la médecine** en France et à l'étranger. 1874, in-8.   3 fr.

LE NOIR. **Histoire naturelle élémentaire.** 1 vol. in-18, avec 251 figures dans le texte.   5 fr.

LE NOIR. **Physique élémentaire.** 1 vol. in-18, avec 455 figures dans le texte.   6 fr.

LE NOIR. **Chimie élémentaire.** 1 vol. in-18.   3 fr. 50

LE NOIR. **Mathématiques élémentaires.** 1 vol. in-18.   5 fr.

Ces quatre ouvrages du docteur Le Noir font partie du *Manuel du baccalauréat ès sciences restreint et du baccalauréat ès lettres*, *2e partie.*

LÉVI (Eliphas), Voy. ÉLIPHAS LÉVI.

LIARD. **Des définitions géométriques et des définitions empiriques.** 1 vol. in-8.   3 fr. 50

LIARD. **La science positive et la métaphysique.** 2e édition. 1883. 1 vol. in-8.   7 fr. 50

LIEBREICH (Oscar). **L'hydrate de chloral,** traduit de l'allemand sur la 2e édition par Is. Levaillant. 1870, in-8 de 70 pages.   2 fr. 50

LIEBREICH (Richard). **Nouveau procédé d'extraction de la cataracte.** 1872, in-8 de 16 pages.   75 c.

LIOUVILLE (H.). **De la généralisation des anévrysmes miliaires.** 1871. 1 vol. in-8 de 230 pages et 3 pl. comprenant 19 fig.   6 fr.

LŒWENBERG. **La lame spirale du limaçon de l'oreille** de l'homme et des mammifères. 1867, 1 vol. in-8.   2 fr.

LORAIN. **Jenner et la vaccine.** 1870, in-8.   1 fr. 25

LOUET. **Guide administratif du médecin-accoucheur et de la sage-femme.** 1 vol. in-18. 1878.   3 fr. 50

LUBANSKI. **Guide du poitrinaire** et de celui qui ne veut pas le devenir. 1873, 1 vol. in-18.   3 fr.

LUGAGNE. **Étude physiologique et clinique sur l'eau de Vichy.** 1er fascicule. 1 brochure in-8. 1877.   4 fr.

MACARIO. **Traitement moral de la folie.** 1843, in-4.   1 fr. 50

MACARIO. **Des paralysies dynamiques ou nerveuses.** 1859, in-8. 2 fr. 50

MACARIO. **Leçons sur l'hydrothérapie,** professées à l'École pratique de médecine de Paris. 1871, 3e édit., 1 vol. in-18.   2 fr. 50

MACARIO. **Du rhumatisme et de la diathèse rhumatismale.** 1867, in-8 de 192 pages.   3 fr.

MACARIO. **Entretiens populaires sur la formation des mondes et les lois qui les régissent.** 1869, 1 vol. in-18.   2 fr. 25

MACARIO. **Lettres sur l'hygiène.** 1 vol. in-18.   2 fr.

MACÉ. **Traité pratique et raisonné de pharmacie galénique.** 1 vol. in-8.   6 fr.

MAGDELAIN. **Des kystes séreux et acéphalocystiques de la rate.** 1868, in-8.   2 fr.

MAHEUX. **Conseils aux femmes sur leurs maladies** et les soins particuliers que réclame leur santé. 1871, 1 v. in-18 avec fig. 3 fr. 50

MAIRET. **Formes cliniques de la tuberculose miliaire du poumon** (thèse d'agrégation). 1 vol. in-8. 1878.   3 fr. 50

MALGAIGNE. **Recherches historiques et pratiques sur les appareils dans le traitement des fractures.** 1841. In-8, br.   1 fr.

MANDON. **Histoire critique de la folie instantanée,** temporaire, instinctive. 1 vol. in-8.   3 fr. 50

MANDON. **De la fièvre typhoïde,** nouvelles considérations sur sa nature, ses causes et son traitement. 1864, 1 vol. in-8 de 412 pages.
              6 fr.

MANDON. **Van Helmont**, sa biographie, histoire critique de ses œuvres. 1868, in-4.   6 fr.

MANUEL. **Essai sur l'organisation du service médical en France.** 1861, 1 vol. in-8.   6 fr.

MARX (Edmond). **De la fièvre typhoïde.** 1864, in-8.   3 fr.

MAZIER. **Hygiène des enfants**, contenant la manière de les gouverner et de les préserver de plusieurs maladies, particulièrement du croup. 1842, 1 br. in-12.   25 c.

MELLEZ. **Genèse de la terre et de l'homme.** 1 vol. in-8.   5 fr.

MENIÈRE. **Cicéron médecin.** Étude médico-littéraire. 1862, 1 vol. in-18.   4 fr. 50

MENIÈRE. **Les consultations de madame de Sévigné.** Étude médico-littéraire. 1864, 1 vol. in-8.   3 fr.

MENIÈRE. **Les moyens thérapeutiques employés dans les maladies de l'oreille.** Thèse, 1868, gr. in-8.   2 fr.

MENIÈRE. **Du traitement de l'otorrhée purulente chronique**, quelques considérations sur la maladie de Menière. 1 br. in-18, 1880.   1 fr. 25

MESMER. **Mémoires et aphorismes**, suivis des procédés de d'Eslon. Nouv. édit. avec des notes par J. J. A. Ricard. 1846, in-18. 2 fr. 50

MESTRE. **Essai sur l'éléphantiasis des Arabes**, observé en Algérie. 1864, in-8 de 104 pages avec 5 pl. lithographiées.   3 fr. 50

MEUNIER (Stanislas). **Lithologie terrestre et comparée** (roches, météorites). 1 vol. in-8, 1870, 108 pages.   4 fr. 50

MIQUEL. **Lettres médicales à M. le professeur Trousseau**, pour mettre un terme à des erreurs relatives aux maladies éruptives et à la spécificité. In-8.   7 fr.

MORDRET (Ambr.). **État actuel de la vaccine considérée au point de vue pratique et théorique.** In-8 de 160 pages.   2 fr.

MOREAU (Alexis). **Des grossesses extra-utérines.** 1853, 1 vol. in-8.   2 fr. 50

MOREAU (de Tours). **Traité pratique de la folie névropathique.** 1869, 1 vol. in-18.   3 fr. 50

MOREL. **Traité des champignons.** 1 vol. gr. in-18, avec fig.   4 fr.

MOREL-LAVALLEE. **De la coxalgie sur le fœtus** et de son rôle dans la luxation congénitale du fémur. 1861, in-8.   1 fr. 25

MOREL-LAVALLEE. **Des décollements traumatiques de la peau** et des couches sous-jacentes. 1863, broch. in-8 de 80 pages.   2 fr.

MOREL-LAVALLÉE. **Cystite cantharidienne.** Br. in-8. 1856. 2 fr.

MOREL-LAVALLÉE. **Rupture du péricarde.** Brochure grand in-8. 1864.   1 fr. 25

MORIN. **Du magnétisme et des sciences occultes.** 1860, 1 vol. in-8.   6 fr.

MORIN. **Magnétisme.** M. Lafontaine et les sourds-muets. Br. in-8.   75 c.

MOUGEOT (de l'Aube). **Itinéraire d'un ubiétiste à travers les sciences et la religion.** In-18.   3 fr. 50

MUNARET. **Le médecin des villes et des campagnes.** 1862, 3e édit., 1 vol. gr. in-18.   4 fr. 50

MUNARET. **Iconautographie de Jenner.** In-8.   2 fr. 50

NAVILLE (E.). **La logique de l'hypothèse.** 1 vol. in-8.   5 fr.

NAVILLE (E.). **La physique moderne.** 1 vol. in-8.   5 fr.

NETTER. **Lettres sur la contagion.** Br. in-8 de 40 pages. 1 fr. 50

NICAISE. **Des lésions de l'intestin dans les hernies.** 1866, in-8, de 120 pages.   3 fr.

ODIER et BLACHE. **Quelques considérations sur les causes de la mortalité des nouveau-nés** et sur les moyens d'y remédier. 1867, gr. in-8 de 30 pages et XI tableaux.   1 fr. 50

OLLIVIER (Clément). **Histoire physique et morale de la femme.** 1857, 1 vol. in-8. 5 fr.
OLLIVIER (Clément). **Influence des affections organiques sur la raison,** ou Pathologie morale. 1867, in-8 de 244 pages. 4 fr.
OLLIVIER (d'Angers). **Traité des maladies de la moelle épinière.** 3e édit. 1837. 2 vol. in-8, avec 27 fig. 3 fr. 50
ONIMUS. **De la théorie dynamique de la chaleur** dans les sciences biologiques. 1866, in-8. 3 fr.
ONIMUS et VIRY. **Étude critique des tracés** obtenus avec le cardiographe et le sphygmographe. 1866, in-8 de 75 pages. 2 fr.
ONIMUS et VIRY. **Études critiques et expérim.** sur l'occlusion des orifices auriculo-ventriculaires. 1865, in-18 de 60 pages. 1 fr. 25
OURGAUD. **Précis sur les eaux d'Ussat-les-Bains (Ariège).** 1 vol. in-8. 2 fr.
PADIOLEAU (de Nantes). **De la médecine morale** dans le traitement des maladies nerveuses. 1 vol. in-8. 4 fr. 50
PAQUET (F.). **La gutta-percha ferrée** appliquée à la chirurgie sur les champs de bataille et dans les hôpitaux. 1867, in-8. 1 fr. 50
PARCHAPPE. **Recherches sur l'encéphale,** sa structure, ses fonctions et ses maladies. 1836-1838. 2 vol. in-4. 2 fr.
PÉAN. **Splénotomie,** observation d'ablation complète de la rate pratiquée avec succès; considérations pathologiques, chirurgicales et physiologiques, suivies d'un historique de la splénotomie fait par M. Magdelain, interne des hôpitaux de Paris. 1 fr.
PÉAN. **De la forcipressure,** ou De l'application des pinces à l'hémostasie chirurgicale, leçons recueillies par MM. G. Deny et Exchaquet, internes des hôpitaux. In-8. 1875. 2 fr. 50
PÉAN. **Du pincement des vaisseaux comme moyen d'hémostase.** 1 vol. in-8. 1877. 4 fr.
PÉROCHE (J.). **Les phénomènes glaciaires et torrides, et la précession des équinoxes.** Broch. in-8. 1 fr. 50
PÉROCHE (J.). **Les causes des phénomènes glaciaires et torrides,** justification. Broch. in-8. 2 fr.
PÉROCHE. **Les oscillations polaires et les températures géologiques.** 1 broch in-8, 1880. 2 fr.
PÉROCHE. **L'homme et les temps quaternaires** au point de vue des glissements polaires et des influences processionnelles. 1 brochure in-8. 2 fr.
PHILIPS (J. P.). **Influence réciproque de la pensée,** de la sensation et des mouvements végétatifs. In-8. 1 fr.
PHILIPS (J. P.). **Cours théorique et pratique de braidisme,** ou hypnotisme nerveux, considéré dans ses rapports avec la psychologie, la physiologie et la pathologie, et dans ses applications à la médecine, à la chirurgie, à la physiologie expérimentale, à la médecine légale et à l'éducation. 1860, 1 vol. in-8. 3 fr. 50
PHILLIPS. **Traité des maladies des voies urinaires.** 1860, 1 fort vol. in-8 avec 97 fig. intercalées dans le texte. 10 fr.
PICOT. **De l'état de la science dans la question des maladies infectieuses.** 1872, in-8. 2 fr.
PICOT. **Recherches expérimentales sur l'inflammation suppurative** et le passage des leucocytes à travers les parois vasculaires. In-8 de 40 pages avec 4 planches. 2 fr.
PICOT. **Projet de réorganisation de l'instruction publique en France.** 1871, in-8 de 120 pages. 2 fr.
PIGEON (Ch.). **Du rôle de l'électricité dans l'économie animale.** 1 br. in-8, 1880. 1 fr.
PITRES. **Des hypertrophies et des dilatations cardiaques indépendantes des lésions valvulaires,** thèse d'agrégation. 1 vol. in-8. 1878. 3 fr. 50

POINTE. **Hygiène des collèges**, 1 vol. in-18.   2 fr.

PONCET. **De l'hématocèle péri-utérine** (thèse d'agrégation). 1 vol. in-8. 1878.   4 fr.

PORAK (Ch.). **Considérations sur l'ictère des nouveau-nés** et sur le moment où il faut pratiquer la ligature du cordon ombilical. Broch. in-8, 1878.   2 fr.

PORAK (Ch.). **De l'influence réciproque de la grossesse et des maladies de cœur** (thèse d'agrégation, 1880). 1 vol. in-8.   4 fr.

POUCHET (Georges). **Des changements de coloration sous l'influence des nerfs**, mémoire couronné par l'Académie des sciences. 1 vol. in-8 avec 5 planches en couleur.   10 fr.

QUEVENNE et BOUCHARDAT. Voyez BOUCHARDAT et QUEVENNE.

RABBINOWICZ. **La médecine du thalmud.** 1 vol. in-8.   10 fr.

RABUTEAU. **Étude expérimentale sur les effets physiologiques des fluorures et des composés métalliques en général.** 1867, in-8.   2 fr. 50

RABUTEAU. **Des phénomènes physiques de la vision.** 1869, in-4.   2 fr. 50

Rapport confidentiel sur le magnétisme animal et sur la conduite récente de l'Académie royale de médecine, adressé à la congrégation de l'Index, et tr. de l'italien du R. P. Scorbadi. 1839, in-8. 2 fr.

REGAMEY (Gme). **Anatomie des formes du cheval** à l'usage des peintres et des sculpteurs, publié sous la direction de FÉLIX REGAMEY, avec texte par le Dr KUHFF 6 pl. en chromolithographie.   8 fr.

REVEIL. Voy. DUPUIS et HÉRINCQ.

RAMBERT (E.) et P. ROBERT. **Les oiseaux dans la nature**, description pittoresque des oiseaux utiles. 3 vol. in-folio contenant chacun 20 chromolithographies, 10 gravures sur bois hors texte, et de nombreuses gravures dans le texte. Chaque volume, dans un carton, 40 fr. — Relié, avec fers spéciaux.   50 fr.

REY. **Dégénération de l'espèce humaine** et sa régénération. 1863, 1 vol. in-8 de 226 pages.   3 fr.

RIBOT (Th.). **Les maladies de la mémoire.** 1 vol. in-18. 2 fr. 50

RIBOT. **Les maladies de la volonté.** 1 vol. in-18.   2 fr. 50

RICHET (Ch.). **Du suc gastrique** chez l'homme et chez les animaux. 1 vol. in-8, 1878, avec une planche hors texte.   4 fr. 50

RICHET (Ch.). **Structure des circonvolutions cérébrales** (thèse de concours d'agrégation). In-8, 1878.   5 fr.

ROBIN (Ch.). **Des tissus et des sécrétions.** Anatomie et physiologie comparées. 1869, gr. in-18 à 2 colonnes.   4 fr. 50

ROBIN. **Des éléments anatomiques.** 1 vol. in-8 à 2 colonnes.   4 fr. 50

ROMIÉE. **De l'amblyopie alcoolique.** 1 br. in-8 (1881).   2 fr.

ROISEL. **Les atlantes.** Études antéhistoriques. 1874, in-8   7 fr.

RUFZ. **Enquête sur le serpent de la Martinique** (Vipère fer-de-lance, Bothrops lancéolé). 1860, 2e édition, 1 vol. in-8, fig.   5 fr.

SAIGEY (Émile). **La physique moderne.** 2e tirage. 1 vol. in-18.   2 fr. 50

SAIGEY (Émile). **Les sciences au XVIIIe siècle.** La physique de Voltaire. 1 vol. in-8.   5 fr.

SANNE. **Étude sur le croup après la trachéotomie**, évolution normale, soins consécutifs, complications. 1869, in-8.   4 fr.

SAUVAGE. **Zoologie. Des poissons fossiles.** 1860, gr. in-8 avec 1 pl.   3 fr. 50

SCHIFF. **Leçons sur la physiologie de la digestion**, faites au Muséum d'histoire naturelle de Florence. 1868, 2 vol. gr. in-8. 20 fr.

SCHMIDT. **Les sciences naturelles et la théorie de l'inconscient**, trad. de l'allem. par J. SOURY et S. MAYER. 1 v. in-18. 2 fr. 50

SCHWEIGGER. **Leçons d'ophthalmoscopie,** avec 3 pl. lith. et des fig. dans le texte. 1865, in-8 de 144 pages. 3 fr. 50

SERRE **Traité pratique de la réunion immédiate** et de son influence sur les progrès récents de la chirurgie. 1837, 1 vol. in-8 avec 10 figures. 1 fr. 50

SMEE. **Mon jardin.** Géologie, botanique, histoire naturelle, culture. 1 vol. in-8 jésus, contenant 1300 gravures et 25 planches hors texte. 1876. Broché. 15 fr. — Cart. riche, tranche dorée. 18 fr.

SNELLEN. **Échelle typographique** pour mesurer l'acuité de la vision, par le docteur Snellen, médecin de l'hôpital néerlandais pour les maladies des yeux, à Utrecht. 4 fr.

SOUS. **Manuel d'ophthalmoscopie.** 1865, 1 vol. in-8 de 136 pages avec 2 pl. lithographiées. 4 fr.

SPURZHEIM. **Essai sur les principes élémentaires de l'éducation.** 1822, in-8. 50 c.

TALAMON. **Recherches anatomo-pathologiques et cliniques sur le foie cardiaque.** 1 br. gr. in-8. 2 fr.

TAULE. **Notions sur la nature et les propriétés de la matière organisée.** 1866, in-8. 3 fr. 50

TERRIER (Félix). **De l'œsophagotomie externe.** 1870, in-8. 3 fr. 50

TERRIER (Félix). **Des anévrysmes cirsoïdes** (thèse d'agrégation). In-8 de 158 pages. 3 fr.

THÉRY (de Langon). **Traité de l'asthme.** 1859, 1 vol. in-8. 5 fr.

THULIÉ. **La folie et la loi.** 1867, 2ᵉ édition, 1 vol. in-8. 3 fr. 50

THULIÉ. **De la manie raisonnante du docteur Campagne.** 1870, in-8. 2 fr.

TURCK. **Médecine populaire.** 1 vol. in-12. 60 c.

VACHEROT. **La science et la conscience.** 1 vol. in-18. 2 fr. 50

VALCOURT (de). **Climatologie des stations hivernales du midi de la France** (Pau, Amélie-les-Bains, Hyères, Cannes, Nice, Menton). 1865, 1 vol. in-8. 3 fr.

VALCOURT (de). **Cannes et son climat.** 1877, 3ᵉ édit., 1 vol. in-18. Cart. 5 fr.

VASLIN (L.). **Études sur les plaies par armes à feu.** 1872, 1 vol. gr. in-8 de 225 pages, accompagné de 22 pl. en lithogr. 6 fr.

VERNEUIL. **Mémoires sur quelques points de l'anatomie du pancréas.** 1851, in-8. 1 fr. 25

VERNIAL. **Origine de l'homme,** d'après les lois de l'évolution naturelle. 1 vol. in-8. 1882. 3 fr.

VILLEMIN. **Des coliques hépatiques et de leur traitement par les eaux de Vichy.** 3ᵉ édition, 1874, 1 vol. in-18. 3 fr. 50

VILLENEUVE. **De l'opération césarienne** après la mort de la mère, réponse à M. le docteur Depaul. 1862, br. in-8 de 160 pages. 2 fr. 50

VIRCHOW. **Des trichines, à l'usage des médecins et des gens du monde,** traduit de l'allemand avec l'autorisation de l'auteur par E. Onimus. 1864. in-8 de 55 pages et planche coloriée. 1 fr.

VULPIAN (Paul). **Excursion de la Société géologique de France dans la Suisse, la Savoie et la Haute-Savoie.** 1 br. in-8. 1 fr. 50

ZABOROWSKI. **L'Anthropologie,** son histoire, sa place, ses résultats. 1 brochure in-8. 1882. 1 fr. 25

PUBLICATIONS PÉRIODIQUES

REVUE DE MÉDECINE

DIRECTEURS : MM.

BOUCHARD
Professeur à la Faculté de médecine de Paris
Médecin de l'hôpital Lariboisière.

CHAUVEAU
Professeur à la Faculté de médecine de Lyon
Directeur de l'École vétérinaire.

CHARCOT
Professeur à la Faculté de médecine de Paris
Médecin de la Salpêtrière.

VULPIAN
Professeur à la Faculté de médecine de Paris
Médecin de l'Hôtel-Dieu.

RÉDACTEURS EN CHEF : MM.

LANDOUZY
Professeur agrégé à la Faculté de médecine de Paris
Médecin de l'hôpital Tenon.

LÉPINE
Professeur de clinique médicale
à la Faculté de médecine de Lyon.

REVUE DE CHIRURGIE

DIRECTEURS : MM.

OLLIER
Professeur de clinique chirurgicale
à la Faculté de médecine de Lyon

VERNEUIL
Professeur de clinique chirurgicale
à la Faculté de médecine de Paris.

RÉDACTEURS EN CHEF : MM.

NICAISE
Professeur agrégé à la Faculté de médecine de Paris
Chirurgien de l'hôpital Laennec

TERRIER
Professeur agrégé à la Faculté de médecine de Paris
Chirurgien de l'hôpital Bichat.

Ces deux Revues paraissent depuis le commencement de l'année 1881, le 10 de chaque mois, chacune formant une livraison de 5 à 6 feuilles d'impression.

Ces deux revues continuent la *Revue mensuelle de médecine et de chirurgie*, fondée en 1877. Le cadre de cette dernière ne permettait pas de donner à chacune des divisions de l'art de guérir les développements reconnus nécessaires; de là la séparation en *Revue de médecine* et *Revue de chirurgie*.

Dans la REVUE DE MÉDECINE, les directeurs s'attachent à suivre le mouvement scientifique contemporain qui, sans oublier que la clinique est le grand et le meilleur champ d'observation, se préoccupe d'apporter dans l'étude des questions actuelles (maladies infectieuses, maladies parasitaires) l'appoint de la médecine expérimentale et de la pathologie comparée. Chaque livraison contient plusieurs mémoires originaux, des recueils de faits, une revue générale ou critique, des bibliographies, et un index bibliographique des principaux mémoires originaux publiés dans les journaux scientifiques de la France et de l'étranger.

La REVUE DE CHIRURGIE est le seul organe exclusivement consacré à cette branche de la science ; elle publie, outre les mémoires originaux, et les revues générales et critiques, des revues des sociétés savantes et particulièrement de la Société de chirurgie dont tous les travaux et toutes les discussions sont immédiatement analysés. Chaque fascicule se termine par des revues analytiques des travaux de chirurgie, publiés en France et à l'étranger, et par un index bibliographique, de sorte que l'on est certain de trouver dans ce recueil au moins l'indication de tous les travaux importants qui touchent à la chirurgie.

PRIX D'ABONNEMENT :

Pour chaque revue séparée.		Pour les deux revues réunies.	
Un an, Paris	**20** fr.	Un an, Paris	**35** fr.
— Départements et étranger	**23** fr.	— Départements et étranger	**40** fr.

PRIX DE LA LIVRAISON : 2 fr.

Chaque année de la *Revue mensuelle de médecine et de chirurgie*, de la *Revue de médecine* et de la *Revue de chirurgie* se vend séparément. 20 fr. — Chaque livraison. 2 fr.

ARCHIVES ITALIENNES

DE

BIOLOGIE

REVUES, RÉSUMÉS ET REPRODUCTIONS

DES

TRAVAUX SCIENTIFIQUES ITALIENS

Sous la Direction de :

C. ÉMERY et **A. MOSSO**

Professeur à l'Université de Bologne.   Professeur à l'Université de Turin.

3e *année*, 1884.

Les Archives italiennes de Biologie paraissent tous les deux mois par fascicules de 10 feuilles avec nombreuses planches hors texte.

PRIX D'ABONNEMENT, UN AN : **40** fr.

Exceptionnellement, la première année se vend..... **30** fr.

JOURNAL DE

L'ANATOMIE

ET DE LA PHYSIOLOGIE

NORMALES ET PATHOLOGIQUES

DE L'HOMME ET DES ANIMAUX

Publié par MM.

Charles ROBIN et **G. POUCHET**

Professeur   Professeur

à la Faculté de médecine.   au Muséum d'histoire naturelle.

VINGTIÈME ANNÉE (1884)

Ce journal paraît tous les deux mois, et contient : 1° Des *travaux originaux* sur les divers sujets que comporte son titre; 2° *l'analyse* et *l'appréciation* des travaux présentés aux Sociétés françaises et étrangères ; 3° une *revue* des publications qui se font à l'étranger sur la plupart des sujets qu'embrasse le titre de ce recueil.

Il a en outre pour objet : la *tératologie*, la *chimie organique*, l'*hygiène*, la *toxicologie* et la *médecine légale* dans leurs rapports avec l'anatomie et la physiologie; Les applications de l'anatomie et de la physiologie à la *pratique de la médecine, de la chirurgie et de l'obstétrique.*

Un an, pour Paris........................... 30 fr.
—   pour les départements et l'étranger..... 33 fr.
La livraison................. 6 fr.

Les treize premières années, 1864, 1865, 1866, 1867, 1868, 1869, 1870-71, 1872, 1873, 1874, 1875, 1876 et 1877, sont en vente au prix de 20 fr. l'année, et de 3 fr. 50 la livraison. Les années suivantes depuis 1878 coûtent 30 fr., la livraison 6 fr.

RECUEIL D'OPHTALMOLOGIE

Par les D⁺ˢ GALEZOWSKI et CUIGNET

PARAISSANT TOUS LES MOIS PAR LIVRAISONS IN-8° DE 4 FEUILLES

3e *série*, 6e *année*, 1884.

Abonnement : un an, **20** fr., pour la France et l'étranger.

La livraison................... **2** francs.

La 1ʳᵉ série, publiée sous le titre de *Journal d'Ophtalmologie*, par MM. GALEZOWSKI et PIÉCHAUD, année 1872. 1 vol. in-8........ 20 fr.
Les volumes de la 2e série, années 1874, 1875, 1876, 1877, 1878, se vendent chacun séparément................................... 15 fr.
La 3e série commence avec l'année 1879 : prix des années 1879, 1880, 1881 et 1882, chacune séparément....................... ... 20 fr.
Chaque livraison contient :
1° Plusieurs Mémoires originaux; 2° un Compte rendu aussi complet que possible des publications périodiques de la France et de l'étranger en ce qui concerne l'oculistique; 3° des Annales et Comptes rendus des nouveaux ouvrages français et étrangers.

ANNALES

DE LA

SOCIÉTÉ D'HYDROLOGIE MÉDICALE DE PARIS

COMPTES RENDUS DES SÉANCES DE 1854 A 1883

Abonnement : un an, Paris, 6 fr. — Départements, 7 fr.

28 volumes in-8. 196 fr. — Chaque volume séparément.   7 fr.

REVUE PHILOSOPHIQUE

DE LA FRANCE ET DE L'ÉTRANGER

Dirigée par TH. RIBOT
Agrégé de philosophie, Docteur ès lettres

(9e *année*, 1884.)

La REVUE PHILOSOPHIQUE paraît tous les mois, par livraisons de 6 à 7 feuilles grand in-8, et forme ainsi à la fin de chaque année deux forts volumes d'environ 680 pages chacun.

CHAQUE NUMÉRO DE LA *REVUE* CONTIENT :

1° Plusieurs articles de fond; 2° des analyses et comptes rendus des nouveaux ouvrages philosophiques français et étrangers; 3° un compte rendu aussi complet que possible des *publications périodiques* de l'étranger pour tout ce qui concerne la philosophie; 4° des notes, documents, observations, pouvant servir de matériaux ou donner lieu a des vues nouvelles.

Prix d'abonnement :

Un an, pour Paris, 30 fr. — Pour les départements et l'étranger, 33 fr.

La livraison.................... 3 fr.

Imprimeries réunies, A, rue Mignon, 2, Paris.

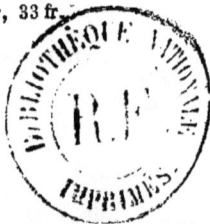

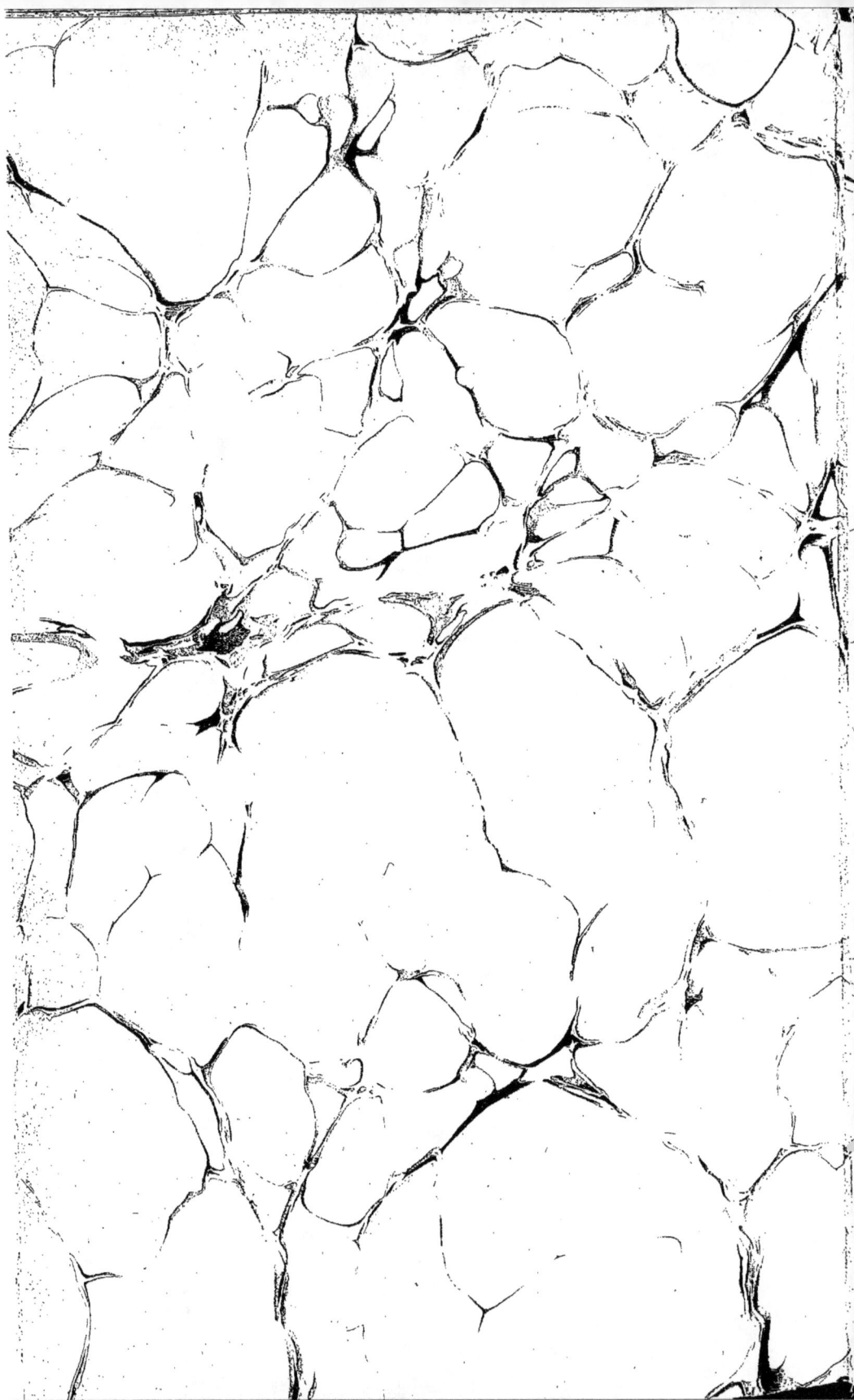

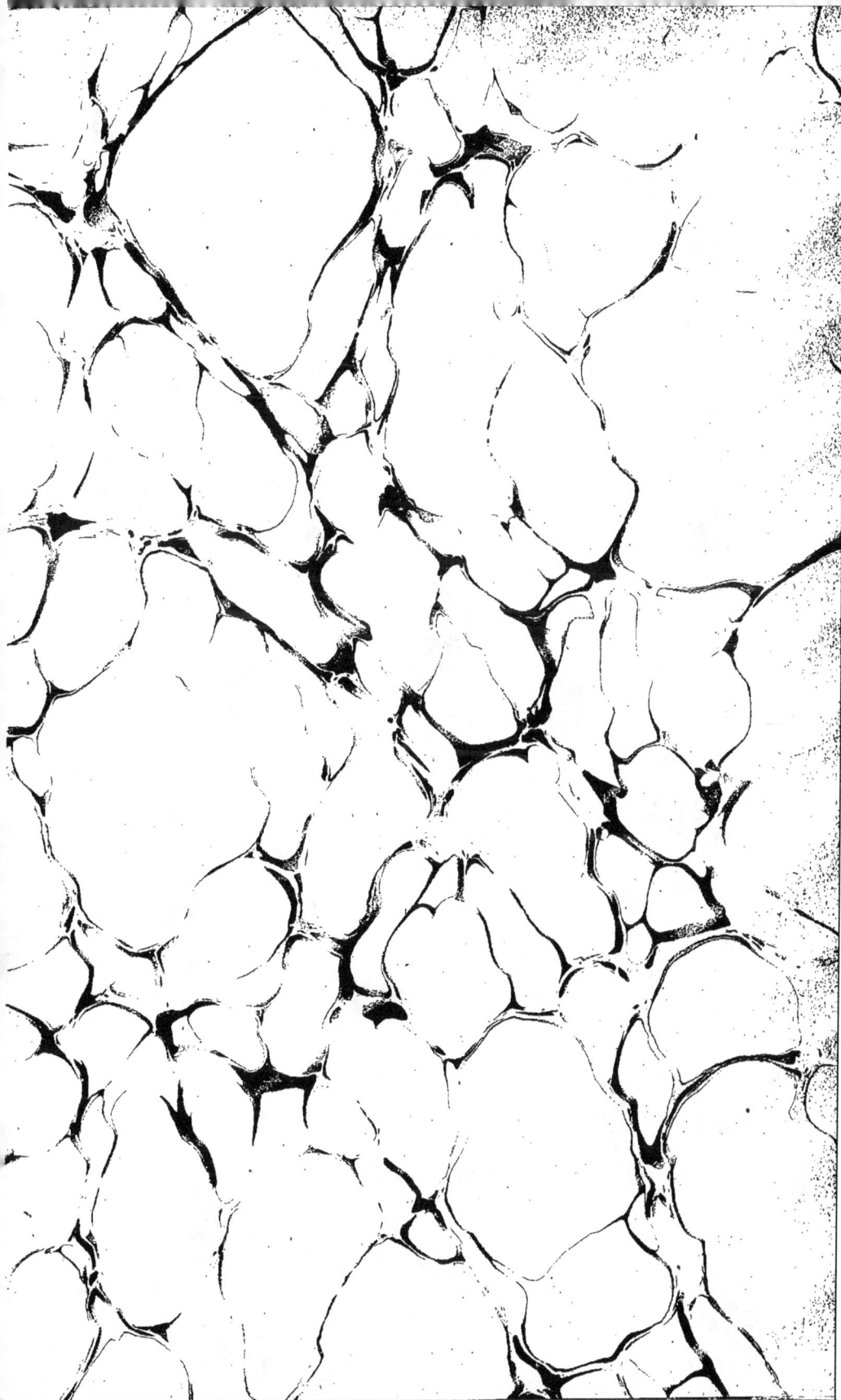

www.ingramcontent.com/pod-product-compliance
Lightning Source LLC
Chambersburg PA
CBHW031447210326
41599CB00016B/2143